中 国 医 学 科 学 院
北 京 协 和 医 学 院

年 鉴

YEARBOOK

Chinese Academy of Medical Sciences
Peking Union Medical College

—2009—

中国协和医科大学出版社

图书在版编目（CIP）数据

中国医学科学院、北京协和医学院年鉴：2009版／《中国医学科学院、北京协和医学院年鉴》编委会编．—北京：中国协和医科大学出版社，2010．5

ISBN 978－7－81136－346－3

Ⅰ．中… Ⅱ．中… Ⅲ．①中国医学科学院－2009－年鉴②北京协和医学院－2009－年鉴 Ⅳ．R－40

中国版本图书馆CIP数据核字（2010）第039901号

中国医学科学院
北京协和医学院 年　鉴（2009）

作　　者：中国医学科学院北京协和医学院年鉴编委会
责任编辑：何海青

出版发行：中国协和医科大学出版社
（北京东单三条九号　邮编100730　电话65260378）
网　　址：www. pumcp. com
经　　销：新华书店总店北京发行所
印　　刷：北京丽源印刷厂

开　　本：787×1092毫米　1/16开
印　　张：23．25
彩　　页：2
字　　数：500千字
版　　次：2010年4月第1版　2010年4月第1次印刷
印　　数：1—1000
定　　价：100．00元

ISBN 978－7－81136－346－3/R·346

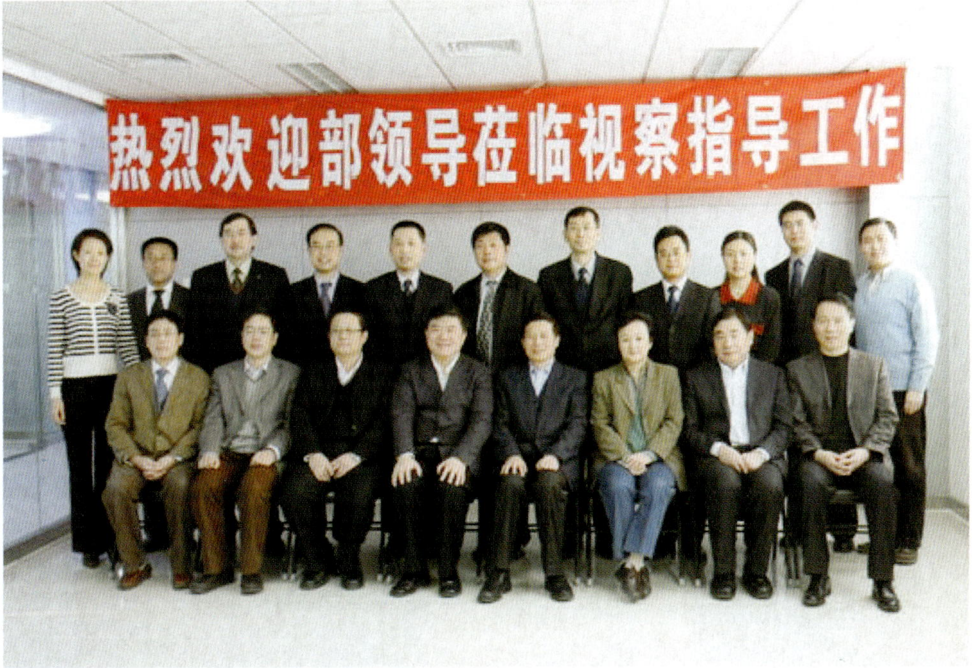

2008 年 2 月 4 日下午，卫生部陈竺部长一行在院校领导陪同下莅临病原所视察指导工作，表扬病原所是医科院面向国家重大需求抓住机遇、通过机制体制创新建立起来的非常有活力的、能打硬仗的研究所。

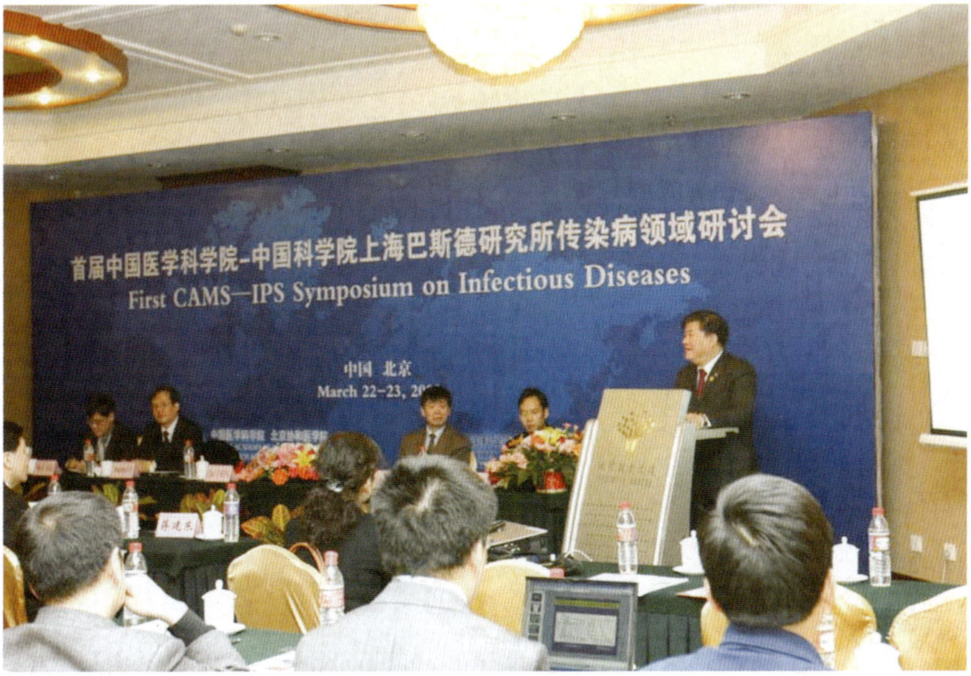

2008 年 3 月，陈竺部长出席“首届中国医学科学院—中国科学院上海巴斯德研究所传染病领域研讨会”并做重要讲话。会上，中国医学科学院与中国科学院上海巴斯德研究所的领导还与参会人员就进一步加强双方合作基础、建立长效合作机制等进行了研讨。

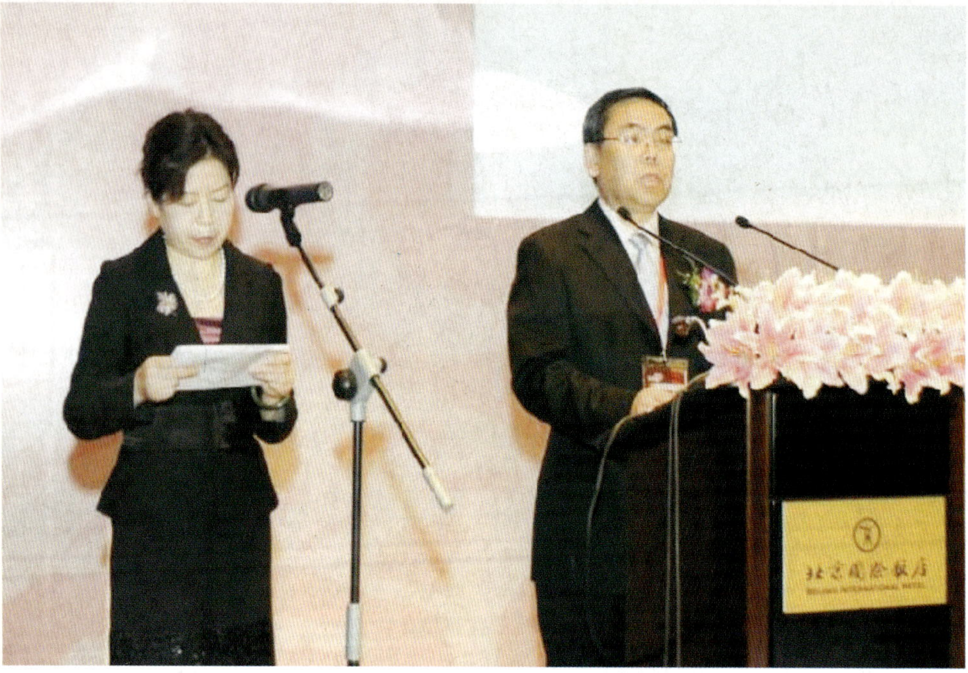

2008 年 9 月 26 ~ 28 日和 10 月 18 ~ 19 日：由阜外心血管病医院和心血管病研究处主办的 2008 年北京国际心血管病论坛——心血管病转化医学峰会和国际心血管疾病杂交技术研讨会在北京举办。卫生部刘谦副部长参加大会开幕式。

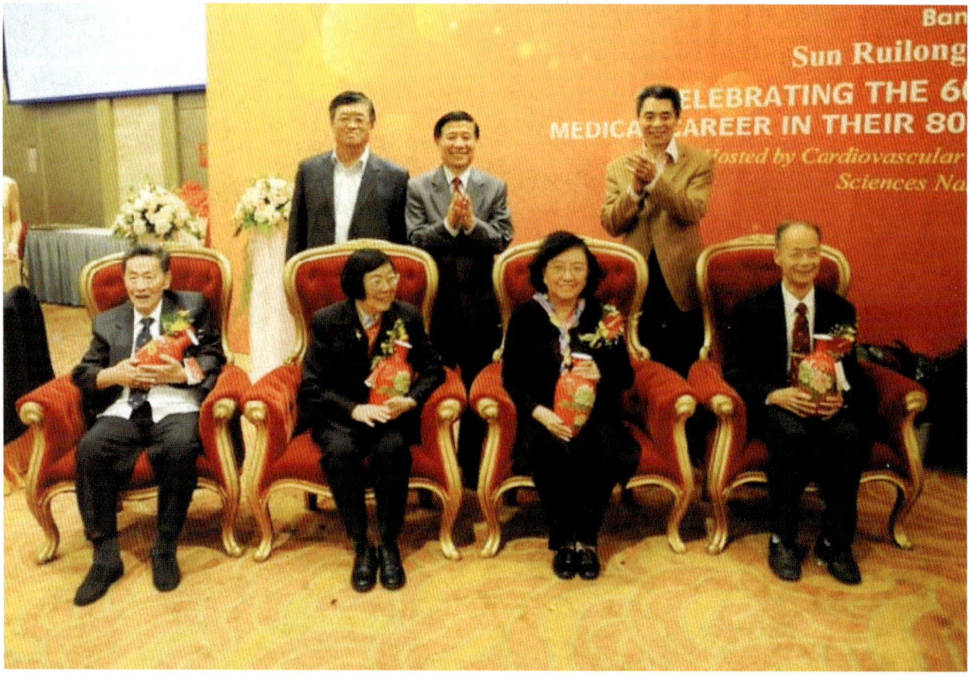

2008 年 9 月 26 日，阜外医院“孙瑞龙、刘力生、陈在嘉、陈新四位教授 80 华诞及从医 60 周年庆典”在北京新世纪日航饭店隆重举行，医科院刘德培院校长、阜外医院胡盛寿、曲永忠等领导参加了应典。

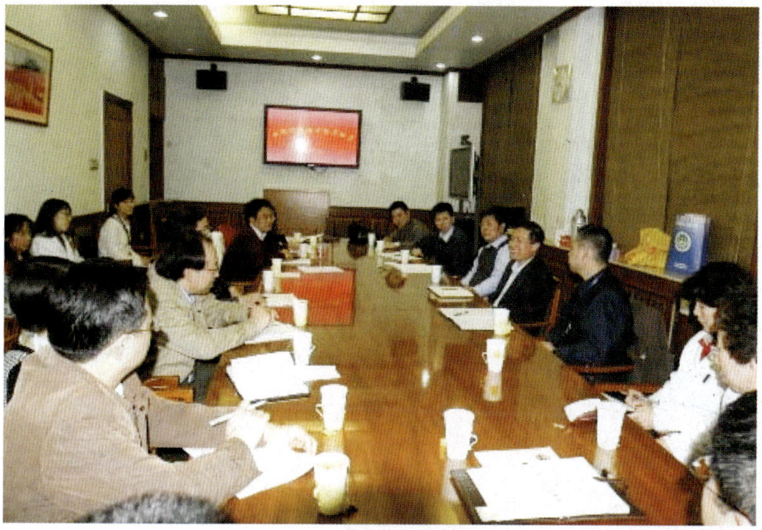

2008年11月25日，刘德培院校长参加病原所深入学习实践科学发展观座谈会。

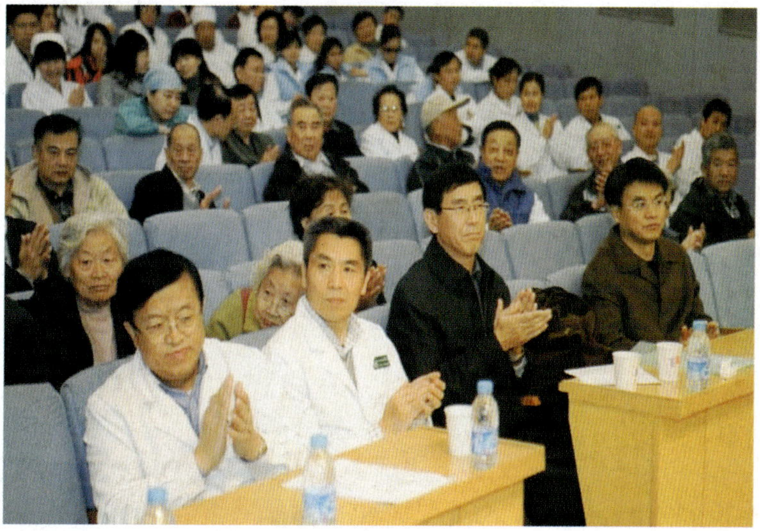

2008年11月10日：阜外心血管病医院及心血管病研究所深入学习实践科学发展观活动全体党员动员大会在报告厅召开。院校学习实践科学发展观活动第四指导检查组组长李国勤副书记、副组长王海涛副处长，院所领导胡盛寿、曲永忠、丑承璋等领导出席了会议。

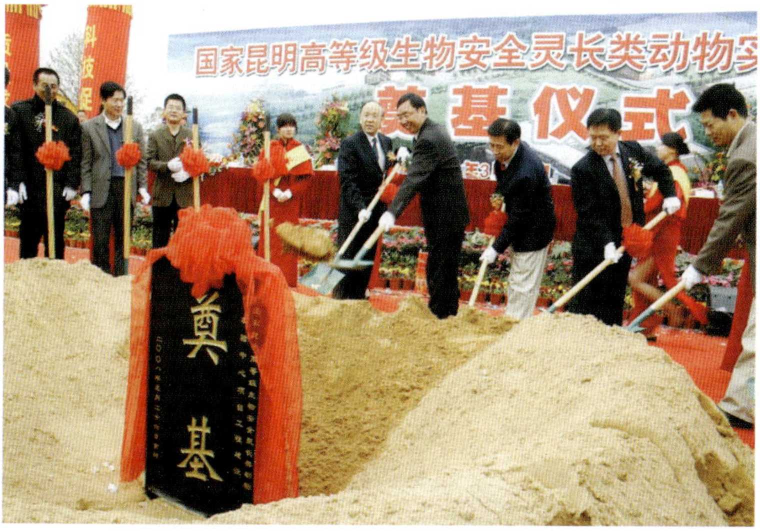

2008年3月26日，国家昆明高等级生物安全灵长类动物实验中心在中国医学科学院医学生物学研究所举行奠基仪式，该项目由中国科学院昆明动物研究所和中国医学科学院医学生物学研究所联合承担，实验中心选定昆明市西郊花红洞作为建设园，这是中国首个高等级生物安全灵长类动物研究中心。

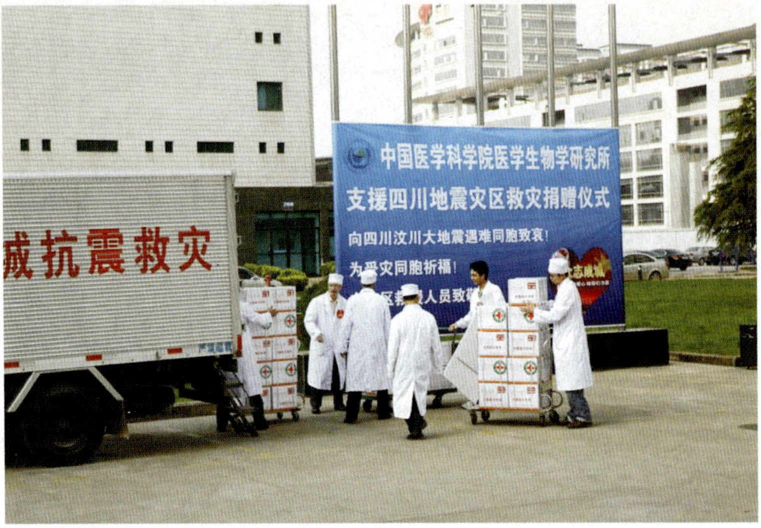

在获悉四川发生强烈地震后，中国医学科学院医学生物学研究所迅速捐赠10万元现金和价值180万元甲肝灭活疫苗，后捐赠价值40多万元的甲肝灭活疫苗到甘肃灾区。

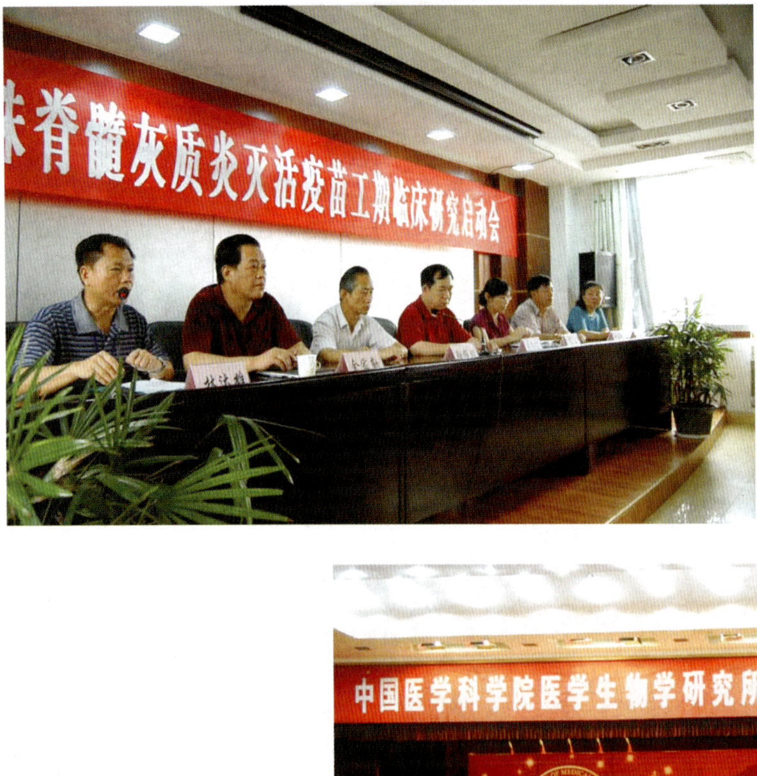

2008年8月26日，中国医学科学院医学生物学研究所研发的Sabin株脊髓灰质炎灭活疫苗一期临床实验在广西贺州举行启动仪式。

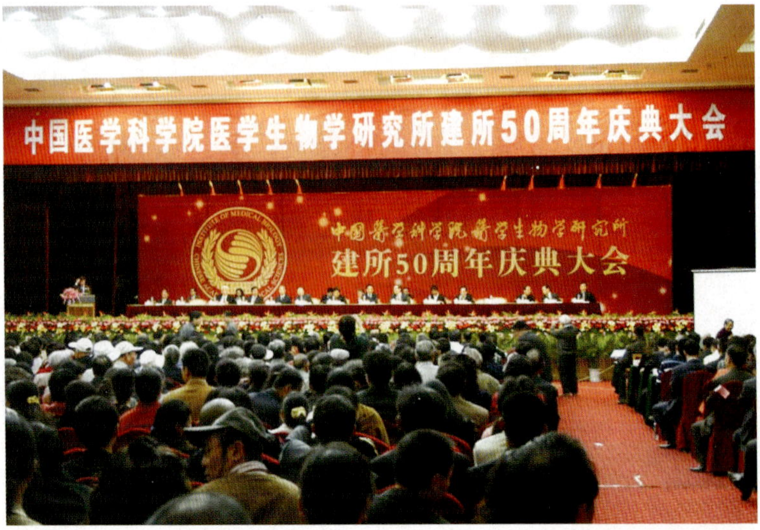

2008年10月30日，中国医学科学院医学生物学研究所举行建所五十年庆典大会。

中国医学科学院　北京协和医学院
年鉴编委会名单

京外所、院分布示意图

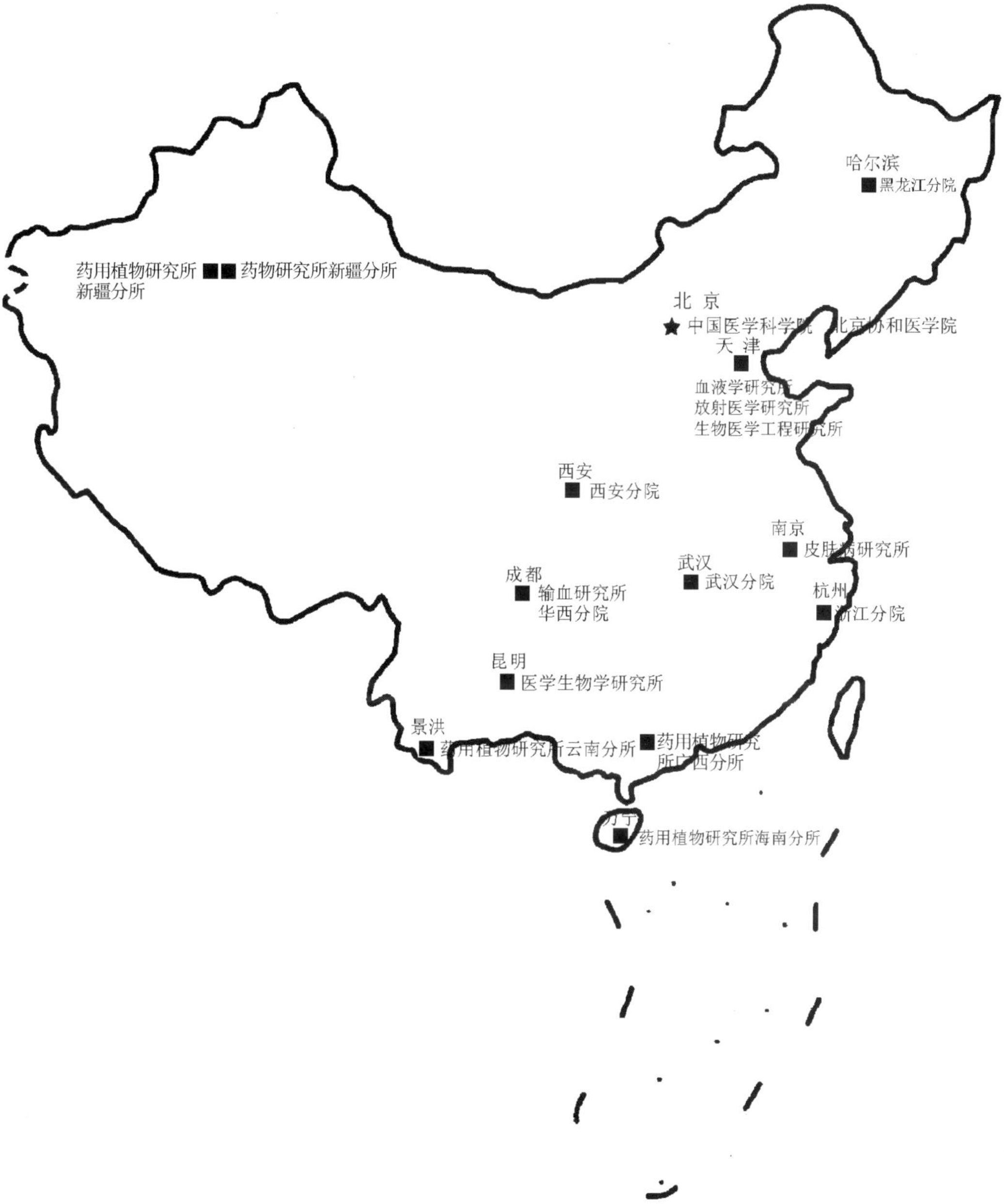

哈尔滨
黑龙江分院
药用植物研究所新疆分所
药物研究所新疆分所
北京
中国医学科学院 北京协和医学院
天津
血液学研究所
放射医学研究所
生物医学工程研究所
西安
西安分院
南京
皮肤病研究所
武汉
武汉分院
成都
输血研究所
华西分院
杭州
浙江分院
昆明
医学生物学研究所
景洪
药用植物研究所云南分所
药用植物研究所广西分所
万宁
药用植物研究所海南分所

在京所、院分布示意图

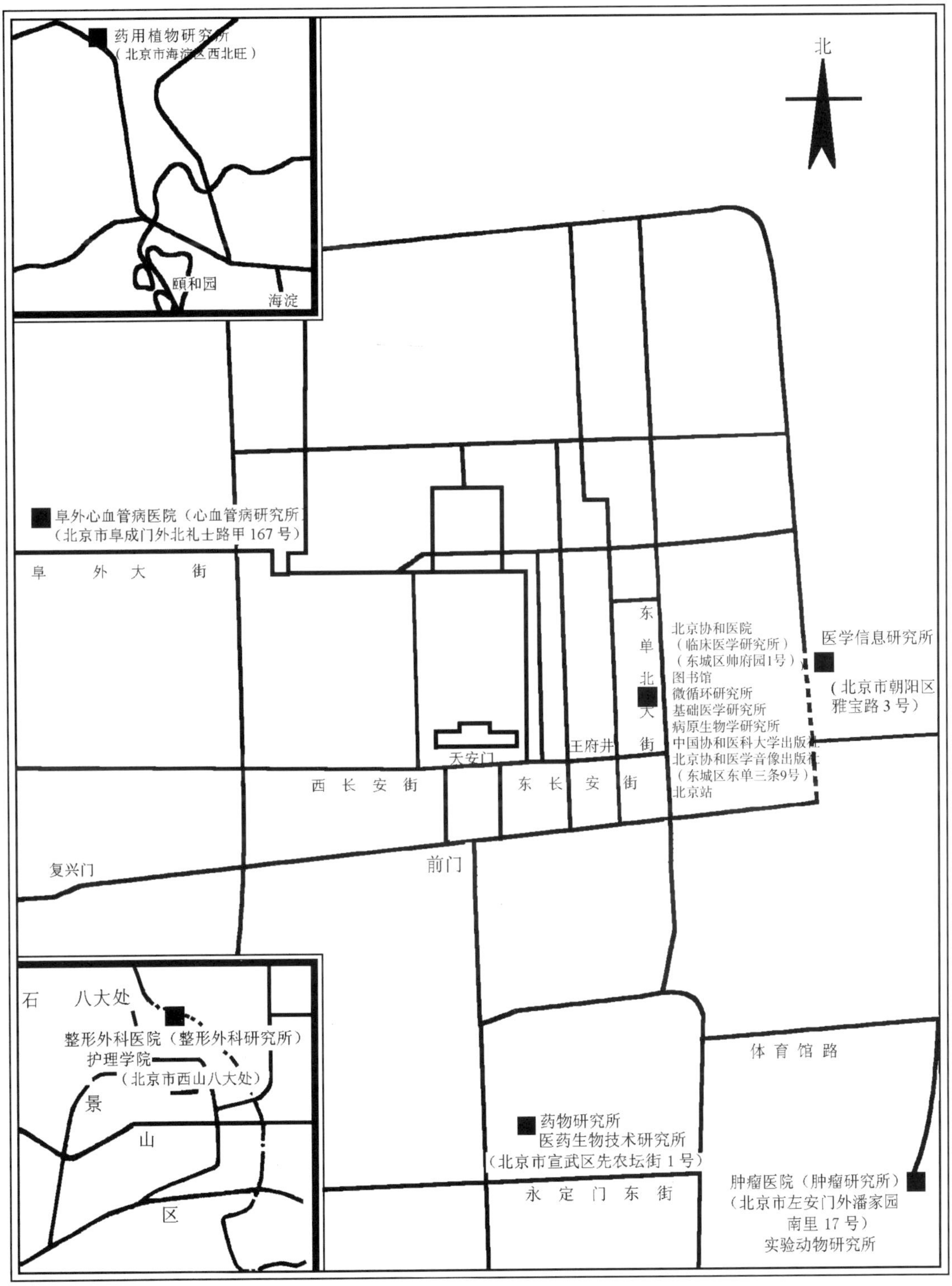
北
药用植物研究所
（北京市海淀区西北旺）
颐和园
海淀
阜外心血管病医院（心血管病研究所）
（北京市阜成门外北礼士路甲167号）
阜 外 大 街
东
单
北
大
街
北京协和医院
（临床医学研究所）
（东城区帅府园1号）
图书馆
微循环研究所
基础医学研究所
病原生物学研究所
中国协和医科大学出版社
北京协和医学音像出版社
（东城区东单三条9号）
北京站
医学信息研究所
（北京市朝阳区
雅宝路3号）
王府井
天安门
西 长 安 街
东 长 安 街
复兴门
前门
石
八大处
整形外科医院（整形外科研究所）
护理学院
（北京市西山八大处）
景
山
区
体 育 馆 路
药物研究所
医药生物技术研究所
（北京市宣武区先农坛街1号）
永 定 门 东 街
肿瘤医院（肿瘤研究所）
（北京市左安门外潘家园
南里17号）
实验动物研究所

目　录

院校重要活动记事

科研工作

教学工作

医疗卫生工作

产业开发工作

人才建设与培养

国际交流与合作

学术交流

各所、院工作概况

中国医学科学院分院和共建单位

大　事　记

院校重要活动记事

中国医学科学院 北京协和医学院 2008年工作概况

过去的2008年，是全面贯彻党的十七大精神的第一年，是我国改革开放30周年，是奥运会、残奥会举办之年。对于中华民族来说，这一年是困难与希望、挑战与机遇交织的一年。这一年，国家历经种种灾害、危难与艰辛，同时改革开放事业也取得了丰硕成果。院校在卫生部、北京市等上级部门领导与支持下，在全体职工的共同努力下，以邓小平理论和“三个代表”重要思想为指导，深入贯彻落实科学发展观，认真学习党的十七大及十七届三中全会精神，把握机遇，扎实工作，开拓创新，各项工作取得了重要进展。

一、精心组织，突出实践，学习实践科学发展观活动取得阶段性成果

根据卫生部党组统一部署，院校自2008年10月中旬组织开展学习实践科学发展观活动以来，在卫生部党组和部派第七指导检查组指导下，紧扣活动主题，明确目标要求，认真学习讨论，深入调查研究，查找突出问题，积极落实整改。克服起步晚、时间紧、任务重的不利因素，院校各级党委精心组织，周密安排，全体干部始终保持高昂的学习热情，扎实认真地参与了学习实践科学发展观活动，顺利完成了集中学习实践科学发展观活动，并取得了阶段性成果。

（一）学习实践活动的基本情况

在学习实践活动之初，院校党委成立了学习实践活动领导小组和办公室，研究制定了开展学习实践活动工作方案。2008年11月7日，院校召开了深入学习实践科学发展观活动动员大会。按照卫生部的统一安排，院校扎扎实实开展了学习调研、分析检查和整改落实3个阶段的工作。

1. 认真开展学习调研。在这一阶段，第一环节是采取多种形式认真组织学习培训。2008年10月27～29日，院校领导全体在卫生部党校参加卫生部学习实践科学发展观活动第四期培训班。2008年11月12～13日，京内各所院领导班子成员、院校机关副处级以上干部80余名同志在卫生部党校参加了培训。同时，院校各级党组织组织党员集体学习、交流，并安排一定时间组织党员自学。组织听取高水平报告，加深对学习实践科学发展观的认识。第二环节是深入开展调研与征求意见。院校领导班子成员于2008年上半年开始分别对全部京外所院和部分京内所院，以及院校机关各职能部门进行调研，当面听取对院校及所院发展的意见和建议。此外，召开多种座谈会，征求老领导、老专家、政协委员、人大代表、民主党派人士等对院校改革与发展的意见和建议。第三环节是开展解放思想大讨论。2008年11月25～26日院校领导班子组织开展了贯彻落实科学发展观解放思想讨论会，京内各所院党政领导、党办主任，院校机关处级干部等60多人参加了讨论。在座谈和讨论中，院校收集了涉及院校发展战略、空间发展、人才队伍建设、学科建设、文化建设、科研教学、行政后勤服务以及基层党组织建设等多方面的意见和建议。在院校组织开展的“我为国家医改和院校发展献一策”活动，院校机关和京内各所院热情参与，针对“看病难、看病贵”症结、基本药物制度实施、加强农村基层医疗机构投入及医务人员培训等国家医改层面的问题分析探讨，提出了很好的建设性意见和建议。

2. 深入进行分析检查。2008 年 12 月 22 日，院校党委召开学习实践科学发展观专题民主生活会，认真查找问题和不足，进一步明确了努力方向。院校领导在广泛征求各方面意见的基础上，主要领导主持分析检查报告起草工作，并多次召开会议研究，提出了多方面的修改意见。院校党委的分析检查报告分别征求了部派第七指导检查组、京内各所院领导、院校机关处以上干部（含党外人士）、政协委员、人大代表等的意见。根据所征求的意见，院校党委又对分析检查报告进行了多次修改。院校党委专门组织分析检查报告评议会，认为分析检查报告对科学发展观的认识上深或较深的、问题查找得准或较准的、原因分析得透或较透的、发展思路清或较清的、工作措施可行或较可行的均占 85% 以上。

3. 扎实做好整改落实工作。院校党委在工作中坚持突出实践特色，把解决实际问题、推动工作作为学习实践活动的检验标准。为充分集合民智、倾听民声、反映民意，院校党委在 2009 年 1 月 14 ~ 16 日的院校工作会议上，广泛征求各所院和机关各部门意见和建议，共同研究制订今年院校重点工作及整改落实的主要任务。此后，院校领导班子于 2009 年 2 月 5 ~ 6 日召开务虚会议专题研究整改落实方案，提出了具体整改措施，并明确了主要责任人、主要责任部门以及整改落实时限。

（二）开展学习实践活动的主要特点

回顾院校学习实践活动的开展，主要体现了以下 3 个方面的特点：

1. 领导重视带好头，学习实践重行动。院校党委和班子成员在本次学习实践活动中，认真学习，深入思考，主动调研，广泛听取意见，发挥了重要的引领带头作用。尤其是学习中认真撰写心得体会，解放思想大讨论中结合院校实际深刻剖析找差距，调整思路促发展，在民主生活会中站在国家、事业发展要求的高度与层面上分析、检讨自己的工作，提出切实可行的工作思路与举措，有力地推动了学习实践活动的开展。

2. 群众路线做先导，凝聚民心见行动。这次学习实践活动的另一大特点就是坚持走群众路线，在学习实践活动办公室的精心安排下，坚持活动全程公开透明，坚持党的优良传统，从群众中来，到群众中去。通过深入所院调研，各种类型各层次的座谈走访、群众民主评议、学习活动简报信息传递等多种形式，让院校机关和所院党员干部对学习实践活动内容、进展有了及时充分的了解，调动了大家参与的热情和积极性。在总结梳理院校问题时，共收到 106 条意见；在我为医改与院校发展献策活动中，收到了几十份热情洋溢、针对性强的建议和方案。正是由于坚持了群众路线，也充分调动了院校党员干部的积极性，凝聚了民心，为院校的进一步发展打下了坚实的群众基础。

3. 统筹兼顾巧安排，学习工作两不误。本次学习实践活动的另一个特点就是坚持实践性，因此，在学习实践活动的 3 个阶段 11 个环节中，都注意与单位的工作实际紧密结合，而不是学习实践走过场，院校工作走老样。尤其是在学习实践活动的第三阶段，既是整改落实，又值年末岁首，所以院校一改往年工作会、教职代会交叉共享的惯例，在 2009 年 1 月 14 ~ 16 日召开了院校工作会议。会议在学习实践科学发展观、查找问题、分析原因的基础上，群策群立，使 2009 年院校工作重点和实习实践整改方案有机地结合，在对院校存在问题和院校发展战略目标、重点认识的共识基础上，形成了今年的工作重点和整改方案，有力地推动和促进了院校工作水平迈上一个新的台阶。

二、共赴国难、共克时艰，在国家急需时刻积极承担历史使命与任务

2008 年是我们的中华民族灾难频仍、

挑战不断的一年，院校广大师生员与全国人民共挑重担、共迎挑战，共赴国难、共克时艰，为国家、社会贡献力量。

（一）发挥科技支撑作用，为手足口病防治刻苦攻坚

2008 年 3 月份，安徽省阜阳市发生肠道病毒 EV71 型感染引起的手足口病疫情，院校积极响应党中央、国务院的号召和部署，在卫生部的直接领导下，院校积极参与手足口病的防治工作，大力开展科技攻关。

1. 紧急部署，积极动员，统筹组织与协调。院校成立了以刘德培院校长、李立明书记为组长，何维副院校长、詹启敏副院校长为副组长的院校手足口病防治工作领导小组，统一研究部署手足口病防治及科技支撑工作。院校所属各单位按照卫生部及院校的部署，结合各自科研优势，迅速组织科研力量，整合资源，与国内有关单位协同开展科技攻关，努力在手足口病的流行病学、病原学、发病机制、免疫机制和宿主因素、实验动物模型、药物筛选、疫苗研制、临床诊治等方面取得突破，为手足口病的防治提供科技支撑力量和技术支持。

2. 发挥学科优势，多方配合，全方位提供支撑。病原所所长金奇同志作为卫生部手足口病防治工作组科技组负责人，带领两名技术骨干赴阜阳参与工作，与当地进行了技术对接，并紧急调配价值 30 余万元的试剂、耗材和设备，支援当地建立手足口病病原学检测实验平台，协助开展病原检测，培训技术骨干。此外，该所还组织了 3 个检测梯队，随时待命赶赴疫情所在地。生物所为 WHO 批准的肠道病毒参考研究中心，在防治肠道病毒感染方面具有综合优势。他们免费向安徽省、四川省等地的疾病预防控制中心提供了可供数千人份病毒样品检测的肠道病毒 EV71 型相关型别的组合标准诊断血清；采集了若干疑似手足口病患者标本，并进行病毒分离、病毒基因测序等研究工作；配合国家及安徽省有关部门，提供有关肠道病毒 EV71 型病原学、流行病学等研究的技术支持，开展与肠道病毒 EV71 型诊断、预防、治疗相关的研究工作。信息所情报人员加班加点，通过采集和分析文献报道信息，在短时间内掌握了历史上世界各国手足口病的流行病学情况、病毒学研究进展、疫情暴发时所采取的预防、诊断和治疗措施及其效果等信息，在信息所原有的“人禽流感”网站上建立手足口病防治专题，提供关于手足口病诊疗指南规范、国内外主要文献资源、网站资源等重要资料和信息；同时，在文献资源采集基础上，进一步对各类信息进行初步整理、分析，编发《手足口病防治信息简报》。

此外，协和医院、皮肤病医院等医疗单位按照卫生部要求，启动了防控预案，及时对符合手足口病病例进行网络直报；开展人员培训，及时通报给医务人员疫情状况和防控措施；门诊专门设立预诊分检点，开辟专门诊室接待患者等。

院校作为国家级医学科研机构，负有为疾病防控提供强大科技支撑的义不容辞的职责，在手足口病疫情发生以后，积极响应上级号召，组织所属单位及国内优势科研力量，协同作战，奋力拼搏，刻苦攻关，为发展国家医学科学研究事业、保障人民群众生命和健康作出应有的贡献。

（二）积极响应号召，众志成城，抗击重大自然灾害

1. 为南方冰冻雨雪灾害奉献爱心。2008 年春节期间，南方发生了多年罕见的冰冻雨雪灾害，给南方居民生产生活造成了巨大困难。院校党委积极号召所属各单位广大职工向南方灾区人民伸出援助之手，组织捐款捐物活动献爱心活动。期间共向民政部和中国红十字总会累计捐款达 41 万余元。

2. 抗震救灾铸就爱心丰碑。2008 年 5 月 12 日，四川汶川县突发 8.0 级强烈地震。

一场新中国成立以来强度最大、损失惨重、波及范围最广而且援救最困难的地震，灾情紧急，磨难深重，给中国政府、中国人民带来了一次大考验。院校广大师生员工与灾区人民同呼吸共命运，竭尽所能，出谋出力，为抗震救灾不辞辛苦、奉献力量。

关注灾情，捐款捐物，奉献爱心。院校召开抗震救灾动员会议，研究和部署院校支援抗震救灾工作。院校各部门和广大教职员工紧急行动起来，在不同岗位上，以不同形式向灾区伸援手、献爱心、送温暖。广大师生员工，包括离退休老同志、临时工、进修生等纷纷踊跃捐款、慷慨解囊。院校累计捐款 500 万余元（其中，特殊党费近 164 万元），捐物 200 万余元。

奔赴一线，提供医疗救助。院校广大医护人员主动请缨，挺身而出。短短的几天内，所属各医院收到近千份请战书。院校先后派出 11 批次 26 人的医护人员携带药品、器械和车辆火速赶赴灾区。院校派出急救车 3 辆，共携带约计 100 余万元的药品、医疗器械、个人装备参加救治工作。在抗震救灾第一线，院校医疗队员发扬救死扶伤的人道主义精神，甘当生命的守护神，争分夺秒抢救伤员，竭尽全力解除伤痛，院校医疗队诊治各类伤员 1000 余人次，会诊危急重患者 300 余人次，转院伤病员 200 余人次。以实际行动为灾区人民作出了重要贡献，阐释了“白衣天使、白衣战士”的高尚品质。

院校竭尽所能，为抗震救灾出谋出力。各单位发挥自身优势，为抗震救灾提供全方位的支持。医学信息研究所/图书馆网站及时开设“地震灾害专题”网页，通报国内外地震知识和抗震救灾信息；病原所为灾后可能出现的疫情做好了充分的应急准备；协和医大出版社迅速组织编辑出版抗震救灾书籍——《幸存下来，就要好好活下去》、《地震伤残的康复与护理》运往灾区免费发放，在心理和身体上帮助伤员早日康复。还陆续出版《地震肢体伤残与截肢的康复》、《地震骨科伤员早期康复》（上、下册）、《地震脊髓损伤的功能恢复训练》、《地震脊髓损伤的护理》、《地震脊髓损伤并发症防治》、《地震灾后心理康复指导手册》、《地震脑外伤的康复与护理》、《地震伤员泌尿系损伤与功能障碍的治疗和康复》、《地震伤残人辅助器具应用》等 1 套 10 册《地震致残康复护理系列丛书》。共捐赠 37768 册，为指导医护人员救助地震伤残患者做出了一定贡献。

灾区所院奋勇当先，协助地方投入救灾。输血研究所距震中仅百余里。地震发生后，在所党政班子的坚强有力领导下，迅速组建抗震救灾应急工作小组，紧急部署抗震救灾工作。在开展自救，保护本所职工的生命财产安全和所内局面的稳定的同时，积极投入到抗震救灾的洪流当中。所内广大职工捐款、捐物、献血，奉献爱心，并主动请战，所内近 1/3 的人员投入到四川省卫生厅抗震救灾卫生救援工作当中。郑忠伟所长任四川省卫生厅抗震救灾指挥部伤员转运组组长，带领所内职工奔赴转运伤员第一线，奋战在广元、绵阳、江油、德阳、成都等地，他们在灾区将需要转运的每一个伤员作了详细的登记，与民航、铁路部门密切联系，在规定的时间把需要转运的伤员接到指定的地点并送上飞机、火车，他们克服了与伤员、医疗队、医院、交通部门之间的联系、协调等困难，及时、顺利、安全地完成了万余名伤员转运任务。还有部分输血所同志执行医疗救护队和卫生防疫队接待以及物资运送等任务，深入到了抗震救灾第一线——映秀、青川、北川、理县、汉源、什邡、安县等地，他们克服了家庭实际困难和本职工作压力，冒着灾区山体滑坡等险情，恪尽职守，为重灾区转运受伤人员，运送救灾物资，引领外地来川的医疗防疫队伍等繁重任务，充分展示了参救人员的无私奉献精神。输血所在这次抗震救灾中得到了四川省卫生厅和卫生部领导的高度评价。

在抗震救灾表彰中，卫生部等4部委授予院校所属北京协和医院和输血研究所“抗震救灾医药卫生先进集体”称号，授予北京协和医院杜斌和曹智理、阜外医院张国庆、肿瘤医院李妍、整形医院牟莉、输血研究所郑忠伟等6名同志“抗震救灾医药卫生先进个人”称号。

三、发挥优势，志愿服务，为“两个奥运”成功举办贡献力量

2008年两个奥运的成功举办，是举国欢庆的一件盛事，院校广大教职员工也和全国人民一起积极献身于奥运承办和服务工作。

（一）紧紧围绕“平安奥运”工作，创造安全稳定局面

奥运期间，奥运安全保卫工作和社会稳定国内工作成为各项工作的重中之重。院校高度重视，行动及时，院校了成立“平安奥运”领导小组，制定并下发平安奥运行动方案，与各所院负责人签订《实现平安奥运安保目标责任书》；奥运期间组织消防应急演练；提高安全意识，对放射性废物和危险化学品进行彻底清理。院校共整改项目56项，投入经费达3000余万元。

认真做好学生安全稳定工作。奥运前，根据北京市教工委要求，为更好应对奥运期间突发事件，切实落实平安奥运工作任务，院校面向全体班主任、辅导员开展了有关安全、心理等方面工作的专项集中培训。通过培训使大家增强了处理突发事件的意识和能力，为院校平安奥运工作的顺利推进奠定了良好的基础。

（二）积极组织，参与奥运志愿服务

在全校范围内大力弘扬“志愿奉献”的精神理念，并以党团组织和学生组织为主要工作依托，扎实做好志愿者的报名、招募、培训和实践教育工作，有力地保障了我校志愿者工作的顺利进行。同时，注重以服务奥运为契机，拓展德育教育和志愿服务的方式，真正实现奥运育人。院校共派出奥运志愿者197名，分布于17个比赛场馆，依托专业特色，主要承担了医疗服务和兴奋剂检查陪护专业的工作，其中兴奋剂检查陪护类55人，医疗服务类141人，驾驶员志愿者1人，共涉及17个场馆和1个服务团队。奥运决胜阶段，残奥进行时刻，我校的志愿者活跃在国家体育场、水立方等奥运场馆，出色完成了奥运会赛会志愿者的兴奋剂检测陪护和医疗服务工作，在主动履职中体现出协和人积极务实、敢打硬仗、勇克难关的精神。院校领导对于志愿者工作给予了相当的重视和支持，从人、财、物各方面给予了充分的保障。协和学子秉承光荣传统，积极投身到志愿服务的工作中，始终饱满的工作热情，传播奥林匹克精神，用微笑写就北京最好的名片，涌现出一批先进集体和先进个人。

（三）全力做好奥运会、残奥会的医疗卫生保障工作

奥运期间，所属部分医院承担两奥会贵宾医疗保障任务。其间尤其是协和医院承担了救治国际奥委会技术官员和抢救美国刀伤患者的任务，为奥运期间的医疗保障做出了突出贡献。

北京协和医院（临床学院）是北京奥运会医疗服务定点医院，在奥运会、残奥会的医疗保障中做出了突出贡献，出色的医疗保障工作为首都医疗卫生事业留下灿烂篇章。在奥运村综合诊所、奥林匹克大家庭总部饭店以及奥运场馆的医疗站，都留下协和医院医务人员忘我工作的身影；从奥运会高级官员、各国政要、大家庭成员，到国内外普通患者，都对协和医院出色的医疗服务交口称赞。特别是在“8·09”美国公民遇袭案中，医院各级领导高度重视，亲临现场指挥紧急抢救；医务人员精湛的医术及卓有成效的工作，体现了救死扶伤的国际人道主义精神，更向世界展示了中国的医疗服务水平，树立了中国医疗服务的良好国际形象，赢得了受害人家属、美国政府和国际奥委会等各方的赞誉。

院校所属其他各家医院也积极服务奥运，奥运相关工作非常扎实。肿瘤在奥运期间组建3批应急医疗队，共有99名医务人员报名参加。为保障奥运会期间城市院前急救服务需求，派出5名医师、6名护士参加院前急救，肿瘤医院选派4名工作人员及一辆救护车参加奥运场馆（北京工人体育馆）的医疗服务工作。整形医院制定《奥运培训实施方案》，组织了领导干部奥运知识、全院职工文明礼仪、奥运英语、临床专业技能、政策法规、三基三严的培训，开展了技术练兵和竞赛活动。派出7名医护人员参加奥运期间120急救中心医疗急救工作，派出2名护士和2名司机参加奥运场馆内部医疗保障工作。

四、深入贯彻落实科学发展观，党的建设全面加强

2008年，院校党委坚持以马克思列宁主义、毛泽东思想、邓小平理论和“三个代表”重要思想为指导，贯彻落实科学发展观，认真学习宣传贯彻党的十七大精神，紧密结合院校科研教学医疗等各项工作，统一思想、凝聚力量、振奋精神，全面加强党的建设，努力构建和谐院校，为院校的改革、发展和稳定提供强大的精神动力和重要保障。

（一）加强领导班子、干部队伍和基层党组织建设，以学习促进干部队伍整体素质提高

1. 加强领导干部的思想政治学习，做好所院党、政领导班子换届和补充调整和干部考核工作。积极组织学习，提高干部素质。院校从全局和战略的高度，深刻认识到加强领导班子思想政治建设的重要性，努力增强做好这项工作的自觉性和责任感，结合学习党的十七大报告精神和学习实践科学发展观活动，举办专题报告会和领导干部学习班，选派干部参加卫生部、北京市各类学习培训。通过学习，提高了领导干部贯彻落实科学发展观的能力，为更好地履行岗位职责奠定基础。

做好所院党、政领导班子换届和补充调整工作。院校根据所院领导班子实际，通过调查研究，摸清情况，有针对性地制订工作方案，向卫生部提出所院班子建设方案和建议，通过公开选拔、民主推荐、届满考核和民主测评等方式，对领导班子进行补充和调整，选配高学历、高层次、精于管理、熟悉业务的高素质复合型人才充实领导班子队伍，优化领导干部结构，提高领导班子整体素质。继续做好党委换届工作。

加强领导干部考核工作。通过对领导干部的全方位考核，及时了解掌握领导班子和领导干部履行职责的情况，为正确识别和任用干部、合理调配领导班子提供了保证，加强了对领导班子和领导干部的管理与监督、激励与约束。期间，完成了院校机关处级以上干部、所院领导干部的年度考核、10名试用期领导干部考核以及所院领导干部届满考核。

2. 认真执行“三重一大”制度，加强干部监督管理，抓好后备干部队伍建设。结合中纪委驻卫生部纪检组对院校落实“三重一大”的检查工作，组织完成了院校执行《党政干部选拔任用条例》情况的总结，并完成了执行《党政领导干部选拔任用工作条例》工作报告。根据检查要求，认真准备材料，形成民主生活会、年度考核、所院届满考核、公开选拔、竞争上岗、聘任制、公示制、试用期制、轮岗交流、后备干部、干部培训、因私出境管理、收入申报、报告个人有关事项等14类材料共50卷。

加强对领导干部的监督管理。印发《关

于在部分所院增设纪律检查委员会的通知》，要求没有设立纪律检查委员会的所院党委换届时启动增设纪律检查委员会工作。为加强对干部选拔任用的监督管理，院校坚持干部任前谈话、诫勉谈话制度，领导干部任前廉政谈话6人，诫勉谈话2人，领导干部述职述廉125人。继续做好院校管干部年度收入申报、党员领导干部报告个人有关事项工作、领导干部因私护照的保管及登记领用等工作。

抓好后备干部队伍，加强梯队建设。为加强院校后备干部工作，使后备干部工作走上规范化、科学化的轨道，建立一支高素质、能够担当重任、有发展潜力的后备干部队，起草《关于各所院党政领导班子后备干部暂行管理办法》，向京内外18个所院征求意见，并组织召开部分所院党委书记座谈会，就后备干部数量、选拔程序、培养考核等内容进一步深入征求意见和建议，并经常委会多次讨论研究修改后，印发了《关于各所院党政领导班子后备干部暂行管理办法》，从后备干部结构、选拔程序、培养措施、日常管理、使用等方面做出详细规定。

切实加强组工干部自身建设。根据中组部关于在组织人事部门开展“讲党性、重品行、作表率，树组工干部新形象”活动的统一部署，从2008年4月开始“树组工干部新形象”活动。组织组工干部参加了卫生部的部署会。2008年为该项活动的“集中活动年”，活动分为动员部署、理论学习、自查分析评议、整改提高4个阶段进行。院校成立了指导小组和办公室，印发《“树组工干部新形象”活动实施方案》，召开了工作部署暨学习会。通过简报、在党建网站开辟专栏等方式对该项活动进行宣传，并设立了专门的电子邮箱。为各所院组工干部编印了《学习材料汇编》，购买《中国共产党组织工作教程》等，组织广大组工干部积极参加院校组织的专题报告和北京高校青年组工干部培训班。“树组工干部新形象”活动为组工干部解放思想、更新观念、开阔视野提供了很好的平台。通过活动，进一步提高了组工干部的综合素质，增强了组工干部工作的责任感、紧迫感，强化了组工干部的服务意识，对组织部门自身建设起到了极大的促进作用。

3. 突出主题，扎实开展基层党建工作。院校党委以邓小平理论和“三个代表”重要思想为指导，全面贯彻落实科学发展观，深入学习贯彻党的十七大和第十六次全国党建工作会议精神，召开组织工作会，各所院党办主任参加，会议总结了2007年院校组织工作，部署2008年院校组织工作，为组织工作理清了基本思路。

积极开展活动，纪念改革开放30周年。院校党委结合“讲党性、重品行、作表率，树组工干部新形象”活动、纪念建党87周年等活动开展了一系列工作，主要包括理论研讨活动、形势任务教育活动、组织以“改革开放中的组织工作”为主题的中心组理论学习、改革开放以来各所院党建工作的主要经验和成果征文等。通过系列活动总结了改革开放的伟大意义、巨大成就和成功经验，引导广大党员及领导干部把思想和行动统一到党的十七大精神上来，更好地完成了院校的中心工作。

继续做好党支部书记培训工作。11月20～21日，举办“院校2008年党支部书记学习班”。京津地区各所院、院校机关部分党总支、党支部书记，支部委员，党务干部70余人参加了学习。分别从基层党组织建设、领导者沟通、宣传思想创新等方面进行了全面深入的讲解。通过学习培训切实提高了党支部书记、党务干部党建工作的能力和水平，更加明确了党支部书记、党务干部在基层党组织建设工作中的目标。

加强院校离退休干部党支部建设。院校党委结合市委教育工委《关于进一步加强和改进北京高校离退休干部党组织建设工作的意见》，并通过召开离退休干部党支部书记座谈会，下发各所院征求意见等多种形式广泛征求意见后，对加强院校离退休干部党支部建设提出了具体要求。《意见》对院校离退休干部党支部的建设提供了重要的参考依据。

加大基层党组织激励力度，做好北京高校表彰推荐工作和院校表彰评选工作。经过推荐、公示等环节，院校党委在“七一”召开了表彰大会，对 24 个先进基层党组织，120 名优秀共产党员，35 名优秀党务工作者进行了表彰。同时对赴一线抗震救灾的 10 名共产党员也进行了表彰。做好向市委教育工委推荐工作，院校有 1 个基层党组织 1 个，3 名共产党员和 1 名党务工作者，获得市委教育工委表彰。

加强制度建设，指导各所院做好发展党员工作。印发了《关于加强和改进在青年职工中发展党员工作的意见》，做好青年教职工发展党员工作。在抗震救灾期间，转发了中组部《关于做好在抗震救灾第一线发展党员工作的意见》，指导各所院党委作好抗震救灾第一线发展党员工作。在奥运开幕前，与院校团委联合转发了市委组织部《关于进一步做好推荐在奥运工作一线的优秀团员作党的发展对象工作的实施意见》，要求各所院党委要高度认识并作好在奥运筹办和奥运会、残奥会志愿者工作中的优秀团员青年和志愿者骨干的“推优”工作。

同时，继续开展主题党日活动，加强党员教育；加强党员信息库建设和各项党员统计工作，为加强院校党员队伍建设夯实基础。

4. 认真抓好全院党员干部和师生员工的理论学习。认真抓好中心组的理论学习活动，进一步提高两级领导班子的理论水平。坚持党委中心组学习制度，院校党委学习中心组认真制定了全年理论学习计划，党委中心组至少每月集中学习一次，并要求领导班子成员抽出一定时间进行自学。坚持执行党总支、支部学习中心组理论学习考核制度，加强检查、督导工作；制定了教职工政治理论学习计划并认真组织实施，切实提高理论学习的质量和效果。紧密结合学生思想实际，通过形式多样、方法方式灵活的教育活动，在重点抓好学生干部、入党积极分子和学生党员理论学习的基础上，带动全体学生共同提高。充分发挥思想政治理论课在大学生思想政治教育工作中的主渠道、主阵地作用，在切实做好“三个代表”重要思想“三进”工作的同时，努力加强形势与政策教育，提高大学生对党的路线、方针和政策的认识和理解水平。

（二）贯彻以人为本、科学发展理念，宣传工作水平全面提高

2008 年，院校按照中央和上级党委（党组）的部署要求，院校在精神文明建设、思想政治工作以及文化建设等方面取得了新成效，为院校的改革、发展和稳定提供有力思想保证和良好的舆论氛围。

1. 贴近社会热点，关注国家大事，发挥宣传部门作用，加强精神文明建设。抓住奥运和纪念改革开放 30 周年有利契机，紧密结合院校科研教学医疗产业等各项工作实际，进一步健全制度机制，着力增强社会主义核心价值体系的吸引力和凝聚力，弘扬伟大的抗震救灾精神，传扬协和优秀文化传统，着力提高舆论引导能力，努力构建和谐院校，着力提升服务水平和育人水平，推进实施院校的学生职业素养培育工程。在抗震救灾期间，院校广大教职工员工弘扬同舟共济、齐心协力的作风，用实际行动践行了知难而进、无私奉献的精神；院校和各所院开展纪念改革开放 30 周年的宣传教育工作，与推进院校改革发展结合起来，充分认识 30 年我国卫生、科研、教育事业的辉煌成就，大力宣传改革开放 30 年来院校各项事业发展的成就，增强贯彻落实科学发展观、推进院校事业又好又快发展的自觉性；深入开展“迎奥运、讲文明、树新风”活动，服务奥运，奉献奥运，保障奥运，采取多种形式，普及奥运知识，弘扬奥运精神。院校利用《院校报》、网站专栏、宣传栏等宣传工具，宣传报道“迎、讲、树”活动和奥运工作，开展我为奥运作贡献征文活动和我为奥运奉献、为党旗增辉主题党日活动，“迎、讲、树”活动开展得既热烈、又扎实，为营造奥运期间良好的社会风气起到了良好的推动作用；为学习实践科学发展观活动拓展新闻宣传的形式，院校门户网站开设了“深入学习实践科学发展观活动”专栏。《院校报》出版了学习实践活动专版，登载有关文章和图片信息近百篇。院校撰写编发了学习实践活动简报 29 期，上报卫生部，下发京内各单位。各院所也编发了学习实践活动简报 200 多期。

以院校自有媒体为平台，加大宣传力度。2008 年《院校报》共出版 30 期 128 版。根据需要出刊了抗震救灾专版、奥运会专版、职工运动会专版、学习实践活动专版；开设了“改革开放 30 年征文”等。今年网站共刊登新闻稿件及专题稿件近 300 多篇。访问量累计至 40 余万人次。院校和各所院努力创造条件组织学习和加强与国内主流媒体的沟通与交流，通过媒体传播塑造院校的良好形象，严格按照北京市关于境外主流媒体报道的有关规定做好外宣工作，进一步完善院校网络宣传工作建设，健全有关制度；促进院校和院所改革发展稳定工作。

2. 加强思想政治工作，传扬协和优秀文化。院校党委完成了成立中国卫生思想政治工作促进会医学科研分会的筹备工作；4 月成功组织召开了科研分会成立大会暨全国医学科研高层论坛，卫生部党组书记高强出席会议并讲话；10 月召开了科研分会 2008 年年会；肿瘤医院、病原所被科研分会评选为思想政治工作先进单位，4 名党务干部被科研分会评选为优秀思想政治工作者。院校被中国卫生思想政治工作促进会评选为“全国卫生系统思想政治工作先进单位”；2 名党务干部被评选为“全国卫生系统优秀思想政治工作者”。北京协和医学院被北京市委教育工委推荐为“首都文明单位”。

院校领导组织开展协和文化的研究活动。在吴阶平医学教育思想与协和医学精英教育传统研究、协和医学精英教育传统文化与长学制医学生成才研究和协和医学精英教育育人模式与机制等研究课题的研究取得新进展。《吴阶平医学教育思想与协和医学精英教育传统》和《吴阶平医学教育思想形成的主要因素探析》的研究文章，在《中华医学教育杂志》上发表。《协和医学精英教育文化熏陶医学生成才的特点》的研究文章在《北京教育（德育）》发表。

新建并发挥院校展览室的作用，搜集保存能够反映院校发展历史的文物，开展校史研究活动。在《院校报》开设了“协和史话”专栏征文；参加了全国高校校史研究会年会，并交流了撰写的论文，我校被批准成为该研究会理事单位。

组织编辑傅莱等为国家和院校做出了杰出贡献的科学家画册；利用新闻媒体、已经编辑出版的画册和书籍、制作的 DVD 光盘、《院校报》、院校新闻网、宣传栏、展览等多种形式，传扬协和优秀文化。

3. 回顾历史，进行阶段性总结，弘扬优良传统。2008 年，院校多个所院迎来 50 年华诞。各单位以此为契机，通过举办庆典活动，回顾往昔，总结经验，将所院及院校发展引入新的阶段。肿瘤医院在建院 50 周年之际，开展了以“弘扬成就五十载，继往开来创辉煌”为主题的系列庆祝活动，以增强院所职工的主人翁荣誉感、责任感，提升该院国内一流肿瘤专科医院地位，扩大院所在国际上的影响力。整形医院开展纪念医院建院50周年系列活动，促进了医院的文化建设，自行制作了画册《前进中的整形外科医院》，拍摄了专题片《承载历史开创未来》，以多种方式加大宣传力度，营造积极的舆论氛围。50周年院庆活动汇集了来自世界各地的整形外科同行以及曾经在本院工作、学习过的同道共1600余名嘉宾的光临。同时举办了首届全球华裔整形外科医师大会暨第三届国际乳房整形与再造专题研讨会，来自世界十余个国家和地区的近600人参加了会议。药物所编辑出版新版《药物研究所专家荟萃》、《五十年科研成果》等书目，纪念建所50周年。基础所、生物所也为50周年华诞举行了众多主题庆祝活动。庆典活动的举办，进一步增强了所院职工的凝聚力，振奋了精神，为所院的未来发展奠定了良好的基础和条件。

（三）抓好反腐倡廉工作，落实党风廉政建设责任制

2008年，院校坚持标本兼治、综合治理、惩防并举、注重预防的方针，扎实推进惩治和预防腐败体系建设，努力营造和谐的良好局面，为促进院校各项事业科学发展提供坚强保障。

1. 领导重视，积极推进党风廉政建设。院校领导把党风廉政建设作为头等大事来抓，仔细研究并周密部署2008年院校反腐倡廉工作。年初，院校召开2008年党风廉政建设工作会，院校领导、各所院领导班子全体成员、纪检监察、审计干部和院校机关副处级以上干部参加了会议，会议传达了第十七届中央纪律检查委员会第二次全体会议主要精神，为2008年更好地开展工作做了科学部署。经过认真准备，通过了卫生部对院校贯彻落实“三重一大”事项进行的检查。

2. 加强行风建设，严格监督检查，依纪依法办案。院校紧抓党风廉政建设责任制和纠风工作责任制，把它作为深入推进反腐倡廉工作加强行风建设的重要保障。坚持“谁主管，谁负责”和“管行业必须管行风”的原则。严格遵循《药品采购制度》、《药品入院使用制度》、《新药申请制度》等规章制度组织药品采购。到2008年10月院校各医院参加药品集中招标采购的医疗机构数为6家，参与率为100%，集中招标采购药品总金额为125398.2万元，医院用药总金额158627.2万元，集中招标采购药品总金额占医院用药总金额的比例79.05%。医院采购医疗器械总金额73462.61万元，其中参加集中采购医疗器械总金额52719.13万元，占医院采购医疗器械总金额的71.76%。

把实施“阳光工程”纳入重要议事日程，做到对重要问题亲自抓，主动抓，抓紧抓实，抓出成效。2008年完成的9项重大基建工程招标工作，都主动通知纪检监察部门派人参加，提前介入。认真做好信访举报工作，加强案件审理和申诉受理工作。院校纪委、监察部门，加强监督检查，把依纪依法查办案件的要求贯穿到立案、调查、审理、处分、执行等各个环节。今年审理违纪案件3件，共受理信访举报32件，信访初核案件21件，其中卫生部纪检组要求核查报结果的信访案件9件，署名举报11件、考生申诉案件1件、协助并为宣武区检察院提供初核案件材料1件。其中已办结20件。

通过信息公开、程序公开、操作规范、结果透明为目标实施“阳光招生”，做到了招生政策、招生计划、工作程序、咨询服务、录取结果和申诉渠道“六公开”。营造了公开、公正、公平的招生、考试等工作环境，建立了较为规范的招生、考试等工作秩序，维护了招生、考试等工作的良好的声誉。

通过开展“讲党性、重品行、做表率”为主题的党风廉政建设宣传教育月活动和

"做党的忠诚卫士、当群众的贴心人"主题实践活动，广大党员干部和纪检监察干部的党性和公仆意识进一步增强，遵纪守法和廉洁从政自觉性进一步提高，从而有力推动了院校的党风廉政建设，为各项工作的顺利开展营造了良好的环境。

（四）推进民主管理，做好老干部和统战工作，落实安全责任制，为院校事业发展供良好环境

1. 丰富老干部生活，努力开创老干部"两个待遇"落实的新局面。在落实老干部"两项待遇"中，党政领导齐抓共管。既要坚持老干部政治学习、组织生活、阅读文件、领导定期情况通报、参加重要会议、就近就地参观考察、走访慰问、领导干部联系老干部制度，又要做到政治理论学习有计划、有安排，学习形式多样化。按文件精神落实老干部的生活待遇，按时足额发放离退休费；按政策规定及时报销医药费。加强老干部活动站、室管理，提高活动效率，院校投资维修改造了外交部街老干部活动站。

开展健康、快乐的老年文娱活动。院校举办了三八节体育健身表演、第十九届老年门球赛等活动，组织离退休参加了市教工委举办的老干部工作人员运动会。为提高老干部工作水平，积极提升老干部工作队伍，组织院校老干部工作人员参加卫生部组织的老干部工作培训班，积极宣传报道老干部工作开展情况，及时向有关方面反映老干部工作中的好人好事和各项活动内容。

2. 统战工作制度化、组织化程度不断提升。重视党外代表人士的思想建设，积极组织党外代表人士参加各类理论学习，为广大党外干部搭建学习、交流的平台，使他们开阔眼界、拓宽思路，提高认识，增强参议政的积极性和责任感，不断把学习贯彻党的十七大精神活动引向深入。先后选派11位党外代表人士参加中央统战部、北京市委统战部举办的培训班和辅导报告会、座谈会和参观考察活动。派4位同志参加中央统战部组织理论研究班、参观考察和专题活动，选派7位同志分别参加市委统战部举办的培训班；院管党外领导干部积极参加院校"季度讲堂"以及各种学习班。

院校积极组织党外人士参加院校学习实践科学发展观的活动，邀请党外干部参加集中学习培训班、解放思想大讨论，领导与党外人士谈心广泛征求党外代表人士的意见。在无党派人士中开展以"自觉接收中国共产党的领导，坚持走中国特色社会主义道路"为主题的政治交接主题教育活动。组织无党派人士、民主党派、广大党员干部群众参加《中国的政党制度》知识竞答，共完成答卷554份。制作"中共中央发布'五一口号'的由来"主题展板，积极组织民主党派、群众参加中共中央统战部主办的"薪火相传，共创未来——纪念中共发布'五一口号'60周年"征文活动。积极组织无党派代表人士参加上级统战部门的学习班、培训班、座谈会和参观考察活动。发挥院校民主党派、无党派代表人士的积极作用，重视与党外人士的联系和沟通。华夏英才基金申报及评审工作顺利进行，有2名专家通过初选。进一步落实党对归侨子女、华侨在京子女、归侨学生的照顾政策。做好院校党外代表人士和后备人选队伍建设，推荐2名无党派人士为全国无党派重点人选。

3. 加强民主管理，做好工会民主建设平台的作用。坚持民主管理制度，做好基础工作。院校专门召开所院工会主席会议，在学习中结合实际专题讨论工会工作面临的机遇和挑战及在学习、贯彻党的十七大精神中如何开展好工会工作的新思路。通过精心准备和细致安排，第三届五次教职工代表第七届五次工会会员代表大会于1月19日隆重召开，进一步提高了教职工代表参与民主管理、实行民主监督的积极性，有效发挥了教职代会的平台作用。

围绕“奥运”，全方位开展活动。围绕奥运年，院校工会举办了趣味运动会、游泳比赛、乒乓球等3项比赛，共吸引900多名职工参加，是历年来参赛人数最多、参与面最广的一年，达到了广泛宣传奥运精神，提高职工健身热情的目的。院校工会还以迎奥运为契机，成立职工羽毛球协会。组织“奥运立功竞赛”活动，为每位会员购买奥运邮册，在院校范围内为奥运会和残奥会成功举办营造良好群众基础。

开展评选表彰活动，关注职工物质文化生活，营造和谐工作环境。开展群众性师德建设活动，举办师德先进个人和标兵的评选，陈晓光等6人获得“师德先进个人”称号，绳宇等5人获得“师德先进标兵”称号，并且绳宇老师被评为北京市“师德先进标兵”。郎景和同志参加北京市“全国五一劳动奖章”评选并被授予“全国五一劳动奖章”。

陶冶职工情操，丰富职工文化生活。继续为各所院订购《劳动午报》、《工会博览》、《中国教工》等报刊，选出4幅优秀作品参加“首都教职工第二届艺术节高校教师书法、美术、摄影作品展”，获得1个第三名和3个优秀奖的好成绩，为进一步加强精神文明建设做好了良好铺垫。

4. 强化安全意识，落实安全责任制，为院校的改革、发展和中心任务服务。

积极组织，广泛动员，全力以赴确保奥运会期间的绝对安全。高度重视“平安奥运行动”，将“平安奥运行动”列入院校党委常委会、院校长办公会和各部、处室负责人例会一项重要议事日程。院校和京津6个所院分别建立健全“平安奥运行动”领导组织机构，制定印发了“平安奥运行动”工作方案和奥运期间安全稳定工作应急预案。院校在奥运期间分别召开各所院党政领导班子成员和机关处级以上干部动员大会两次，党委常委会两次，院校长办公会3次，各处室负责人例会3次，平安奥运行动领导小组办公室召开工作汇报会、交流会、总结会、研讨会等共计10次。各所院党委和行政领导也分别组织召开各类会议和业务培训等共计19余次，专门研究部署奥运期间安全稳定工作，为奥运会期间院校的安全稳定提供了强大的组织保障。院校平安奥运行动领导小组办公室及各所院利用工作简报，板报、宣传栏宣传介绍奥运安全知识，为加强保卫工作力量，全院校在奥运期间共选拔培训平安奥运行动志愿者达4000余人，为营造奥运期间良好的社会风气起到了良好的推动作用。

解决内部矛盾，保障社会安宁。积极做好人民内部矛盾排查调处工作，全年解决院校内部矛盾6起；不断完善和健全校园网、110系统建设和管理，积极参与东城区和街道社会治安综合治理工作，较好完成了全年重大节假日、敏感时期等大型活动的安全保卫工作；积极开展和维护国家安全工作，全年配合市安全局和各区县安全局开展安全工作调查十余次。

五、积极践行科学发展观，统筹兼顾，推进人才、科研、教学、医疗、产业等各项事业协调发展

（一）人才队伍建设工作进一步加强

1. 专业技术人员管理和职称评审工作规范化不断加强。根据卫生部资格评审工作的调整，顺利开展专业技术资格评审准备文件，组织完成233余人申报卫生部高级资格的考试工作。指导完成上报卫生部书面材料和网上材料审核申请晋升中高级专业技术任职资格人员的材料316份。完成了院校机关7位申报卫生部专业技术资格评审人员的同行评议、材料整理及报送工作。根据人事部和卫生部有关文件精神，制定了院校和2008年专业技术职务聘任办法。

2. 优秀专家队伍建设水平进一步提升。2008年初，院校所属协和医院邱贵兴当选工程院院士。经卫生部评审，姜玉新等12位同志为2008年度“享受政府特殊津贴”专家人选。院校推荐，基础所郑直博士当选2008年“高层次留学人才回国工作资助”人选。经北京市委组织部评审我院校推荐的药物研究所张培成、戴均贵、徐伯玲和整形医院尹宁北等4位同志为2008年度北京市优秀人才培养资助项目拟资助人员。推荐张德昌同志为第十批“北京市有突出贡献的科学、技术、管理专家”候选人。经卫生部评审，赵玉沛等6位同志初步当选“卫生部有突出贡献中青年专家”候选人。李立明、王琳芳、金奇、张国成获2008年中华预防医学会公共卫生与预防医学发展贡献奖。组织长江学者特聘教授和创新团队的推荐工作，经院校组织专家评审，向教育部推荐8位长江学者候选人和成就奖候选人1人，并完成了所院长江学者特聘教授和院校特聘教授的年度和终期考核。此外，院校被中组部批准为海外高层次人才创新创业基地，并研究制定了海外高层次人才基地建设方案上报。

3. 博士后管理及人才服务工作进展顺利。2008年，完成院校进站27人和出站17人材料的审核及联合招收企业博士后人员合同的审核；分别组织博士后申请第43、44批博士后基金和特别资助的申报，第43批我校有17人申报，5人获得二等博士后基金资助。第44批博士后基金和特别资助正在评审中。2008年，院校继续做好毕业生接收、公派出国政审、组织解决夫妻两地分居、专家查体、工资、福利及社会保险等工作，为院校人力资源优化配置提供服务。

4. 支援边疆和西部地区工作进展顺利。2008年组织选派我院校协和医院、阜外医院、肿瘤医院和血液病医院7人参加第六批支援新疆的工作，分别在乌鲁木齐、阿克苏和奎屯地区工作1年；安排“西部之光”访问学者，2008年我院校接收“西部之光”访问学者24人，分别到协和医院、阜外医院、肿瘤医院、药物研究所和药植所学习工作。完成2007年度“西部之光”访问学者16人的总结工作。根据2008年6月20日《卫生部人事司关于推荐第九批“博士服务团”成员的通知》中的选派条件和要求，院校推荐我院校肿瘤医院王滨同志为第九批“博士服务团”成员，赴新疆任兵团卫生局局长助理。

5. 师资队伍建设进一步加强。10～12月，院校组织105名青年教师岗前培训工作总计102学时；顺利完成选拔、筛选出1名职工获准出国深造；组织2008年教师资格认定工作，审核申报人员的资格，审核和整理申报材料，组织补办教师证工作。

经院校推荐，协和医院沈悌教授获得第四届北京市高等学校教学名师奖。开展2008年度“教学名师奖”、“优秀教师奖”和“优秀教育工作者”的评选表彰工作，经专家评审，授予邱贵兴5位教授“北京协和医学院教学名师”荣誉称号；授予魏珉等27名同志“2008年度北京协和医学院优秀教师”称号；授予倪超等13名同志“2008年度北京协和医学院教育工作者”称号。

（二）强化医院管理，医疗质量和医疗服务水平不断提高

2008年，院校所属各医院坚持“以人为本，以病人为中心”的服务宗旨，树立和落实科学的发展观，深入开展了医院管理年活动，努力提高医疗服务水平，大力构建和谐医患关系，取得了较好的社会效益和经济效益。

1. 巩固医院管理年成绩，继续加强医院管理内涵建设。2008年院校各医院将深化医院管理年活动继续列入重要议事日程，完善组织，加强领导。各医院结合自身实际，按照医院管理年活动的总体要求，制订了活动实施方案。积极组织医院各部门迎接卫生行政部门组织的对辖区内开展医院管理年活动情况的督导和检查。2008年院校所属医院在医院管理年活动中取得了进一步的成效。

坚持质量第一，完善医务管理的长效机制建设，强调规范服务和倡导病人安全文化。所属医院的医疗主管部门本着“服务、效率、科学”的工作原则，通过建立并落实医疗质量和医疗安全的核心制度，做到有章可循、依法行医，提高了医疗服务的安全性和有效性；通过加强对出诊医师资格的准入管理，严格执行诊疗护理常规，强化了合理检查、合理用药、因病施治的临床诊疗要求，医疗质量进一步得到保障。

同时院校所属医院在医院管理长效机制建设方面重点加强以下5层面的工作，即医疗质量控制长效机制、门急诊工作长效机制、医务管理长效机制、医患纠纷长效机制、护理工作长效机制。在长效机制建设中，注重理顺工作关系，并制定相应的工作措施，加强督促、保证落实。

为保障患者及医护人员利益，院校把医疗安全工作放在首位，不断提升医疗水平与管理水平。院校2008年承担了卫生部“医患沟通培训项目”的任务，我们组织成立项目专家队伍（包括院校所属医院及全国的临床急诊医学专家、医学人文学家、卫生政策专家、医院管理专家等30余人）；组织翻译美国教授所编写的医患沟通教材；组织编写适合中国国情的教材；开发中国急诊医患沟通案例库；组织培训讲师队伍；开展项目测试预实验；开展全国范围的重点城市点上培训（北京、上海、武汉、广州、成都等地的7场培训工作）；组织项目总结评论会议；通过该项目共培训重点医疗机构102家，培训临床急诊医护人员、医院管理人员800多人，得到广大学员的充分认可，并一致要求卫生部将该项目在全国进行推广，作为医学生和临床医护人员的必修课。院校这些工作为卫生部该项目的下一步在全国推广打下良好基础，得到了项目专家和卫生部领导的一致好评。同时院校所属医院的急诊科人员、医患办人员全部参加了培训，提高了工作中沟通的技巧。

优化医疗服务流程，扩大服务能力，以病人为中心，提升医疗服务水平。院校所属医院在保证奥运医疗保障工作的同时，也保障了医院本职医疗工作的顺利开展，院校所属医院大力推进门诊信息系统建设工作，全面实现持卡挂号，并配套采取挂号收费通柜、整顿分段预约挂号和打击号贩子等措施，缓解看病难问题。进一步调整门诊及住院楼部分检查科室的空间，缩短了病人就诊路径，有效缓解了部分诊区的拥堵状况。为改善门诊秩序并更大程度方便病人，推进导医咨询服务、更新区域标识、制作就医指南、安装电子显示屏和公共广播系统。同时，建立门诊出诊医师应急工作机制，门诊预约复诊机制，节假日门诊工作制度等，优化门诊流程、增加预约挂号、增加出诊专家人次、增加划价人员、长假期间增开假日门诊，提前挂号，提前分诊，缩短预约检查时间等，最大程度减少病人排队与等候时间，为解决患者看病难的问题做出具体贡献。

2. 加强临床学科重点项目建设，提高临床科研工作水平。2008年院校组织院所属医院临床专家积极申报该卫生部临床学科重点项目的2007~2009年的申报工作，经过所属医院的内部评审和院校的审核，共申报项目20项，得到批准立项并给予中央财政支持的项目13项，得到国家资金支持1390万元，为院校在这些重点学科建设上奠定了良好的发展基础。

3. 极开展对外交流，加强资源共享。2008院校邀请加拿大临床护理管理专家在院校举办了中国-加拿大护理管理经验座谈会，交流了两国在医院护理管理领域的各自经验，学习许多先进的护理理念和管理模式，在一定程度上有利于院校医院管理水平的提升。

（三）强化资源整合与共享，科技实力与创新能力不断提升

1. 积极组织科研项目申报与实施。2008年是“重大新药创制”和“艾滋病和病毒性肝炎等重大传染病防治”重大专项启动实施的第一年，院校领导高度重视，多次组织研讨会帮助各所院课题申报人准备上报和答辩材料、协调各所院优势资源的整合。詹启敏院长牵头、3个药物研究直接相关的研究所参与，组织申报了综合性新药研究开发技术大平台——“创新药物研究开发技术平台建设”。新药创制重大专项“十一五”计划第一批课题院校获资助7项；第二批获得资助41项。“艾滋病和病毒性肝炎等重大传染病防治”重大专项“十一五”计划两批申报25项，共获13项，资助经费总额为37150万元。

“十一五”国家科技支撑计划第二批启动课题院校共承担14项，课题经费总额为5091万元；2008年新获资助的国家科技支撑计划计划课题14项，资助金额为5345万元。申报科技部“2007年度科研院所技术开发研究专项资金”项目1项。获得3项科技部国际合作计划的资助，资助经费共计291万元。

经过卫生部、科技部、财政部3部委的评审，院校2008年度卫生部公益性行业专项课题共立项7项，资助总额为2319万元。积极组织申报教育部、人事部、北京市教委等各种项目，其中获得审批的有教育部博士点34项，教育部和“回国人员科技活动启动基金”项目3项，人事部“回国人员科技活动启动基金”项目8项，北京市教委重点学科、重点实验室共建项目6项。

2. 科研经费落实情况良好。积极组织完成2009～2012年修缮购置规划及2009年项目申报工作。组织召开5次全院修缮购置工作讨论会或项目评审会；收集、整理院校修缮购置规划的有关材料。2009年获得财政部修缮购置项目经费共计22895万元。全年累计转拨、下拨科技部等各渠道科研经费5300万元，为院校科研工作开展提供了经费保障和经济支持。

3. 科研成果不断涌现。2008年，经过院校广大科研工作者的努力，迎来了科研工作者有一个硕果累累的丰收之年。截至2008年12月15日，协和医院“帕金森病、痴呆的临床、流行病学和病因研究”、“胰腺癌综合诊治方案的基础研究与临床应用”，阜外医院“中国心血管疾病发展趋势和防治策略研究”、“提高我国肺血栓栓塞症诊疗水平的系列研究”等4项成果获得国家科技进步二等奖；9项成果获得中华医学奖，其中阜外医院“主动脉夹层动脉瘤的外科新策略”和“中国人群高血压和冠心病遗传资源的收集和利用及易感基因研究”2项成果获得一等奖，协和医院“胰腺癌流行病学、筛查方案及内镜治疗的基础和临床研究”、基础所“细胞凋亡调控与肿瘤的基因治疗”2项成果获得二等奖；4项成果获得了2008年度教育部高等学校科学技术奖，其中阜外医院“StanfordA型主动脉夹层外科治疗创新技术的应用研究”和肿瘤医院肿瘤研究所“肺癌高危人群筛查早诊技术与方法的研究”2项成果获得科技一等奖，肿瘤医院肿瘤研究所的“食管癌的分子基础及其机制研究”获得自然科学二等奖。

4. 专利、论文和期刊管理取得新成绩。院校全年共办理专利申请40余项。经统计分析，院校发表科技论文数量如下：2007年度共发表科技论文3400篇，其中SCI收录论文数为524篇，比2006年度统计的结果（472篇）增长了11%。影响因子在10以上的论文为10篇，最高影响因子达28.638。院校主办的17种期刊完成办理增刊、更换期刊名称、广告增项、申请刊号、广告许可证年检更换等日常管理工作；组织完成了“中华骨质疏松和骨矿盐杂志”的申报，并获得了正式出版物刊号。

5. 积极参与为上级部门的科研协助工作。积极参与国家医药卫生事业各项工作开展，发挥院校在重大项目中的作用。发展协助卫生部科教司组织了艾滋病、病毒性肝炎等重大传染病重大专项的研讨会、评审会等。协助科教司组织了卫生行业科研专项经费的课题评审工作。协助卫生部组织30家部直属单位进行2007年科技统计年报表的填写工作。

（四）教育教学改革不断深化，推进医学教育事业新发展

1. 本、硕、博招生情况。2008年我校的八年制临床医学专业招生计划仍纳入清华大学的总招生计划之中，护理本专科由我校自行招生。共录取本、专科新生228人，其中八年制临床医学专业86人，（其中一招72人，二招14人），护理本科56人，护理专科78人。组织“七转八”招生，对报名学生进行资格审查、入学考试组卷、组织考试、录取等，最终从山东大学医学院、四川大学华西医学中心等6所医学院校共录取了8名学生。

本着“公平、公正、公开”的原则，不断改进选拔方式。研究生招生工作中顺应教育部改革方向，遵循医学学科特点，通过提高差额复试比例、合理制定复试权重、加强资格审查等措施，改革研究生复试工作。2008年我校录取博士研究生487名，其中公开招生303名，硕博连读184名；共录取硕士研究生538名，其中推荐免试硕博连读生155名。

2. 教学实体化建设继续推进。继续落实我校本科教学工作水平评估整改方案，进一步加强我校的教学实体化建设。在去年初步组建了校务委员会、专家委员会等机构并试运行的基础上，今年根据试运行的结果进一步调整充实了以上各委员会的组成，制定了各委员会的章程和工作制度，使各委员会的工作进入了有章可循和良性循环的轨道。

根据教学工作需要，结合2008年初教育部和卫生部的医学教育联席会议精神，为发挥我校优质教育资源在继续医学教育中的作用，推进我校的继续医学教育，新组建了继续教育委员会，并制定了委员会工作章程。以上这些委员会的建立，完善了我校的教学管理组织机构，为下一阶段教师队伍和学校的实化奠定了坚实的组织基础。

为加强学校日常工作的领导，及时掌握教学工作的运行情况，保障各项教学工作高质量、高效率地运转，2008年院校建立了教学行政会议制度，拟定了《北京协和医学院教学行政会议制度》，规范了教学行政会议的工作行为，便于教学行政会议有效地开展工作。坚持每月召开一次的例会制度，本年度协助教学行政会议召开会议4次，许多教学工作中的重要问题，如各层次教育教学工作现状及存在问题、与清华合作办学中的问题、教学设备专项购置问题均在会上得到了充分的讨论，切实加强了教学工作的沟通与协调，有力推动了教学工作。

3. 深入开展八年制临床医学专业课程体系改革。随着国际医学教育的发展和国内越来越多的院校兴办八年制临床医学专业，亟需对我校的八年制临床医学专业培养方案进行改革，并建立与之相应的教学方法和手段、教学资源以及评价考核体系，以保持我校八年制临床医学专业高标准的培养质量。2007年被确定为教育部“第二类特色专业建设点”，结合特色专业点建设，院校组织有关专家和教学管理人员深入开展八年制临床医学专业课程体系改革。

召开课程体系改革国际研讨会。5月5～7日，召开了“北京协和医学院课程改革国际研讨会”。此次会议邀请了我校“CMB医学教育研究与发展中心”项目美方合作伙伴——密西根大学医学院的主管教学副院长、院长助理、医学教育系有关专家，北京大学医学部、复旦大学上海医学院、浙江大学医学院、哈尔滨医科大学、吉林大学白求恩医学部、山东大学医学院、南京医科大学等国内举办长学制医学教育院校的主管教学副院校长参会。会议围绕“课程改革”和“医学院与综合大学的合作”两个主题，以专题报告形式为主，并围绕“课程设计与制定”、“临床技能教育”、“考核和评估”以及“课程框架结构”等4个主题进行了深入的探讨。通过此次研讨会，我校教师和教学管理人员对国际医学教育的发展趋势、支撑课程体系改革的教育学原理和理论、国内长学制医学院校的课程设置有了进一步的了解。深入探讨了我校八年制临床医学专业课程体系改革的工作计划和新课程体系的框架结构，为八年制临床医学专业课程体系改革做好了理论和技术的准备。

确定我校课程改革工作计划。根据会议研讨结果，院校组织起草、修改和完善了临床医学专业课程体系改革的工作计划，并经专家委员会、基础学院及临床学院教师代表讨论通过。按照课程体系改革工作计划，组建了课程框架设计组、课程调查回顾组和职业素养培育工程组。各组按照工作计划积极开展工作。

对国内外医学院校课程体系设置进行考察。为了解国内外部分著名医学院校的课程体系设置，为我校的课程体系改革提供更多的可资借鉴的资料，3～4月，由我校党委书记、常务副院校长李立明教授带队，教务处、基础学院、临床学院和国际合作处有关人员访问了美国哈佛大学医学院和密西根大学医学院，与两个大学的有关人员进行了会谈，系统地了解了哈佛大学医学院和密西根大学医学院的课程设置、教育方法和手段、教学资源和考核评价方式等，搜集了两个学校的课程资料。此外，还组织基础学院和临床学院的有关教学管理人员赴国内开展八年制临床医学教育、课程设计相对有特色的医学院校，如北京大学医学部、复旦大学上海医学院、四川大学华西医学中心和浙江大学医学院等开展课程调研。通过与相关学校的教学管理人员座谈，深入了解了国内医学院校的课程体系设置和培养细节，为我校的课程体系改革提供了可资借鉴的国内经验。

4．积极推进本科教学质量与教学改革工程建设。学校认真分析了中央高校能参与申报的北京市“质量工程”项目，积极组织质量工程项目。在二级学院组织推荐的基础上，今年评审出3个校级优秀教学团队、1门校级精品课程、2门校级双语教学示范课程、4项校级精品教材建设立项和4项校级教改立项。同时，积极组织我校学院、学系和教师参加北京市及教育部的本科教学质量与教学改革工程建设。推荐我校两个本科专业——八年制临床医学专业和护理学专业参加特色专业建设点评审，两个专业均被评为北京市特色专业建设点。组织2个教学团队参加“优秀教学团队”申报，最终临床学院“放射诊断教研室”被评为北京市优秀教学团队。从校级和北京市级精品课程中推荐5门课程参加教育部和北京市级精品课程评选，最终临床学院的《放射诊断学》被评为北京市级精品课程。组织基础学院沈珝琲主编的《染色体与表达遗传调控》、临床学院金征宇主编的《医学影像学》参加“精品教材”申报，2本教材均被评为“北京市精品教材”。组织我校5个校级教改立项参加教改立项评审，最终3个教改立项被评为“北京市教改立项”。推荐基础学院课外科研项目参加“北京市大学生科学研究与创业行动计划”，最终获批。组织我校7项教育教学成果参加北京市教育教学成果奖评审，其中医学、理学双博士培养模式的探讨与实践获得北京市教育教学成果一等奖。截至目前，我校今年共获得12项北京市“质量工程”立项，获批教改经费150万元。

5．与清华大学合作办学的学籍问题得

到解决。自2002年教育部、卫生部签署共建协议以来，院校已连续6年（2003～2008年）将八年制临床医学专业招生计划纳入清华大学招生总计划，由清华大学代为招生，并在清华大学完成2.5年的医预科教育，其中5个年级的临床医学专业学生在清华大学生物系完成医预科学习后转入北京协和医学院进行医本科阶段的学习，但学生的学籍、户口、档案并未从清华大学转入我校，这使我校在学生管理中诸多不便，问题日益尖锐和突出。院校与清华大学就落实《中国协和医科大学和清华大学关于落实两部协议的实施意见》中临床医学专业学生具有“北京协和医学院（清华大学医学部）”和“清华大学”两校学籍的问题与教育部学生司进行了沟通，寻求解决途径。教育部学生司将实现两校合作办学中八年制临床医学专业学生在教育部电子学籍系统中同时具有两校学籍。目前在我校就读的2001～2005级八年制临床医学专业学生的学籍、档案等已于年底转入我校。学籍问题的顺利解决，进一步落实了两部和两校合作协议，理顺了与清华大学合作办学中的教学管理和学生管理。

6. 研究生教育取得新成绩，学科建设进一步加强。组织召开院校学位评定委员会会议，审查通过了199人授予学士学位、352人授予硕士学位、491人授予博士学位。组织了院校第16批研究生导师的审批工作。新批准博士生导师39名、硕士生导师74名。实施了博士生导师资格复审制。对2004年以前批准的博士生导师进行了复审，应参加复审导师25人，实际参加复审44人。

院校组织参加了2009年北京市及全国优秀博士生论文评选工作。各所院共上报参评论文15篇，经组织学位委员会评定，推荐3篇参加北京市优秀博士论文评比，共有2篇论文获北京市优秀博士论文。院校推荐7篇论文参加全国优秀博士论文评选。2008年推荐的6篇论文中有1篇论文被评为全国优秀博士学位论文，1篇论文获全国优秀博士学位论文提名。

“211工程”三期建设启动，组织申报“生命医学学科群建设”、“重大疾病发生发展机制与防治策略的基础科学研究体系建设”、“临床医学学科体系的建设与发展”、“重大疾病防治药物基础研究”4个项目并获批，获批项目国家资助经费为3000万元。组织我校一级学科生物学、基础医学参加教育部学位与研究生教育发展中心组织的学科评估。组织我校生物医学工程、中西医结合临床参加教育部需整改博士学位授权点的评估。完成北京市重点学科建设任务书，完成中央高校与北京市共建项目（北京市重点学科与北京市优秀博士论文部分）的可行性报告。自主设置学科专业输血医学、医学心理学并报教育部备案。

2008年6月29～7月19日成功举办护理学暑期学校。课题“硕士研究生临床能力考核规范化管理的研究与实践”被北京市高教学会研究生教育研究会评为北京地区研究生培养工作优秀成果二等奖。学校研究生院2008年5月被北京市高教学会研究生教育研究会评为北京地区研究生学位工作优秀单位。

7. 继续教育工作取得新进展。继续教育工作初步实现了管理现代化。建立了信息管理平台、继续教育学院及培训中心网页，实行了各类信息的动态发布，建立了学员成绩、学历、学位等网上查询系统及培训项目的网上招生和报名系统。

调整了招生结构，停止招收医学影像专业专科生，改招本科生，逐步增加本科计划，减少专科计划。增设了医学影像技术专业（本科层次）。改革了教师讲课费的发放办法，改革学生学费收缴办法，办理“校园银行卡”。完成了12个国家级继续医学教育基地年度项目执行情况的总结工作及协和医学院培训中心的年检、审计等工作。举办“乡村医生培训班”二期，分别为15天和9天，学员350人，参与授课教师45人次，并进行了培训前后的调研与评估，收到了良好的社会效益。组织了“药物/医疗器械临床法规及应用技术培训班”、住院医师培训班及“人力资源管理培训班”。申请了5个国家级继续教育项目，开展医学影像技术专业课程设置与实践研究等。

8. 学生管理工作有序开展。深化思想政治教育工作，开展“临床医学八年制职业素养工程”。为适应社会和校园环境的不断变化，解决我校学生教育管理工作中存在的一些问题，探索新的教育模式，更好地完成我校精英教育的办学目标，2008年初，在专家委员会和院校领导的指导及大力支持下，院校开展“学生职业素养培育工程”。希望通过该项工程，培养同学获得扎实专业技能的同时，兼具高尚的人文情操，树立正确的世界观、人生观和价值观，成为拥有较大发展潜能的个性化高级医学人才。还与4所医学院校联合，编写出版了医学人文教育丛书《妙语仁心—医学生人际沟通》。

发挥学生党支部作用，积极组织学生活动，推进学生党建工作。抓住奥运契机，在全校学生中开展了“迎奥运　讲文明　树新风”主题实践活动。指导学生组织，开展丰富多彩的校园文化活动，校学生会继续弘扬协和传统，开展院士讲坛、五四科技文化节、一二九合唱等品牌活动项目；研究生会策划并完成《北京协和医学院2008级研究生新生入学指南》；各类学术社团开展校园学术文化讲座和学术科技活动，吸引同学参与科研活动。武术协会、图片社、足球协会、篮球协会、话剧社等各个社团也积极开展各项活动，营造出丰富多彩的校园文化氛围。

以学生为本，加大服务力度，做好日常管理工作。通过表彰优秀，树立先进典型，激励广大同学争优创先，获奖同学占在校生的32%。继续坚持思想政治教育与解决实际问题相结合的原则，给予贫困学生和学习困难学生关怀教育。积极申请国家助学贷款，大力争取社会资助，开拓勤工助学渠道，并结合心理健康教育，不断完善助贷体系。四川汶川大地震之后，院校在研究生、临床医学八年制、护理本专科生中进行了逐一的排查，及时召开座谈会，送温暖，送爱心，给予受灾学生生活困难补助。

以就业工作为突破口，克服困难，保证我校毕业生就业率。针对近年来就业市场饱和、就业压力增大的不利局面，采取各种措施，努力培育校园就业市场，拓展就业渠道，完善组织建设，提供制度保障，改进服务质量，克服困难将我校毕业生就业率保持在较高水平。截至12月，2008年院校毕业生就业工作中，联系用人单位120余家，举办校园招聘会8场，参加招聘会毕业生总数达到5000人次，发布招聘信息120条。通过组织开设课程，进一步加强服务与指导工作，护理专业本科生开设就业课程16课时；研究生根据本所院情况开展就业指导工作；临床医学八年制：依托职业发展协会、党团组织、班委开展系列活动和专题教育活动；院校还选送6名博士生参加北京市挂职锻炼，1名硕士生应聘延庆县大庄科村村支书助理，42名研究生去西部就业。2008年我校毕业生总数1062人，研究生毕业生人数比2007年增长21%；截至10月7日，毕业生总就业率为97.16%。

（五）不断完善产业管理政策，积极推动科技成果转化

2008年，院校在科技产业管理方面，积极研究制定相关产业管理政策，依法维护院校的合法权益，积极推动科技成果转化，研究建立促进科技成果转化的新型激励机制；在经营性国有资产管理方面，重点抓全资企业改制和企业的规范化管理，同时着力解决历史遗留问题，规范对外投资和企业改制行为，加强对外投资监督管理，有效防范投资风险，保护国有资产的安全完整和保值增值。

1. 加强动态管理，及时统计院校所属企业情况。截至2008年12月，院校有各类企业79户，其中全资企业25户，有限责任公司38户，股份有限公司4户，中外合资企业8户，中外合作企业2户，股份合作制企业2户。

根据2007年度企业财务会计决算和企业国有资产报表统计，纳入院校国有资产基础管理范围的企业有49户。截至2007年末，49户企业拥有经营性资产总额为112273万元，同比增长17.27%；负债总额为42767.4万元，资产负债率为38.09%，其中：流动负债41311万元，占负债总额96.59%；所有者权益总额为69505.6万元，同比增长19.12%。

2. 积极稳妥推进院校所属全资企业改制和历史遗留问题的处理。院校所属企业数量多，情况复杂，问题多元化。2008年院校继续通过建立制度，调整关系，理顺企业发展思路。4月9日，院校组织召开全资企业改制研讨会，下发《关于进一步推动院校全资企业改制工作的通知》，对改制期限、改造方式、人员安置、改制程序等提出了进一步要求。

截至2008年12月，经过各单位的共同努力，院校57家全资企业，有29家关闭，4家完成改制，目前除了几家新闻出版企业属于特行管理外，其余企业都在改制的过程中，这其中包括院校几家优良企业，如北京协和药厂、北京协和制药二厂，药植所云南分所版纳药厂、整形医院和皮研所所属企业等。院校也加强了对上述拟改制单位的改制政策指导工作，对企业改制中出现的问题及时予以指导和帮助，严格按照法定程序和规定制定企业改制方案，并在企业改制中加强企业的规范化建设。

3. 科技成果转化相关政策调研和起草工作。在2007年完成国外20多所研究院和大学的政策收集和研究，国内几十家单位的政策收集和调研，并与有关兄弟单位主管部门进行了工作交流的基础上，2008年，院校继续开展院校内各单位的科技成果转化相关政策调研工作，并着手起草院校促进科技成果转化的管理办法文稿。经过院校及各所院产业管理人员专题座谈、讨论，形成了《院校关于促进科技成果转化的管理办法》征求意见稿。该征求意见稿向协和生物医药孵化中心专家委员会委员征求了意见。在2008年院校第二届产工委全体会议上，该征求意见稿又提请大会进行了重点专题研讨，广泛征求意见。为提升院校产业管理规范化水平，推进科技成果转化，找到了理论支持。

4. 强化认识，推进产业管理程序化。院校于2008年11月28日~29日在京召开了第二届院校科技产业工作委员会全体会议。这次大会通过了各单位推荐的产工委委员及新一届产工委主任、副主任、秘书长名单，讨论了产工委《章程》征求意见稿及《院校关于促进科技成果转化的管理办法》征求意见稿，并就院校科技产业工作进行了经验交流和今后发展研讨。在日常管理中，院校按照《事业单位国有资产管理办法》和《中央级事业单位国有资产管理办法》等一系列管理规定，严格各单位对外投资、国有股权转让、企业注销以及企业改制等相关审批和上报程序，对各单位的有关事项及时给予指导，并反复做工作，要求各单位严格依程序合法合规地办事，帮助各单位解决实际问题。

（六）拓宽合作范围，深化合作领域，提高院校国际地位

1. 以项目为依托，加强与国外组织的合作。继续加强与CMB（中华医学会）、日本学术振兴会等组织的项目合作。为适应CMB新的政策方向、项目征集和管理方式的变化，院校CMB项目的申报由院校征集、自由申报、专家评审改变为专家委员会定题，院校组织项目的方式。经多方努力，今年共申报3项，全部获得通过。还多次接待CMB主席Lincoln Chen及前主席Schwarz，协助安排CMB协调Schwarz拜会卫生部黄洁夫副部长；受CMB委托，组织了主要医学院院校长访问代表团，获得圆满成功，得到CMB和参加人员的好评。组成院士评审委员会，积极推选CMB professorship；组织报名CMB fellowship of public health，对CMB的工作提出了中肯的建议。

今年，院校还申请到日本学术振兴会项目2项；外国专家局项目32项，“111引智基地”1个，共计315万元；成功申请中国-澳大利亚卫生与艾滋病项目2项，预计经费200万左右。

2. 开放联合，加强与国外医学科研教育机构组织的合作。2008年，院校秉承着建设研究型医学院校的理念，继续积极与国外科研机构的合作，通过交流，不断取得新的成果。刘德培院长入选美国科学院院士、第三世界科学院院士，为院校开展对外交流合作发展了新的平台。李立明书记带领院校代表团访问美国United Board，CMB，Harvard Medical School，University of Michigan等多家机构；李立明书记任团长率CMB校长访问团出访英美两国5所知名卫生政策研究机构和大学，与60余位专家教授沟通。回国后在征求各校意见，开展学术交流，探讨教育管理理念，受到了良好的成效，得到了各方肯定。

积极与NIH下属NCI、NHLBI、FORGATY等机构联系，以共同组办肿瘤、心血管等专业的会议，与纽约科学院筹备组织2009年“再生医学会议”；与工程院联合举办“吴瑞院士纪念会”，这些会议的举办，加深了了解，促进了交流，增进了友谊。

3. 学生交换工作继续保持良好运行。我校4名八年制交换生2008年赴香港中文大学医学院学习，安排学生赴哈佛交换4名，UCSF 4名，派出交换教师2人。接待哈佛等学校交换学生13人。

4. 做好日常外事工作，架起对外交流的桥梁。2008年，院校共接待国（境）外来访36批120人次，派出短期出国（境）255人次，长期出国12人次，组织32人赴台，邀请320名外宾到下属所院访问。

组织大型国际知名专家学术报告会6次，授予名誉教授6人、客座教授1人。

（七）条件保障服务系统运转良好，为院校发展提供切实保障

1. 财务收支状况与特点。2008年财务工作紧紧围绕院校中心工作，服从大局，通过落实国家拨款、争取专项资金、支持重点项目，稳健运筹资金，强化预算管理，确保了院校正常运转与发展的资金需要，院校总体经济实力持续得到增强，预算执行情况总体上基本良好。

2008年院校财务总收入744 891.42万元。同比增长46.33%。其中：财政补助收入238 898.42万元，同比增长155.26%；事业及业务收入458 174.27万元，同比增长13.81%；经营收入23 743.10万元，同比增长25.84%；其他收入24 106万元，同比增长40.99%。国家财政拨款稳步提高，科学事业收入增幅明显。2008年经过院校财务多渠道筹措资金，实现了缓解院校资金紧张的局面。2008年院校获得2009～2012年修购项目的资金支持，对院校整体平衡和可持续发展起到促进作用，基本实现了年初预定的财务管理目标。

2008年院校财务总支出462 381.84万元，同比增长55.81%。其中：事业支出696 585.59万元，同比增长51.46%；经营支出23 811.56万元，同比增长30.04%。

本着保人员、抓重点、求发展、讲效益的原则，全力支持医、教、研工作顺利展开，保证了医疗、教学、科研、行政、后勤和基本建设工作的正常运转。特别是项目支出，院校就医环境与基础设施条件得到了显著改善，科研创新能力得到了显著增强，办学实力大大提升，也为评优创建工作，促进学科建设发挥了重要作用。做到3个确保：第一，确保教学、科研投入。教学、科研支出增加较快，支出结构更加科学、合理，人才培养质量、科研条件的稳步提高。2008年项目支出加大投入的重点是科研业务费、科研设备购置与修缮等费用、此举极大地改善了院校人才培养条件，人才培养质量和效益都有了稳步的提高。2008度科研支出的快速增长，对改善科研条件、争取研究项目、提升科研水平等起到了重要的推动作用。第二，充分利用专项资金，重点建设医疗、教学、科研基础设施，确保保障体系的建设，成效显著。第三，积极筹集事业经费，确保教职工待遇逐年提高。保证住房改革的资金需求，京外在职人员住房补贴开始启动，2008年争取到财政资金12 193.66万元用于发放住房补贴，2009年已申请财政资金14 073.09安排购房补贴（其中京外单位住房补贴4 701.87万元），最大限度落实住房政策。

2．预算管理与执行情况。组织落实科研院所修购项目009_ 2012年规划修改编报及修购项目的申报、部院联合评审及推荐工作。织落实2009年项目评审、申报工作。2009年“二上”项目数75个，安排项目财政资金共460 820.2万元，其中：教育经费项目4个，合计1 137万元；科研经费项目61项，合计40 878.7万元；医疗卫生经费项目10个，合计418 804.5万元。组织各所院总结上半年项目执行工作中的经验和教训，认真做好下一阶段财政拨款项目的执行工作。2008年10～11月，院校项目督查小组对19个所院执行情况进行检查、督导，保证了各项目按时保质的实施。

3．加大硬件建设投入力度，不断加强校园环境建设，加大后勤保障力度。2008年，院校依托上级部门的支持，加大投入，完善硬件，美化校园。宏观管理方面，完成全院基建投资项目10.15亿元，其中国家拨款9.35亿元，自筹资金8000万元。8个所院有13个建设项目，其中在建工程6个，新开工项目2个，设备购置1项，竣工项目2个，已批立项未开工项目1个，新批立项工程1个。完成了迎奥运环境整治粉刷清洗及平顶改坡顶工作、人防工程与地下空间的安全整治、东单三条9号院1号楼（礼堂）的内外装修改造、2号楼内部装修改造项目、2、3、4号楼外立面的翻新项目。制定了节能减排工作实施方案，做好节能减排工作。各所院的基础建设工作也在有条不紊的推进，肿瘤医院门诊楼改扩建工程于年底前竣工并交付使用，输血所新培训中心大楼主体完工并通过验收，信息所雅宝路3号院科研楼修缮主体工作已基本完成，病原所基本建设立项正稳步推进。

4．完善审计规章制度，开展对经济责任、基建工程、科研经费结题报告等方面的审计工作。继续完善审计规章制度，并组织开展了对实验动物研究所秦川同志、基础医学研究所沈岩同志、北京协和科技开发总公司何维同志的任期经济责任审计工作，其中在对基础所的任期经济责任审计过程中，运用审计软件进行操作，并借鉴了大量的专项审计的工作方法，查出基础所在基建工程管理、招投标过程、经济合同的签订和执行中存在的违规问题，得到了相关部门的重视。组织对中国医学科学院一号楼（礼堂）、二号楼等修缮项目的竣工结算审计。监督院校招标采购各个环节，加强了被审计单位、项目的内部管理，抑制了腐败行为的产生，提高了院校规范管理的水平。

2008年是院校工作取得重要进展的一年，为后续工作开展打下了坚实的基础。院校将在卫生部、北京市等上级领导下，继续贯彻科学发展理念，推动院校科学发展，促进院校和谐，为实现院校战略发展目标而不懈努力！

（院校党政办公室　胡志民　编）

刘德培院校长在中国医学科学院北京协和医学院第三届五次教职工代表大会上的工作报告

（2008 年 1 月 19 日）

各位代表，同志们：

2007 年是院校改革与发展进程中的重要一年。一年来，院校全体教职员工在卫生部、教育部、科技部、北京市等上级有关部门和院校党委的正确领导下，坚持以邓小平理论和“三个代表”重要思想为指导，深入贯彻落实科学发展观，继续深化改革，强化内涵建设，推动院校事业全面发展，各项工作取得了新的重要进展，为院校可持续发展奠定了良好的基础。现在，我向各位代表和同志们报告院校 2007 年的主要工作，部署今年和今后一个时期的主要任务。

一、2007 年主要工作回顾

（一）科研工作取得新进展，科技实力大幅提升

科研项目立项及资助继续保持良好态势。全年新申请获科研经费 3 亿元，实际到位经费 2.2 亿元。其中，“十一五”国家科技支撑计划新获课题 25 项，经费总额 13 015万元；获国家自然科学基金资助 107 项，资助额 4032 万元；获 2007 年卫生部公益性行业专项资助 7 项，资助额为 3456 万元；获教育部博士点资助 46 项，新世纪人才培养计划 3 项，“高等学校学科创新引智基地（111 计划）”资助 1 项。

科技成果不断涌现。截至 2007 年 12 月 15 日，院校共有 9 项成果获得 2007 年度中华医学奖，其中协和医院“胰腺癌化疗及其化疗耐药机制的临床和实验研究”成果获得一等奖，协和医院“单纤维肌电图技术在运动神经疾病、神经肌肉接头病和肌肉病中的应用和规范化诊断方法的建立”、阜外医院“充血性心力衰竭患者心脏收缩非同步性及心脏再同步治疗的临床研究”成果获得二等奖；4 项成果获得 2007 年度教育部高等学校科学技术奖，其中基础所等单位完成的“成体干细胞生物学特性与规模化制备技术及其临床应用研究”获得科技发明一等奖；2 项成果获得首届中华预防医学科技奖，其中阜外医院等单位联合完成的“中国心血管疾病发展趋势和防治策略研究”获得一等奖；4 项成果获得云南省科技奖，其中医学生物学研究所“甲型肝炎灭活疫苗的研制和应用”成果获得云南省科技进步一等奖；4 项成果获得天津市科技奖。

科研基地建设再创新成绩。重大疾病研究国家实验室筹建工作稳步推进，完成了项目建设报告的编制及学术委员会章程的制定，开展了试点启动准备工作；病原生物学研究所、医药生物技术研究所和实验动物研究所被列为国家级突发公共卫生事件病原微生物应急网络实验室单位；院校所属的卫生部重点实验室全部顺利通过评估；实验动物研究所“卫生部人类比较医学重点实验室”获准成立。

科技论文数量持续增长，水平不断提高。据中国科学技术信息研究所 2007 年 12 月公布的统计结果，院校 2006 年度共发表科技论文 2265 篇，其中 SCI 收录论文 454 篇，比 2005 年度统计的结果（406 篇）增长了 11.55%。发表的科技论文影响因子最高达 23.175。

科技组织协调能力不断增强。积极组织和参与了艾滋病、病毒性肝炎等重大传染病和新药创制重大专项方案的编制、咨询和实施启动工作，发挥院校在国家级重大项目中应有的作用和影响；与天津市科技合作继续扎实推进；指导、组织、协调公益性行业科研项目和基本科研业务费专项项目的实施；成功主办了“首届亚太医学发展战略论坛”、“第十一届国际人工血液学会议”等重要国际会议。

（二）教育实体化建设迈出新步伐，教育教学改革不断深入

教育实体化建设取得实质性进展。在教学组织建设方面，建立健全了校务委员会、校长办公会、专家委员会、教学督导委员会、本专科教学工作委员会、研究生教学工作委员会和学生工作委员会等教学管理组织，进一步明确各教学组织的人员组成、职能定位及议事规则；专门成立了师资办公室，进一步加强师资队伍建设与管理；组建成立了校史研究室，深入总结、挖掘协和优良教学传统和文化；在人员编制方面，在原来96个教学编制的基础上，调整增加了98个教学编制；理顺、实化了学校财务管理和支撑职能，并通过学校教育基金会多方筹措发展资金。同时，积极与卫生部、教育部及财政部等有关上级部门进一步加强沟通，努力争取加强对医学精英教育的特殊政策支持。通过教育实体化建设的推动，教学观念更加深入人心，教学理念更加明确，教学领导更加有力，教学地位更加巩固，教学思路更加清晰，教学质量不断提高，良好的教学传统得以传承和发扬。

教学质量与教学改革工程建设实现良好开局。基础学院的“基础医学实验教学中心”被评为“北京市高等学校实验教学示范中心”；护理学院的“应用型护理本科专业人才培养创新实验区”获教育部批准为人才培养模式创新区；八年制临床医学专业被教育部列为特色专业；临床学院的《神经病学》被评为北京市级精品课程；《医学影像学》、《医学免疫学》、《生命伦理学导论》和《护理学基础》被评为北京市精品教材；2项精品教材项目被批准在北京市立项；3项教学改革项目获准北京市级教改立项；1人获北京市教学名师荣誉称号。在2006年推荐的6篇博士论文中，3篇被评为全国优秀博士论文。

学科建设取得新的突破。在教育部国家重点学科考核评估和增补申报及一级学科认定工作中，学校原有的18个国家重点学科全部顺利通过考核评估；经过后阶段国家重点学科的增补申报及一级学科认定工作，教育部审核批准我校生物学、药学为一级学科国家重点学科，内科学为二级学科重点学科，新增外科学（骨外）为国家重点学科。外科学（普外）被批准为国家重点（培育）学科。我校现有一级学科国家重点学科2个，二级学科国家重点学科8个，三级学科国家重点学科2个，国家重点（培育）学科1个。继续落实对国家重点学科和北京市重点学科建设的经费支持，并将“985”工程“生命科学与医学创新平台”项目的首批1000万元经费下拨支持学科建设。

（三）两校协议进一步落实，与清华大学紧密合作办学继续稳步推进

继去年北京协和医学院（清华大学医学部）正式挂牌以来，两校合作办学工作继续深入推进。按照两校共同签署的落实两部协议的实施意见中的约定，我校完成了更名等有关手续，更名后为两个名称，即第一名称——“北京协和医学院”，接替原中国协和医科大学，学校仍为独立法人单位，原隶属关系、人员编制、资产关系和经费管理体制保持不变；同时第二名称——“北京协和医学院—清华大学医学部”，用于与清华大学紧密合作办学有关工作。同时，进一步规范了带有学校名称字样的各单位和部门的名称及印章使用。两校深入探讨医预阶段和医学基础阶段课程衔接及避免重复问题，共同申报增补新的国家重点学科点，制定2007～2010年学科建设发展规划，不断加强学科融合，促进资源共享。经过两校间充分沟通与协商，对学生毕业证书和学位证书签发程序和证书样式达成一致。自2007届毕业的临床医学专业学生和研究生开始，学生的毕业证书和学位证书同时加盖“北京协和医学院”和“清华大学”两校公章，证书使用“北京协和医学院”和“清华大学”两校编号。这一举措是两校落实双学籍约定的具体体现，是落实两部协议的重要进展，开创了我国高等教育史先例。

（四）医院内涵建设与管理跨上新台阶，研究型医院建设扎实推进

医院管理年活动继续深入开展。所属各医院结合实际，按照医院管理年活动的总体要求，继续强化医院内部管理与内涵建设，注重基础与细节管理，不断提高医疗质量。医疗质量和医疗安全的核心制度全面落实，医疗服务的安全性和有效性不断提高；通过严格执行诊疗护理常规，强化合理检查、合理用药、因病施治的临床诊疗要求，医疗质量进一步得到保障。2007年院校所属各医院医疗相关投诉数量较2006年有所下降。各医院在质量控制体系建设中将医院管理考核方案更加细化，考评中增强了对核心制度执行情况和病案质量的管理，并将门诊、院内感染工作列入常规检查。在卫生部组织的医院管理年督察中，各医院都得到了检查组的一致好评。

以病人为中心，医疗服务水平不断提升。各医院积极为患者拓展就医空间，投入设备和资金改善就诊条件，尽最大努力方便患者。根据患者需求不断增设特色门诊，方便病人挂号，实行提前挂号分诊、增加出诊专家人次、缩短预约检查时间、长假期间增开假日门诊等措施让更多的患者能顺利就医。增设急救绿色通道，保证急重病人及时就诊。积极投入资金和设备建设门诊管理系统，规范科学的就医流程，提高了工作质量和效率，不断缓解患者“看病难、住院难”等问题。

强调以人为本，医德医风建设进一步加强。更加重视整体素质培养与医院文化建设，率先意识、创新意识、机遇意识、质量意识、服务意识明显增强。坚持医院公益性质，把追求社会效益，维护群众利益，构建和谐医患关系放在首位，医疗服务工作更加贴近群众，贴近社会。

全面实行院务公开，财务会计内部控制和审计不断加强，医院财务管理更加规范。圆满完成援疆、援藏及支援西部地区的各项任务，得到各级政府和组织的认可和表扬。医药购销中商业贿赂的专项治理扎实开展，并积极探索建立长效机制，如规范医师外出和制定接受社会捐赠管理办法等。

注重护理技术、护理管理培训，护理工作整体水平不断提高。进一步加大重点学科支持力度，促进了临床学科的持续发展。国家癌症防治中心和国家心血管防治中心组建取得初步成效。

（五）产业规范化管理全面加强，科技成果转化开拓新途径

院校以全资企业改制和产业规范化建设为重点，加强对外投资监督管理，保护了国有资产的安全完整和保值增值。部分历史遗留问题得到妥善解决。

企业改制工作稳步推进。院校根据国家有关政策，结合企业实际情况，分阶段推进企业改制工作。第一阶段完成了政策研究制定和改制培训工作，全院校57户全资企业均已完成内部资产清理工作并上报了改制初步方案，其中26户企业已经关闭或者正在办理注销手续；第二阶段具体指导企业改制，目前已完成改制的企业有2户，即将完成改制的企业有4户，正在操作改制方案的企业有3户，5户出版企业属特行管理，2户院校直属企业正在制定改制方案，15户各类企业尚未进入改制报批程序。

科技成果转化探索新路。先后组织所属单位参加全国新特药品交易会生物医药高峰论坛暨项目对接洽谈会、中国医药城生物医药项目投资推介说明会和国家CRO产业联盟高峰论坛，商谈合作项目，签署合作框架协议，主动为所属单位创造条件和机会，搭建科技成果转化平台，促进相互交流，进一步扩大了院校产业影响。同时，深入开展了国内外科技成果转化的政策收集和调研工作，提出了制定促进院校科技成果转化的政策建议，为下一步出台政策奠定了良好的基础。

产业规章制度建设不断完善。2007年先后制定了《关于规范在科技产业活动中使用院校名称和“协和”字样的管理暂行规定》和《中国医学科学院北京协和医学院公司董事管理暂行规定》，进一步规范了企业行为。

（六）人才发展战略切实贯彻，人才队伍建设取得新进步

高层次人才和团队建设不断取得新成绩。在2007年度两院院士增选中，协和医院邱贵兴教授当选为中国工程院院士。肿瘤医院分子肿瘤学研究团队入选国家自然科学基金委优秀创新群体；阜外心血管病医院“心力衰竭的综合防治研究”团队当选2007年度“长江学者和创新团队发展计划”创新团队。新增人事部“新世纪百千万人才工程”人选6人，“全国杰出专业技术人才”1人，“高层次留学人才回国工作资助”人选1人，“卫生部有突出贡献中青年专家”7人，“享受政府特殊津贴”专家7人，北京市科技新星A计划支持人选4人，“北京市有突出贡献的科学、技术、管理专家”1人。继续向教育部推荐6位特聘教授候选人和2位讲座教授候选人。11人获第41、42批博士后基金资助，其中获一等资助金1人、二等资助金10人。

人才队伍建设获得稳定经费保障。院校核拨645万元匹配经费用于支持近年来“长江学者”特聘教授、院校特聘教授开展工作以及教育部创新团队建设。2006～2007年度共安排3000多万元基本科研业务费用于人才引进和队伍建设，缓解了各单位在人才引进和培养上经费严重短缺的局面，保障了人才队伍建设的需要，优化了队伍结构，有力地促进了院校整体科研创新能力和竞争实力的提升。

（七）经费持续稳定增长，条件保障体系建设开创新局面

财政投入大幅增加，事业跨越式发展。2007年院校科学事业费58 841.05万元，教育事业经费5 428万元，卫生事业费29 324.24万元，分别比上一年度增长了22.84%、5%和99.31%。同时，多渠道筹措资金，资金紧张局面得到了有效缓解。各类专项资金显著增加：2007年再获1.8亿多元修缮购置专项资金的支持，院校2006～2007年累计修缮购置专项资金达42 040万元，是2003～2005年3年总和的8.5倍；基本科研业务费10 638万元，公益性行业科研经费3456万元，科技体制改革启动经费8 086万元，离退休人员专项经费7 745.2万元。专项项目执行进展良好。两年来，237个财政支持项目全面启动实施，截至2007年底，修缮购置项目进度达到90%以上。2007年医学生物学研究所、输血所两个自收自支事业单位的修缮购置项目申报成功，取得了历史性突破，促进了院校整体平衡协调发展。院校广大教职工待遇有了明显改善。京外全额预算事业单位2008年离退休人员住房补贴得到初步落实；离退休人员经费实行单独列支，既保证了离退休人员的待遇，又大大地减轻了各单位的经济负担。

基本建设项目有序展开。护理学院学生

公寓、天津血研所教学综合楼全面投入使用；协和医院门急诊楼及手术科室楼、干部医疗保健基地，输血所异地迁建工程开工建设；肿瘤医院临床医学技术综合楼，卫生部心血管病防治中心及阜外心血管病医院扩建项目，以及昆明医学生物学研究所高等级生物安全灵长类动物实验中心建设项目工作进展良好；病原所选址与申请立项稳步推进。

国家财政投入的大幅增加，使得院校科研、教学和医疗基础设施条件显著改善，实力大大提升，创新能力明显增强，有力地保障了院校各项事业的快速发展。

（八）以院校庆为契机，国内外交流与合作进一步加强

院校紧紧抓住协和医学院建校90周年、医科院建院51周年的有利契机，重点开展国内外交流与合作。院校庆期间，除庆祝大会外，院校还组织了高等医学教育报告会、重大疾病研究报告会、洛克菲勒雕像揭幕仪式和药学博士生论坛等活动，不仅丰富了院校庆活动内容，更为重要的是与美国、加拿大、英国、澳大利亚、日本以及台港澳地区等国内外众多知名医学院校、科研单位和基金会等增进了友谊，加强了交流，促进了合作。其间，院校在医学教育、科技合作、学生交换、国际论坛、资金筹措等方面与国内外有关单位商谈合作意向，部分合作项目正在落实当中。通过院校庆活动，院校系统回顾历史，总结经验，展示成就，展望未来；鼓舞了士气、振奋了精神、凝聚了人心；扩大了影响，提高了地位，加强了国内外交流与合作。

院校继续实施“内强素质、外树形象、学研并举、开放互利”的发展战略，与院校建立友好合作关系的国家、地区、组织和单位日益增加，深层次、高水平、宽领域的国内外交流与合作格局正在形成，有力地带动了院校观念的更新、教学的改革、科技的创新和人员素质的提高，促进了院校中心工作的发展。

（九）党建和思想政治工作评估夺得优秀成绩，党的建设全面加强

2007年院校迎来了北京市委教育工委部署的高校党建和思想政治工作基本标准达标检查。院校党委本着“以评促建、以评促改、重在建设”的原则，对院校2004～2006年3年来的党委对院校工作的领导、院校事业改革与发展、领导班子和干部队伍建设、基层党组织建设与作用发挥、党风廉政建设、思想政治工作、统战工作、老干部工作、工会和共青团工作以及党建和思想政治工作特色等方面进行了系统总结与自查自评，实事求是，查找问题，弥补不足，改进薄弱环节，发扬特色优势，认认真真、扎扎实实地全面加强党建和思想政治工作。经2007年9月19～20日评估专家组的实地检查与评估以及北京市委教育工委研究，院校党建和思想政治工作在达标检查中取得了优秀成绩（北京市40多所高校中，23所优秀）。这是院校继2006年本科教学工作水平评估后的又一捷报。党建和思想政治工作达标检查有力地促进了院校党的建设全面加强和工作水平的提高，为院校事业发展提供了坚强的政治保证。

领导班子和干部队伍的思想政治建设继续巩固。院校两级领导班子成员坚持参加理论中心组学习和民主生活会制度，不断提高思想理论水平，切实改进工作作风，加强执政能力建设，运用科学发展观指导和推进院校、所院工作。坚持政务公开，积极推进民主管理，在涉及人、财、物管理和群众关心的切身利益问题上，坚持依法行事，照章办事，增加透明度。

干部工作的制度化、规范化建设深入进行。继续优化、完善所院领导班子结构，全年对所院和院校机关等部分领导岗位调整或补充38人次。继续推行公开选拔、竞争上岗，深化干部制度改革，开展了5单位领导职务的公开选拔竞聘工作，已完成皮肤病研究所和血液学研究所领导干部的选拔工作。通过公开选拔、竞争上岗，使一批优秀年轻干部脱颖而出，培养和储备了一批优秀的后备干部。干部工作的民主化程度进一步提高，对10个单位补充职位普遍进行了民主推荐工作，对12名干部进行了任前公示，14名干部通过了试用期满考核。

基层党建工作进一步加强。组织选举了2名院校出席北京市第十次党代会代表，推荐了1名北京市出席党的十七大代表候选人初步人选。组织报告会、学习班、培训班等多种形式，深入学习贯彻十七大精神。基层党支部建设和党员发展工作不断加强。以宣传奥运精神和学习贯彻十七大精神，学生思想政治工作取得积极成效。恢复了党校，制定了干部教育培训规划，先后组织党支部书记、医院和教育管理人员、党外代表参加教育培训。同时，继续开展网络培训活动，管理干部队伍素质进一步提高。“共产党员献爱心”集中捐献活动继续开展。围绕院校改革发展中心工作，切实做好院校统战工作，协助完成民主党派市委换届和第十一届全国人大代表和政协委员候选人推荐工作。

精神文明建设成效显著。阜外心血管病医院周宪梁教授、肿瘤医院屠规益教授和协和医院李汉忠教授荣获“首都十大健康卫士”光荣称号，协和医院孟彦苓护士长和阜外医院石丽护士长荣获“首都十大白衣天使”光荣称号；协和医院、阜外医院、肿瘤医院、整形医院被评为“首都卫生系统2007年度文明单位”；基础所沈岩院士被评为“全国五一劳动奖章”获得者；阜外医院周宪梁教授荣获“白求恩医学奖章”；协和医院郎景和教授被评为“全国首届医德楷模”。

院校文化建设扎实推进。协和历史文化遗产得到积极保护，校史研究活动逐步展开。以奥运精神、社会实践、学生社团和院士讲坛为鲜明特色的校园文化体系建设日益完善。编辑出版大型画册《邓家栋画传》、《张孝骞画传》，吴阶平医学教育思想研究工作取得明显进展。和谐创新的文化氛围正在形成。

继续深入贯彻党风廉政建设责任制，反腐倡廉工作取得实效。行风建设进一步加强，“阳光工程”、“阳光招生”、“阳光收费”得到全面贯彻落实。治理商业贿赂专项工作深入开展。制度建设不断完善，有力地保证了从源头预防腐败。

各位代表，同志们！2007年院校工作取得的成绩和进展，离不开上级领导的高度重视和正确领导，离不开全体院校教职员工的同心同德、奋力拼搏，离不开院校老领导、老专家的无私奉献和倾力支持。院校的每一份成绩和进步，都无不凝聚着方方面面的智慧和力量。我代表院校党政班子，向全院校的广大教职员工，向所有关心、支持和帮助院校发展的离退休老同志、各级领导和各界人士表示崇高的敬意和衷心的感谢！

总结2007年的院校工作，我们有几点认识和体会：

第一，坚持科学发展观，推动院校事业科学发展。要坚持把发展作为院校第一要务，只有取得发展的新成绩、新突破，才能凝聚各方面力量把院校事业不断推向前进。发展是我们解决问题的钥匙，是我们事业不断开创新局面的根本。我们必须要紧紧抓住当前的重要战略机遇期，一心一意谋发展，集中精力促发展，不断创新发展理念，破解发展难题，推动事业不断发展。发展必须要坚持全面协调可持续的发展，要统筹医教研产的发展，统筹所院的发展，统筹院校与所院的关系，统筹医科院与协和医学院的关系，统筹院校与外部的关系，真正做到全面协调可持续的要求，有效推动院校事业科学发展。

第二，坚持实施人才发展战略，培养造

就高素质人才队伍。科学发展观的核心是以人为本。人才是事业发展的最可宝贵的财富。要牢固树立人才资源是第一资源的观念，用事业凝聚人才、用实践造就人才、用机制激励人才、用制度保障人才，不断优化人才结构，促进人才成长，形成一支德才兼备、素质优良、勇于开拓创新的高素质人才队伍，为院校事业发展提供强大人力支持和智慧源泉。

第三，坚持弘扬求真务实的精神，推动各项工作落实。实现院校的战略发展目标，必须大力弘扬求真务实的精神，大兴求真务实之风，扎扎实实做好每个单位、每个部门、每个岗位的工作。只有真抓实干、脚踏实地，才能战胜前进道路上的困难，实现预定目标。要坚持出实招、办实事、务实效，把工作着力点真正放在院校改革发展的问题上，把求真务实体现到各项工作当中去。

第四，坚持党政齐抓共管、协调统一，创建和谐发展环境。实践证明：党政合，事业兴；党政分，事业衰。坚强团结的党政领导集体、和谐融洽的党政关系是事业发展的强有力保证。党政之间既要职责分明，各司其职，又要团结协作，密切配合，形成党政分工协作、协调配合的工作运行机制与和谐共进的工作格局，才能有效地保证院校系统功能的高效发挥，有力地推动院校各项事业的发展。

二、清醒认识面临的形势，以改革创新精神解决发展道路上的困难与挑战

随着《国家中长期科学和技术发展规划纲要》的组织实施，国家“十一五”规划的全面展开，以及医疗卫生体制改革的即将启动，国家大力支持科技自主创新、教育优先发展和以公益性、公平性为核心的医疗卫生体系建设，为院校提供了难得的发展机遇。

科技5项经费的投入，使院校获得了相对稳定的经费支持，初步解决了发展中的资金“瓶颈”问题。尤其是近两年来修缮购置专项和基本科研业务费专项的实施，基础设施条件显著改善，科研创新能力显著增强，院校科研整体状况发生了明显变化。此外，学校与清华大学开展紧密合作办学，跨入国家“211”和“985”工程重点建设行列。当前“211”和“985”工程三期即将启动，学科建设、创新平台建设和人才引进与培养等也将获得强劲的支持。随着国家对医疗卫生事业投入的增加，以及医疗卫生体制改革带来的发展活力，医院的建设与发展也将面临空前的良好发展环境。这些都为院校在新时期实现快速发展奠定了坚实的基础。

与此同时，院校的发展仍然面临严峻的形势和挑战。总的来说，一是院校事业取得了长足发展，但同时仍有一些深层次的问题没有解决；二是我们对存在的问题有了清醒的认识，并且研究探索了解决问题的基本思路，但真正落实起来还有相当大的困难；三是尽管院校近年来做了很大努力，但由于长期的思想观念、体制性和机制性障碍以及院校所处的地位，成效还不够显著。当前院校面临的问题主要有如下几个方面：

——发展空间不足已成为院校事业发展的首要“瓶颈”。空间问题严重制约着重大疾病研究国家实验室的组建，制约着教育实体化的真正实现，影响着医学科学研究创新体系的建设，影响着院校未来的可持续发展。

——院校合一的管理体制日益成为院校事业发展的羁绊。院校现行管理体制在历史上曾发挥其资源共享、统一高效等多方面优势，但随着国家整体形势的改变、经济运行方式的调整、院校调配资源能力的减弱，以及两种机构的性质、定位、任务与管理模式的不同，院校平行合一的管理体制越来越不利于医科院国家队作用的发挥，也不利于协和医学院教学工作的高效开展。因此，我们要推进院校管理体制创新，探讨转变当前院校平行合一的体制，将协和医学院转变为医科院框架体系内的实体教学单元，从而理顺院校间的关系，在体制上保证医科院做大做强、协和医学院做实做精的战略发展目标的实现。

——院校宏观调控与把握资源的能力严重不足。尽管国家对院校事业发展给予了大力支持，但这些仅限于某一方面或局部的支持，尚缺乏对院校整体建设的专项投入，院校自主调控、把握和整合资源的能力还非常弱，无法实现统筹协调医学科学研究整体布局与发展的作用。近年来，院校一直在努力争取设立中国医学科学研究创新基金，但由于国家当前的体制性障碍和利益冲突，基金的设立工作尽管有了些进展，但前景不容乐观。

——临床医学研究机构未纳入国家稳定支持的公益性单位体系内，缺乏稳定的经费投入，从而导致医疗卫生机构背负沉重的压力，既不利于体现医学研究的整体性，也不利于医疗卫生机构的长远发展。

——医学精英教育尚缺乏政策上的支持和经费上的强有力保障。教育实体化建设虽有一定进展，但还未从根本上加以解决。与清华大学紧密合作办学的领导体制和运行机制还有待进一步建立健全。

上述这些问题，有的是历史遗留的，有的受到体制和利益格局的牵制，都不是轻而易举能够解决的，需要付出很大的努力，有时甚至努力了都不一定达到预定的结果。对此，我们要立足当前，着眼长远，不断创新发展思路，以改革创新的精神去面对困难，迎接挑战，积极争取，为推动院校事业发展做出不懈的努力。

三、扎实工作，开拓进取，奋力实现院校战略发展目标

当前，院校确立了将中国医学科学院不断做大做强、成为中国医学科学研究创新体系的核心基地和新型国家级医学科学院，同时将北京协和医学院不断做实做精、创建以医学精英教育为特色的高等医学教育创新模式示范的战略发展目标。要实现这一战略发展目标，我们就必须要发扬改革创新、团结奋进、求真务实的精神，围绕如何“做强、做大、做精、做实”上狠下功夫，谋划发展思路，制定具体策略与措施，有效推动院校各项工作的落实和这一战略发展目标的实现。

（一）做强医科院，着力加强创新能力建设

1. 培养造就高素质人才队伍，建设人力资源强大团队。

做强医科院，关键是加强创新能力建设，而提高创新能力的关键是人才。我们要坚持把人才工作放在各项工作的首位，要以国际化的眼光来培养人才、吸引人才、留住人才、使用人才，努力营造良好的机制、制度和环境，使拔尖创新型人才能够脱颖而出，充分发挥作用。要继续实施人才发展战略，大力加强院校专业技术人才队伍建设，加快培养创新型科技人才，特别是以中青年为主体的创新型领军人才；大力加强党政管理人才和经营管理人才队伍建设。

要以建设高素质人才队伍为目标，以培养骨干人才和学科带头人为重点，以打造创新团队为核心，积极组织推进院校人才队伍建设规划的实施。要形成以协和名家——长江学者（国家杰出青年）——协和学者——协和新星为层次的合理人才梯队，形成以部级重点实验室——国家重点实验室——国家实验室为网络的优秀创新团队和创新群体，形成以点带面、以面促点、点面结合的人才队伍建设新格局。

要充分发挥院校、所院两个积极性，多方筹集和争取经费，保证人才队伍建设工作落到实处。要建立各级人才队伍建设责任制，将人才队伍建设工作情况将作为评价各级领导的工作实绩和年度考核的一项重要指标。要加强对人才的管理，建立科学的考核、评价和激励机制，努力解决人才队伍建设方面存在的突出矛盾和问题。

2. 继续深化科技体制改革，组织开展原创性研究。

科技体制改革是激发创新活力、增强创新能力的重要保障。要巩固阶段性科技体制改革成果，继续深化科技体制改革。进一步健全科学、民主的决策机制和现代科研院所管理制度。完善所院长负责制，充分发挥研究所竞争发展的自主权。继续深化人事分配制度改革，全面实行全员聘任制，完善按需设岗、按岗聘任、竞争择优、契约管理的人员聘用制度。进一步完善机制，凝练目标，优化资源配置，调整学科布局，优化科技创新队伍结构，提高科技创新能力。

要坚持自主创新，开展原创性科学研究，大力支持基础性、创新性、孵化性研究。着力抓好跨单位、跨学科的大型项目组织立项，重点加强所院间科研协作，充分发掘潜力，加强优势科研力量整合，促进不同学科间的知识交融和技术集成，产生新型学科生长点和领域。积极做好艾滋病、病毒性肝炎等重大传染病和新药创制重大专项、公益性行业科研专项经费项目的组织实施工作。

3. 加强研究基地与条件平台建设，提供科技创新支撑。

研究基地和条件平台建设是科技创新的重要支撑。要继续加强国家和部委级重点实验室、院校研究中心（基地）和重点学科建设。积极组织申报部委级重点实验室建设，努力形成学科齐全、布局合理的研究基地网络。要完善各种相关技术平台建设，逐步建成多学科综合交叉的开放式核心平台，积极进行基因组学、蛋白质组学、代谢组学研究等相关技术平台建设。

加快重大疾病研究国家实验室组建，在试点的基础上，进一步凝练目标，明确发展思路，系统整合研究资源，优化资源配置，探索新型运行机制和管理模式。进一步加强与中国疾病预防控制中心沟通，共同协商解决病毒基因工程国家重点实验室划归问题。加强与科技部和北京市的沟通，借鉴北京生命科学研究所的体制机制创新经验，探索组建临床医学研究中心，争取国家长期稳定的经费支持，吸引尖端人才团队，促进临床科研工作发展。进一步推进医药卫生科学数据共享系统建设，开展中国医学科学研究信息网资源建设工作。继续推进国家癌症防治中心和国家心血管防治中心组建。

4. 努力筹建创新研究专项，增强宏观调控能力。

要继续努力推动中国医学科学研究基金设立。结合国家中长期科技发展战略规划和“十一五”规划的实施，在争取科技经费5项投入的基础上，研究筹建中国医学科学院整体创新研究专项，缓解院校研究与发展经费紧张的状况，确保院校稳定持续发展的资金来源，增强宏观调控能力。根据国家医疗卫生事业发展需求和医学科技发展趋势，以中国医学科学研究基金或医科院创新研究专为导向，引导、统筹、协调医学科研发展方向、学科布局、人才队伍建设，合理配置研究资源。

5. 以医科院为核心，推动医学科学研究创新体系建设。

做强医科院，就要发挥医科院在国家层面对医学科学研究的引领和带动作用。要从国家大卫生、大健康角度出发，立足医学科技发展全局，创新体制机制，打破部门隶属关系、行业界限，统筹考虑，研究制定医学科学研究发展的新型框架模式和新型国家级中国医学科学院组建方案，积极推进跨学科、跨部门、跨行业、跨区域的中国医学科学研究创新体系建设。

（二）做大医科院，着力拓展空间与外部资源

1．开拓新的发展空间。

空间是院校事业发展的根本，拓展空间是我们今后工作的重中之重。要继续做好协和医院、阜外医院、肿瘤医院、整形医院、血研所、工程所、输血所、生物所的改扩建、迁建工程。同时，按照将医科院院本部、重大疾病研究国家实验室、基础医学研究所、国家医学图书馆和拟组建的卫生学研究所迁至海淀区中关村生命科学园区，而病原生物学研究所、医学实验动物研究所、药物研究所和医药生物技术研究所选址在大兴生物医药产业园区内兴建的院校基本建设规划方案，积极组织力量，抓紧与有关部门沟通，分步实施，加快推动院校基本建设规划的落实。

2．整合资源共建分支机构。

要在深化内部改革、强化内涵建设的同时，注重开放联合，积极拓展外部资源。通过有效的机制整合国内部分医学科研机构和高校的优势资源，创建开放共享的合作新模式，开展机构共建、人员交流、合作研发、技术转让、技术咨询和服务等全方位多层次的实质性合作，实现优势互补、资源共享与利用。

要继续巩固和发展与医科院现有分院的友好合作关系，积极推动新的分院的设立和发展。继续推动以院校驻津3个研究所为依托，与天津市有关医药院校和科研机构联合的天津分院的建设。要抓住医学院校纷纷并入综合性大学而寻求新的发展空间的有利契机，适时与国内高等医学院校和科研单位开展合作成立分院，不断壮大医科院的分院系统，进一步巩固医科院在中国医学科学研究领域的领军地位，为医学科学研究创新体系的建立奠定坚实的基础。

3．拓宽交流与合作渠道，扩大国内外影响。

继续积极加强与国际一流医学科研机构和大学的实质性合作，建立长期战略合作伙伴关系。以欧、美、日、香港等科技发达国家和地区为重点，坚持以发展与国际一流研究机构的长期战略合作伙伴关系、引进科学思想和一流人才、先进创新管理等为核心，进行国际和区域的合作与交流；积极争取多元化国际合作项目和资金，为院校获取更多的研究资源。

要精心打造医科院品牌，着手组织筹划医科院品牌会议或学术交流平台，广泛开展国内外学术交流活动，进一步巩固和提高医科院地位，不断扩大国内外影响力与号召力。

（三）做精协和医学院，着力创建模式示范

1．坚持医学精英教育理念。

医学精英教育理念是协和教育的核心。我们要始终坚持医学精英教育，实行高进优教严出，注重能力素质培养，强调三高三基三严，开放办学博采众长，传扬优良文化传统；我们要始终坚持老中青三结合，不断继承和发扬协和优良的教学传统；我们要始终坚持与时俱进，不断创新，推进教学改革，保持协和医学精英教育的先进性，为我国高等医学教育树立样板和典范。

2．深化教育教学改革，优化人才培养模式。

要准确把握医学教育规律，加快教学内容和课程体系改革步伐，即由传统的专业对口教育向综合能力素质教育转变，由单纯注重知识传授向着力培养学生的学习能力、开发学生的潜能、增强学生的创新能力转变，由传统的以学科为主体向多学科交叉融合的教学模式转变。以八年制临床医学专业特色专业项目建设为契机，组建课程改革工作组，调研国内外医学院校课程体系，总结课程体系设置和培养效果，探讨与国际接轨的、适合我国国情和学校实际情况的长学制医学课程设置方案。

积极改革教学方法，加强师生互动，充分利用校园网、医学教育信息资源数据共享平台、教学软件等现代化教育技术手段开展教学。加大双语教学力度，继续开展好学生交换项目、七转八项目和双博士项目等。加大教学管理力度，加强教学规划设计、支持引导和过程管理。继续完善教学质量保障与监控体系。

不断优化人才培养模式，建立通才教育、专业教育、素质教育并重的教育体系，着力培养学生创新精神和实践能力。进一步加强护理学院“应用型护理本科专业人才培养模式创新实验区”建设；改革临床医学专业培养方案，深入探讨和试行“4＋4”人才培养模式。强化人文底蕴积累，培养学生强烈的责任感和职业精神。实行精雕细刻、因材施教、个性化培养的教育模式。加强实践教学和毕业后教育。加强学生人格塑造，组织实施学生教育管理工程，不断提高学生素质和人才培养质量。

3. 积极参与教学质量与教学改革工程。

要积极推进本科教学质量与教学改革工程建设。在自建的基础上积极参加北京市和教育部的质量工程建设，以立项促进教学改革与建设，争取更多的经费支持，扩大学校在医学教育界的影响与地位。

以基础学院“基础医学实验中心”实验教学示范中心建设为契机，探讨基础医学实验课的改革。大力加强校级精品课程、市级精品课程以及国家级精品课程建设，申报国家级教学名师以及北京市和国家级优秀教学团队，力争取得新的突破。进一步加大教学研究的工作力度，通过教改项目管理方式大力推进教学改革，选择具有前瞻性、体现优势和特色、具有实践意义的课题进行重点研究，保持高层次教学水平。

4. 打造完备的医药学科体系。

继续以学科专业建设为龙头，大力加强内涵建设，坚持求精求强求特色，构建结构合理、特色突出、较为完备的医药学科专业体系。制定完善国家重点学科发展规划，进一步加大对重点学科、特色学科的建设力度，扶持新兴学科。结合优势与特色，设立一批一级学科重点学科以内的二级重点学科，力争若干市级重点学科升级为国家重点学科。

5. 推进与清华大学紧密合作办学。

继续落实两部、两校协议，推进与清华大学紧密合作办学工作，积极探索教育体制改革创新模式。逐步建立健全两校紧密合作办学的领导体制和工作机制。认真组织实施“985”工程“生命科学与医学创新平台”项目，落实“985”项目后续建设工作。积极做好“211 工程”和“985 工程”三期申报工作。进一步协商落实学生双学籍管理问题，积极做好医预阶段教学规划与课程改革。继续开展两校教师互聘和学科共建工作，加强资源共享与利用。逐步推进医学院整合。

（四）做实协和医学院，着力构建教育实体

1. 建立健全教学管理机构和运行机制

要进一步理清管理体制，组建教学工作领导机构，从体制上保证相对独立地统一领导教学工作的开展。进一步健全现有的教学组织体系，理顺层级关系，提高管理质量与效率。逐步实行对二级学院教学管理干部的任免建议，以及对教学主体单位教学管理干部的年终考核。实行分级教学纵向管理机制，加强教学资源管理的统一协调，逐步整合东单园区的教学资源，形成资源共享、学校总体调控的良性机制。

2. 落实师资队伍管理与经费保障

要进一步做好师资队伍建设规划和政策导向工作，加强专职、兼职和外聘教师管理，建立师资队伍准入、培训和激励制度。实行分渠道晋升，严格教师聘任工作。学校对教学主体单位学系主任和教学副主任要进行双聘任命，具有职称双聘审批权和兼职教学系列人员职称的一票否决权。

学校研究制订教学经费的分配方案，监督和审查二级学院教学经费的使用情况。统筹“211”和“985”工程项目经费的管理与使用。积极争取作为医学教育体制改革的特殊试点，获得倾斜性政策支持。充分发挥教育基金会的作用，开辟长期、稳定的筹资渠道。

3. 调整开辟独立教学空间

依据协和医学院的历史和现实需要，要大力推动院校基本建设规划的实施，调整办学空间，形成较完整的教学园区，改善教学环境与条件，真正实现与医科院功能上紧密联系、相互依托而空间上相对独立的教育实体机构，真正实现教育实体化建设。

各位代表，同志们！院校的改革与发展正处于关键时期，机遇与挑战并存，机遇大于挑战。让我们牢牢把握当前发展的重要战略机遇期，切实增强责任感、使命感和紧迫感，始终保持锐意进取的冲劲、奋勇争先的拼劲、锲而不舍的韧劲，以更加奋发有为、昂扬向上的精神状态，扎扎实实做好各项工作，为实现院校战略发展目标而不懈奋斗！

刘德培院校长在迎接北京奥运会倒计时100天庆典暨北京协和医学院奥运会、残奥会志愿者誓师大会上的讲话：

在磨炼中成长、在奉献中成才
——奥运志愿服务与成长成才

（2008年4月30日）

尊敬的各位来宾，可爱的志愿者朋友们：

大家下午好！今天我们齐聚在这里，召开2008我们整装待发—北京奥运会倒计时一百天北京协和医学院志愿者誓师大会，目的就是鼓舞士气、凝聚人心，为我们的志愿之火添柴加薪，共同去迎接2008北京奥运的辉煌。

国际奥委会主席罗格说过，奥林匹克运动会是运动员的盛会，也是志愿者的盛会。奥运会志愿者是志愿服务与现代奥林匹克运动内在融合的必然结果。奥运志愿者行动具有崇高而普遍的精神价值，体现了中国传统文化和现代奉献精神的完美结合。北京奥运会的成功举办需要志愿者，需要我们协和医学院志愿者高质量的工作和全身心的奉献。

作为一名火炬手，其实我也是一名志愿者，对于志愿工作我想从服务和成才两个方面和所有志愿者共勉。

一、奥运志愿精神集中体现在服务上

谈到服务，我们医学生天生就有深刻的理解，都说微笑是北京最好的名片，而对于医疗志愿者来说，病人的微笑就是我们最大的愿望。和谐社会是以人为本的社会，奥运志愿精神更是直接以人为本的。志愿者事业发源于对需要群体的关爱，志愿就是一种生活态度，选择做志愿者就是选择一种生活方式，它无处不在，有时需要付出一点时间，有时需要一点体力，有时，只需要一些勇气。然而归根到底，奥运志愿者精神就是关爱需要群体的服务精神。那么我们到底应该怎么做呢？

1. 树立正确的服务目的。

可能有一部分同学对于奥运志愿活动的理解存在一定的偏差，比如有人想看比赛，有人想接近体育明星，有人想见大场面，有人想多些经历、广交朋友。我们理解并且尊重志愿者目的的多样性，但是一切目的的实现都必须建立在“奉献和服务”的前提下。面对理想和现实的落差，作为志愿者必须做好充分的思想准备，无论你身处什么岗位都是在为奥运会服务，无论工作多么细微、多么微不足道，奥运会正常运转都离不开你们，志愿者工作的价值就在于大家不计得失、无私奉献、甘于平凡。

2. 保持对服务性质的清醒认识。

大多数志愿者从事的可能都是一些单调乏味的工作，包括医疗志愿者，做的也是辅助性的工作。但正是这看似微不足道、默默无闻的工作，却是奥运整体工作的坚实基础。有人说，把一件伟大的事做的让人感动并不伟大，因为伟大的事情本身就有感人之处。而把平凡的事做的感人却并不容易。志愿服务就是这样，志愿者们岗位平凡，工作细碎，但是需要你们用真情书写出最动人的篇章。

3. 以高度责任心保障服务的效果。

奥运志愿服务没有特权，更多时候意味着责任，志愿行动不是随心所欲的浅尝辄止，更不是自由散乱的追求时髦。志愿服务需要的是端正的态度和高度的责任心，志愿服务承诺的背后是社会公信度的体现。所以广大志愿者同学务必要坚定信念，以高度的责任感和使命感珍视志愿者的荣誉，以实际行动践行“奉献、友爱、互助、进步”的志愿者精神。

强调志愿精神的服务属性，但这并不意味着志愿者的行为仅仅是无限的付出。从社会学的角度解析，奥运志愿者精神恰恰渗透着双赢互利的深层理念。具体而言，志愿者在志愿实践活动过程中绝不是牺牲一方来使另一方得益获利，同学们在付出关心、支持、帮助的同时也收获希望和提高，也在悄无声息获得需要群体的支持。正所谓在磨炼中成长、在奉献中成才。

二、在志愿服务中成长成才

大学阶段正是风华正茂、热情飞扬的人生阶段，年轻人特有的热情、活跃让人羡慕不已，你们的身上具备了成为一名优秀志愿者的所有条件，历史选择了你们，而你们也必将创造历史。历史将高校学子推到了奥运志愿服务的前沿，正是因为志愿服务精神与高等教育的取向是相通互融的。那么，双赢的理念具体应该如何实现，我想不外乎以下 3 点：

1. 将志愿精神内化到灵魂的深处。

公民从事志愿服务首先是个人主观的一种自我选择，来源于人的“愿动力”，愿是发自内心的，是自觉而愉悦的。“愿动力”来自人性中的善良，来自中华民族五千年悠久历史积淀下来的传统美德，我们希望看到广大志愿者同学在实践中学习和理解志愿服务的本质，领悟奉献、协作、帮扶弱势群体的真谛，并真正做到知行合一。让那些辛苦、汗水、繁忙和劳碌都成为金子般光亮的记忆，让无私和奉献渗透到每个人的血液中去。奥运志愿服务是一项光荣的历史使命，但并不是志愿服务的终点，而是引导人心的风向标，希望大家能从奥运志愿这种难得的经历中感悟人生的真善美。

2. 在志愿实践中提高能力和素质

奥运志愿服务要求提供的是理智、有准备、有技术的服务，对于志愿者的个人素质要求较高，大家应该具有语言、沟通、管理和跨文化的视角及能力。今天距奥运会开幕只有 100 天，时不我待，每位志愿者都应该珍视培训和实践锻炼的机会，从语言能力、沟通技巧、礼仪常识等各个方面不断丰富和完善自己，将个人发展的目标与志愿行动的整体目标完美地结合起来。

3. 大力推进自身社会化进程。

志愿者服务是青年认知社会、实现完整社会化过程的一种有效途径和手段。大学生与社会毕竟处于“半隔离”的状态，大家对社会了解有限，认识不足且缺乏经验。志愿服务让大家走出象牙塔，在社会实践中提升学习能力、创新能力、沟通协调能力、团队合作能力以及承受挫折的能力。志愿者奉献爱心，同样也收获爱的回报。我衷心的希望大家通过奥运志愿行动的机会，学会与人团结合作，依靠团队力量完成任务，从学会关爱他人进而延及整个社会，真正成为民族复兴和国家兴旺的脊梁。

看着台下的青年才俊，我只能感叹韶华易逝，曾几何时我们和大家一样都身负追逐太阳的梦想，怀揣翱翔天空的希望。不过我却没有遗憾，因为在你们身上看到了民族传承的希望。

最后，寄语所有的志愿者朋友们，当你们回首往事时，能够“遥想奥运当年，书雄心壮志，正血气方刚，实藏龙卧虎，冲热情满腔，怀来去之人，叹少年豪放。”

预祝各位在奥运志愿者的岗位上争创佳绩，用兢兢业业的工作为祖国增光，为奥运添彩。奥运会的成功取决于你，你将获得一生只有一次的体验。

李立明书记在迎接北京奥运会倒计时一百天庆典暨北京协和医学院奥运会、残奥会志愿者誓师大会的讲话

（2008 年 4 月 30 日）

刘剑书记、戴建平部长，所有的志愿者朋友们：

今天是北京奥运会倒计时 100 天，北京协和医学院全体志愿者齐聚礼堂，就是要用誓师大会的方式来表达我们协和人对奥运的期盼，用协和志愿者的青春与风采描绘出一幅北京微笑与和谐的美丽画卷。

首先请允许我代表院校党委向与会的各位领导、来宾表示衷心的感谢，向所有志愿者朋友表示最诚挚的敬意。

2001 年 7 月 13 日 22 点 05 分，莫斯科之夜，世界选择了中国，“高水平的志愿者队伍和服务”这一承诺成为我们实现奥运梦想的重要理由。

2008 年 4 月 30 日 13 点，北京奥运会倒计时 100 天，志愿者作为奥运会不可或缺的群体，出现在每一个需要帮助的地方，用真诚、无私的行动牵起祖国的奥运梦想。成为中国奥运会的志愿者，你们是幸运的。奥运将为你们骄傲，祖国将为你们自豪！

下面，我想从 3 个方面谈谈对志愿者的理解。

一、奥运会志愿者与奥运历史同在

奥运会志愿者的历史可以追溯到 19 世纪末，早在 1896 年第 1 届现代奥运会举行的时候就出现了 900 多名志愿者。

1912 年，在第 5 届斯德哥尔摩奥运会上，为奥运会提供志愿服务的童子军和军队第一次被载入奥运会的正式报告中。

到了 1952 年，第 15 届赫尔辛基奥运会，组委会首次对志愿者进行培训，奥运会志愿者终于进入人们的视线。

1980 年的普莱西德湖冬奥会，6703 名志愿者组成了奥运历史上第一支正规的志愿者团队。

1984 年的第 23 届洛杉矶奥运会，志愿者的参与大大降低了洛杉矶举办奥运会的成本，组委会正式成立了专门的志愿者部。

1992 年的第 25 届巴塞罗那奥运会，“奥运会志愿者”作为奥运词汇出现在官方报告上。

1996 年第 26 届亚特兰大奥运会 60422 名志愿者、2000 年第 27 届悉尼奥运会 46967 名志愿者、2004 年第 28 届雅典奥运会约 60000 名志愿者，而北京奥运会的志愿者规模更是达到了 100000 名的规模。

从以上的数据中我们可以看出，志愿者的历史其实正是一部奥运的现代发展史，志愿者们从后台走向前台、由默默无闻到举世瞩目，见证了奥运会的成长和完善，为促进世界的和平和人民的友谊做出了不可磨灭的贡献。

二、我们热爱祖国，所以我们志愿奥运

志愿者指的是一群人，这是一个很宽泛的概念，首先他们不计报酬、不求回报，所以是志愿，对社会、对国家承担着责任和义务。大家的动机可能各异，但是选择志愿服务的原动力却是相同的，都是源自中华民族悠久文化积淀的传统美德，而其中，爱国主义热情的薪火相传则是最为闪亮的部分。

爱国主义是中华民族的光荣传统，是一个国家、民族凝聚人心的重要思想基础。对于志愿者来说，爱国不是空洞的说教，而是渗透在各种细小的场合情景之中的细微要求。古语中有“勿以善小而不为，勿以恶小而为之”的训导。北京奥运会作为世界性赛事，每一根毛细血管都暴露在世界的眼前，不仅小恶不能为之，而且需要认认真真地做好小善，守时守纪、热情服务、待人真诚、团结互助。

作为北京奥运会的医疗志愿者，我们的责任更重，所以最重要的应该就是坚守岗位，及时救护。因为我们的岗位与健康生命直接相连，我们的责任与守护生命直接相关。众所周知，历届奥运会都有记者、运动员受伤甚至死亡的事件发生，雅典奥运会就有一个北京电台的记者没能回来。纵然这与他们高强度的工作相关，但是试想，如果北京奥运会可以通过我们的医疗志愿者的努力而改写历史，其意义不亚于运动员在赛场上拼夺奖牌，而且是专属于中国医疗志愿者的一份使命与光荣。

其次，志愿者工作需要高度的责任感，因为它可能牵涉到运动员和国家的声誉，在座的有兴奋剂检查陪护的志愿者，你们将肩负着协助做好运动员赛前赛后的兴奋剂检查采样工作。这是一个特殊而重要的角色，运动员、国家的荣誉“命悬一线”，我们要足够勇敢、足够冷静、足够智慧、足够客观，捍卫运动员的正当权益，维护奥运的精神。历届奥运会，总有相关的丑闻出现，如果在我们的参与下，可以减少冤假错案的发生率、增加比赛的公正透明度，不单单是在践行奥林匹克精神，更是对祖国荣誉的捍卫。

此外，志愿者工作意味着牺牲。奥运会时，尽管你在五棵松篮球馆的医疗站，你有可能无法亲眼目睹姚明和其他著名球星；尽管你就在鸟巢的兴奋剂检测中心，你有可能无法亲近刘翔……因为志愿者需要为更多的人提供专业的帮助和服务，但是这样的牺牲会换来更多人对你乃至对国家的尊重和肯定，舍小利而取大义，这就是一种爱国。

另外，每名志愿者都需要有清醒的保密意识。奥运会囊括了各种意识形态、各种文化、各种动机的人，组委会对很多政策信息都有相关的保密性要求，我们的工作要在政策框架内积极有效，真诚待人的同时要有相当的保密意识。谨言慎行，始终保持清醒的头脑，这同样是对国家利益最大的捍卫。

作为具有专业知识和技能的医学院校学生，奥运会高水平的医疗服务也将在你们身上体现，悬壶济世的本领将通过你们的行动施展，作为中国现代医学摇篮中培养的协和医学生，在奥运会这个大舞台上，把个人利益与国家利益紧密联系起来，在磨炼中成长，在奉献中成才，这就是爱国主义。作为当代大学生，我们从来不乏爱国主义热情，祖国的利益高于一切，希望志愿者们能继承民族的光荣传统，以强烈的民族自豪感和崇高的使命感投身到志愿者行动中来。

三、世界透过志愿者看中国

作为奥运会医疗卫生志愿者的中坚力量，你们直接面对各国运动员、记者、官员等等，从某种意义上而言，你们就是世界了解、感知中国的窗口，大家的业务素质、语言表达、交流能力、精神风貌……方方面面都有可能成为大家评价、关注中国的焦点。

尊重别人的文化、宗教信仰，需要咱们先了解别人的文化、信仰，对此无知就无从谈起尊重。奥林匹克运动本身就是一种独特的文化，倡导包容、积极。我们国家的胸襟气度，北京的涵养吞吐，悠久历史的人文积淀都会通过大家的一言一行展示给世界。

北京奥运会，从一开始就被认为是向世界展示现代中国、展示华夏传统魅力、传递和平、和谐信息的重要机会，我们有理由相信，志愿者的微笑会成为北京最好的名片。

国际奥委会主席罗格先生在北京奥运会

志愿者项目启动仪式上的致辞时说道："志愿者是奥林匹克运动的基石。志愿者是奥运会真正的形象大使，……没有志愿者就没有奥运会，如果没有志愿者的参与和奉献，组织奥运会、甚至于组织其他任何层次的比赛都将无从谈起。"

古语说：春暖花开今又是，跃马扬鞭正当时。在这个百天倒计时的隆重时刻，让我们协和人许下承诺，以最饱满的热情，最昂扬的斗志，最坚韧的毅力，去迎接那属于我们的百年奥运，辉煌时刻！

谢谢大家！

刘德培院校长在院校抗震救灾先进事迹报告会上的讲话

（2008 年 6 月 11 日）

同志们、同学们：

刚才，我们聆听了曹智理、李妍、郑忠伟等 5 位同志的报告，报告感人至深、发人深思、催人奋进，他们的所见所闻所历所为，既让我们受到巨大震撼，又使我们感到无比自豪。我代表院校党政领导班子，向奋战在抗震救灾一线的全体医护人员和输血所的全体职工致以亲切的慰问和崇高的敬意！向以各种方式支援抗震救灾工作的广大师生员工和离退休老同志表示衷心的感谢！

5 月 12 日 14 时 28 分，四川汶川发生里氏 8.0 级强烈地震。短短 80 秒，数百万生命被推到生死边缘。灾情就是命令，时间就是生命。党中央、国务院迅速做出反应，胡锦涛总书记在第一时间做出重要批示，温家宝总理在第一时间飞赴抗灾一线。在突如其来的灾难面前，中华民族再一次空前凝聚，一方有难，八方支援，万众一心，众志成城，迎难而上，百折不挠，共克时艰。一个月前汶川震动中国，一个月来中国感动世界。气壮山河的生命大救援，迸发出世所罕见的中国速度、中国力量、中国精神。国外媒体对中国政府在这次抗震救灾中的表现给予积极评价。西班牙报纸写道：“在任何一场灾难中，都未曾见过像中国这样的举国动员的能力、勇往直前的决心和强大的团结互助精神。毋庸置疑，这个民族表现出来的精神力量，将使它在前进的道路上坚不可摧。”美国媒体感慨，“在八级地震废墟上站起来的中国，是那么令人惊讶的现代、灵活、开放。”

院校两万余名师生员工，同全国人民一样，和灾区同胞心手相连。地震发生后，院校随即召开抗震救灾动员会议，研究和部署院校支援抗震救灾工作。全院校师生员工迅速掀起了以实际行动支援抗震救灾的热潮。广大师生员工，包括离退休老同志、临时工、进修生等纷纷踊跃捐款、慷慨解囊。在各种捐款活动中涌现出的许多感人的事例：已故肿瘤医院李冰院长的子女将她生前留用癌症研究和慈善事业的 5 万元第一时间送到医院；血研所退休职工、全国十大票友孙远木发起并参加在中国大戏院举行的天津市京剧票界赈灾义演，演出的全部捐款 7 万余元当场交给天津市慈善总会；协和医院 654 名专家、教授、医护技人员、职能处室干部及部门工会干部参加了大型“抗震救灾爱心义诊”活动。义诊活动中共诊疗患者 3769 人次，22 万余元医疗收入全部捐献给灾区，支援灾区重建；很多离退休老同志、老专家、老教授第一时间将捐款、特殊党费亲自交到单位；还有的同志身居国外，专门打过电话来让家人代为捐款表达心意；协和制药二厂、协和总公司纷纷捐赠数十万元用于支援灾区；生物所捐赠百万余元疫苗用于卫生防疫，等等。到目前为止，院校已累计捐款近 500 万余元（其中，特殊党费 148 万余元），捐物 200 万余元。广大协和学子积极捐款，踊跃献血，在义务献血点排起了长龙；学生志愿者走上王府井大街，宣传各种赈灾捐款方式，发放宣传资料，动员社会力量支援。

在危难时刻，院校广大医护人员主动请缨，挺身而出。短短的几天内，所属各医院收到近千份请战书。院校先后派出11批次26人的医护人员携带药品、器械和车辆火速赶赴灾区。另有大批后备医护人员随时待命奔赴灾区。在抗震救灾第一线，院校医疗队员发扬救死扶伤的人道主义精神，甘当生命的守护神，争分夺秒抢救伤员，竭尽全力解除伤痛，以实际行动为灾区人民作出了重要贡献，阐释了“白衣天使、白衣战士”的高尚品质，为灾区人民铸起了爱的丰碑。

此外，各所院竭尽所能，为抗震救灾出谋出力。医学信息研究所/图书馆网站及时开设“地震灾害专题”网页，通报国内外地震知识和抗震救灾信息；病原所为灾后可能出现的疫情做好了充分的应急准备；协和医大出版社迅速组织编辑出版抗震救灾书籍——《幸存下来，就要好好活下去》、《地震伤残的康复与护理》运往灾区免费发放，在心理和身体上帮助伤员早日康复。

尤其是位于四川成都的输血研究所，距震中仅百余里。地震发生后，在所党政班子的坚强有力领导下，迅速组建抗震救灾应急工作小组，紧急部署抗震救灾工作。在一方面开展自救，保护本所职工的生命财产安全和所内局面的稳定的同时，积极投入到抗震救灾的洪流当中。所内广大职工捐款、捐物、献血，奉献爱心，并主动请战，所内近1/3的人员投入到四川省卫生厅抗震救灾卫生救援工作当中。郑忠伟所长任四川省卫生厅抗震救灾指挥部伤员转运组组长，带领所内职工奔赴转运伤员第一线，奋战在广元、绵阳、江油、德阳、成都等地，他们在灾区将需要转运的每一个伤员作了详细的登记，与民航、铁路部门密切联系，在规定的时间把需要转运的伤员接到指定的地点并送上飞机、火车，他们克服了与伤员、医疗队、医院、交通部门之间的联系、协调等困难，及时、顺利、安全地完成了万余名伤员转运任务。还有部分输血所同志执行医疗救护队和卫生防疫队接待以及物资运送等任务，深入到了抗震救灾第一线——映秀、青川、北川、理县、汉源、什邡、安县等地，他们克服了家庭实际困难和本职工作压力，冒着灾区道路受阻、山体滑坡等险情，恪尽职守，为重灾区转运受伤人员，运送救灾物资，引领外地来川的医疗防疫队伍等繁重任务，充分展示了参救人员的无私奉献精神。输血所在这次抗震救灾中得到了四川省卫生厅和卫生部领导的高度评价，为输血所，也为院校赢得了荣誉。

一个民族在灾难中失去的，必将在民族的进步中获得补偿。汶川地震也是如此。多难兴邦。巨大的灾难考验着中国人民的意志，也升华着中华民族的精神，事实再一次雄辩地证明，再大的困难，只要除以13亿，就会变得微不足道；再小的善举，只要乘以13亿，就会变成巨大的力量。在地震灾害面前，全国人民万众一心、众志成城，形成了气壮山河、感天动地的抗震救灾精神。

今天，我们在这里举行抗震救灾先进事迹报告会，目的就是要宣传院校在支援抗震救灾活动中涌现出来的先进个人和先进事迹，弘扬抗震救灾精神，弘扬爱国主义精神，弘扬民族精神，弘扬和衷共济、众志成城的团结互助精神，唱响社会主义的主旋律，丰富社会主义核心价值体系内涵，并以此为动力，进一步做好院校的各项工作。

我们要再接再厉，继续做好支援抗震救灾工作。当前，抗震救灾仍处在关键时期，医疗防疫和灾后重建的任务十分艰巨。院校各单位特别是所属医院，要按照上级要求和院校的统一部署，继续把支援抗震救灾作为重要任务。我们要抓住时机，进一步宣传院校在抗震救灾中涌现出来的感人事迹，对广大师生员工进行精神洗礼与意志激励，努力把抗震救灾精神转化为促进院校各项事业更好更快地发展的强大动力。

从灾难中汲取信心，从灾难中汲取力量，对于历经磨难的中华民族，汶川大地震是一个悲壮的过去，更是一个伟大的开始。任何困难都难不倒英雄的中国人民！

希望与辉煌必将与中国同在！

谢谢大家！

科　研　工　作

2008年度院校科研工作概况

2008年是《国家中长期科学和技术发展规划（2006~2020）》（以下简称《规划纲要》）及“十一五”科技计划启动实施的第3年，是院校巩固发展的重要战略机遇期。在《规划纲要提出》提出“自主创新、重点跨越、支撑发展、引领未来”工作方针指导下，根据我国人口与健康事业的需求和国际医学前沿的发展，院校从长期积累的资源优势、研究基础及发展需求为依托，积极争取科研项目支持，通过资源整合共享、加强基地平台建设、引进优秀人才、组建优势团队等，使院校在科技支撑和基础研究方面的自主创新能力得到加强，推动了院校科研整体水平的提高。

一、院校科研概况

2008年，全院校共承担或参与院校及以上各类科研课题1378项，其中国家各部委级课题1049项，占项目总数的76%。2008年院校到位科研经费总数（不包括中央级公益性科研院所基本科研业务费）约为5.7亿元；全年新中标课题获资助经费约为4.3亿元。全年科研计划执行情况良好，268项课题按计划结题。全年共完成科技成果鉴定30项，共得到各类科技成果奖励27项，其中省（市）政府及部委级科技奖励17项，中华医学科技进步奖9项。全年申报专利56项，获得授权专利40项。根据各所院统计汇总，院校2008年度共发表科技论文3595篇，其中国际期刊618篇；据中国科技信息研究所2008年12月公布的统计数字，2007年度院校SCI收录论文数为528篇。

二、科研计划

（一）科研项目申报及获资助情况

“十一五”国家科技支撑计划第二批启动课题院校共承担14项，课题经费总额为5091万元；2008年新获资助的国家科技支撑计划计划课题14项，资助金额为5345万元。申报科技部“2007年度科研院所技术开发研究专项资金”项目1项。我院获得3项科技部国际合作计划的资助，资助经费共计291万元。

2008年是“重大新药创制”和“艾滋病和病毒性肝炎等重大传染病防治”重大专项启动实施的第1年，院校领导高度重视，多次组织研讨会帮助各所院课题申报人准备上报和答辩材料、协调各所院优势资源的整合。在重大新药创制专项组织过程中，更是从院校整体统筹考虑，由分管科研的詹启敏副院校长牵头、3个药物研究直接相关的研究所参与，组织申报了综合性新药研究开发技术大平台——“创新药物研究开发技术平台建设”。新药创制重大专项“十一五”计划第一批课题院校共申报18项，获资助7项；第二批申报81项，共获得资助41项。“艾滋病和病毒性肝炎等重大传染病防治”重大专项“十一五”计划第一批院校申报16项，第二批申报9项，共获13项，资助经费总额为37150万元。

组织申报国家自然科学基金项目637项，获得资助122项。其中国家杰出青年科学基金获资助3项，共新获资助经费3898万元。组织申报北京市自然科学基金240项，共获资助20项。

组织2008年度卫生部公益性行业专项课题申报，共上报30余项，经过卫生部、科技部、财政部三部委的评审、查重、审核，我院共立项7项，资助总额为2319万元。

组织申报2008年教育部“博士点专项科研基金”项目95项，获准34项，获得资助153.4万元；组织申报“新世纪优秀人才资助培养计划”项目4项（人），血研所郑国光和药植所魏建和两位教授入选。申报教育部“留学回国人员科技活动启动基金”项目20项，获准10项。人事部“留学回国人员科技活动启动基金”项目10项，获准8项。组织申报北京市教委重点学科、重点实验室共建项目6项，获得资助140万元。

（二）科研计划的管理工作

1. 组织落实国家科技支撑计划课题、科技部科研条件工作仪器设备升级改造专项、国家自然科学基金资助项目等的中期汇报、年度进展报告及验收等工作。配合国家自然基金委和审计事务所组织完成我院6个单位共18个项目的抽查审计工作，共审计经费1840万元。

2. 实验室生物安全管理工作。本年度是奥运年，安全奥运是奥运成功举办的关键，根据北京市卫生局和卫生部科教司的要求成立了中国医学科学院生物安全委员会。制定了系列规章制度。召开生物安全动员大会，明确要求，落实责任。在各部门和实验室的共同努力下，提高了生物安全防范意识，加强了自我监督约束力度，确保了奥运期间实验室生物安全，完成了奥运期间院所生物安全保障工作。

3. 2008年4月，安徽阜阳发生手足口病疫情后，我院病原生物学研究所迅速行动，承担了EV71等肠道病毒和11类26种呼吸道病毒的检测工作及全基因克隆测序工作，为快速控制手足口病防治疫情蔓延积极努力，在奥运期间对疑似突发传染源进行检测，为确定感染源提供着重要参考。应急科技支撑工作受到卫生部及当地政府高度评价，为维护举国上下的奥运祥和气氛做出应有贡献。

4. 科技部、财政部开展科技基础条件资源调查的工作，本次资源调查结果将作为今后各院所、各单位争取国家、部门有关科技计划项目、大型仪器设备等相关资源配置、实验室配套、修缮投入的重要参考依据。该项工作数据量大、网上申报程序复杂，得到了党政办公室、人力资源处、财务处、教技中心等多个部门的大力支持和配合，在短时间内圆满完成任务。

5. 组织有关项目单位填写2008年度科技部国际合作计划年度执行报告10项；填报2009年国际合作项目申请书及预算书8项。申请遗传资源国际合作项目3项，批准2项；办理遗传资源及出境及科研样品出入境手续8次。

6. 与条财处共同完成2009～2012年修缮购置规划及2009年项目申报工作。组织召开5次全院修缮购置工作讨论会或项目评审会；收集、整理院校修缮购置规划的有关材料。2009年我院获得财政部修缮购置项目经费共计22895万元。

三、科技成果管理

2008年，院校有4项成果获得国家科技进步二等奖，分别为：协和医院“帕金森病、痴呆的临床、流行病学和病因研究”和“胰腺癌综合诊治方案的基础研究与临床应用”、阜外医院“中国心血管疾病发展趋势和防治策略研究”与“提高我国肺血栓栓塞症诊疗水平的系列研究”。9项成果获得中华医学奖，其中阜外医院“主动脉夹层动脉瘤的外科新策略”和“中国人群高血压和冠心病遗传资源的收集和利用及易感基因研究”2项成果获得一等奖，协和医院“胰腺癌流行病学、筛查方案及内镜治疗的基础和临床研究”、基础所“细胞凋亡调控与肿瘤的基因治疗”2项成果获得二等奖。4项成果获得了2008年度教育部高等学校科学技术奖，其中阜外医院“StanfordA型主动脉夹层外科治疗创新技术的应用研究”和肿瘤医院肿瘤研究所“肺癌高危人群筛查早诊技术与方法的研究”2项成果获得科技一等奖，肿瘤医院肿瘤研究所的“食管癌的分子基础及其机制研究”获得自然科学二等奖。

院校组织推荐了6位科研工作者参加个人奖项评审，其中阜外医院李一石、肿瘤医院肿瘤研究所吴令英两位教授荣获“中国女医师协会五洲女子科技奖”临床医学科研创新奖；药物研究所吕扬教授获“中国女医师协会五洲女子科技奖基础医学科研创新奖”；肿瘤医院谭文研究员获得第五届中国青年女科学家奖。

组织药物所、生技所、基础所、药植所、血研所和生物所等单位及其科技成果，参加了第二届中国生物产业大会（长沙）成果参展及转化洽谈，展示了院校近年来取得的进步和成绩。

四、论文和期刊管理工作

（一）科技论文统计分析

对2008年12月从中国科技信息研究所查询的院校发表科技论文数字进行了统计分析，2007年度院校共在《科学引文索引》（SCI）收录期刊发表论文528篇，与2006年度的472篇相比较，增加了11.1%。期刊影响因子10.0以上者共19篇，单篇影响因子最高28.638。院校发表在收录期刊的论文影响因子合计为1598.384，论文平均影响因子为3.018/篇，比2006年度（2.84/篇）增长了6.27%；SCI论文被引用1367次，比2006年度（1319次）增长了3.6%。

（二）期刊管理

完成了院校主办的17种期刊办理增刊、更换期刊名称、广告增项、申请刊号、广告许可证年检更换等日常管理工作；组织完成了“中华骨质疏松和骨矿盐杂志”的申报，并获得了正式出版物刊号。

五、学术交流与活动

为积极配合2008北京奥运会这一盛世活动，以及扩大院校影响力和及时了解国际研究动态，院校克服了因2008北京奥运会日程安排带来的种种不便，开展了一系列学术活动。

1. 血液病研究所成功举办“2008年天津国际干细胞论坛”。

2. 生物医学工程研究所成功组织“天津市第四届组织工程学术研讨会”。

3. 中国医学科学院肿瘤医院肿瘤研究所借建院50周年庆典之际，成功举办了“第四届全国肿瘤学进展学术峰会”。总结了我国近年来在肿瘤诊疗方面的成就，反映了肿瘤学方面的最新进展，展望了肿瘤预防的未来前景。

六、科研基地建设

1. 医学生物学研究所成功启动国家发改委“国家昆明高等级生物安全灵长类动物实验中心”建设项目。

2. 配合卫生部科教司组织卫生部重点实验室验收工作，卫生部心血管疾病再生医学重点实验室顺利通过验收。

3. 顺利完成了实验血液学国家重点实验室主任及学术委员会换届、分子肿瘤学国家重点实验室学术委员会换届、卫生部天然药物生物合成重点实验室主任、学术委员会主任及委员换届等组织工作，保证了重点实验室的稳步发展。

院校2008年科研获奖课题、中标项目、在研课题分类、项目执行情况、发表在影响因子3.0以上SCI源期刊论文、研究经费等的统计资料，见文后附表。

（院校科研处　编）

2008年度院校获奖科研成果题录

一、国家科学技术奖

序号	项目名称	完成单位	主要完成人	奖项
1	帕金森病、痴呆的临床、流行病学和病因研究	中国医学科学院北京协和医院，中国医学科学院基础医学研究所，复旦大学附属华山医院神经病学研究所，西安交通大学医学院第一附属医院，四川大学华西医院，卫生部北京医院，北京回龙观医院，首都医科大学附属北京同仁医院	张振馨，何　维，张俊武，洪　震，屈秋民，唐牟尼，李　辉，魏　镜，冀成君，张晓君	科技进步二等奖
2	胰腺癌综合诊治方案的基础研究与临床应用	中国医学科学院北京协和医院	赵玉沛，廖　泉，张太平，陈　革，郭俊超，戴梦华，刘子文，胡　亚，蔡力行，朱　预	科技进步二等奖
3	中国心血管疾病发展趋势和防治策略研究	中国医学科学院阜外心血管病医院，北京市神经外科研究所，首都医科大学宣武医院，首都医科大学附属北京安贞医院，南京医科大学，西安交通大学医学院第一附属医院，四川省疾病预防控制中心	顾东风，吴锡桂，刘力生，段秀芳，王文志，方向华，姚崇华，姚才良，牟建军，吴先萍	科技进步二等奖
4	提高我国肺血栓栓塞症诊疗水平的系列研究	中国医学科学院阜外心血管病医院，首都医科大学附属北京朝阳医院，中国医学科学院北京协和医院，大连医科大学附属第一医院，西安交通大学医学院第一附属医院	王　辰，程显声，陆慰萱，张中和，郭佑民，杨媛华，吴清玉，庞宝森，吴雅峰，翟振国	科技进步二等奖

二、中华医学奖

序号	项目名称	完成单位	主要完成人	奖项
1	主动脉夹层动脉瘤的外科新策略	中国医学科学院阜外心血管病医院	孙立忠，黄连军，常　谦，朱俊明，郑　军，田良鑫，刘永民，于存涛，张海涛，刘　楠，禹纪红，金敬琳，刘文芝	一等奖
2	中国人群高血压和冠心病遗传资源的收集和利用及易感基因研究	中国医学科学院阜外心血管病医院等 10 家医院	顾东风，葛东亮，陈润生，黄建凤，强伯勤，姚才良，范中杰，鲁向锋，王来元，华　琦，牟建军，陈恕凤，王礼桂，徐丽华，宿少勇	一等奖
3	细胞凋亡调控与肿瘤的基因治疗	中国医学科学院基础医学研究所	郑德先，刘彦信，刘士廉，史　娟，马　宏	二等奖
4	胰腺癌流行病学、筛查方案及内镜治疗的基础和临床研究	中国医学科学院北京协和医院	陆星华，钱家鸣，孙思予，王　丽，赵　平，杨爱明，郭晓钟，邓瑞雪，周　璐，倪晓光，钟守先，李　辉，秦明伟，桑新亭，卢朝辉，李海华	二等奖
5	食管癌变及演进的分子异常及其机理研究	中国医学科学院肿瘤医院肿瘤研究所	王明荣，张　钰，徐　昕，韩亚玲，蔡　岩，罗曼莉，杜小莉，杨壹羚，贺　舜，吴玉鹏，沈晓鸣，胡　海	三等奖
6	超声技术在肾动脉狭窄诊断和介入治疗中的应用研究	中国医学科学院北京协和医院	李建初，姜玉新，金征宇，张抒扬，戴　晴，蔡　胜，朱庆莉，齐振红，沈珠军，李晓光	三等奖
7	硝酸酯介入心肌灌注显像和超声心动图估价心肌活力的系列研究	中国医学科学院阜外心血管病医院	何作祥，杨跃进，杨敏福，胡奉环，杨伟宪，胡盛寿，李胜亭，刘秀杰，尤士杰	三等奖
8	弧形截骨术矫正下颌角肥大的基础研究与临床应用	中国医学科学院整形外科医院	归　来，张智勇，唐晓军，李慧超，李　敏，刘剑锋，金　骥，牛　峰，俞　冰	三等奖
9	中国人 2 型糖尿病易感基因生物学功能及作用机制的研究	中国医学科学院基础医学研究所	方福德，常永生，左　瑾，刘立忠，刘晓军，李云峰，何爱彬，杨　畅，向若兰，刘　卓，冯起平，杨燕丽，孙红霞，吴国栋，李　义	三等奖

三、北京市科技进步奖

序号	项目名称	完成单位	主要完成人	奖项
1	微血管内皮结构和功能在急性心肌梗死再灌注后无再流中的核心作用	中国医学科学院阜外心血管病医院	杨跃进，赵京林，尤士杰，荆志成，吴永健，杨伟宪，孙余华，陈纪林，高润林，孟　亮	北京市三等奖
2	主动脉夹层治疗新策略研究	中国医学科学院阜外心血管病医院	孙立忠，常　谦，朱俊明，郑　军，田良鑫，刘永民，于存涛，张海涛，刘　楠，刘宁宁	北京市三等奖
3	食管癌变及演进的分子异常及其机理研究	中国医学科学院肿瘤医院肿瘤研究所	王明荣，徐　昕，韩亚玲，蔡　岩，罗曼莉，杜小莉，胡　海，吴玉鹏，郭光明，李小东	北京市三等奖
4	皮肤定量扩张法耳廓再造术	中国医学科学院整形外科医院	庄洪兴，蒋海越，杨庆华，赵延勇，潘　博，何乐人，韩　娟，王淑杰，林　琳	北京市三等奖

四、天津市科技进步奖

序号	项目名称	完成单位	主要完成人	奖项
1	中国成年男子元素膳食摄入量、人体含量和辐射防护应用	中国医学科学院放射医学研究所、北京大学、中国辐射防护研究院、中国原子能科学研究院、中国疾病预防控制中心营养与食品安全所	诸洪达，王耐芬，张永保，武　权，陈如松，高俊全，王松君，刘庆芬	科技进步二等奖
2	血型不合造血干细胞移植后血型监测及安全输血技术	中国医学科学院血液学研究所血液病医院	阎　石，韩明哲，冯四洲，邱录贵，魏嘉璘	科技进步三等奖
3	E838治疗肿瘤放化疗白细胞减少症及辐射损伤防护作用的研究	中国医学科学院放射医学研究所	张良安，王月英，刘　强，周则卫，沈　秀	科技进步三等奖

五、高等学校科学研究优秀成果奖

序号	项目名称	完成单位	主要完成人	奖项
1	食管癌的分子基础及其机理研究	中国协和医科大学，南京军区南京总医院全军普通外科研究所	王明荣，徐　昕，韩亚玲，蔡　岩，胡　海，罗曼莉，杜小莉，张　钰，夏书华，沈晓鸣，魏　芳，黄晓平，许智雄，陈宝生，王　洁	自然科学二等奖
2	肺癌高危人群筛查早诊技术与方法的研究	中国协和医科大学肿瘤医院肿瘤研究所	杨治华，冉宇靓，胡　海，姚树祥，孙　燕，遇　珑，吴　宁，曹　箭，赫　捷，李国惠，孙立新，刘　军	科技进步一等奖
3	StanfordA 型主动脉夹层外科治疗创新技术的应用研究	中国协和医科大学阜外医院	孙立忠，常　谦，朱俊明，郑　军，田良鑫，刘永民，于存涛，张海涛，刘　楠，刘宁宁	科技进步一等奖
4	胰腺癌流行病学、筛查方案及内镜治疗的基础和临床研究	中国协和医科大学，中国医科大学，沈阳军区总医院	陆星华，钱家鸣，孙思予，李　辉，赵　平，杨爱明，郭晓钟，邓瑞雪，周　璐，卢朝辉，倪晓光，钟守先，王　丽，秦明伟，李海华	科技进步二等奖

六、其他省级科技奖

序号	项目名称	完成单位	主要完成人	奖项
1	海南南药种质资源引种与保存研究	中国医学科学院药用植物研究所海南分所	陈伟平，魏建和，甘炳春，朱　平，李榕涛，冯锦东，李　坚，何明军，杨新全，陈士林	海南省科技进步奖一等奖
2	甲型肝炎减毒活疫苗冻干制剂新药开发研究	中国医学科学院医学生物学研究所	胡云章，胡凝珠，刘国栋，李琦涵，褚嘉祐，瞿　素，姬秋彦，谢忠平，代解杰，陈洪波，谭顺革	云南省科技进步类一等奖，昆明市科技进步一等奖
3	基于骨髓干细胞治疗的体内模型建立及免疫调控研究	成都军区昆明总医院，南方医科大学附属珠江医院，中山大学实验动物中心，中国医学科学院医学生物学研究所	潘兴华，庞荣清，郭坤元，和占龙，王惠萱，孙　妍	云南省科学技术进步类三等奖

续 表

序 号	项目名称	完成单位	主要完成人	奖 项
4	三种人类重要疾病猕猴模型的建立及其在骨髓干细胞移植治疗中的应用	成都军区昆明总医院，中国医学科学院医学生物学研究所	庞荣清，潘兴华，和占龙，刘 力，贺 斌，王惠萱，张步振	云南省科学技术进步类三等奖
5	微创法骨髓间充质细胞联合 bF-GF 导入治疗心肌梗死的研究	云南省第二人民医院，中国医学科学院医学生物学研究所	李 易，李绍龙，李鸿钧，张 玲，杨 锋，孙茂盛，刘 旭	云南省科学技术进步类三等奖
6	非淋菌性尿道炎中生殖支原体的研究	中国医学科学院皮肤病研究所	王荷英，叶顺章，施美琴，赖伟红，姜文华	江苏省科技进步三等奖
7	宁夏道地沙生中药材资源保护及可持续发展关键技术研究与示范	1. 宁夏农林科学院荒漠化治理研究所 2. 宁夏药品检验所 3. 中国医学科学院药用植物研究所 4. 宁夏大学 5. 宁夏农林科学院植保所 6. 宁夏绿苑沙生药用植物研究所 7. 盐池县科技局 8. 宁夏农林科学院畜牧兽医研究所 9. 宁夏遥感中心 10. 宁夏医学院	8. 丁万隆，9. 陈 君	宁夏回族自治区科学技术进步奖三等奖
8		多巴胺受体功能异常在原发性高血压发病机制中的作用研究（JB070201003）		重庆市科技进步奖二等奖
9		应用 siRNA 策略研制预防和治疗 SARS 疾病特效药动物实验（A04-0-2-01-R05）		广东省科学技术奖励二等奖

2008年度院校各渠道新中标项目、基金题录

项目（课题）类别	课题名称	负责人
重大专项	成人艾滋病患者抗病毒治疗和免疫重建	李太生
重大专项	自身免疫性疾病及糖尿病新药临床评价研究技术平台	江　骥，张奉春，赵维纲
重大专项	实验动物技术平台	秦　川
重大专项	药物评价动物模型研究与制备关键技术	张连峰
重大专项	实验室生物安全保障技术平台的建立	高　虹
重大专项	新型艾滋病动物模型研究	魏　强
重大专项	新药临床前药效学评价技术平台	杨志伟
重大专项	医科院国际标准药物安全评价技术平台建设	高　虹
重大专项	EV-71灭活疫苗及F-基因型	李琦涵
重大专项	Sabin株脊髓灰质炎灭活疫苗临床研究	孙明波
重大专项	防治性病对预防艾滋病作用的研究	王宝玺
重大专项	重要和新发传染性真菌病病原体先进检测技术的建立	刘维达
重大专项	国家Ⅰ类新药硝克柳胺治疗糖尿病肾病的临床研究	陈晓光
重大专项	医科院国际标准药物安全评价技术平台建设	王爱平
重大专项	新型镇静催眠药物ws070133的研制	吴　松
973	确有疗效的有毒中药科学应用关键问题的基础研究	孙晓波
973	白血病状态下正常造血损伤机理的研究	程　涛
973	化浊祛湿通心方药配伍规律及作用机理研究	朱海波
863	骨骼肌生长发育具有重要功能的非编码RNA	朱大海
863	动脉粥样硬化疫苗的中试及临床前研究	曹济民
863	中国南海红树林内生真菌资源利用技术	郭顺星
863	新胰腺癌血清诊断试剂盒的研制	张　伟
863	胰腺癌间质化疗新药——吉西他滨微球缓释剂的研制	马　洁
863	骨髓干细胞向心肌分化及优化移植治疗研究	杨跃进
863	代谢工程制备青蒿素关键技术研究暨紫杉醇类似物结构与活性分析	朱　平
支撑	中药材生产质量管理规范完善及野生中药材采收加工规范、中药材引种适宜产地评价方法及模式研究（2008～2010）	宋经元

续 表

项目（课题）类别	课题名称	负责人
支撑	中药材资源与生产标准规范中药材资源与生产标准规范-绿色中药材标准及化学农药使用规范研究	薛 健
支撑	中药有效成分群关键技术研究	孙晓波
支撑	川贝母等濒危中药材野生抚育和野生变家种研究——川贝母野生抚育/野生变家种的关键技术研究与示范	陈士林
支撑	珍稀濒危南药栽培技术研究——海南粗榧繁殖及野生抚育技术研究	宋经元
支撑	降香、肉豆蔻、肉桂和砂仁热带芳香系列健康产品研发	周立东
支撑	益智、海马等南药产品开发研究	斯建勇
支撑	广藿香种质评价及优良品种选育	杨成民
支撑	白木香快速繁殖及截菌成香技术研究	隋 春
支撑	南药药材质量标准及其安全性评价研究	邹忠梅
支撑	血竭引种栽培技术研究	郭顺星
支撑	人参、三七等5种中药材种植规范研究	张本刚
支撑	妇科疾病微创手术治疗研究	冷金花
支撑	外阴阴道病变诊断治疗的临床多中心研究	史宏晖
支撑	激素替代治疗多中心临床研究	孙爱军
支撑	过敏性疾病体内诊断及治疗制剂技术标准研究	孙劲旅
支撑	妊娠滋养细胞疾病诊治规范化研究	向 阳
支撑	妇科肿瘤保留生育功能治疗研究	杨佳欣
支撑	系统性红斑狼疮的临床诊断/综合治疗的研究	曾小峰
支撑	干燥综合征诊断方法及诊断标准的建立	张奉春
支撑	中国大陆宫颈癌和宫颈病变发病	沈 铿
支撑	尿道下裂治疗方法改进的研究	李森恺
支撑	乳腺癌的综合治疗研究	张保宁
支撑	常见恶性肿瘤的早期综合影像学诊断研究	周纯武
支撑	心、肺移植关键技术研究	王 巍
支撑	社区脑卒中预防与控制适宜技术研究	顾东风
支撑	中西医综合干预介入后急性冠脉综合征的临床研究	尤士杰
支撑	工业化规模培养人参、西洋参生物技术及次生代谢调控研究	戴均贵（高文远）
国家自然科学基金	低氧预处理增强脂肪来源间充质干细胞归巢和对下肢缺血模型的修复及机制研究	李 静
国家自然科学基金	SREBP-1c调控分子的鉴定及功能研究	常永生

续 表

项目（课题）类别	课题名称	负责人
国家自然科学基金	利用基因缺失小鼠研究疟原虫巨噬细胞迁移抑制因子同源分子在疟原虫逃逸宿主免疫反应中的作用	邵丁丁
国家自然科学基金	泛素连接酶 Nrdp1 抑制肿瘤发生的分子机制	刘翠华
国家自然科学基金	内质网应激凋亡途径在硒诱导白血病细胞凋亡中的作用研究	许彩民
国家自然科学基金	LH 和 AA 脑区参与神经免疫调节功能的信号与传导通路研究	高　扬
国家自然科学基金	mTOR 功能亢进在细胞分化中的作用和机制	张宏冰
国家自然科学基金	TRAIL 对天然免疫和适应性免疫及其相互调节的影响	史　娟
国家自然科学基金	中国高危型人乳头瘤病毒 16/58/18 嵌合病毒样颗粒疫苗的实验研究	许雪梅
国家自然科学基金	木豆素促进胆固醇逆向转运机制的初步研究	孙　兰
国家自然科学基金	靶向融合蛋白 GnRH-TNFa 克服肿瘤细胞 TNFa 抗性的机制	李　涛
国家自然科学基金	生物分子的结构与功能、合成机制及调解过程	高友鹤
国家自然科学基金	实验肿瘤学	张宏冰
国家自然科学基金	精子发生过程中泛素-蛋白酶体酮路的调控	邱小波
国家自然科学基金	重要出生缺陷遗传致病基因的识别及功能研究	张　学
国家自然科学基金	西洋参对根际真菌前侵染的化学响应及其动态变化研究	高微微
国家自然科学基金	活体荧光对 LDL 受体敲除小鼠血管损伤后重塑病变形成机制的研究	许　扬
国家自然科学基金	通过关键酶的鉴定和途径重建阐明西洋参达玛烷型皂苷的合成途径	孙　超
国家自然科学基金	新型抗肿瘤天然产物 JR6 抗肿瘤作用及其机制研究	毕明刚
国家自然科学基金	以 MDM2-p53 相互作用为靶标的抗肿瘤活性成分环菠萝蜜烷三萜及其作用机制的研究	陈四保
国家自然科学基金	荒漠区濒危药用植物资源调查多级监测体系研究	谢彩香
国家自然科学基金	罗汉果甜苷 V 积累与葡萄糖代谢相关性研究与调控	马小军
国家自然科学基金	药用真菌猪苓资源可持续利用的基础研究	郭顺星
国家自然科学基金	两岸四地眼科研讨工作坊	陈有信
国家自然科学基金	应用纳米表面控制技术建立子宫内膜异位症体外培养细胞模型及子宫内膜迁移和侵袭机制的研究	戴　毅
国家自然科学基金	大疱性类天疱疮合并神经系统损害机制研究	李　丽
国家自然科学基金	经颅重复磁刺激对帕金森症状的效应及机制研究	王　含
国家自然科学基金	慢性疼痛对神经系统微小 RNA 表达及功能的影响	黄宇光
国家自然科学基金	子宫腺肌症子宫内膜生长极向与平滑肌离子通道关系的研究	金　力
国家自然科学基金	磁共振巨噬细胞成像技术评价动脉粥样硬化易损性斑块的实验研究	李明利
国家自然科学基金	结构光扫描配准脊柱外科三维手术导航系统及椎弓根内固定试验研究	李书纲

续 表

项目（课题）类别	课题名称	负责人
国家自然科学基金	原发性胆汁性肝硬化自然病程中肝脏细胞细胞器蛋白质的变化与发病机制的研究	李永哲
国家自然科学基金	经动脉灌注基因转染大鼠 TRAM 瓣对在体乳腺癌细胞生长影响的研究	乔 群
国家自然科学基金	肝细胞分化过程中肝细胞极化产生与维持的机制研究	曲 强
国家自然科学基金	卵巢癌肿瘤干细胞特异性 microRNA 分子靶点调控的研究	沈 铿
国家自然科学基金	垂体 ACTH 腺瘤逃逸高皮质醇血症负反馈调节机制的研究	杨 义
国家自然科学基金	PUMA 诱导滑膜成纤维细胞凋亡的体外和体内实验研究	尤 欣
国家自然科学基金	胰腺癌干细胞导致胰腺癌化疗耐药的实验研究	赵玉沛
国家自然科学基金	PET 活体研究心肌乏氧状态与间充质干细胞治疗	朱朝晖
国家自然科学基金	神经中间丝蛋白 α-internexin 在胰岛素瘤表达及其调控机制以及对肿瘤生物行为的影响	陈原稼
国家自然科学基金	青少年特发性脊柱侧凸相关蛋白质功能研究	王以朋
国家自然科学基金	女性盆底功能障碍性疾病的神经病理学研究	朱 兰
国家自然科学基金	差异蛋白质组学筛选诱导骨髓基质干细胞软骨分化的关键因子及诱导方法的建立	刘 霞
国家自然科学基金	RNA 选择性剪接在骨髓间充质干细胞定向分化中的调控研究	肖 苒
国家自然科学基金	新型主动靶向双功能纳米控释系统以及用于防治血管再狭窄的研究	杨 菁
国家自然科学基金	新型多功能靶向载体材料的分子设计以及应用研究	宋存先
国家自然科学基金	纳米技术在血管成形术后再狭窄防治中的应用	杨 菁
国家自然科学基金	新型生物相容性心血管植入材料的研究	宋存先
国家自然科学基金	中国恒河猴 Mamu-A＊01 基因筛查及与猴艾滋病进程的关系	乔红伟
国家自然科学基金	Galectin-7 在支气管上皮细胞凋亡以及哮喘发病中的作用	宋铭晶
国家自然科学基金	串联基因干扰逆转头颈鳞癌多药耐药表型的研究	刘红霞
国家自然科学基金	IL-27 基因修饰的间充质干细胞治疗自身免疫病的研究	韩忠朝
国家自然科学基金	iASPP 致白血病的干细胞生物学机制研究	王建祥
国家自然科学基金	骨髓细胞外基质和骨重塑在造血干细胞动员中作用及机制探讨	邱录贵
国家自然科学基金	基于化学生物学的耐药白血病治疗新靶点的发现	熊冬生
国家自然科学基金	急性髓系白血病 WT1-热休克蛋白表达、调控及意义研究	秘营昌
国家自然科学基金	脐带间充质干细胞的软骨分化及用在修复关节软骨缺损的研究	刘拥军
国家自然科学基金	人 Toll 样受体 4 内源性配体 HSPB8 的抗白血病免疫作用研究	马小彤
国家自然科学基金	CXCR4“同胞”新受体 CXCR7 在急性白血病表达和功能研究	施 均
国家自然科学基金	造血干细胞生物学	程 涛

续 表

项目（课题）类别	课题名称	负责人
国家自然科学基金	CASP8 基因多态在外周 T 细胞淋巴瘤易感性及其调控 NF-KB 蛋白表达的研究	石远凯
国家自然科学基金	新型双功能靶向治疗性融合蛋白疫苗及其抑瘤作用研究	赵清正
国家自然科学基金	人肺癌转移相关基因 HSPC300 的转录调控研究	张开泰
国家自然科学基金	铂类耐药基因遗传变异与小细胞肺癌铂类药疗效关系的研究	林东昕
国家自然科学基金	原发头颈外 NK/T 细胞淋巴瘤的分子分型和预后分析研究	李晔雄
国家自然科学基金	多通路候选基因单体型与放射性肺损伤风险的相关性研究	王绿化
国家自然科学基金	两个在膀胱癌中高频缺失的基因的功能及其作用机制	高燕宁
国家自然科学基金	ARPKD 致病基因 PKHD1 的同源基因——PKHDL1 的功能研究	吴冠青
国家自然科学基金	皮肤树突状细胞成熟分化对注射乙肝病毒抗原细胞免疫应答影响的研究	曲春枫
国家自然科学基金	新型肿瘤相关抗原 LAPTM4B 及其疫苗的研究	张叔人
国家自然科学基金	Calreticulin 影响失巢凋亡及食管癌侵袭转移的分子机制研究	王明荣
国家自然科学基金	肾透明细胞癌预后分子标志谱的研究	毕新刚
国家自然科学基金	抵制 STAT1 以增加肾癌细胞放、化疗敏感性的研究	惠周光
国家自然科学基金	血液中卵巢癌相关游离蛋白的发掘与鉴定	肖　汀
国家自然科学基金	人乳头瘤病毒变异体在中国不同宫颈病变人群中的分子游行病学研究	代　敏
国家自然科学基金	食管鳞癌早期诊断及预后相关表观遗传学标记物的筛选及其应用	应建明
国家自然科学基金	维生素 K 依赖的羧化系统重要基因变异对动脉性血管疾病的影响	汪一波
国家自然科学基金	兔深低温停循环高氧管理脑保护的实验研究	杨九光
国家自然科学基金	利用转基因动物模型研究心脏特异基因 CARK 在心肌重构中的作用	王晓建
国家自然科学基金	PBS/PLA 可降解胸骨固定材料性能研究	杨秀滨
国家自然科学基金	缺氧诱导的骨髓间充质干细胞旁分泌在心肌重构中的作用及其机制的研究	陈　曦
国家自然科学基金	中心动脉压体位性波动与高血压靶器官损害的临床与基础研究	樊晓寒
国家自然科学基金	冠脉慢血流综合征的炎症相关分子机制研究与他汀干预	李建军
国家自然科学基金	SNAREs 对肺动脉内皮细胞增生和凋亡的影响在肺动脉高压发病机制中的作用	柳志红
国家自然科学基金	MAPKKK 家族新成员 TNNI3K 在心肌肥厚中的作用及其分子机制的研究	孟宪敏
国家自然科学基金	白介素 6 和 10 基因多态性对动脉粥样硬化长期进展的影响	谢高强
国家自然科学基金	MicroRNA 对心脏重塑和逆重塑过程中胶原代谢的调控作用	郑　哲
国家自然科学基金	微型轴流泵对复杂先心病（方坦）术后右心辅助治疗的动物实验研究	郑　宏
国家自然科学基金	自噬与人皮肤纤维细胞光老化关系以及相关信号调节的研究	顾　恒
国家自然科学基金	天然药物化学	石建功
国家自然科学基金	新型的敞开式场解吸离子化技术及其装置的研制	再帕尔·阿不力孜

续 表

项目（课题）类别	课题名称	负责人
国家自然科学基金	3′-脱氧腺苷治疗实验性高血脂症作用靶点初探	朱海波
国家自然科学基金	P-糖蛋白和 P4503A 对黄皮酰胺对映体在靶组织中生物利用度的影响	朱传江
国家自然科学基金	蝎毒镇痛活性肽的真核表达及其结构与功能关系的研究	杨金玲
国家自然科学基金	基于代谢组学的抗肝癌药物体内代谢过程分析方法的研究	再帕尔·阿不力孜
国家自然科学基金	藏药花锚活性 Xanthones 系列衍生物代谢特性研究	王 琰
国家自然科学基金	从细胞间隙连接通讯深入研究抗肝炎新药双环醇肝癌化学预防作用的机制	孙 华
国家自然科学基金	（-）黄皮酰胺对神经突触长时程增强形成及维持作用机制的研究	胡金凤
国家自然科学基金	丁苯酞光学异构体影响 Aβ 损伤神经元 tau 蛋白磷酸化的机制研究	马士平
国家自然科学基金	超级肿瘤靶向纳米胶束的研究	高钟镐
国家自然科学基金	原人参三醇型皂甙 Re、Rg1、Rh1、F1、及甙元 Ppt 的代谢规律研究	薛 燕
国家自然科学基金	基于小分子调节趋化素样因子 1（CKLF1）以及转化生长因子-β（TGF-β）信号通路以及小分子优化研究	刘 刚
国家自然科学基金	采用分子药理学技术对岭南黄皮叶活性成分的基础研究	陈乃宏
基础条件平台	余甘子、草果、大叶千斤拔种质资源标准化整理、整合及共享试点	高微微
基础条件平台	广藿香、桔梗种质资源标准化整理、整合及共享试点	魏建和
基础条件平台	珍稀濒危和大宗常用药用植物资源调查	张本刚
基础条件平台	药用植物种质资源标准化整理、整合及共享试点	祁建军
基础条件平台	药用微生物资源标准化整理、整合及共享试点	郭顺星
卫生部项目	药用植物 DNA barcoding（条形码）鉴定研究（2008～2011）	陈士林
卫生部项目	卫生科技与医学教育基础情况调查	田 玲，曹艳林
卫生部项目	国（境）外医疗纠纷处理法律制度研究	曹艳林
卫生部项目	螺旋断层放疗系统和手术机器人综合技术评估	李 扬
卫生部项目	比较不同国家和地区基本医疗服务的购买方式和管理制度及其效果	王小万
卫生部项目	非洲典型国家卫生体制和主要政策研究	朱 坤
卫生部项目	国际与卫生政策相关系统综述文献评价	王小万
卫生部项目	政府对医院监管的形式和效果系统综述研究	韦 潇
卫生部项目	我国民营医疗机构发展现状及对策研究	王小万
卫生部项目	城乡基层公立医疗机构收支两条线管理研究	王小万
卫生部项目	艾滋病科研动态	胡世平
卫生部项目	实验动物及人类疾病动物模型资源扩展	秦 川
卫生部项目	流感病毒 Vero 细胞适应株培育及其适应相关基因位点研究	李卫东
卫生部项目	我国腮腺炎流行毒株的基因型及抗原相关性状分析	刘龙丁

续 表

项目（课题）类别	课题名称	负责人
卫生部项目	重大疾病临床治疗效果的药物因素分析	何国荣
卫生部项目	临床用药安全检测技术标准的研究	吴　松
教育部项目	重大疾病发生发展的机理研究	蒋澄宇
教育部项目	新世纪优秀人才支持计划	陈梅红
教育部项目	新世纪优秀人才支持计划	彭小忠
教育部项目	基于代谢组学的中药方剂效应物质基础和作用机制研究	邹忠梅
教育部项目	柴胡花药、游离小孢子培养及其胚胎发生机理的研究	杨成民
教育部项目	体内活体荧光监测小鼠血管再狭窄病变形成特点及病变部位细胞来源	许　扬
教育部项目	病原真菌 F. solani 对西洋参的化感作用及其物质基础研究	何春年
教育部项目	不同品种苦丁茶类药用植物生药学特征和化学成分分布规律研究	肖培根
教育部项目	一个新式突触可塑性损伤模型研究及机制探讨	王晓英
教育部项目	应用微透析技术进行去葡萄糖竹节参皂苷Ⅳa 的 PK-PD 模型研究	孙桂波
教育部项目	中国五味子科药用植物木脂素成分分布规律的研究	许利嘉
教育部项目	姜科药用植物 DNA 序列数据库构建及鉴定研究	韩建萍
教育部项目	人参栽培过程中土壤微生物群落结构及功能演变研究	李　勇
教育部项目	柴胡疏肝散抗抑郁活性部位及活性成分的研究	邹忠梅
教育部项目	先天遗传性内耳畸形——大前庭导水管综合征发病机制的实验研究	陈晓巍
教育部项目	人工视网膜芯片在视网膜色素变性兔眼的生物相容性及功能实验研究	董方田
教育部项目	滋养细胞肿瘤血清耐药标志物的筛查	向　阳
教育部项目	间质性肺病患者肺肌成纤维细胞分化转型机制及蛋白质谱差异表达研究	徐作军
教育部项目	ω-3 多不饱和脂肪酸——DHA 通过 PPARγ 和 COX-2 途径对胃癌细胞系抑癌及化疗增敏作用机制的研究	于健春
教育部项目	CD154/NF-kB 信号通路异常活化在 SLE 中的意义研究	张　烜
教育部项目	建立中国人葡萄膜炎标本库和病因学诊断流程	高　斐
教育部项目	神经干细胞脑内移植对脑缺血大鼠自身修复机制的影响	魏俊吉
教育部项目	良性前列腺增生症的膀胱重量与机能的相关性研究	张学斌
教育部项目	青蒿素衍生物抗卵巢癌和抗血管形成的实验研究	谭先杰
教育部项目	中国汉族人群非综合征型唇腭裂的候选基因研究	赵振民
教育部项目	组织工程化软骨诱导骨髓基质干组织软骨分化作用及关键诱导因子研究	刘　霞
教育部项目	具有 pH/温度敏感性的多重靶向抗肿瘤纳米胶束	俞　玫
教育部项目	新型双定位基因递送体系的构建	马桂蕾
教育部项目	Akt 修饰的间充质干细胞治疗移植物抗宿主病	冯四洲

续 表

项目（课题）类别	课题名称	负责人
教育部项目	骨髓细胞外基质和骨重塑在造血干细胞中的作用及机制探讨	齐军元
教育部项目	NF-KB 通路与外周 T 细胞淋巴瘤疗效关系及其机制研究	石远凯
教育部项目	TLR7/8 激活物对乙肝特异性核心抗原 CTL 产生影响的体内研究	曲春枫
教育部项目	乳腺癌原位种植骨转移动物模型的建立和特异性骨转移基因表达分析	于胜吉
教育部项目	心脏再同步治疗对心肌复极影响及其潜在致心律失常作用的机制研究	华　伟
教育部项目	确定 Chrysoeriol 治疗病毒性心肌炎的药理机制	宋晓东
教育部项目	胸主动脉手术围术期脊髓缺血损伤监测及损伤机制的基础研究	管玉龙
教育部项目	DNA 甲基化在银屑病易感基因 HLA 选择性“开放”调节机制中的作用	陈　敏
教育部项目	新型 Hsp90 抑制剂研究-Geldanamycin 结构模拟化合物的设计、合成与抗肿瘤活性筛选	俞晓明
教育部项目	抑制磷酸二酯酶 5 对急性肺损伤的保护作用及先导物研究	张　莉
教育部项目	抗肿瘤天然产物 Saframycin A 仿生全合成与结构修饰	刘站柱
教育部项目	基于天然产物岩芹酸结构为基础的 PTP1B 抑制剂的设计合成与构效关系研究	童元峰
地方项目	硒诱导白血病细胞凋亡与内质网应激凋亡途径的研究	许彩民
地方项目	LXRα 调控分子的鉴定及功能研究	常永生
地方项目	白黎芦醇纠正高血糖所致内皮祖细胞功能低下的机理研究	尹洪超
地方项目	仿脂质体的形成机理、可控制备及相关体内外研究	王向涛
地方项目	7-表类紫杉烷的微生物酶促反应研究	孙迪安
地方项目	贵阳中药材产地适宜性地理信息系统及中草药资源的信息化建设	陈士林
地方项目	浙江重要木本药材品种选育与资源培育	郭宝林
地方项目	人类血清抗 MOG 抗体生物学特性和致病性的研究	崔丽英
地方项目	胰腺癌多细胞团簇化疗耐药相关机理的研究	廖　泉
地方项目	骨癌痛治疗新靶点 Calpain 的作用机制研究	刘　薇
地方项目	rAAV-GHp-TNF 靶向性基因治疗垂体 GH 腺瘤	王任直
地方项目	中国新生儿糖尿病的分子遗传学及临床研究	肖新华
地方项目	胰岛素腹腔给药对糖尿病口服葡萄糖代谢的影响	孙洪范
地方项目	骨诱导型可降解吸收生物活性骨修复材料及产品	张其清
地方项目	电-机复合信息处理方法在阻抗胃动力检测系统中的应用	赵　舒
地方项目	心血管再狭窄靶向紫杉醇纳米胶束的制备及靶向性能研究	王　亮
地方项目	基于 SOPC 技术实现生物组织超声回波信息处理的研究	王延群
地方项目	血栓与止血系列诊断试剂（盒）及配套仪器的研究开发	林方昭
地方项目	高端去除白细胞滤器的研制及产业化开发	刘嘉馨

续 表

项目（课题）类别	课题名称	负责人
地方项目	HIV，HBV，HCV 三联快速诊断试剂的研究	吴 纬
地方项目	成都院（校）地合作平台建设	吴 纬
地方项目	成体干细胞治疗重大疾病的临床规范化应用研究	程 涛
地方项目	抗 Pgp/抗 CD3 微型双功能抗体的临床前研究	高瀛岱
地方项目	骨髓衰竭综合征患者细胞毒性 T 细胞克隆的分子分析	曹 增
地方项目	AML1-ETO 与 SP1 相作用在急性白血病发病中的作用及机制	魏 辉
地方项目	骨髓增生异常综合征干细胞特异表达基因和蛋白的研究	肖志坚
地方项目	细胞内 pH 环境变化对肿瘤耐药和复发的影响机理研究	庞天翔
地方项目	骨重塑在造血干细胞动员过程中的作用及机制研究	王亚非
地方项目	癌基因 iASPP 的转录调控和致细胞恶性转化的研究	邢海燕
地方项目	改良“Comet”分析法检测实体肿瘤放射敏感性的研究	高 黎
地方项目	肝癌介入治疗后肿瘤残存的磁共振研究与应用	周纯武
地方项目	预测卵巢上皮癌紫杉醇/铂类化疗敏感性的标志物研究	吴令英
地方项目	筛选食管癌预后不良的相关基因以指导综合治疗的研究	肖泽芬
地方项目	北京地区医疗保险计算机综合管理系统	樊美娜
地方项目	小细胞肺癌预后相关 miRNAs 筛选及功能研究	毕 楠（吴传跃）
地方项目	人乳头瘤病毒变异体在中国不同宫颈病变人群中的分子流行病学研究	代 敏
地方项目	铂类耐药基因遗传变异与小细胞肺癌铂类药疗效关系的研究	袁 芃
地方项目	预测直肠癌根治术后远处转移的基因组 DNA 改变	周海涛
地方项目	探索新型肿瘤相关抗原——N91	赵建军
地方项目	宫颈鳞状细胞癌患者同步放化疗敏感性相关的分子生物学标志物的研究	袁光文
地方项目	肝细胞肝癌候选标志物的分离鉴定	毕新宇
地方项目	促进外源性树突状细胞淋巴结迁移回巢及抗肿瘤效果的实验研究	徐立斌
地方项目	HR-HPV 病毒载量与宫颈轻度病变预后关系的队列研究	赵方辉
地方项目	结直肠癌肝转移相关分子标志物的筛选	刘 骞
地方项目	胃癌侵袭转移相关基因的研究	孙跃民
地方项目	ATP-TCA 技术在软组织肉瘤辅助化疗中的应用研究	藏 磊
地方项目	抗凋亡基因在预测食管癌放疗疗效方面的作用研究	惠周光
地方项目	淋巴瘤动物模型的建立和应用	杨建良
地方项目	组蛋白去乙酰化酶抑制剂西达苯胺联合利妥昔单抗对套细胞淋巴瘤细胞促凋亡机制的研究	杨 晟
地方项目	DNA 甲基化检测用于评估肺癌转移和预后的意义	应建明

续 表

项目（课题）类别	课题名称	负责人
地方项目	新型高效融合蛋白疫苗抗癌作用及机理初步研究	崔剑峰
地方项目	肾癌干细胞的生物学特性及治疗相关靶点的研究	田 军
地方项目	三阴性乳腺癌相关分子标志物的研究	高纪东
地方项目	半相合免疫细胞治疗肿瘤的研究	刘 鹏
地方项目	候选靶向标记物在外周 T 细胞淋巴瘤中的表达及其对治疗和预后的指导意义	冯晓莉
地方项目	血液中卵巢癌相关蛋白的发现与鉴定	李 斌
地方项目	DNA 损伤修复通路遗传多态性与非小细胞肺癌放射治疗疗效的相关性研究	毕 楠
地方项目	溶瘤性重组Ⅱ型单纯疱疹病毒的构建及其在治疗肿瘤中的应用	刘滨磊
地方项目	脂多糖在结肠癌发病机制中的作用	汪红英
地方项目	IL-7 处理的抗肿瘤特异性 IL-2 非依赖型 CD8$^+$ CTL 处理的抗肿瘤特异性 IL-2 非依赖型 CD8 + CTL 克隆抗肿瘤作用体外研究	王金岩
地方项目	以社区为基础的猝死预防和高危患者管理模式的研究	朱 俊
地方项目	Stanford A 型主动脉夹层外科治疗规范与效果	孙立忠
地方项目	强化阿托伐他汀提高骨髓干细胞移植疗效的临床研究	杨跃进
地方项目	同期杂交技术（Hybrid 技术）治疗冠状动脉多支病变	熊 辉
地方项目	实时三维超声心动图指导心脏瓣膜病外科手术作用的研究	王 浩
地方项目	代谢综合征儿童青少年期预防的技术指标体系研究	王来元
地方项目	预防用生物制品 6 类新药 Sabin 株脊髓灰质炎灭活疫苗 I/II 期临床试验研究	廖国阳
地方项目	人用灭活轮状病毒疫苗的规模化制备及开发	孙茂盛
地方项目	中国流行基因型腮腺炎及麻疹新减毒毒种的研究	李琦涵
地方项目	云南不同民族人类白细胞抗原及其特异的杀伤细胞免疫球蛋白受体基因多样性分析	史 荔
地方项目	血管内皮细胞移植替代恒河猴角膜内皮细胞的实验研究	孙晓梅
地方项目	云南省腮腺炎病毒分子流行病学研究	马绍辉
地方项目	帕金森综合征类神经疾病的致病基因异质性研究	孙 浩
地方项目	猕猴 MHC-DR 和 DQ 基因多态性及其糖尿病易感性的关系研究	和占龙
地方项目	外阴阴道念珠菌病微生态菌群的特征分析	刘维达
地方项目	表观遗传学在银屑病易感基因选择性“开放”治疗靶标中的作用	陈 敏
地方项目	构建检测化学物质致敏性的体外模型	马鹏程
地方项目	氟硝丁酰胺治疗乳房外 Paget 病裸鼠移植瘤及其机制研究	曾学思
地方项目	对映—贝壳衫烷二萜类化合物的立体结构与固体物质状态的多晶型研究	张 丽
横向合作项目	川贝母指纹图谱和质量标准研究	陈士林

续 表

项目（课题）类别	课题名称	负责人
横向合作项目	仙灵骨葆深入研究联合攻关计划——药材部分	黄文华，郭保林
横向合作项目	宽甸长白山石柱野山参技术合作意向	陈士林
横向合作项目	药材鉴定	林余霖
横向合作项目	验证样品健脑益智和抗动脉粥样硬化作用	金 文
横向合作项目	川贝母（太白贝母）植物学和DNA研究技术合作协议	陈士林
横向合作项目	样品采集协议	郭宝林
横向合作项目	美白作用的中药筛选研究	许 扬
横向合作项目	所地共建协议	李艾莲
横向合作项目	委托协议	李先恩
横向合作项目	神仙草降血糖作用及化学物质基础的研究	高南南
横向合作项目	合作建设中国医学科学院药用植物研究所金寨灵芝和桑黄科研基地项目	胡炳义
横向合作项目	制备中药化学对照品原料去乙酰车叶草甲酯合同	斯建勇
横向合作项目	紫花老鸦嘴提物急性毒性及降血糖作用研究	杨润梅
横向合作项目	番茄红素提取物的检验	林 耕
横向合作项目	多糖免疫药效实验	曹 丽
横向合作项目	通气栓安全性评价试验	齐 云
横向合作项目	枫蓼肠胃康片药理毒理研究	孙 虹
横向合作项目	科研经费管理及绩效评价	金 文
横向合作项目	医学物理学学科建议	谢俊祥
横向合作项目	医药新技术相关课题信息服务	谢俊祥
横向合作项目	中国乳腺病人Her-2免疫组化、CISH和FISH检测的比较及实验室指控研究	陈 杰
横向合作项目	氧化低密度脂蛋白刺激人单核细胞表达尿激酶型纤溶酶原激活物质体研究及相关机制探讨	陈 未
横向合作项目	脑血流微栓子监测和颈动脉超声与内膜剥脱术中取下的斑块形态进行比较研究预试验	高 山
横向合作项目	阿托伐他汀对肝细胞SR-B1表达和选择性HDL胆固醇摄取功能的影响及相关信号转导通路的研究	李 玲
横向合作项目	生物电阻抗人体成分分析仪	沙 洪
横向合作项目	HIV疫苗的动物模型研究	戴解杰
横向合作项目	DNA疫苗和复制艾滋病疫苗免疫原性和免疫保护效果实验	戴解杰
横向合作项目	HSV重组病毒的构建	刘龙丁
横向合作项目	原代包皮细胞的培养	刘龙丁
横向合作项目	江苏地区光老化就诊患者的临床特点及防晒行为调查	林 彤

续 表

项目（课题）类别	课题名称	负责人
横向合作项目	他克莫司在角质形成细胞 IFN-阿发信号转导途径中作用位点的研究	顾 恒
横向合作项目	中国生殖器疣的多中心临床流行病学研究	王千秋
横向合作项目	以社区支持为基础的提高美沙酮维持治疗依从性的应用研究	齐淑贞
横向合作项目	特应性皮炎组蛋白乙酰化状态与炎症因子表达的关系	姚 煦
横向合作项目	ALA-PDT 抗尖锐湿疣复发的研究	顾 恒
横向合作项目	针对 MSM 艾滋病预防干预能力的培训	王全佩
横向合作项目	加强基层高危人群干预人力资源建设推动综合干预服务网络行成	蒋 宁
国际合作项目	Epidemiology and Intervention Research for Tobacco Control in China	马少俊
国际合作项目	数字卫生图书馆资源建设、利用与开发	代 涛
国际合作项目	加强信息整合与共享，促进卫生科学决策	代 涛
国际合作项目	新闻发布经验和媒体关系管理考察学习	代 涛
国际合作项目	风险沟通在中国的应用和推广	代 涛
国际合作项目	Ⅰ型糖尿病新型药物开发研究	杜冠华
科技部其他项目	新型纳米给药系统及抗癌中药靶向给药技术平台	王向涛
科技部其他项目	后基因组时代的中医药研究——开心散益智作用的神经生物学基础	刘新民
科技部其他项目	中欧 GP-TCM 中医药科技合作研讨会	刘新民
科技部其他项目	名贵中药猪苓的半野生栽培	郭顺星
科技部其他项目	高浓度臭氧水杀虫杀菌技术及其对植物的影响的研究	徐常青
科技部其他项目	濒危中药品种种植、采收、加工的国际标准制定	张本刚
科技部其他项目	中药纯化、分离技术与新药开发研究（2008～2010）	孙晓波
科技部其他项目	中国现代医学科技创新能力国际比较	许培扬
科技部其他项目	NSTL 历史数据人工清理	任慧玲
科技部其他项目	NSTL2008 年联机联合编目建设与管理	梁 芳
科技部其他项目	食管癌癌变分子机理研究	赵晓航
科技部其他项目	心血管相关基因功能研究及心血管疾病诊治平台建立	惠汝太
科技部其他项目	冻干甲型肝炎减毒活疫苗	胡云章
科技部其他项目	昆明国家生物产业基地实验动物中心	代解杰
科技部其他项目	药用优势化合物晶型研究新方法	杜冠华
其他部委项目	濒危药材繁育国家工程实验室建设	陈士林
其他部委项目	重要药用植物种质资源收集、保存与利用	魏建和
其他部委项目	国家药用种子资源库持续发展的能力建设	陈士林，魏建和
其他部委项目	天然药物化合物库	陈士林，邹忠梅

续 表

项目（课题）类别	课题名称	负责人
其他部委项目	中国野生高等植物资源调查项目（2008）	高微微
其他部委项目	提取物广藿香油标准修订	邹忠梅
其他部委项目	新增中药材火炭母标准	邹忠梅
其他部委项目	中药材爵床的新增标准研究	杨美华
其他部委项目	中药材佩兰的标准修订	赵晓宏
其他部委项目	佩兰饮片的标准研究	赵晓宏
其他部委项目	中药材石韦标准研究	石　钺
其他部委项目	中药石韦饮片标准研究	石　钺
其他部委项目	中药材鸭跖草的标准修订研究	李　展
其他部委项目	中药鸭跖草饮片的标准研究	李　展
其他部委项目	新增中药材油松节质量标准研究	薛　健
其他部委项目	中药材夏枯草的标准修订	陈四宝
其他部委项目	中药材葶苈子的标准修订	郭宝林
其他部委项目	炒葶苈子饮片标准的研究和制定	郭宝林
其他部委项目	中药材蕤仁的标准修订	许旭东
其他部委项目	中药材玉竹的标准修订	陈四宝
其他部委项目	中药材玉竹饮片的标准修订	许利嘉
其他部委项目	中药材柴胡标准修订研究	潘瑞乐
其他部委项目	柴胡饮片质量标准研究	潘瑞乐
其他部委项目	醋柴胡质量标准研究	潘瑞乐
其他部委项目	人参适宜产区分析研究	姚　辉
其他部委项目	甘草适宜产区分析研究	谢彩香
其他部委项目	中药材升麻标准修订研究	斯建勇
其他部委项目	中药升麻饮片标准研究	斯建勇
其他部委项目	中药材甘松的标准修订	林　佳
其他部委项目	中药甘松饮片的标准研究	林　佳
其他部委项目	新增中药材岩白菜标准研究	黄文华
其他部委项目	中药材淫羊藿的标准修订	郭宝林
其他部委项目	《中国药典》2010 版一部植物拉丁学名修订	林余霖
其他部委项目	无痛人工流产信息研究	许　侠
其他部委项目	应用 PCT 对心理不健康的烧伤整形患者实施心理护理	王大方
其他部委项目	张力及包膜对扩张后超长动脉筋膜皮瓣成活影响的应用研究	王佳琦

续 表

项目（课题）类别	课题名称	负责人
其他部委项目	扩张皮肤组织的基因表达变化机制及转基因扩张皮瓣构建	范金才
其他部委项目	联合基因转染 BMSCs 促进组织工程骨形成的实验研究及临床应用	滕 利
其他部委项目	药物基因组学指导下的急性白血病个体化治疗策略研究	肖志坚
其他部委项目	多发性骨髓瘤细胞分子遗传学与规范化分层治疗策略的研究	邱录贵
其他部委项目	顺铂/泰索帝每周或每三周方案治疗老年晚期非小细胞肺癌的随机对照临床研究	王子平
其他部委项目	吉西他滨联合长春瑞滨-线治疗老年晚期非小细胞肺癌对比单纯长春瑞滨方案的随机、Ⅲ期临床研究	李峻岭
其他部委项目	结肠成形和结肠 J 型贮袋在老年人中低位直肠癌前切除术中的应用研究	周志祥
其他部委项目	心肌特异表达新激酶 TNNI3K 在肥大细胞中的作用及其分子机制研究	宋 莉
其他部委项目	洛伐他汀促进缺血心肌微环境中间充质干细胞存活的机制研究	徐瑞霞
其他部委项目	PARP-1 依赖的细胞损伤机制与体外循环术后脑损伤	刘 楠
其他部委项目	弥散加权成像（DWI）判断深低温停循环术后脑损伤的初步实验研究	马维国
其他部委项目	Occludin 蛋白与深低温停循环后脑损伤的关系及其机理	田 川
其他部委项目	降低体外膜肺氧合治疗中患者神经系统并发症的试验研究	高国栋
其他部委项目	胸主动脉围术期脊髓缺血损伤监测及损伤机制的基础研究	管玉龙
其他部委项目	非同步搏动灌注对婴幼儿围术期脑氧饱和度及内皮素-1 的影响	赵 举
其他部委项目	不同类型反式脂肪酸与代谢综合征及胰岛素抵抗的关联研究	陈纪春
其他部委项目	促红细胞生长素对内皮功能不良和炎症反应的影响：随机、双盲、安慰剂对照临床研究	唐熠达
其他部委项目	双腔起搏器不同起搏部位及房室延迟对左心功能影响的临床研究	刘志敏
其他部委项目	心血管疾病发病调控基因表达与功能系列分析研究	宋 雷
其他部委项目	基质金属蛋白酶-3、-9 单核苷酸多态性与心肌梗死易感性的相关性研究	吴娜琼
其他部委项目	内皮细胞胞外分泌在急性心肌梗死再灌注后无再流中的作用	赵京林
其他部委项目	新基因 CARP 抑制心肌肥厚的作用及机制研究	王晓建
其他部委项目	18F-FDG 心肌代谢显像对左心室室壁瘤合并左心室功能不全患者的前瞻性研究	张晓丽
其他部委项目	二甲基亚砜的不同去除方法对同种血管的结构与功能的影响	钱 鑫
其他部委项目	二维超声、实时三维超声及核磁共振成像测量左室室壁瘤患者左室容积和功能的对比研究	凤 玮
其他部委项目	冠心病病人骨髓单个核细胞亚型与心肌内移植临床疗效分析	刘 盛
其他部委项目	脑红蛋白对深低温停循环脑损害保护作用的实验研究	魏 波
其他部委项目	三个科研平台的建设与管理	胡盛寿

续 表

项目（课题）类别	课题名称	负责人
其他部委项目	Sabin 株脊髓灰质炎灭活疫苗临床研究	廖国阳
其他部委项目	无创性健美化妆品电阻法局部皮下脂肪厚度量化检测方法	张怀亮
其他部委项目	中国药典 2010 版一部标准研究——鹿茸提取物的研究	石建功
其他部委项目	中国药典 2010 版一部标准研究——短筒兔耳草质量标准的研究	石建功
其他部委项目	中国药典 2010 版一部标准研究——山慈菇药材及饮片质量标准的研究	石建功
其他部委项目	中国药典 2010 版一部标准研究——红大戟及其饮片质量标准研究	石建功
其他部委项目	中国药典 2010 版一部标准研究——雷公腾多苷质量标准研究	于德泉
其他部委项目	中国药典 2010 版一部标准研究——白前药材及其炮制品的质量标准修订研究	庾石山
其他部委项目	中国药典 2010 版一部标准研究——白薇药材及饮片的质量标准修订研究	庾石山
其他部委项目	伸筋草药材及饮片的质量标准修订研究	庾石山
其他部委项目	中国药典 2010 版一部标准研究——五味子流浸膏的质量标准修订研究	庾石山
其他部委项目	兴奋剂检测——特殊尿样分析	杜冠华
其他部委项目	吴茱萸等药用生物资源遗传多样性分析	孔建强（黄璐崎）
人事部项目	紫杉烷化合物的微生物酶促反应研究应用研究	孙迪安
人事部项目	肝靶向长循环干扰素的制备	王向涛
人事部项目	内生真菌促进金线莲生产发育中对其蛋白差异表达的研究	高　川
人事部项目	Gsa 在肾小球旁器 RAS 近距离反馈调节中作用	陈丽萌
人事部项目	急性肾衰的早期诊断和干预	李雪梅
人事部项目	灌注治疗局灶性脑缺血和再灌注损伤的动物实验研究	潘　杰
人事部项目	中国新生儿糖尿病的分子遗传学及临床研究	肖新华
人事部项目	ω-3 脂肪酸对大鼠腹部手术后胃排空及小肠动力的影响	于健春
人事部项目	大剂量甲基强的松龙治疗复发儿童急性淋巴细胞性白血病的基础研究	竺晓凡
人事部项目	胃癌的临床分子预后因素研究	石远凯
人事部项目	外周 T 细胞淋巴癌感性及其凋亡相关蛋白异常表达	韩晓红
人事部项目	高场强 MRI、多层螺旋 CT 在肺癌分期的临床应用研究	黄　遥
人事部项目	中国女性人群中 16 型人乳头瘤病毒变异体的分子流行病学研究	代　敏
人事部项目	抑制磷酸二酯酶 5 表达并对比其特异性抑制剂在肺内皮损伤中的保护作用	张　莉
中医局项目	中药中真菌及真菌毒素污染分析及检测技术标准研究（2008～2011）	杨美华
中医局项目	香丹注射剂的研究工作及其辅料安全性评价（2008～2010）	廖永红

2007 年度院校发表在影响因子 3.0 以上 SCI 源期刊上论文题录

作者单位	作者姓名	论文题目	期刊名称	发表单位	卷期页	影响因子
皮研所	Zhang-TT Du-GH	THE EXPRESSION OF RECOMBINANT HUMAN LOX-1 AND IDENTIFYING ITS MIMIC LIGANDS BY FLUORESCENCE POLARIZATION-BASED HIGH-THRO	LANCET	CHINESE-ACAD-MED-SCI, NATL CTR STD CONTROL, NANJING 210042, PEOPLES-R-CHINA	2007, Vol 369, Iss 9556, pp 132-138	28.638
皮研所	Gao-F Du-GH	APPLICATION OF ENZYME CHIP AND CHEMICAL ARRAYS IN SCREENING ELASTASE INHIBITORS	LANCET	CHINESE-ACAD-MED-SCI, NATL CTR STD CONTROL, NANJING 210042, PEOPLES-R-CHINA	2007, Vol 369, Iss 9568, pp 1165-1165	28.638
阜外医院	Shen-J Tian-Z Yang-JS	THE CONSTITUENTS FROM THE STEMS OF GARCINIA-COWA ROXB. AND THEIR CYTOTOXIC ACTIVITIES	NATURE GENETICS	CHINESE-ACAD-MED-SCI, DEPT ETIOL & CARCINOGENESIS, CANC INST & HOSP, BEIJING 100037, PEOPLES-R-CHINA	2007, Vol 39, Iss 5, pp 605-613	25.556
协和医院	Qi-J Yang-CZ	MULTIFACTORS ARE ASSOCIATED WITH GLEEVEC-ACQUIRED RESISTANCE IN LEUKEMIA-CELL LINE, K562/G02	JAMA-JOURNAL OF THE AMERICAN MEDICAL ASSOCIATION	CHINESE-ACAD-MED-SCI, PEKING UNION MED COLL HOSP, DEPT EMERGENCY MED, PEKING UNION MED COLL, BEIJING 100730, PEOPLES-R-CHINA	2007, Vol 298, Iss 16, pp 1928-1930	25.547
基础所	Fang-LH Zhang-R Chen-XP Zhang-TT Hu-JJ Du-GH	NOVEL ANTI-ATHEROGENIC LEAD COMPOUND-J18455	JOURNAL OF CLINICAL INVESTIGATION	CHINESE-ACAD-MED-SCI, INST BASIC MED SCI, NATL LAB MED MOL BIOL, DEPT PHYSIOL, BEIJING 100005, PEOPLES-R-CHINA	2007, Vol 117, Iss 3, pp 730-738	16.915
阜外医院	Yin-J Ni-KY Shen-Y Ma-PC Cao-L Wang-WP Wang-Y	DEVELOPMENT AND VALIDATION OF A LC-MS/MS METHOD FOR THE DETERMINATION OF VIAMINATE IN HUMAN PLASMA	CIRCULATION	CHINESE-ACAD-MED-SCI, CARDIOVASC INST, DEPT EPIDEMIOL, BEIJING 100037, PEOPLES-R-CHINA	2006, Vol 114, Iss 21, pp 2217-2225	12.755

续　表

作者单位	作者姓名	论文题目	期刊名称	发表单位	卷期页	影响因子
阜外医院	Wei-HL Chen-Y Xu-LF Zheng-JR	PERCUTANEOUS PENETRATION KINETICS OF LIDOCAINE AND PRILOCAINE IN 2 LOCAL-ANESTHETIC FORMULATIONS ASSESSED BY IN-VIVO MIC	CIRCULATION	CHINESE-ACAD-MED-SCI, BEIJING 100037, PEOPLES-R-CHINA	2007, Vol 115, Iss 8, pp E223-E223	12.755
协和医院	Si-SY Su-LF He-X Jiang-W Xiao-CL Zoo-L	THE ASSOCIATION OF DYNAMIN-2 WITH RAC1 PLAYS AN IMPORTANT ROLE IN NAD(P)H OXIDASE ACTIVATION BY ANGIOTENSIN-II IN VASCUL	CIRCULATION JOURNAL	BEIJING-UNION-MED-COLL-HOSP, DIV CARDIOL, BEIJING 100730, PEOPLES-R-CHINA	2007, Vol 71, Iss 6, pp 826-833	12.755
阜外医院	Miao-QF Shang-BY Ouyang-ZG Liu-XY Zhen-YS	GENERATION AND ANTITUMOR EFFECTS OF AN ENGINEERED AND ENERGIZED FUSION PROTEIN VL-LDP-AE COMPOSED OF SINGLE-DOMAIN ANTIB	CIRCULATION	FU-WAI-HOSP, BEIJING, PEOPLES-R-CHINA	2006, Vol 114, Iss 18, pp 490-491	12.755
阜外医院	Liu-ZY Wang-B Zhao-LX Li-YH Shao-HY Yi-H You-XF Li-ZR	SYNTHESIS AND ANTIINFLUENZA ACTIVITIES OF CARBOXYL ALKOXYALKYL ESTERS OF 4-GUANIDINO-NEU5AC2EN (ZANATNIVIR)	CIRCULATION	PEKING-UNION-MED-COLL, FUWAI HEART HOSP, MINST EDUC, SINO GERMAN LAB MOL MED, BEIJING, PEOPLES-R-CHINA	2006, Vol 114, Iss 18, pp 618-618	12.755
阜外医院	Lian-CH Liu-WD	DIFFERENTIAL EXPRESSION OF CANDIDA-ALBICANS SECRETED ASPARTYL PROTEINASE IN HUMAN VULVO-VAGINAL CANDIDIASIS	CIRCULATION	CHINESE-ACAD-MED-SCI, FUWAI HOSP, BEIJING 100037, PEOPLES-R-CHINA	2006, Vol 114, Iss 18, pp 492-492	12.755
基础所	Gong-JQ Liu-XQ Xu-HB Zeng-XS Chen-W Li-XF	DEEP DERMATOPHYTOSIS CAUSED BY TRICHOPHYTON-RUBRUM-REPORT OF 2 CASES	CIRCULATION	CHINESE-ACAD-MED-SCI, NATL LAB MED MOL BIOL, INST BASIC MED SCI, BEIJING 100005, PEOPLES-R-CHINA	2007, Vol 115, Iss 14, pp 1885-1894	12.755
阜外医院	Chen-J Ouyang-ZG Zhang-SH Zhen-YS	DOWN-REGULATION OF THE NUCLEAR-FACTOR-KAPPA-B BY LIDAMYCIN IN ASSOCIATION WITH INDUCING APOPTOSIS IN HUMAN PANCREATIC-CA	CIRCULATION	FU-WAI-HOSP, BEIJING, PEOPLES-R-CHINA	2006, Vol 114, Iss 18, pp 490-490	12.755

续 表

作者单位	作者姓名	论文题目	期刊名称	发表单位	卷期页	影响因子
基础所	Li-JJ Xu-B Yang-YJ Chen-JL Qiao-SB Ma-WH Qin-XW Yao-M Liu-HB Wu-YJ Yuan-JQ Chen	DRUG-ELUTING STENT FOR THE TREATMENT OF SMALL CORONARY LESION-COMPARISON BETWEEN SIROLIMUS-ELUTING AND PACLITAXEL-ELUT	AMERICAN JOURNAL OF HUMAN GENETICS	CHINESE-ACAD-MED-SCI, INST BASIC MED SCI, DEPT MED GENET, BEIJING 100005, PEOPLES-R-CHINA	2007, Vol 80, Iss 2, pp 361-371	11.092
协和医院	Zhu-ZQ Liu-W Xu-CL Han-SM Zu-SY Zhu-GJ	ULTRASOUND BONE DENSITOMETRY OF THE CALCANEUS IN HEALTHY CHINESE CHILDREN AND ADOLESCENTS	BLOOD	BEIJING-UNION-MED-COLL-HOSP, DEPT HEMATOL, BEIJING, PEOPLES-R-CHINA	2006, Vol 108, Iss 11, pp 4695-4695	10.896
协和医院	Zhou-HS Zhao-N Li-L Dong-WJ Wu-XS Hao-DL Guo-ZC Xia-K Xia-JH Liu-DP Liang-CC	SITE-SPECIFIC TRANSFER OF AN INTACT BETA-GLOBIN GENE-CLUSTER THROUGH A NEW TARGETING VECTOR	BLOOD	PEKING-UNION-HOSP, COLL MED, DEPT HEMATOL, BEIJING, PEOPLES-R-CHINA	2006, Vol 108, Iss 11, pp 2601-2601	10.896
血研所	Zheng-DX	ANTIBODY GENE-THERAPY-AN ATTRACTIVE APPROACH FOR THE TREATMENT OF CANCERS AND OTHER CHRONIC DISEASES	BLOOD	PEKING-UNION-MED-COLL, INST HEMATOL & BLOOD DIS MED SCI, DEPT HEMATOL, STATE KEY LAB EXPT HEMATOL, TIANJIN, PEOPLES-R-CHINA	2006, Vol 108, Iss 11, pp 4409-4409	10.896
血研所	Wei-GH Zhao-GW Song-W Hao-DL Lv-X Liu-DP Liang-CC	MECHANISMS OF HUMAN GAMMA-GLOBIN TRANSCRIPTIONAL INDUCTION BY APICIDIN INVOLVES P38 SIGNALING TO CHROMATIN	BLOOD	CHINESE-ACAD-MED-SCI-&-PEKING-UNION-MED-COLL, INST HEMATOL & HOSP BLOOD DIS, TIANJIN, PEOPLES-R-CHINA	2006, Vol 108, Iss 11, pp 4465-4465	10.896
血研所	Li-CX Jing-YL Xie-YK	GLYCOSYLATION-INDUCED DEPOLARIZATION FACILITATES SUBTHRESHOLD MEMBRANE OSCILLATION IN INJURED PRIMARY SENSORY NEURONS	BLOOD	CHINESE-ACAD-MED-SCI-&-PEKING-UNION-MED-COLL, INST HEMATOL & HOSP BLOOD DIS, TIANJIN, PEOPLES-R-CHINA	2006, Vol 108, Iss 11, pp 4465-4465	10.896

续 表

作者单位	作者姓名	论文题目	期刊名称	发表单位	卷期页	影响因子
协和医院	Chen-XS Zhang-Y Wang-JS Li-XY Cheng-XK Zhang-Y Wu-NH Shen-YF	DIVERSE EFFECTS OF STAT1 ON THE REGULATION OF HSP90-ALPHA GENE UNDER HEAT-SHOCK	BLOOD	BEIJING-UNION-MED-COLL-HOSP, DEPT HEMATOL, BEIJING, PEOPLES-R-CHINA	2006, Vol 108, Iss 11, pp 4555-4555	10.896
阜外医院	Yin-H Cheng-GF	IMRECOXIB INHIBITS INTERLEUKIN-8 PRODUCTION THROUGH NF-KAPPAB ACTIVATION SIGNAL PATHWAY IN HEK293 CELLS	JOURNAL OF THE AMERICAN COLLEGE OF CARDIOLOGY	CHINESE-ACAD-MED-SCI, CARDIOVASC INST, DEPT CARDIOL, BEIJING 100037, PEOPLES-R-CHINA	2007, Vol 50, Iss 8, pp 760-767	9.701
阜外医院	Fang-F Liu-GL	A NOVEL CYCLIC SQUAMOSAMIDE ANALOG COMPOUND FLZ IMPROVES MEMORY IMPAIRMENT IN ARTIFICIAL SENESCENCE MICE INDUCED BY CHRO	JOURNAL OF THE AMERICAN COLLEGE OF CARDIOLOGY	FUWAI-HEART-HOSP, BEIJING, PEOPLES-R-CHINA	2007, Vol 49, Iss 9, pp A226-A226	9.701
基础所	Zhang-XT Li-LY Wang-MZ Zhang-L Zhong-W Wang-SL	EVALUATION OF SAFETY AND EFFICACY OF ERLOTINIB AS MONOTHERAPY FOR CHINESE PATIENTS WITH ADVANCED NONSMALL CELL LUNG-CANC	EMBO JOURNAL	CHINESE-ACAD-MED-SCI, INST BASIC MED SCI, NATL LAB MED MOL BIOL, BEIJING 100037, PEOPLES-R-CHINA	2006, Vol 25, Iss 24, pp 5742-5753	8.662
协和医院	Wu-KH Liu-YL Zhou-B Han-ZC	CELLULAR THERAPY AND MYOCARDIAL TISSUE ENGINEERING-THE ROLE OF ADULT STEM AND PROGENITOR CELLS	JOURNAL OF ALLERGY AND CLINICAL IMMUNOLOGY	BEIJING-UNION-MED-COLL-HOSP, BEIJING, PEOPLES-R-CHINA	2007, Vol 119, Iss 1, pp 992-992	8.115
阜外医院	Zhang-ZF Yang-ZY	HPLC DETERMINATION OF LOVASTATIN IN RAT-TISSUE	CLINICAL PHARMACOLOGY & THERAPEUTICS	CHINESE-ACAD-MED-SCI, MINIST EDUC, DEPT CARDIOL, HYPERTENS DIV, BEIJING 100037, PEOPLES-R-CHINA	2007, Vol 82, Iss 2, pp 187-196	8.033
协和医院	Qian-HY Yang-YJ Huang-J Gao-RL Dou-KF Yang-GS Li-JJ Shen-R He-ZX Lu-MJ Zha-SH	INTRACORONARY DELIVERY OF AUTOLOGOUS BONE-MARROW MONONUCLEAR-CELLS RADIOLABELED BY 18F-FLUORO-DEOXY-GLUCOSE-TISSUE DIS	ARTHRITIS AND RHEUMATISM	BEIJING-UNION-MED-COLL-HOSP, BEIJING, PEOPLES-R-CHINA	2006, Vol 54, Iss 9, pp S646-S646	7.677

续 表

作者单位	作者姓名	论文题目	期刊名称	发表单位	卷期页	影响因子
基础所	Shi-J Liu-YX Zheng-Y Guo-YB Zhang-JC Cheung-PT Xu-R Zheng-DX	THERAPEUTIC EXPRESSION OF AN ANTI-DEATH RECEPTOR-5 SINGLE-CHAIN FIXED-VARIABLE REGION PREVENTS TUMOR-GROWTH IN MICE	CANCER RESEARCH	CHINESE-ACAD-MED-SCI, NATL LAB MED MOL BIOL, INST BASIC MED SCI, BEIJING 100005, PEOPLES-R-CHINA	2006, Vol 66, Iss 24, pp 11946-11953	7.672
肿瘤院所	Shen-JH Zhang-Y Wu-NH Shen-YF	RESISTANCE TO GELDANAMYCIN-INDUCED APOPTOSIS IN DIFFERENTIATED NEUROBLASTOMA SH-SY5Y CELLS	CANCER RESEARCH	CANC-INST-HOSP, STATE KEY LAB MOL ONCOL, PEKING UNION MED COLL, BEIJING 100021, PEOPLES-R-CHINA	2006, Vol 66, Iss 24, pp 11690-11699	7.672
阜外医院	Hu-P Jiang-J Wang-HY Pietropaolo-K Chao-GC Brown-NA Zhou-XJ	SINGLE-DOSE AND MULTIPLE-DOSE PHARMACOKINETICS AND SAFETY OF TELBIVUDINE AFTER ORAL-ADMINISTRATION IN HEALTHY CHINESE SU	EUROPEAN HEART JOURNAL	FUWAI-HEART-HOSP, CORONARY HEART DIV, BEIJING, PEOPLES-R-CHINA	2005, Vol 26, pp 726-726	7.286
阜外医院	Li-JC Yuan-Y Qin-W Wang-L Dai-Q Qi-ZH Meng-H Cai-S Jiang-YX	EVALUATION OF THE TARDUS-PARVUS PATTERN IN PATIENTS WITH ATHEROSCLEROTIC AND NONATHEROSCLEROTIC RENAL-ARTERY STENOSIS	HYPERTENSION	CHINESE-ACAD-MED-SCI, FU WAI HOSP, CARDIOVASC INST, BEIJING 100037, PEOPLES-R-CHINA	2007, Vol 50, Iss 1, pp 116-122	7.194
基础所	Gong-WY Liu-Y Huang-M Zheng-RM Qiu-GX Lin-SQ	THE GENES INDUCED BY ESTROGEN IN HUMAN PERIOSTEAL OSTEOBLASTS	HYPERTENSION	CHINESE-ACAD-MED-SCI, NATL LAB MED MOL BIOL, INST BASIC MED SCI, BEIJING 100005, PEOPLES-R-CHINA	2007, Vol 49, Iss 6, pp 1399-1408	7.194
基础所	Peng-B Hu-Q Chang-Q Liu-XM Tang-JT	CYTOTOXIC ACTIVITIES OF DPE ON HUMAN CERVICAL ADENOCARCINOMA AND OVARIAN-CANCER CELLS BY INDUCTION OF APOPTOSIS	NUCLEIC ACIDS RESEARCH	CHINESE-ACAD-MED-SCI, INST BASIC MED SCI, NATL LAB MED MOL BIOL, BEIJING 100005, PEOPLES-R-CHINA	2006, Vol 34, Iss 21, pp 6158-6169	6.954
基础所	Zhu-WL Shan-YD Guo-JX Wei-JP Yang-XC Li-TD Jia-SQ He-Q Chen-JZ Wu-ZG Li-ZQ You-K	DOUBLE-BLIND, MULTICENTER, ACTIVE-CONTROLLED, RANDOMIZED CLINICAL-TRIAL TO ASSESS THE SAFETY AND EFFICACY OF ORALLY-ADMI	FASEB JOURNAL	CHINESE-ACAD-MED-SCI, PROTEOM RES CTR, INST BASIC MED SCI, DEPT PATHOPHYSIOL, BEIJING, PEOPLES-R-CHINA	2007, Vol 21, Iss 5, pp A271-A271	6.791

续 表

作者单位	作者姓名	论文题目	期刊名称	发表单位	卷期页	影响因子
生技所	Yan-XD Li-M Yuan-Y Mao-N Pan-LY	BIOLOGICAL COMPARISON OF OVARIAN-CANCER RESISTANT CELL-LINES TO CISPLATIN AND TAXOL BY 2 DIFFERENT ADMINISTRATIONS	FASEB JOURNAL	CHINESE-ACAD-MED-SCI, INST MED BIOTECHNOL, BEIJING 100050, PEOPLES-R-CHINA	2007, Vol 21, Iss 6, pp A1149-A1149	6.791
基础所	Wang-ZF Ke-MY Song-ZQ Sun-XH Xu-XH	INVESTIGATION OF QUALITY-OF-LIFE AND PSYCHO-MENTAL FACTORS OF PATIENTS WITH ACHALASIA	FASEB JOURNAL	PEKING-UNION-MED-COLL, PROTEOM RES CTR, INST BASIC MED SCI, DEPT PATHOPHYSIOL, BEIJING 100005, PEOPLES-R-CHINA	2007, Vol 21, Iss 6, pp A1004-A1004	6.791
基础所	Wang-HL Xu-TD	ATTITUDES TO TRIAGE OF CHINESE EMERGENCY-ROOM PATIENTS IN A BEIJING TERTIARY HOSPITAL	FASEB JOURNAL	PEKING-UNION-MED-COLL, PROTEOM RES CTR, DEPT PATHOPHYSIOL, BEIJING, PEOPLES-R-CHINA	2007, Vol 21, Iss 6, pp A1004-A1004	6.791
基础所	Wang-H Guo-P Sun-H Wang-H Yang-Q Chen-M Xu-Y Zhu-Y	MOLECULAR EPIDEMIOLOGY OF CLINICAL ISOLATES OF CARBAPENEM-RESISTANT ACINETOBACTER SPP. FROM CHINESE HOSPITALS-DEL	FEBS LETTERS	CHINESE-ACAD-MED-SCI, INST BASIC MED SCI, NATL LAB MED MOL BIOL, BEIJING 100005, PEOPLES-R-CHINA	2007, Vol 581, Iss 8, pp 1587-1593	6.791
基础所	Liu-HB Sugamoto-K Itohara-T Tomita-T Hashimoto-J Yoshikawa-H	IN-VIVO 3-DIMENSIONAL SKELETAL ALIGNMENT ANALYSIS OF THE HINDFOOT VALGUS DEFORMITY IN PATIENTS WITH RHEUMATOID-ARTHRITIS	FASEB JOURNAL	CHINESE-ACAD-MED-SCI, PEKING UNION MED COLL, DEPT BIOL & MOL BIOL, BEIJING, PEOPLES-R-CHINA	2007, Vol 21, Iss 5, pp A283-A283	6.791
基础所	Li-S Sun-F Jin-ZY Xue-HD Li-ML	WHOLE-BODY DIFFUSION-WEIGHTED IMAGING-TECHNICAL IMPROVEMENT AND PRELIMINARY-RESULTS	FASEB JOURNAL	CHINESE-ACAD-MED-SCI, PROTEOM RES CTR, INST BASIC MED SCI, BEIJING, PEOPLES-R-CHINA	2007, Vol 21, Iss 5, pp A265-A265	6.791
肿瘤院所	Peng-B Chang-Q Hu-Q Liu-XM Tang-JT	CYTOTOXIC ACTIVITIES OF DPE ON HUMAN CERVICAL ADENOCARCINORNA AND OVARIAN-CANCER CELLS BY INDUCTION OF APOPTOSIS	ONCOGENE	CHINESE-ACAD-MED-SCI, INST CANC, STATE KEY LAB MOL ONCOL, BEIJING 100021, PEOPLES-R-CHINA	2007, Vol 26, Iss 44, pp 6396-6405	6.44

续 表

作者单位	作者姓名	论文题目	期刊名称	发表单位	卷期页	影响因子
基础所	Li-X Sun-WJ Li-ZJ Zhao-YZ Li-YT Li-Y Wan-CC Li-QC Yang-RC Han-MZ Wang-JX Qiu-LG	A SURVIVAL STUDY AND PROGNOSTIC-FACTORS ANALYSIS ON ACUTE PROMYELOCYTIC LEUKEMIA AT A SINGLE-CENTER	JOURNAL OF CELL SCIENCE	CHINESE-ACAD-MED-SCI, PEKING UNION MED COLL, INST BASIC MED SCI, NATL LAB MED MOL BIOL, BEIJING 100005, PEOPLES-R-CHINA	2007, Vol 120, Iss 9, pp 1521-1528	6.427
协和医院	Liu-JP Ji-BY Feng-ZY Zhao-J Li-CH Li-B Long-C	THE EFFECT OF PREPROCESSING STORED RED-BLOOD-CELLS ON NEONATES UNDERGOING CORRECTIVE CARDIAC-SURGERY	ANNALS OF THE RHEUMATIC DISEASES	CHINESE-ACAD-MED-SCI, PEKING UNION MED COLL HOSP, DEPT RHEUMATOL & IMMUNOL, BEIJING 100730, PEOPLES-R-CHINA	2007, Vol 66, Iss 4, pp 530-532	6.411
肿瘤院所	Liu-X Bian-CJ Ren-KH Jin-HX Li-BW Shao-RG	LIDAMYCIN INDUCES MARKED G2 CELL-CYCLE ARREST IN HUMAN COLON-CARCINOMA HT-29 CELLS THROUGH ACTIVATION OF P38 MAPK PATHWA	CLINICAL CANCER RESEARCH	CHINESE-ACAD-MED-SCI, CANC INST & HOSP, DEPT ETIOL & CARCINOGENESIS, BEIJING 100021, PEOPLES-R-CHINA	2007, Vol 13, Iss 8, pp 2362-2368	6.25
协和医院	Zhang-Y Zhang-MR Yang-L Xiao-ZJ	NPM1 MUTATIONS IN MYELODYSPLASTIC SYNDROMES AND ACUTE MYELOID-LEUKEMIA WITH NORMAL KARYOTYPE	JOURNAL OF BONE AND MINERAL RESEARCH	CHINESE-ACAD-MED-SCI, PEKING UNION MED COLL HOSP, PEKING UNION MED COLL, BEIJING 100037, PEOPLES-R-CHINA	2006, Vol 21, pp S382-S382	6.004
肿瘤院所	Yang-MY Zhao-MX Li-SK Li-YQ	PENILE RECONSTRUCTION BY THE FREE SCAPULAR FLAP AND MALLEABLE PENIS PROSTHESIS	PHARMACOGENETICS AND GENOMICS	CHINESE-ACAD-MED-SCI, INST CANC, DEPT ETIOL & CARCINOGENESIS, BEIJING 100021, PEOPLES-R-CHINA	2007, Vol 17, Iss 3, pp 197-205	5.775
协和医院	Ma-B Zhang-JJ	NIMODIPINE TREATMENT TO ASSESS A MODIFIED MOUSE MODEL OF INTRACEREBRAL HEMORRHAGE	JOURNAL OF PROTEOME RESEARCH	CHINESE-ACAD-MED-SCI, DEPT OBSTET & GYNECOL, PEKING UNION MED COLL HOSP, DEPT OBSTET & GYNECOL, BEIJING 100730, PEOPLES-R-CHINA	2007, Vol 6, Iss 2, pp 772-780	5.675
肿瘤院所	Zhou-J Liu-LR Li-XM Chen-H Zhang-QQ	PRIMARY STUDY ON TRANSPLANTATION OF ENDOTHELIALIZED DERMAL EQUIVALENTS INTO NORMAL RATS (VOL 35, PG 377, 2007)	JOURNAL OF BIOLOGICAL CHEMISTRY	CHINESE-ACAD-MED-SCI, STATE KEY LAB MOL ONCOL, BEIJING 100021, PEOPLES-R-CHINA	2007, Vol 282, Iss 24, pp 17712-17719	5.581

续 表

作者单位	作者姓名	论文题目	期刊名称	发表单位	卷期页	影响因子
基础所	Zhou-B Ma-FX Liu-PX Fang-ZH Wang-SL Han-ZB Poon-MC Han-ZC	IMPAIRED THERAPEUTIC VASCULOGENESIS BY TRANSPLANTATION OF OXLDL-TREATED ENDOTHELIAL PROGENITOR CELLS	JOURNAL OF BIOLOGICAL CHEMISTRY	CHINESE-ACAD-MED-SCI, PEKING UNION MED COLL, INST BASIC MED SCI, BEIJING 100005, PEOPLES-R-CHINA	2007, Vol 282, Iss 26, pp 18872-18878	5.581
基础所	Zhang-XW Diao-SY Rao-Q Xing-HY Liu-H Liao-XL Wang-M Wang-JX	IDENTIFICATION OF A NOVEL ISOFORM OF IASPP AND ITS INTERACTION WITH P53	JOURNAL OF BIOLOGICAL CHEMISTRY	CHINESE-ACAD-MED-SCI, NATL LAB MED MOL BIOL, INST BASIC MED SCI, BEIJING 10005, PEOPLES-R-CHINA	2007, Vol 282, Iss 6, pp 3799-3808	5.581
基础所	Mai-YJ Qi-PJ Xu-Y Zou-DH Wang-YF Zhao-YZ Yang-RC Xiao-ZJ Qiu-LG	CLINICAL AND LABORATORY FEATURES OF NEWLY-DIAGNOSED MULTIPLE-MYELOMA-A RETROSPECTIVE, SINGLE-CENTER ANALYSIS	JOURNAL OF BIOLOGICAL CHEMISTRY	CHINESE-ACAD-MED-SCI, PEKING UNION MED COLL, SCH BASIC MED, BEIJING 100005, PEOPLES-R-CHINA	2007, Vol 282, Iss 26, pp 18922-18928	5.581
基础所	Wang-L Lu-J Liang-J He-J Wang-J Yin-W	PRIMARY SMALL-CELL CARCINOMA OF THE ESOPHAGUS-A REVIEW OF 20-YEAR EXPERIENCE FROM ONE INSTITUTION	PHILOSOPHICAL TRANSACTIONS OF THE ROYAL SOCIETY B-BIOLOGICAL SCIENCES	PEKING-UNION-MED-COLL, STATE KEY LSB MED MOL BIOL, INST BASIC MED SCI, BEIJING 100005, PEOPLES-R-CHINA	2007, Vol 362, Iss 1482, pp 1043-1061	5.529
基础所	Jin-ML Shen-L Hu-B Yu-JR Wen-ZZ Su-YQ Wang-BC Chen-L Yin-HR Chen-L	MATURE DATA ON CAPECITABINE (X) PLUS FRACTIONATED CISPLATIN (P) AS 1ST-LINE THERAPY IN PATIENTS (PTS) WITH ADVANCED GAST	PHILOSOPHICAL TRANSACTIONS OF THE ROYAL SOCIETY B-BIOLOGICAL SCIENCES	CHINESE-ACAD-MED-SCI, CTR EXCELLENCE TISSUE ENGN, INST BASIC MED SCI, BEIJING 100005, PEOPLES-R-CHINA	2007, Vol 362, Iss 1482, pp 1107-1112	5.529
基础所	Zhou-L Rui-JA Wang-SB Chen-SG Qu-Q Chi-TY Wei-X Han-K Zhang-N Zhao-HT	OUTCOMES AND PROGNOSTIC-FACTORS OF CIRRHOTIC-PATIENTS WITH HEPATOCELLULAR-CARCINOMA AFTER RADICAL MAJOR HEPATECTOMY	HAEMATOLOGICA-THE HEMATOLOGY JOURNAL	CHINESE-ACAD-MED-SCI, INST BASIC MED SCI, BEIJING 100005, PEOPLES-R-CHINA	2007, Vol 92, Iss 7; pp 897-904	5.516

续 表

作者单位	作者姓名	论文题目	期刊名称	发表单位	卷期页	影响因子
基础所	Deng-RX Lu-ZH Chen-YJ Zhou-L Lu-XH	PLASMA PROTEOMIC ANALYSIS OF PANCREATIC-CANCER BY 2-DIMENSIONAL GEL-ELECTROPHORESIS	HAEMATOLOGICA-THE HEMATOLOGY JOURNAL	CHINESE-ACAD-MED-SCI, DEPT CELL BIOL, INST BASIC MED SCI, SCH BASIC MED, PEKING UNION MED COLL, BEIJING 100005, PEOPLES-R-CHINA	2007, Vol 92, Iss 5, pp 643-650	5. 516
基础所	Bin-C Hui-W Zhu-RY Ning-YZ Xie-XL Xu-YC Zhu-YJ Chen-MJ	OUTCOME OF CEPHALOSPORIN TREATMENT OF BACTEREMIA DUE TO CTX-M-TYPE EXTENDED-SPECTRUM BETA-LACTAMASE-PRODUCING ESCHERICHI	HAEMATOLOGICA-THE HEMATOLOGY JOURNAL	CHINESE-ACAD-MED-SCI, PEKING UNION MED COLL, ISNT BASIC MED SCI, CTR TISSUE ENGN, BEIJING 100005, PEOPLES-R-CHINA	2007, Vol 92, Iss 7, pp 889-896	5. 516
协和医院	Zhao-D Sun-T Zhang-XM Guo-YL Yu-DK Yang-M Tan-W Wang-GQ Lin-DX	ROLE OF CD14 PROMOTER POLYMORPHISMS IN HELICOBACTER-PYLORI INFECTION-RELATED GASTRIC-CARCINOMA	PROTEOMICS	BEIJING-UNION-MED-COLL-HOSP, CHINESE ACAD MED SCI, PEKING UNION MED COLL, DEPT GASTROENTEROL, BEIJING 100730, PEOPLES-R-CHINA	2007, Vol 7, Iss 8, pp 1345-1355	5. 479
肿瘤院所	Yang-W Zhang-Y Li-YF Wu-ZG Zhu-DH	MYOSTATIN INDUCES CYCLIN D1 DEGRADATION TO CAUSE CELL-CYCLE ARREST THROUGH A PHOSPHATIDYLINOSITOL 3-KINASE/AKT/GSK-3-BET	CARCINOGENESIS	CHINESE-ACAD-MED-SCI, INST CANC, DEPT ETIOL & CARCINOGENESIS, BEIJING, PEOPLES-R-CHINA	2007, Vol 28, Iss 9, pp 1996-2001	5. 406
肿瘤院所	Wei-GH Zhao-GW Song-W Hao-DL Ke-XS Liu-DP Liang-CC	COORDINATED CHANGES OF HISTONE MODIFICATIONS, TRANSCRIPTION FACTORS AND P38/MAPK SIGNALING PATHWAY CONTRIBUTE TO APICIDI	CARCINOGENESIS	PEKING-UNION-MED-COLL, INST CANC, DEPT ETIOL & CARCINOGENESIS, BEIJING 100021, PEOPLES-R-CHINA	2007, Vol 28, Iss 11, pp 2274-2281	5. 406
肿瘤院所	Niu-NF Zhu-XL Liu-Y Du-T Wang-X Chen-DM Sun-B Gu-HF Liu-Y	SINGLE NUCLEOTIDE POLYMORPHISMS IN THE PROXIMAL PROMOTER REGION OF APOLIPOPROTEIN M-GENE (APOM) CONFER THE SUSCEPTIBILIT	CARCINOGENESIS	CHINESE-ACAD-MED-SCI, CANC INST & HOSP, DEPT ETIOL & CARCINOGENESIS, BEIJING 100021, PEOPLES-R-CHINA	2007, Vol 28, Iss 6, pp 1197-1201	5. 406
肿瘤院所	Li-HL She-ZG Li-TB Wang-AB Yang-QL Wei-YS Wang-YG Liu-DP	OVEREXPRESSION OF MYOFIBRILLOGENESIS REGULATOR-1 AGGRAVATES CARDIAC-HYPERTROPHY INDUCED BY ANGIOTENSIN-II IN MICE	CARCINOGENESIS	CHINESE-ACAD-MED-SCI, CTR BREAST DIS, BEIJING 100021, PEOPLES-R-CHINA	2007, Vol 28, Iss 5, pp 1067-1073	5. 406

续 表

作者单位	作者姓名	论文题目	期刊名称	发表单位	卷期页	影响因子
基础所	Tian-Z Xu-LJ Chen-SB Zhou-L Yang-MS Chen-SL Xiao-PG Wu-EX	CYTOTOXIC ACTIVITY OF SCHISANDROLIC AND ISOSCHISANDROLIC ACIDS INVOLVES INDUCTION OF APOPTOSIS	MOLECULAR ENDOCRINOLOGY	CHINESE-ACAD-MED-SCI, INST BASIC MED SCI, NATL LAB MED MOL BIOL, BEIJING 100005, PEOPLES-R-CHINA	2007, Vol 21, Iss 11, pp 2785-2794	5.337
基础所	Li-Y Wu-GD Zuo-J Gao-JM Chang-YS Fang-FD	GENETIC-VARIATIONS OF THE CDC2L2 GENE ARE ASSOCIATED WITH TYPE-2 DIABETES IN A HAN-CHINESE COHORT	CELLULAR AND MOLECULAR LIFE SCIENCES	CHINESE-ACAD-MED-SCI, DEPT BIOCHEM & MOL BIOL, STATE KEY LAB MED MOL BIOL, INST BASIC MED SCI, BEIJING 100005, PEOPLES-R-CHINA	2006, Vol 63, Iss 22, pp 2560-2570	5.239
协和医院	Zhen-YS Wang-YB Zhang-WL Zhou-CX Hui-RT	CARDIOSIGNAL-A DATABASE OF TRANSCRIPTIONAL REGULATION IN CARDIAC DEVELOPMENT AND HYPERTROPHY	ALLERGY	BEIJING-UNION-MED-COLL-HOSP, CHINESE ACAD MED SCI, DEPT ALLERGY, BEIJING, PEOPLES-R-CHINA	2007, Vol 62, pp 271-271	5.014
协和医院	Zhao-JL Yang-YJ Gao-RL	REMOTE PERICONDITIONING REDUCES MYOCARDIAL NO-REFLOW BY DECREASING RHO-KINASE ACTIVITY	ALLERGY	BEIJING-UNION-MED-COLL-HOSP, DEPT ALLERGY, BEIJING, PEOPLES-R-CHINA	2007, Vol 62, pp 181-182	5.014
基础所	Niu-WQ Qi-Y Hou-SQ Zhou-WY Qu-CC	CORRELATION OF ANGIOTENSIN-CONVERTING-ENZYME-2 GENE POLYMORPHISMS WITH STAGE-2 HYPERTENSION IN HAN CHINESE	CELLULAR SIGNALLING	PEKING-UNION-MED-COLL, INST BASIC MED SCI, NATL LAB MED MOL BIOL, BEIJING 100005, PEOPLES-R-CHINA	2007, Vol 19, Iss 1, pp 1-7	4.887
协和医院	Long-C Zhou-RH Lin-B Liu-J Lrou-SY	PRECONDITIONING WITH NA +/H + EXCHANGE INHIBITOR HOE642 REDUCES CALCIUM OVERLOAD AND EXHIBITS MARKED PROTECTION ON IMMATUR	ANNALS OF ONCOLOGY	BEIJING-UNION-MED-COLL-HOSP, BEIJING, PEOPLES-R-CHINA	2007, Vol 18, pp 184-185	4.875
肿瘤院所	Li-JJ Nie-SP Xu-B Guo-YL Gao-Z Zheng-X	INFLAMMATION IN VARIANT ANGINA-IS THERE ANY EVIDENCE	ANNALS OF ONCOLOGY	CHINESE-ACAD-MED-SCI, CANC HOSP, BEIJING 100037, PEOPLES-R-CHINA	2006, Vol 17, pp 75-75	4.875

续 表

作者单位	作者姓名	论文题目	期刊名称	发表单位	卷期页	影响因子
肿瘤院所	Chen-JL Yang-YJ BinQiao-S Xu-B Yao-M Qin-XW Liu-HB Wu-YJ Yuan-JQ Chen-J Gao-RL	COMPARISON OF SHORT AND LONG-TERM OUTCOMES BETWEEN CYPHER AND TAXUS DRUG-ELUTING STENTS FOR IN-STENT RESTENOSIS	ANNALS OF ONCOLOGY	BEIJING-CANC-HOSP, BEIJING, PEOPLES-R-CHINA	2006, Vol 17, pp 317-317	4.875
协和医院	Wang-Y Shang-XY Wang-SJ Mo-SY Li-S Yang-YC Ye-F Shi-JG He-L	STRUCTURES, BIOGENESIS, AND BIOLOGICAL-ACTIVITIES OF PYRANO [4,3-C] ISOCHROMEN-4-ONE DERIVATIVES FROM THE FUNGUS PHELLINUS	JOURNAL OF MOLECULAR MEDICINE-JMM	CHINESE-ACAD-MED-SCI, PEKING UNION MED COLL, BEIJING 100730, PEOPLES-R-CHINA	2007, Vol 85, Iss 8, pp 845-850	4.82
肿瘤院所	Ma-M Zhao-JL Wang-SJ Li-SA Yang-YC Shi-JG Fan-X He-L	BROMOPHENOLS COUPLED WITH NUCLEOSIDE BASES AND BROMINATED TETRAHYDROISOQUINOLINES FROM THE RED ALGA RHODOMELA-CONFERVOID	JOURNAL OF MOLECULAR MEDICINE-JMM	CHINESE-ACAD-MED-SCI, INST CANC, PEKING UNION MED COLL, STATE KEY LAB MOL ONCOL, BEIJING 100021, PEOPLES-R-CHINA	2007, Vol 85, Iss 8, pp 863-875	4.82
基础所	Liu-MT Lin-S Wang-YH He-WY Li-S Wang-SJ Yang-YC Shi-JG	2 NOVEL GLYCOSIDIC TRITERPENE ALKALOIDS FROM THE STEM BARKS OF MACHILUS-YAOSHANSIS	JOURNAL OF MOLECULAR MEDICINE-JMM	CHINESE-ACAD-MED-SCI, SCH BASIC MED, PEKING UNION MED COLL, BEIJING 100005, PEOPLES-R-CHINA	2007, Vol 85, Iss 8, pp 851-861	4.82
阜外医院	Lin-S Wang-SJ Liu-MT Gan-ML Li-SA Yang-YC Wang-YH He-WY Shi-JG	GLYCOSIDES FROM THE STEM BARK OF FRAXINUS-SIEBOLDIANA	JOURNAL OF MOLECULAR MEDICINE-JMM	CHINESE-ACAD-MED-SCI, FUWAI HOSP, PEKING UNION MED COLL, BEIJING 100037, PEOPLES-R-CHINA	2007, Vol 85, Iss 8, pp 877-885	4.82
血研所	Wang-HL Xu-J	SHOULD SMALL-VOLUME HYPERTONIC SALINE BE USED ROUTINELY IN EMERGENCY CARDIOPULMONARY-RESUSCITATION	GENE THERAPY	CHINESE-ACAD-MED-SCI, PEKING UNION MED COLL, INST HEMATOL, STATE KEY LAB EXPT HEMATOL, TIANJIN 300020, PEOPLES-R-CHINA	2007, Vol 14, Iss 15, pp 1181-1187	4.812

续 表

作者单位	作者姓名	论文题目	期刊名称	发表单位	卷期页	影响因子
协和医院	Wang-K Guo-LH Zou-YS Li-Y Wu-JB	4849F, A NEW METABOLITE PRODUCED BY THE STREPTOMYCES SP-4849 AS AN INHIBITOR OF IL-4 RECEPTOR	CLINICAL CHEMISTRY	CHINESE-ACAD-MED-SCI, PEKING UNION MED COLL HOSP, PEKING UNION MED COLL, DEPT LAB MED, BEIJING 100037, PEOPLES-R-CHINA	2007, Vol 53, Iss 6, pp A141-A141	4.803
药物所	Shao-GQ Zhang-GH	COMPARISON OF PROPOFOL AND SEVOFLURANE FOR LARYNGEAL MASK AIRWAY INSERTION IN ELDERLY-PATIENTS	ORGANIC LETTERS	CHINESE-ACAD-MED-SCI, INST MAT MED, BEIJING 100050, PEOPLES-R-CHINA	2007, Vol 9, Iss 1, pp 129-132	4.802
基础所	Wan-SG Xu-J Zhao-H Su-L Hui-WH He-JJ	ACUTE LYMPHOCYTIC-LEUKEMIA WITH EOSINOPHILIA-CASE-REPORT	CELL RESEARCH	CHINESE-ACAD-MED-SCI, INST BASIC MED SCI, NATL LAB MED MOL BIOL, BEIJING 100005, PEOPLES-R-CHINA	2007, Vol 17, Iss 4, pp 303-306	4.655
肿瘤院所	Ma-SC Song-EL Gao-SJ Tian-R Gao-YH	RAPID CHARACTERIZATION OF THE BINDING-PROPERTY OF HTRA2/OMI PDZ DOMAIN BY VALIDATION SCREENING OF PDZ LIGAND LIBRARY	CELL RESEARCH	CANC-INST-HOSP, PEKING UNION MED COLL, STATE KEY LAB MOL ONCOL, BEIJING 100021, PEOPLES-R-CHINA	2007, Vol 17, Iss 4, pp 298-300	4.655
血研所	Liu-LD Li-PZ Jiang-L Dong-CH Wang-LC Che-YC Zhao-HL Dong-SZ Li-QH	USING INTERFERON-ALPHA TO BLOCK EXPRESSION OF CELLULAR RIBOSOME SUBUNIT S24 VARIANT-2 IN HUMAN FIBROBLASTS INHIBITS TRAN	CRITICAL REVIEWS IN ONCOLOGY HEMATOLOGY	CHINESE-ACAD-MED-SCI, INST HEMATOL, STATE KEY LAB EXPT HEMATOL, INST HEMATOL, TIANJIN 300020, PEOPLES-R-CHINA	2007, Vol 62, Iss 2, pp 105-118	4.632
血研所	Yang-TM Liu-G	SOLUTION-PHASE PARALLEL SYNTHESIS OF 3, 5, 6-SUBSTITUTED INDOLIN-2-ONES	JOURNAL OF MOLECULAR BIOLOGY	CHINESE-ACAD-MED-SCI, INST HEMATOL, STATE KEY LAB EXPT HEMATOL, TIANJIN 300020, PEOPLES-R-CHINA	2007, Vol 368, Iss 4, pp 1162-1171	4.472
协和医院	Hu-P Jiang-J Wang-H Pietropaolo-K Chao-G Brown-N Zhou-X	SINGLE-DOSE AND STEADY-STATE PHARMACOKINETICS AND SAFETY OF TELBIVUDINE FOLLOWING ORAL-ADMINISTRATION IN HEALTHY CHINESE	EUROPEAN JOURNAL OF CANCER	BEIJING-UNION-MED-COLL-HOSP, DEPT GEN SURG, CHINESE ACAD SCI, PEKING UNION MED COLL, BEIJING 100032, PEOPLES-R-CHINA	2007, Vol 43, Iss 4, pp 809-815	4.454

续 表

作者单位	作者姓名	论文题目	期刊名称	发表单位	卷期页	影响因子
协和医院	Wang-YB Zheng-Y Chen-JX Wu-HY Zheng-DY Hui-RT	A NOVEL EPITHELIAL SODIUM-CHANNEL GAMMA-SUBUNIT DE-NOVO FRAMESHIFT MUTATION LEADS TO LIDDLE SYNDROME	ANTIMICROBIAL AGENTS AND CHEMOTHERAPY	CHINESE-ACAD-MED-SCI, DEPT CLIN LAB, PEKING UNION MED COLL HOSP, BEIJING 100730, PEOPLES-R-CHINA	2007, Vol 51, Iss 11, pp 4022-4028	4.39
阜外医院	Zhu-CJ Yang-HZ Wang-QQ Hua-F Zhou-JL Hu-ZW	ALDOSTERONE-STIMULATED INFLAMMATORY AND PROFIBROTIC RESPONSES MEDIATED BY P38MAPK-NF-KAPPAB OR ERK-SP1 SIGNAL PATHWAY IN	JOURNAL OF HYPERTENSION	FUWAI-HOSP, BEIJING, PEOPLES-R-CHINA	2007, Vol 25, pp S354-S355	4.364
阜外医院	Ying-D Bin-Z Yong-Z Xinrui-C Guanhua-GH	PROTECTIVE-EFFECT OF CHINESE TRADITIONAL DRUGS ON ACUTE LUNG INJURY-INDUCED BY LPS IN MICE	JOURNAL OF HYPERTENSION	FUWAI-HEART-HOSP, CAMS & PUMC, SINO GERMAN LAB MOL MED, BEIJING 100871, PEOPLES-R-CHINA	2006, Vol 24, pp 367-367	4.364
阜外医院	Wang-L Alcaraz-AA Matesanz-R Yang-CG Barasoain-I Diaz-JF Li-YZ Snyder-JP Fang-WS	SYNTHESIS, BIOLOGICAL EVALUATIONS, AND TUBULIN BINDING POSES OF C-2-ALPHA SULFUR LINKED TAXOL ANALOGS	JOURNAL OF HYPERTENSION	FU-WAI-HOSP, DIV HYPERTENS, BEIJING, PEOPLES-R-CHINA	2006, Vol 24, pp S293-S293	4.364
阜外医院	Song-GM Shen-ZF Sun-SJ Chen-YT Liu-Q	PHARMACOLOGY OF GGT-1 (A NEW INCRETIN MIMETIC)-A POTENTIAL THERAPEUTIC FOR IMPROVED GLYCEMIC CONTROL OF DIABETES	JOURNAL OF HYPERTENSION	CARDIOVASC-INST, BEIJING, PEOPLES-R-CHINA	2007, Vol 25, Iss 10, pp 2011-2018	4.364
阜外医院	Liu-QS Du-GH Wang-QJ Hu-SY Zhang-L Gao-M	RECOMBINATE HUMAN CILIARY NEUROTROPHIC FACTOR REDUCE WEIGHT BY REGULATING NUCLEAR RESPIRE FACTOR-1 AND COMPONENTS OF MIT	JOURNAL OF HYPERTENSION	CHINESE-ACAD-MED-SCI, FUWAI HOSP, SINO GERMAN LAB MOL MED, DEPT CARDIOL, BEIJING 100037, PEOPLES-R-CHINA	2006, Vol 24, pp 353-354	4.364
阜外医院	Liu-Q Ye-F Cong-WN Li-JA Tian-JY Ye-F	EXPERIMENTAL-STUDIES ON HBP OVER FLUX INDUCED BY THE HYPERGLYCEMIA OR INSULIN-RESISTANCE	JOURNAL OF HYPERTENSION	CAMS-&-PUMC, FU WAI HOSP, BEIJING, PEOPLES-R-CHINA	2007, Vol 25, pp S375-S375	4.364

续 表

作者单位	作者姓名	论文题目	期刊名称	发表单位	卷期页	影响因子
阜外医院	Liu-B Wang-L Wang-XL	PROTEOMIC ANALYSIS OF STRIATUM MITOCHANDRIAL PROTEIN MPTP INDUCED PD MICE MODEL	JOURNAL OF HYPERTENSION	FU-WAI-HOSP, BEIJING HYPERTENS LEAGUE INST, CHL, PUMC & CAMS, BEIJING, PEOPLES-R-CHINA	2006, Vol 24, pp 71-71	4.364
阜外医院	Jin-W Xin-BM Cui-B Li-PP Chen-ZR Yuan-B Yan-HM Cai-WF Cao-TM He-LS Yang-HZ Hu-ZW	1-ALPHA,25-D3 AND TLR2 AGONIST IMPROVE INSULIN SENSITIVITY IN MSG OBESE RAT BY REGULATION OF REGULATORY T-CELLS AND TH1/	JOURNAL OF HYPERTENSION	CHINESE-ACAD-MED-SCI, PEKING UNION MED COLL, SINO GERMAN LAB MOL MED, DEPT CARDIOL, BEIJING 100037, PEOPLES-R-CHINA	2006, Vol 24, pp 354-354	4.364
阜外医院	Jin-W Xin-BM Cui-B Li-PP Chen-ZR Yuan-B Yan-HM Cai-WF Cao-TM He-LS Yang-HZ Hu-ZW	1-ALPHA,25-D3 AND TLR2 AGONIST IMPROVE INSULIN SENSITIVITY IN MSG OBESE RAT BY REGULATION OF REGULATORY T-CELLS AND TH1	JOURNAL OF HYPERTENSION	CHINESE-ACAD-MED-SCI, DEPT EVIDENCE BASED MED, BEIJING 100037, PEOPLES-R-CHINA	2007, Vol 25, Iss 9, pp 1821-1827	4.364
阜外医院	He-XL Cheng-YX Du-GH	EFFECT OF SALVIANOLIC-ACID-A ON RAT-LIVER MITOCHONDRIA	JOURNAL OF HYPERTENSION	FUWAI-HOSP, CHINESE ACAD MED SCI, DEPT CARDIOL, DIV HYPERTENS SINO GERMA LAB MOL MED, BEIJING, PEOPLES-R-CHINA	2006, Vol 24, pp 89-89	4.364
血研所	Li-L Wang-ZG Chen-YY Yuan-YY Liu-G	DESIGN AND SYNTHESIS OF NOVEL TRICYCLES BASED ON 4H-BENZO[1,4]THIAZIN-3-ONE AND 1, 1-DIOXO-1, 4-DIHYDRO-2H-1-LAMBDA(6)-BEN	JOURNAL OF LIPID RESEARCH	CHINESE-ACAD-MED-SCI, INST HEMATOL, STATE KEY LAB EXPT HEMATOL, TIANJIN, PEOPLES-R-CHINA	2007, Vol 48, Iss 3, pp 518-527	4.336
肿瘤院所	Shi-M Li-J Liao-L Chen-B Li-B Chen-L Jia-H Zhao-RC	REGULATION OF CXCR4 EXPRESSION IN HUMAN MESENCHYMAL STEM-CELLS BY CYTOKINE TREATMENT-ROLE IN HOMING EFFICIENCY IN NOD/	BIOLOGY OF THE CELL	CHINESE-ACAD-MED-SCI, INST CANC, CANC HOSP, STATE KEY LAB MOL ONCOL, BEIJING 100021, PEOPLES-R-CHINA	2007, Vol 99, Iss 10, pp 573-581	4.303

续表

作者单位	作者姓名	论文题目	期刊名称	发表单位	卷期页	影响因子
肿瘤院所	Zhou-B Cao-XC Fang-ZH Zheng-CL Han-ZB Ren-H Poon-MC Han-ZC	PREVENTION OF DIABETIC MICROANGIOPATHY BY PROPHYLACTIC TRANSPLANT OF MOBILIZED PERIPHERAL-BLOOD MONONUCLEAR-CELLS	INTERNATIONAL JOURNAL OF RADIATION ONCOLOGY BIOLOGY PHYSICS	PEKING-UNION-MED-COLL, CANC HOSP, DEPT RADIAT ONCOL, BEIJING, PEOPLES-R-CHINA	2006, Vol 66, Iss 3, pp 2094-2094	4.29
肿瘤院所	Sun-W Gao-S Wang-L Chen-Y Wu-S Wang-X Zheng-D Gao-Y	MICROWAVE-ASSISTED PROTEIN PREPARATION AND ENZYMATIC DIGESTION IN PROTEOMICS	INTERNATIONAL JOURNAL OF RADIATION ONCOLOGY BIOLOGY PHYSICS	CHINESE-ACAD-MED-SCI, CANC INST HOSP, BEIJING, PEOPLES-R-CHINA	2006, Vol 66, Iss 3, pp 2511-2511	4.29
肿瘤院所	Pang-TX Li-QH Wang-JX Yuan-W Zhang-L Han-ZC	EFFECT OF ROLINE RICH DOMAIN OF AN RNA-BINDING PROTEIN SAM68 IN B-LYMPHOCYTE LEUKEMIA-CELL LINE GROWTH-PROCESS, DEATH AN	INTERNATIONAL JOURNAL OF RADIATION ONCOLOGY BIOLOGY PHYSICS	CANC-INST-HOSP, CHINESE ACAD MED SCI, PEKING UNION MED COLL, DEPT RADIAT ONCOL, BEIJING, PEOPLES-R-CHINA	2006, Vol 66, Iss 3, pp 2496-2496	4.29
肿瘤院所	Pang-TX Li-QH Wang-JX Yuan-W Zhang-L Han-ZC	EFFECT OF ROLINE RICH DOMAIN OF AN RNA-BINDING PROTEIN SAM68 IN B-LYMPHOCYTE LEUKEMIA-CELL LINE GROWTH-PROCESS, DEATH AN	INTERNATIONAL JOURNAL OF RADIATION ONCOLOGY BIOLOGY PHYSICS	CHINESE-ACAD-MED-SCI, PEKING UNION MED COLL, CANC HOSP, DEPT RADIAT ONCOL, BEIJING 100037, PEOPLES-R-CHINA	2006, Vol 66, Iss 3, pp 2503-2503	4.29
肿瘤院所	Liu-YB Tang-WZ Yu-SS Qu-J Liu-J Liu-Y	8 NEW C-21 STEROIDAL GLYCOSIDES FROM DREGEA-SINENSIS VAR. CORRUGATA	INTERNATIONAL JOURNAL OF RADIATION ONCOLOGY BIOLOGY PHYSICS	CANC-INST-HOSP, CHINESE ACAD MED SCI, BEIJING, PEOPLES-R-CHINA	2006, Vol 66, Iss 3, pp 2461-2461	4.29
肿瘤院所	Liu-Y Qu-J Yu-SS Hu-YC Huang-XZ	7 NEW STEROIDAL GLYCOSIDES FROM THE ROOTS OF CYNANCHUM-FORRESTII	INTERNATIONAL JOURNAL OF RADIATION ONCOLOGY BIOLOGY PHYSICS	CANC-INST-HOSP, CHINESE ACAD MED SCI, PEKING UNION MED COLL, DEPT RADIAT ONCOL, BEIJING, PEOPLES-R-CHINA	2006, Vol 66, Iss 3, pp 2447-2447	4.29
肿瘤院所	Liu-JP Guo-L	INTRAPLACENTAL CHORIOCARCINOMA IN A TERM PLACENTA WITH BOTH MATERNAL AND INFANTILE METASTASES-A CASE-REPORT AND REVIEW	INTERNATIONAL JOURNAL OF RADIATION ONCOLOGY BIOLOGY PHYSICS	CAMS, CANC HOSP & INST, BEIJING, PEOPLES-R-CHINA	2006, Vol 66, Iss 3, pp 2123-2123	4.29

续 表

作者单位	作者姓名	论文题目	期刊名称	发表单位	卷期页	影响因子
肿瘤院所	Chen-P Yang-JS	FLAVONOL GALACTOSIDE CAFFEIATE ESTER AND HOMOISOFLAVONES FROM CAESALPINIA-MILLETTII HOOK, ET ARN	MODERN PATHOLOGY	CHINESE-ACAD-MED-SCI, CANC HOSP, BEIJING, PEOPLES-R-CHINA	2006, Vol 19, pp 54-54	4.286
阜外医院	Cao-W Xi-XY Hao-ZY Li-WJ Kong-Y Cui-LX Ma-C Ba-DN He-W	RAET1E2, A SOLUBLE ISOFORM OF THE UL16-BINDING PROTEIN RAET1E PRODUCED BY TUMOR-CELLS, INHIBITS NKG2D-MEDIATED NK CYTOTO	CHEST	CHINESE-ACAD-MED-SCI, CARDIOVASC INST, BEIJING 100037, PEOPLES-R-CHINA	2007, Vol 132, Iss 2, pp 373-379	4.143
基础所	Zhang-ZB Zhang-QL Jin-HT Huang-CQ Wang-ZQ Wang-AP	FERTILITY AND EARLY EMBRYONIC-DEVELOPMENT TOXICITY OF PENEQUINE HYDROCHLORIDE IN MICE	JOURNAL OF LEUKOCYTE BIOLOGY	CHINESE-ACAD-MED-SCI, INST BASIC MED SCI, SCH BASIC MED PEKING UNION MED COLL, DEPT IMMUNOL, BEIJING 100005, PEOPLES-R-CHINA	2007, Vol 82, Iss 3, pp 551-558	4.128
基础所	Zhang-Z Zhang-QL Wang-ZQ Wei-JF Wang-AP	EMBRYO-FETAL DEVELOPMENT TOXICITY OF PRENATAL EXPOSURE TO PENEQUINE HYDROCHLORIDE INTRAMUSCULARLY IN RATS	JOURNAL OF LEUKOCYTE BIOLOGY	CHINESE-ACAD-MED-SCI, INST BASIC MED SCI, SCH BASIC MED PEKING UNION MED COLL, DEPT IMMUNOL, BEIJING 100005, PEOPLES-R-CHINA	2007, Vol 82, Iss 3, pp 551-558	4.128
基础所	Sheng-L Chen-H Li-Y	A HPLC METHOD FOR DETERMINATION OF NICOUSAMIDE IN DOG PLASMA AND ITS APPLICATION TO PHARMACOKINETIC-STUDIES	JOURNAL OF LEUKOCYTE BIOLOGY	PEKING-UNION-MED-COLL, CHINESE ACAD MED SCI, INST BASIC MED SCI, NATL LAB MED MOL BIOL, BEIJING 100005, PEOPLES-R-CHINA	2007, Vol 82, Iss 4, pp 986-1002	4.128
基础所	Zhou-L Lu-ZH Yang-AM Deng-RX Mai-CR Sang-XT Faber-KN Lu-XH	COMPARATIVE PROTEOMIC ANALYSIS OF HUMAN PANCREATIC-JUICE-METHODOLOGICAL STUDY	EUROPEAN JOURNAL OF HUMAN GENETICS	CAMS-&-PUMC, NATL LAB MED MOL BIOL, INST BASIC MED SCI, BEIJING 100005, PEOPLES-R-CHINA	2007, Vol 15, Iss 1, pp 23-28	4.003
药物所	Wu-L Lu-Y Zheng-QT Tan-NH Li-CM Zhou-J	STUDY ON THE SPATIAL STRUCTURE OF ANNOMURICATIN-A, A CYCLOHEXAPEPTIDE FROM THE SEEDS OF ANNONA-MURICATA	JOURNAL OF PHARMACOLOGY AND EXPERIMENTAL THERAPEUTICS	CHINESE-ACAD-MED-SCI, INST MAT MED, DEPT PHARMACOL, BEIJING 100050, PEOPLES-R-CHINA	2007, Vol 321, Iss 3, pp 902-910	4.003

续 表

作者单位	作者姓名	论文题目	期刊名称	发表单位	卷期页	影响因子
阜外医院	Zhang-X Shu-HJ Zhang-FC Tian-XP Dong-Y	CELL-ELISA DETECTION OF ANTINEURONAL ANTIBODIES IN CENTRAL-NERVOUS-SYSTEM INVOLVEMENT IN SYSTEMIC-LUPUS-ERYTHEMATOSUS	HUMAN GENETICS	CHINESE-ACAD-MED-SCI, DEPT EVIDENCE BASED MED, CARDIOVASC INST, BEIJING 100037, PEOPLES-R-CHINA	2007, Vol 121, Iss 3-4, pp 327-335	3.974
肿瘤院所	Liu-JP Ji-BY Feng-ZY Li-CH Li-B Lang-YJ Long-C	APPLICATION OF MODIFIED PERFUSION TECHNIQUE ON ONE-STAGE REPAIR OF INTERRUPTED AORTIC-ARCH IN INFANTS-A CASE SERIES AN	ANNALS OF SURGICAL ONCOLOGY	CHINESE-ACAD-MED-SCI, PEKING UNION MED COLL, DEPT THORAC SURG, BEIJING 100021, PEOPLES-R-CHINA	2007, Vol 14, Iss 9, pp 2628-2635	3.917
基础所	Xue-FS Yang-QY Liao-X Liu-JH Tong-SY	TOPICAL ANESTHESIA OF THE AIRWAY USING FIBEROPTIC BRONCHOSCOPE AND THE ALADGIC(R) ATOMIZER IN PATIENTS WITH PREDICTED DI	OSTEOPOROSIS INTERNATIONAL	CHINESE-ACAD-MED-SCI, INST BASIC MED SCI, DEPT PATHOPHYSIOL, BEIJING 100005, PEOPLES-R-CHINA	2007, Vol 18, Iss 4, pp 533-541	3.893
血研所	Zhang-B Li-JB Zhang-DM Ding-Y Du-GH	ANALGESIC AND ANTIINFLAMMATORY ACTIVITIES OF A FRACTION RICH IN GAULTHERIN ISOLATED FROM GAULTHERIA-YUNNANENSIS FRANCH	LIVER TRANSPLANTATION	PEKING-UNION-MED-COLL, BEIJING, PEOPLES-R-CHINA	2007, Vol 13, Iss 2, pp 193-196	3.751
血研所	Zuo-YG Xu-KJ Su-B Ho-MG Liu-YH	2 NOVEL STK11 MUTATIONS IN 3 CHINESE FAMILIES WITH PEUTZ-JEGHERS-SYNDROME	GROWTH FACTORS	CHINESE-ACAD-MED-SCI, INST HEMATOL, STATE KEY LAB EXPT HEMATOL, TIANJIN 300020, PEOPLES-R-CHINA	2006, Vol 24, Iss 4, pp 242-252	3.742
阜外医院	Liu-HY Lang-JH Zhou-QF Shan-D Li-QZ	DETECTION OF ENDOMETRIOSIS WITH THE USE OF PLASMA-PROTEIN PROFILING BY SURF ACE-ENHANCED LASER DESORPTION/IONIZATION TIM	HEART	FUWAI-HOSP, DEPT RADIOL, CARDIOVASC INST, BEIJING 100037, PEOPLES-R-CHINA	2007, Vol 93, Iss 4, pp 514-518	3.708
皮研所	He-GR Du-GH	HIGH-THROUGHPUT CHEMILUMINESCENT METHOD FOR DETECTING SUPEROXIDE ANION ACTIVITY	JOURNAL OF CLINICAL MICROBIOLOGY	CHINESE-ACAD-MED-SCI, NATL CTR STD CONTROL, NANJING 20042, PEOPLES-R-CHINA	2007, Vol 45, Iss 4, pp 1185-1189	3.708

续 表

作者单位	作者姓名	论文题目	期刊名称	发表单位	卷期页	影响因子
协和医院	Xu-P Liu-L Jin-ZP Lei-PS	SYNTHESIS AND ANTIBACTERIAL ACTIVITY OF DERIVATIVES OF 6-O-ALLYLIC ACYLIDES	MENOPAUSE-THE JOURNAL OF THE NORTH AMERICAN MENOPAUSE SOCIETY	BEIJING-UNION-MED-COLL-HOSP, BEIJING, PEOPLES-R-CHINA	2006, Vol 13, Iss 6, pp 1019-1019	3.672
基础所	Liu-W Chen-NS Jin-HT Huang-JL Wei-JF Bao-J Li-CH Liu-Y Li-XY Wang-AP	INTRAVENOUS REPEATED-DOSE TOXICITY STUDY OF ZNPCS2P2-BASED-PHOTODYAMIC THERAPY IN BEAGLE DOGS	METHODS	CHINESE-ACAD-MED-SCI, INST BASIC MED SCI, BEIJING 100005, PEOPLES-R-CHINA	2007, Vol 43, Iss 2, pp 123-130	3.667
血研所	Wang-SH Xiao-ZJ Han-MZ Wu-Q	EXPERIMENTAL-STUDY ON DNA MOLECULAR-STRUCTURE OF ACUTE MYELOID-LEUKEMIA AND MYELODYSPLASTIC SYNDROME BY FT-IR SPECTRA	JOURNAL OF CELLULAR PHYSIOLOGY	CHINESE-ACAD-MED-SCI, INST HEMATOL, STATE KEY LAB EXPT HEMATOL, TIANJIN 300020, PEOPLES-R-CHINA	2007, Vol 211, Iss 2, pp 279-286	3.643
皮研所	Tang-HY Zhang-ZG	USING C′DEVIATION TO STUDY STRUCTURES OF CENTRAL AMINO-ACIDS IN PEPTIDE-FRAGMENTS	BRITISH JOURNAL OF DERMATOLOGY	CHINESE-ACAD-MED-SCI, INST DERMATOL, NANJING 210042, PEOPLES-R-CHINA	2007, Vol 156, Iss 3, pp 516-520	3.503
协和医院	Ma-YN Zhang-X Zhang-JW Zhang-XH Wang-RX	SCREENING FOR TRANS-ACTING FACTORS AND OTHER FACTORS INVOLVED IN THE ACTIVATING OR SILENCING OF THE GAMMA-GLOBIN GENE DU	BRITISH JOURNAL OF DERMATOLOGY	BEIJING-UNION-MED-COLL-HOSP, CHINESE ACAD MED SCI, DEPT DERMATOL, BEIJING 100730, PEOPLES-R-CHINA	2007, Vol 157, Iss 4, pp 818-821	3.503
基础所	Zhang-Y Di-YW Zhang-Y Dai-H Shen-YF	IDENTIFICATION OF A NOVEL HSNF5 BINDING-PROTEIN	THROMBOSIS AND HAEMOSTASIS	PEKING-UNION-MED-COLL, SCH BASIC MED, CHINESE ACAD MED SCI, INST BASIC MED SCI, BEIJING 100005, PEOPLES-R-CHINA	2007, Vol 97, Iss 5, pp 839-846	3.501
肿瘤院所	Zhu-XM Fang-LH Li-YJ Du-GH	ENDOTHELIUM-DEPENDENT AND ENDOTHELIUM-INDEPENDENT RELAXATION INDUCED BY PINOCEMBRIN IN RAT AORTIC RINGS	LUNG CANCER	PEKING-UNION-MED-COLL, CANC HOSP & INST, BEIJING 100021, PEOPLES-R-CHINA	2007, Vol 56, Iss 1, pp 51-58	3.455

续 表

作者单位	作者姓名	论文题目	期刊名称	发表单位	卷期页	影响因子
肿瘤院所	Liu-Q Chen-YT Sun-SJ Shen-ZF	ANTI-HYPERGLYCEMIC ACTIVITY OF AN ALPHA-GLUCOSIDASE INHIBITOR TD-01	LUNG CANCER	PEKING-UNION-MED-COLL, DEPT ETIOL & CARCINOGENESIS, CANC INST HOSP, BEIJING 100021, PEOPLES-R-CHINA	2007, Vol 56, Iss 3, pp 307-317	3.455
肿瘤院所	Yin-N Peng-M Xing-YK Zhang-W	INTRACELLULAR POOLS OF FC-ALPHA-R(CD89) IN HUMAN NEUTROPHILS ARE LOCALIZED IN TERTIARY GRANULES AND SECRETORY VESICLES,	CANCER LETTERS	CHINESE-ACAD-MED-SCI, CANC INST HOSP, DEPT CELL & MOL BIOL, PEKING UNION MED COLL, BEIJING 100021, PEOPLES-R-CHINA	2007, Vol 252, Iss 1, pp 123-130	3.398
药物所	Cheng-F Wang-J Peng-JP Yang-J Fu-H Zhang-XB Xue-Y Li-WJ Chu-YL Jin-Q	GENE-EXPRESSION PROFILING OF THE PH RESPONSE IN SHIGELLA-FLEXNERI 2A	CANCER LETTERS	CHINESE-ACAD-MED-SCI, INST MAT MED, DEPT PHARMACOL, BEIJING 100050, PEOPLES-R-CHINA	2007, Vol 248, Iss 1, pp 153-163	3.398
药植所	Ke-MY Sun-XH Qian-JM	EFFECT OF MINILASE-S ON FUNCTIONAL DYSPEPSIA-A RANDOMIZED, PLACEBO-CONTROLLED, DOUBLE-BLIND, MULTICENTER, CLINIC TRIAL	INTERNATIONAL JOURNAL OF PHARMACEUTICS	CHINESE-ACAD-MED-SCI, PEKING UNION MED COLL, INST MED PLANT DEV, BEIJING 100094, PEOPLES-R-CHINA	2007, Vol 337, Iss 1-2, pp 155-160	3.392
阜外医院	Zhou-B Poon-MC Pu-WT Han-ZC	THERAPEUTIC NEOVASCULARIZATION FOR PERIPHERAL ARTERIAL-DISEASES-ADVANCES AND PERSPECTIVES	JOURNAL OF CELLULAR BIOCHEMISTRY	CHINESE-ACAD-MED-SCI, PEDIAT CARDIAC CTR, DEPT SURG, CARDIOVASC INST, BEIJING 100037, PEOPLES-R-CHINA	2007, Vol 100, Iss 3, pp 608-616	3.381
阜外医院	Xu-YF Zhou-Y Xiong-DS Qi-J Yang-CZ	OVEREXPRESSION OF SORCIN GENE INDUCES A LOW-LEVEL OF MULTIDRUG-RESISTANCE IN HUMAN LEUKEMIA-CELLS	JOURNAL OF CELLULAR BIOCHEMISTRY	PEKING-UNION-MED-COLL, DEPT CARDIOL, FUWAI HOSP, BEIJING 100037, PEOPLES-R-CHINA	2007, Vol 102, Iss 1, pp 64-74	3.381
基础所	Xiong-DS Yang-CZ Xu-YF Fan-DM	INHIBITION OF HUMAN B-CELL LYMPHOMA BY AN ANTI-CD20 ANTIBODY HI47 AND ITS CHIMERIC FAB AND F(AB)2 FRAGMENTS VIA INDUCTIO	JOURNAL OF CELLULAR BIOCHEMISTRY	CHINESE-ACAD-MED-SCI, INST BASIC MED SCI, NATL LAB MED MOL BIOL, BEIJING 100005, PEOPLES-R-CHINA	2007, Vol 102, Iss 1, pp 149-160	3.381

续 表

作者单位	作者姓名	论文题目	期刊名称	发表单位	卷期页	影响因子
基础所	Ru-YX Mi-YC Liu-JH Cui-W Wang-HJ Zhao-SX Wang-JX	RIBOSOME-LAMELLA COMPLEX PRECURSORS IN ACUTE MONOCYTIC LEUKEMIA-A STUDY OF 6 CASES	JOURNAL OF CELLULAR BIOCHEMISTRY	CHINESE-ACAD-MED-SCI, INST BASIC MED SCI, DEPT MOL BIOL & BIOCHEM, NATL LAB MED MOL BIOL, BEIJING 100730, PEOPLES-R-CHINA	2007, Vol 102, Iss 4, pp 1059-1066	3.381
血研所	Chen-L Chen-B Zhang-W Yuel-H Han-Q Zhao-RC	EFFECTS OF HUMAN MESENCHYMAL STEM-CELLS ON THE DIFFERENTIATION OF DENDRITIC CELLS FROM UMBILICORD BLOOD CD34(+) PROGENIT	JOURNAL OF CELLULAR BIOCHEMISTRY	CHINESE-ACAD-MED-SCI, INST HEMATOL, STATE KEY LAB EXPT HEMATOL, TIANJIN 300020, PEOPLES-R-CHINA	2007, Vol 102, Iss 1, pp 183-195	3.381
基础所	Yu-LY Pei-Y Xia-WB Xing-XP Meng-XW Zhou-XY	EFFECT OF FIBROBLAST-GROWTH-FACTOR-9 ON RUNX2 GENE PROMOTER ACTIVITY IN MC3T3-E1 AND C2C12 CELLS	VACCINE	CHINESE-ACAD-MED-SCI, INST BASIC MED SCI, SCH BASIC MED PEKING UNION MED COLL, BEIJING 100005, PEOPLES-R-CHINA	2007, Vol 25, Iss 28, pp 5155-5165	3.377
阜外医院	Yang-ZY He-XB Zhang-YQ	THE DETERMINATION OF RALOXIFENE IN RAT-TISSUE USING HPLC	CLINICAL ENDOCRINOLOGY	MINIST-EDUC, SINO GERMAN LAB MOL MED, KEY LAB CLIN CARDIOVASC GENET, BEIJING, PEOPLES-R-CHINA	2007, Vol 67, Iss 5, pp 801-804	3.37
阜外医院	Wang-T Zhang-JC Chen-Y Xiao-PG Yang-MS	EFFECT OF ZINC ION ON THE OSTEOGENIC AND ADIPOGENIC DIFFERENTIATION OF MOUSE PRIMARY BONE-MARROW STROMAL CELLS AND THE A	NEUROGASTROENTEROLOGY AND MOTILITY	CHINESE-ACAD-MED-SCI, DEPT GASTROENTEROL, PEKING UNION MED COLL HOSP, BEIJING 100037, PEOPLES-R-CHINA	2007, Vol 19, Iss 6, pp 44-44	3.364
基础所	Han-JP Zhang-WS Cao-HB Chen-SL Wang-YY	GENETIC DIVERSITY AND BIOGEOGRAPHY OF THE TRADITIONAL CHINESE MEDICINE, GARDENIA-JASMINOIDES, BASED ON AFLP MARKERS	NEUROGASTROENTEROLOGY AND MOTILITY	PUMC, SCH BASIC MED, BEIJING, PEOPLES-R-CHINA	2007, Vol 19, Iss 6, pp 52-52	3.364
阜外医院	Zhang-D Zhang-JJ Liu-GT	THE NOVEL SQUAMOSAMIDE DERIVATIVE FLZ PROTECTS AGAINST 6-HYDROXYDOPAMINE-INDUCED APOPTOSIS THROUGH INHIBITION OF RELATED	JOURNAL OF THORACIC AND CARDIOVASCULAR SURGERY	CARDIOVASC-INST, DEPT CARDIOVASC SURG, BEIJING 100037, PEOPLES-R-CHINA	2007, Vol 133, Iss 4, pp 1090-1092	3.354

续 表

作者单位	作者姓名	论文题目	期刊名称	发表单位	卷期页	影响因子
阜外医院	Zhang-D Zhang-JJ Liu-GT	THE NOVEL SQUAMOSAMIDE DERIVATIVE(COMPOUND FLZ) ATTENUATED 1-METHYL, 4-PHENYL-PYRIDINIUM ION (MPP+)-INDUCED APOPTOSIS A	JOURNAL OF THORACIC AND CARDIOVASCULAR SURGERY	FU-WAI-HOSP, DEPT SURG, BEIJING 100037, PEOPLES-R-CHINA	2007, Vol 134, Iss 5, pp 1234-U23	3.354
阜外医院	Peng-Y Xu-SF Chen-GQ Wang-L Feng-YP Wang-XL	L-3-N-BUTYLPHTHALIDE IMPROVES COGNITIVE IMPAIRMENT INDUCED BY CHRONIC CEREBRAL HYPOPERFUSION IN RATS	JOURNAL OF THORACIC AND CARDIOVASCULAR SURGERY	CHINESE-ACAD-MED-SCI, DEPT CARDIAC SURG, CARDIOVASC INST, BEIJING 100037, PEOPLES-R-CHINA	2007, Vol 133, Iss 6, pp 1654-1656	3.354
阜外医院	Fu-JJ Ding-Y Huang-D Li-HY Chen-XG	THE RETINOID-X-RECEPTOR-SELECTIVE LIGAND, LGD1069, INHIBITS TUMOR-INDUCED ANGIOGENESIS VIA SUPPRESSION OF VEGF IN HUMAN	JOURNAL OF THORACIC AND CARDIOVASCULAR SURGERY	CARDIOVASC-INST, DEPT CARDIOVASC SURG, BEIJING 100037, PEOPLES-R-CHINA	2007, Vol 134, Iss 5, pp 1227-U22	3.354
阜外医院	Pei-LX Du-GH	THE FAST METABOLIC FEATURE OF 5-HYDROXYMETHYLFURFURAL IN RATS	JOURNAL OF VASCULAR SURGERY	CHINESE-ACAD-MED-SCI, FUWAI HOSP, PEKING UNION MED COLL, BEIJING 100037, PEOPLES-R-CHINA	2007, Vol 46, Iss 2, pp 296-302	3.272
阜外医院	Yang-ZY Zhang-ZF He-XB Zhao-GY Zhang-YQ	VALIDATION OF A NOVEL HPLC METHOD FOR THE DETERMINATION OF RALOXIFENE AND ITS PHARMACOKINETICS IN RAT PLASMA	CLINICAL THERAPEUTICS	CHINESE-ACAD-MED-SCI, CLIN PHARMACOL CTR, FU WAI HOSP, BEIJING 100037, PEOPLES-R-CHINA	2007, Vol 29, Iss 9, pp 1957-1966	3.261
阜外医院	Song-ZQ Ke-MY Wang-ZF Liu-XH Fang-XC	CLINICAL INVESTIGATION OF THE EFFICACY OF TEGASEROD IN PATIENTS WITH FUNCTIONAL DYSPEPSIA	EUROPEAN JOURNAL OF HEART FAILURE	CHINESE-ACAD-MED-SCI, CARDIOVASC INST, DEPT CARDIOL, BEIJING 100037, PEOPLES-R-CHINA	2007, Vol 9, Iss 1, pp 30-36	3.242
基础所	Wang-Y Zhan-QM	CELL CYCLE-DEPENDENT EXPRESSION OF CENTROSOMAL NINEIN-LIKE PROTEIN IN HUMAN-CELLS IS REGULATED BY THE ANAPHASE-PROMOTING	STEM CELLS AND DEVELOPMENT	CHINESE-ACAD-MED-SCI, INST BASIC MED SCI, CTR EXCELLENCE TISSUE ENGN, BEIJING 100005, PEOPLES-R-CHINA	2007, Vol 16, Iss 5, pp 719-731	3.224

续 表

作者单位	作者姓名	论文题目	期刊名称	发表单位	卷期页	影响因子
基础所	He-J Zhou-F Shao-K Hang-J Wang-H Ray-burn-E Xiao-ZX Lee-SW Xue-Q Feng-XL Shi-SS Z	OVEREXPRESSION OF PIN1 IN NONS-MALL CELL LUNG-CANCER (NSCLC) AND ITS CORRELATION WITH LYMPH-NODE METASTASES	STEM CELLS AND DE-VELOPMENT	CHINESE-ACAD-MED-SCI, INST BASIC MED SCI, CTR EXCELLENCE TISSUE ENGN, BEI-JING 100730, PEOPLES-R-CHINA	2007, Vol 16, Iss 5, pp 695-706	3.224
肿瘤院所	Yang-XY Qu-HQ Du-GH Polychronakos-C	TO FIND NOVEL THERAPEUTICS FOR THE T1D PREVENTION	MEDICAL PHYSICS	CHINESE-ACAD-MED-SCI, CANC INST HOSP, CAMS, BEIJING 100037, PEOPLES-R-CHINA	2007, Vol 34, Iss 6, pp 2478-2478	3.198
协和医院	Zhao-J Xiang-Y Wan-XR Cui-QC Yang-XY	CLINICAL AND PATHOLOGICAL CHAR-ACTERISTICS AND PROGNOSIS OF PLA-CENTAL SITE TROPHOBLASTIC TUMOR	FERTILITY AND STE-RILITY	BEIJING-UNION-MED-COLL-HOSP, BEIJING, PEOPLES-R-CHINA	2007, Vol 88, pp S17-S18	3.168
协和医院	Yan-XQ Yang-HY Zhao-YM You-L Xu-J	DEEP INFERIOR EPIGASTRIC PERFORA-TOR FLAP FOR BREAST RECONSTRUC-TION-EXPERIENCE WITH 43 FLAPS	FERTILITY AND STE-RILITY	CHINESE-ACAD-MED-SCI, PEKING UNION MED COLL HOSP, DEPT OBSTET & GYNE-COL, BEIJING 100730, PEOPLES-R-CHINA	2007, Vol 87, Iss 4, pp 988-990	3.168
药物所	Zhao-YP	DEVELOPING A MULTICENTER COOPER-ATIVE RESEARCH SYSTEM FOR PAN-CREATIC-CANCER IN CHINA	JOURNAL OF COMBI-NATORIAL CHEMIS-TRY	CHINESE-ACAD-MED-SCI, INST MAT MED, BEIJING 100050, PEOPLES-R-CHINA	2007, Vol 9, Iss 6, pp 1164-1176	3.154
药物所	Li-JA Xu-SF Wang-XL	STUDY ON THE CONVERSION OF NOVEL DRUG POTASSIUM 2-(1-HYDROXYPEN-TYL)-BENZOATE (DL-PHPB), A PRO-DRUG OF 3-N-BUTYLPHTHALIDE	JOURNAL OF COMBI-NATORIAL CHEMIS-TRY	CHINESE-ACAD-MED-SCI, INST MAT MED, BEIJING 100050, PEOPLES-R-CHINA	2007, Vol 9, Iss 1, pp 70-78	3.154
药物所	Gao-JH Fu-WX Jin-ZG Yu-XC	ACUPUNCTURE PRETREATMENT PRO-TECTS HEART FROM INJURY IN RATS WITH MYOCARDIAL-ISCHEMIA AND REPERFUSION VIA INHIBITION OF T	JOURNAL OF COMBI-NATORIAL CHEMIS-TRY	CHINESE-ACAD-MED-SCI, INST MAT MED, BEIJING 100050, PEOPLES-R-CHINA	2007, Vol 9, Iss 1, pp 86-95	3.154

续 表

作者单位	作者姓名	论文题目	期刊名称	发表单位	卷期页	影响因子
药物所	Fan-LL Li-H Ma-J Fan-MJ Zhang-RD Teng-J Zeng-XK Wang-YF Zhao-DY	THE PROTECTION OF OXYPHENAMONE ON MYOCARDIUM AGAINST ISCHEMIA-REPERFUSION INJURY	JOURNAL OF COMBINATORIAL CHEMISTRY	CHINESE-ACAD-MED-SCI, INST MAT MED, BEIJING 100050, PEOPLES-R-CHINA	2007, Vol 9, Iss 4, pp 652-660	3.154
药物所	Cong-WN Tao-RY Ye-F	ESTABLISHMENT OF A MICE NUTRITIONAL NONALCOHOLIC FATTY LIVER-DISEASE MODEL	JOURNAL OF COMBINATORIAL CHEMISTRY	CHINESE-ACAD-MED-SCI, INST MAT MED, BEIJING 100050, PEOPLES-R-CHINA	2007, Vol 9, Iss 6, pp 959-972	3.154
药物所	Chen-J Gong-YS Zhang-JT	EFFECT OF 17-BETA-ESTRADIOL AND GINSENOSIDE ON OSTEOPOROSIS IN OVARIECTOMIZED RATS	JOURNAL OF COMBINATORIAL CHEMISTRY	CHINESE-ACAD-MED-SCI, PEKING UNION MED COLL, INST MAT MED, BEIJING 100050, PEOPLES-R-CHINA	2007, Vol 9, Iss 5, pp 756-772	3.154
药物所	Cheng-F Wang-J Peng-JP Yang-J Fu-H Zhang-XB Xue-Y Li-WJ Chu-YL Jin-Q	GENE-EXPRESSION PROFILING OF THE PH RESPONSE IN SHIGELLA-FLEXNERI 2A	JOURNAL OF COMBINATORIAL CHEMISTRY	CHINESE-ACAD-MED-SCI, INST MAT MED, BEIJING 100050, PEOPLES-R-CHINA	2007, Vol 9, Iss 1, pp 158-170	3.154
协和医院	Zhang-D Zhang-JJ Liu-GT	NEUROPROTECTIVE EFFECTS OF THE NOVEL COMPOUND FLZ ON 1-METHYL 4-PHENYLPYRIDINIUM ION (MPP +)-INDUCED NEUROTOXICITY IN SH-	JOURNAL OF RHEUMATOLOGY	CHINESE-ACAD-MED-SCI, PEKING UNION MED COLL HOSP, DEPT RHEUMATOL & IMMUNOL, BEIJING 100730, PEOPLES-R-CHINA	2007, Vol 34, Iss 8, pp 1760-1764	3.151
基础所	Wang-SJ Zhang-W Lian-W Wu-YJ Zou-N Zhu-T Zhou-DB Xu-Y Shen-T Zhao-YQ	TREATMENT OF PRIMARY CENTRAL-NERVOUS-SYSTEM LYMPHOMA WITH A COMBINATION OF INTRAVENTRICULAR ADMINISTRATION OF RITUXIMAB	EXPERIMENTAL HEMATOLOGY	CHINESE-ACAD-MED-SCI, STATE KEY LAB EXPT HEMATOL, INST HEMATOL, BEIJING 100005, PEOPLES-R-CHINA	2007, Vol 35, Iss 9, pp 1466-1475	3.147
血研所	He-XM Zhang-ZX Zhang-JW Zhou-YT Tang-MN Wu-CB Hong-Z	LACK OF ASSOCIATION BETWEEN THE BDNF GENE VAL66MET POLYMORPHISM AND ALZHEIMER-DISEASE IN A CHINESE HAN POPULATION	EXPERIMENTAL HEMATOLOGY	PEKING-UNION-MED-COLL, SINO AMER COLLABORAT LAB, INST HEMATOL, TIANJIN, PEOPLES-R-CHINA	2007, Vol 35, Iss 9, pp 123-123	3.147

续 表

作者单位	作者姓名	论文题目	期刊名称	发表单位	卷期页	影响因子
基础所	Chang-NB Wei-JP Zhao-SM Liu-H Fan-Y Li-JT Xu-XD Gu-XC	TREATMENT WITH HOMOHARRINGTONINE AND CYTARABINE IN PATIENTS WITH HIGH-RISK ACUTE MYELOGENOUS LEUKEMIA(AML)	EXPERIMENTAL HEMATOLOGY	CHINESE-ACAD-MED-SCI, CTR TISSUE ENGN, INST BASIC MED SCI, BEIJING, PEOPLES-R-CHINA	2006, Vol 34, Iss 9, pp F107-F107	3.147
基础所	Luo-J Cun-W Che-YC Wang-LC Li-WZ Liu-LD Li-QH	ANALYSIS OF HSV-IICP22 EFFECTS ON HCMV MAJOR IMMEDIATE-EARLY PROMOTER STRUCTURE	DIABETES-METABOLISM RESEARCH AND REVIEWS	CHINESE-ACAD-MED-SCI, NATL LAB MED MOL BIOL, INST BASIC MED SCI, BEIJING 100005, PEOPLES-R-CHINA	2007, Vol 23, Iss 1, pp 21-25	3.087
基础所	Luo-J Cun-W Che-YC Wang-LC Li-WZ Liu-LD Li-QH	ANALYSIS OF HSV-IICP22 EFFECTS ON HCMV MAJOR IMMEDIATE-EARLY PROMOTER STRUCTURE	DIABETES-METABOLISM RESEARCH AND REVIEWS	CHINESE-ACAD-MED-SCI, PEKING UNION MED COLL, INST BASIC MED SCI, DEPT BIOCHEM, NATL LAB MED MOL BIOL, BEIJING 100005, PEOPLES-R-CHINA	2007, Vol 23, Iss 6, pp 455-461	3.087
工程所	Luo-ML Shen-XM Zhang-Y Wei-F Xu-X Cai-Y Zhang-X Sun-YT Zhan-QM Wu-M Wang-MR	AMPLIFICATION AND OVEREXPRESSION OF CTTN (EMS1) CONTRIBUTE TO THE METASTASIS OF ESOPHAGEAL SQUAMOUS-CELL CARCINOMA BY PR	POLYMER	CHINESE-ACAD-SCI, PEKING UNION MED COLL, INST BIOMED ENGN, TIANJIN 300192, PEOPLES-R-CHINA	2007, Vol 48, Iss 14, pp 4135-4142	3.065
阜外医院	Zhang-H Yang-Y Sun-K Liu-XC Shi-XZ Liu-T Jiang-XY	EFFECTS OF OPTIMAL, NORMAL AND HIGH NORMAL BLOOD-PRESSURE ON 4-YEAR INCIDENT HYPERTENSION-QINGDAO-PORT HEALTH STUDY	AMERICAN JOURNAL OF CARDIOLOGY	FU-WAI-HOSP, BEIJING, PEOPLES-R-CHINA	2006, Vol 98, Iss 8A, pp M190-M190	3.015
阜外医院	Yang-YJ Zhao-JL Gao-RL	CARVEDILOL PRESERVES ENDOTHELIAL JUNCTIONS AND REDUCES MYOCARDIAL NO-REFLOW AFTER ACUTE MYOCARDIAL-INFARCTION AND REPERF	AMERICAN JOURNAL OF CARDIOLOGY	FU-WAI-HEART-HOSP, BEIJING, PEOPLES-R-CHINA	2006, Vol 98, Iss 8A, pp M64-M64	3.015
阜外医院	Yang-YJ Xu-B Chen-JL Kang-S Qiao-SB Yao-M Chen-J Wu-YJ Liu-HB Yuan-JQ Li-JJ	A COMPARISON OF RESULTS BETWEEN TRANS-RADIAL AND TRANSFEMORAL APPROACH FOR PERCUTANEOUS CORONARY INTERVENTION IN TRUE BI	AMERICAN JOURNAL OF CARDIOLOGY	FU-WAI-HOSP, CARDIOVASC INST, BEIJING, PEOPLES-R-CHINA	2006, Vol 98, Iss 8A, pp M172-M172	3.015

续 表

作者单位	作者姓名	论文题目	期刊名称	发表单位	卷期页	影响因子
阜外医院	Yang-Y Zhao-J Jing-Z Wu-Y You-S Chen-J Chen-Z Gao-R	BENEFICIAL-EFFECTS OF CHINESE HERBAL MEDICINE TONG XIN-LUO ON MYOCARDIAL NO-REFLOW IN A MINI-SWINE MODEL OF ACUTE MYOCAR	AMERICAN JOURNAL OF CARDIOLOGY	FU-WAI-HOSP, BEIJING, PEOPLES-R-CHINA	2006, Vol 98, Iss 8A, pp M153-M153	3.015
阜外医院	Sun-YH Yang-YJ Pei-WD Wu-YR Zhao-JL	IS ELEVATED HIGH-DENSITY-LIPOPROTEIN CHOLESTEROL ALWAYS GOOD FOR CORONARY-HEART-DISEASE	AMERICAN JOURNAL OF CARDIOLOGY	FU-WAI-HOSP, BEIJING, PEOPLES-R-CHINA	2006, Vol 98, Iss 8A, pp M153-M153	3.015
阜外医院	Song-XD Liu-Z Xin-Y Wang-H Wang-XJ Zhang-Q Zhang-CN Hui-RT	XINLI CAPSULE IMPROVES CARDIAC-FUNCTION IN RAT MODEL OF HYPERTENSION	AMERICAN JOURNAL OF CARDIOLOGY	FU-WAI-HOSP, BEIJING, PEOPLES-R-CHINA	2006, Vol 98, Iss 8A, pp M137-M137	3.015
阜外医院	Liu-LS	ETHNICITY AND HYPERTENSION	AMERICAN JOURNAL OF CARDIOLOGY	FU-WAI-HOSP, BEIJING, PEOPLES-R-CHINA	2006, Vol 98, Iss 8A, pp M161-M161	3.015
阜外医院	Li-JJ	INFLAMMATION IN VARIANT ANGINA-AN OLD TOPIC OR NOVEL FINDING	AMERICAN JOURNAL OF CARDIOLOGY	FU-WAI-HOSP, BEIJING, PEOPLES-R-CHINA	2006, Vol 98, Iss 8A, pp M153-M153	3.015

2008 年度院校级以上在研科研课题分类表

单位：项

单位	重点课题总数	国家级科研项目：国家重大科技专项 主持	参加	"973"项目 主持	参加	"863"项目 主持	参加	国家支撑项目 主持	参加	国家十五攻关项目 主持	参加	科技部研发条件建设计划 主持	参加	国家自然基金项目 主持	参加	国家科技部其他项目 主持	参加	国家发改委项目 主持	参加	其他项目	部委级科研项目：卫生部项目	教育部项目	人事部项目	计生委项目	药监局项目	中医局项目	其他项目	国家重点室、中心、基地项目	地方研究中心、基地	地方科研项目	国际合作	其他项目
协和医院	213				1	3		18	1			1		74		1					4	42	17			2				45		4
阜外医院	113				5	5	6	9	5				1	42		3						16	1							19	1	
肿瘤医院	143			1	4	8		4						46		2					3	17	7				12			13	4	22
整形医院	18								1					4								4					9					
基础所	147	1	4	2	12	17	3	4	7			2	2	47	2	1	4					13	1							12	13	
药物所	154	14			7	3	4		2			7	1	59	2	3					3	14	1		1		11		19		1	2
药生所	66				4	5	1		1			3		29	1	1						4					3			1	3	10
药植所	190				5	1	1	4	33			1	5	25	2	7	5				1	12	8			3	40			16	3	18
动物所	25	4	2		2	2						1		2	2	1					3	1							4		1	
微循环所	6				1											1															4	
信息所	33															3	2				21			3							4	
血研所	74				1	1	1		1					24		1					4	11	1				2		24		1	2
皮研所	14	2												7		1					3					1						
放射所	19													5								2					2		10			
工程所	38		3		1				4					9		5						2							13			1
输血所	12						1																						4	6	1	
生物所	54	2			1	5	1							3		2					2	1					1			25	5	6
病原所	59	6	16	2	3	1	3						2	7	1		1				4	1								2	9	1
总计	1378	29	25	5	47	51	21	39	55			15	11	383	10	32	12				48	140	36	3	1	5	81		74	139	50	66

2008 年度院校级以上科技项目执行情况统计表

单位：项

单 位	项目执行情况									科技活动情况分类		
	结题课题数			在研课题数		新中标课题数		其他课题数		基础研究	应用研究	实验发展
	提前	按期	拖期	按计划	拖期	工作已开展	工作未开展	撤消	未进行			
协和医院		41		117		57						
阜外医院		26		64		28						
肿瘤医院		21		126			3	2				
整形医院		2		11	1		5	1				
基础所		45		52		33			277			
药物所		42		63		20		18				
药生所		13		43			10					
药植所		24		60		105		1				
动物所		7		7		3		8				
微循环所				6								
信息所		15		15		33						
血研所		9		42		11		12				
皮研所		5		11		4		13				
放射所		4		11		4						
工程所		3		27		9						
输血所		2		6		3						
生物所		5		32		14						
病原所		4		20		5	8					
总计		268		713	1	329	78	3	277			

2008年度院校到位科研经费统计表

单位：万元

单位	合计	国家重大科技专项经费	国家九七三计划经费	国家八六三计划经费	国家科技支撑计划	国家十五攻关项目经费	科技部科研条件建设计划	国家自然科学基金经费	科技部其他经费	国家其他科技计划经费	国家人事部经费	国家教育部经费	国家卫生部经费	国家中医药管理局	部委其他经费	地方资助经费	医科院经费	国家重点研究中心、基地	地方重点室、中心、基地	国际合作	横向课题
协和医院	11200.00		30.0	740.0	4876.8		417.0	1911.0	70.0		82.0	251.6	1286.0	5.0		1491.5					39.1
阜外医院	7081.42		231.0	730.0	1323.0			305.0	262.0			21.8				254.6	330.0			163.0	3461.0
肿瘤医院	3656.95		345.6	1493.5	298.4			176.0	68.2	10.5	6.0	25.6	60.0			609.1				93.8	470.2
整形医院	86.10				10.0			30.0				7.1			39.0						
基础所	17489.10	485.0	1611.3	4130.0	3100.0		550.0	2398.0	1990.0		30.0	1057.6				526.0				1611.3	
药物所	2104.68		123.0	294.0	7.5		195.0	508.2	91.0			33.9	361.0		4.0	251.5			7.2	228.5	
药生所	1371.89			249.8	86.0				252.6			5.0			357.0	3.0	110.0			128.0	180.5
药植所	4602.10		902.0	66.0	852.3		74.0	307.8	519.3		13.0	9.9	164.0	151.9	1141.0		50.0		163.0	10.7	177.2
动物所	487.60							38.0				3.6	316.0				4.0			126.0	
微循环所	70.00		20.0						50.0												
信息所	529.50								85.0				201.0		10.5					233.0	
血研所	693.08		31.0	94.0				183.6	46.0		3.0	40.8	109.7		12.0	171.0				2.0	
皮研所	2248.45	1950.0						160.0	90.0						7.0						41.5
放射所	584.40								94.8					350.0	9.6	130.0					
工程所	347.30	63.0	29.0		46.0			102.8				3.5					98.0				5.0
输血所	328.00			98.0												30.0				200.0	
生物所	882.13			172.0				9.2				1.5	153.0		124.6	316.9				45.0	59.9
病原所	3587.49		494.9	380.0			91.2	93.0	7.5				819.4			71.5				1570.0	60.0
总计	57350.19	2498.0	3817.7	8447.3	10600.0		1327.2	6222.6	3626.4	10.5	134.0	1461.9	3470.1	506.9	1704.7	3855.1	592.0		170.2	4411.2	4494.4

注：统计截至时间2008年12月31日。

2008年度院校新获各渠道院校级以上基金项目经费统计表

单位：万元

单位	国家重大专项		十一五支撑计划		“973”计划			“863”计划			国家自然科学基金		科技部项目			教育部项目	
	项	经费	项	经费	主持	参加	经费	主持	参加	经费	项	经费	主持	参加	经费	项	经费
协和医院	2	8050.00	9	4259.00							19	403.00				10	48.80
阜外医院			1	224.00							12	313.00				3	13.20
肿瘤医院											16	422.00	1		100.00	3	13.20
整形医院			1	20.00							2	50.00				2	9.60
基础所	1	200.00				2	495.00	2		400.00	26	1098.00	3		1370.00	8	1027.60
药物所	3	2400.00	1	15.00	1		50.00	1		25.00	14	737.00	2		91.00	4	14.60
药生所	10	97.00				1	220.00				10	319.00				1	6.00
药植所			12	1012.10		1	320.00	1		93.00	8	353.00	12		643.00	11	43.30
动物所	6	5800.00									3	8.00					
微循环所																	
信息所													3		25.00		
血研所											9	414.00				2	7.20
皮研所	2	1950.00									1	26.00				1	3.60
放射所											3	50.00				4	7.20
工程所											3	117.00				1	7.20
输血所																	
生物所	4	2050.00	3	700.00													
病原所											5	72.00					
总计	28	20547.00	27	6230.10	1	4	1085.00	4		518.00	131	4382.00	21		2229.00	50	1201.50

续 表

单位	卫生部项目		其他部委项目		国家中心基地		地方基金项目		国际合作项目		其他基金		横向经费		合计	
	项	经费	项	经费	项	经费	项	经费	项	经费	项	经费	项	经费	项	经费
协和医院			5	27.00			8						4	39.10	57	12826.90
阜外医院							5	93.00							21	643.20
肿瘤医院			4	19.00			5	62.00	4	93.80					33	710.00
整形医院			4	34.00											9	113.60
基础所			9	82.00			3	27.00							54	4699.60
药物所	2	634.00	5	7.00			1	50.00	2	450.00					36	4473.60
药生所											1	300.00			23	942.00
药植所	1	327.00	38	2811.00			4	55.00	3	41.60	1	50.00	18	275.30	110	6024.30
动物所															9	5808.00
微循环所																
信息所	10	62.10	1	2.50					4	233.00			2	6.20	20	328.80
血研所			3	15.00			8	240.00							22	676.20
皮研所			1	7.00			4	31.00							9	2017.60
放射所							4	80.00			1	300.00			12	437.20
工程所							3	36.00							7	160.20
输血所							4	35.00							4	35.00
生物所	2	304.00	1	124.60			12	200.00							22	3378.60
病原所	1	95.00					1	70.00			1	12.00			8	249.00
总计	16	1422.10	71	3129.10			62	979.00	13	818.40	4	662.00	24	320.60	456	43523.80

注：统计截至时间 2008 年 12 月 31 日。

2008年度院校发表学术论著及国际科技交流与合作统计表

单位	发表论文（篇）			学术会议交流（次）		科技著作（部）		SCI收录（篇）①	国际科技合作（项）②	引进技术人才项目（个）③
	国外科技期刊	全国性科技期刊	省市级科技期刊	国际会议	全国会议	主编	参编			
协和医院	80	883	221					68		
阜外医院	106	13				9		112		
肿瘤医院	56	313	369			4	21	42	4	6
整形医院		137	23	58		2		12		
基础所	91	52		43	66	3	15	84	9	4
药物所	98	129				6	3	101	2	
药生所	39	66			10		4	27		
药植所	38	145	22	12	31	3	9	21	3	
动物所	8	56			31				1	2
微循环所	28	7		1	1		1			
信息所		79			8		15		4	
血研所	24	98		7	21	1		31		
皮研所	14	134			138	7		17		
放射所		65		10	13					
工程所	14	59	4	18	15		1	9		
输血所		14		1		1		1		
生物所	14	77	4	12	10	1	1		4	
病原所	8	7		7	4			3	6	
总计	618	2334	643	169	348	37	70	528	33	12

注：1．SCI收录数字来自国家科技部科技信息研究所2008年12月公布的2007年SCI统计数字。

2．国际科技合作是指各所上报的在研项目。

3．引进人才项目是指本年度国家外国专家局拨款项目或其他自筹经费项目。

2008年度院校科研成果及获奖情况统计表

单位	成果鉴定（登记）数			获奖成果（项）																									
				国家级科技奖						省（市）级科技奖						特等奖	发明奖	高校科技奖励						中华医学科技奖			其它社会奖		
	部级鉴定	省级鉴定	其他	自然科学奖			科技进步奖			自然科学奖			科技进步奖					自然科学奖			科技进步奖								
				一等	二等	三等	一等	二等	三等	一等	二等	三等	一等	二等	三等			一等	二等	三等	一等	二等	三等	一等	二等	三等	一等	二等	三等
协和医院																													
阜外医院								2						1	1						1			2					
肿瘤医院	2																		1		1					1			
整形医院	2																									1			
基础所	2																								1	1			
药物所																													
药生所																											1		
药植所	1	3					1		1																				
动物所														2															
微循环所																													
信息所																													
血研所	5	6													1														
皮研所															1														
放射所	1	1												1	1														
工程所		6																											
输血所																													
生物所		1											2		3														
合计	13	17					1	2	1				2	4	7				1		2			2	1	3	1		

注：其他成果指经验收后进行了登记的成果。

2008年度院校专利、新药证书、医药器械证书情况统计表

单位	申请专利（项）	获准专利（项）	新药证书（个）													医药器械证书（个）			
			西药				中药					生物制剂							
			一类	二类	三类	四类	一类	二类	三类	四类	五类	一类	二类	三类	四类	一类	二类	三类	四类
协和医院		9																	
阜外医院		9																	
肿瘤医院		1																	
整形医院	5																		
基础所	12	10																	
药物所				2					1										
药生所																			
药植所	15	6																	
动物所	2																		
微循环所																			
信息所																			
血研所		3																	
皮研所		3																	
放射所	7	5																	
工程所	14	1																	
输血所																			
生物所		2																	
病原所	1																		
总计	56	40		2					1										

2008 年度院校获得授权专利题录

单位	授权及申请专利名称	类别	专利号	申请时间	授权时间	发明人
基础所	一种用于治疗获得性免疫缺陷综合征的重组靶向融合蛋白	发明	ZL 200310115150. 9	2003-11-24	2008-5-28	卢圣栋
基础所	一种人 FL 多核苷酸及其与人 GM-CSF 联合基因治疗恶性肿瘤的用途	发明	ZL 200410038398. 4	2004-5-27	2008-7-23	陈松森
基础所	腺苷类化合物在制备医药保健品中的用途	发明	ZL 200510001999. 2	2005-1-17	2008-7-30	文允镒
基础所	一种识别肿瘤细胞的多肽 OT10、编码 OT10 的多核苷酸及用途	发明	ZL 02153923. 5	2002-12-5	2008-11-26	何　维
基础所	一种识别肿瘤细胞的多肽 OT3、编码 OT3 的多核苷酸及用途	发明	ZL 02153924. 3	2002-12-25	2008-11-26	何　维
基础所	含腺病毒 E4orf4 蛋白的靶向性抗肿瘤融合蛋白	发明	ZL 03154566. 1	2003-8-18	2008-11-26	陈　虹
基础所	可用于生产人重组白细胞介素-15的原核表达工程菌及纯化方法	发明	ZL 200310115197. 5	2003-11-26	2008-10-22	何　维
基础所	抗人肿瘤坏死因子相关凋亡诱导配体的受体 DR5 单克隆抗体（AD5-10）及其制法与用途	发明	ZL 200410070093. 1	2004-8-19	2008-10-22	郑德先
基础所	一类嘌呤核苷酸化合物、其药物组合物及其制药用途	发明	ZL 200510077782. X	2005-6-24	2008-11-26	文允镒
基础所	降低血糖和妇女更年期综合征的药物的用途	发明	ZL 200410103985. 7	2004-12-31	2008-11-5	孙　兰
生技所	2-苯羧酸酯青霉烯类化合物及其制备方法和应用		ZL 200410000384. 3	2004	2008. 09. 10	刘　浚，韩红娜，陈晓芳，金　洁，王燕云，屈传星
生技所	一组不饱和五元环状化合物及其合成方法和在治疗骨质疏松方面的应用		ZL 200610008114. 6	2006	2008. 06. 25	李卓荣，张月琴，刘宗英，司书毅，杨兆勇，邵华一，杨　隽

续 表

单位	授权及申请专利名称	类别	专利号	申请时间	授权时间	发明人
生技所	一组具有抑制 HIV-1/HBV 病毒复制活性的替诺福韦单酯化合物		ZL 200610056926.8	2006	2008.06.25	李卓荣,蔡步林,彭宗根,李玉环,陶佩珍
生技所	可溶性 IL-4 受体原核基因工程菌及以该受体为靶位的拮抗剂筛选模型		ZL 200410036637.2	2004	2008.10.31 日通知授权,专利证书尚未收到	李 元,张 勇,张 洋,郭连宏,石莲英
生技所	利用基因置换技术改造力达霉素产生菌的方法		ZL 200810111579.3	2008.06.06	邵荣光,洪斌,李保卫,崔智慧,王丽非,胡云峰	
生技所	一种可稳定表达 VEGF shRNA 的载体 pCD-VEGF		ZL 200610072247.X	5006	2008.03.12	邵荣光,张 敏,何红伟,欧阳志钢,张胜华
生技所	格尔德霉素基因工程高产菌株的构建		ZL 200710090509.X	2007	2008.06.11	王以光,赫卫清,高群杰
生技所	格尔德霉素(C-3559)在制备治疗尖锐湿疣药物中的应用		ZL 2003134665.0	2003	2008.07.23	陶佩珍,李玉环,等
生技所	一种 C3、C4 位端环三萜类化合物及其在防治艾滋病中的应用		ZL 200610065427.5	2006	2008.06.25	陈鸿珊,肖培根,彭宗根,许利嘉,蒋建东
生技所	脱氧新羟曲霉及制备及其用途		ZL 200410029901	2004	2008.12.25	司书毅,洪 斌,姜 威,张月琴,田德峰,黄明玉,李晓平,巫晔翔,杨 媛,刘晓辉,王丽非
生技所	新抗生素卡莫霉素(Chemomicin)B、C、D 及其制造方法		ZL 2007101112803	2007	2008.11.19	孙承航,汪 月,周建琴,金文藻,何琪扬,韩宁宁,高 红
药植所	内生真菌在雪莲苗培养和雪莲栽培中的应用	发明专利	ZL 200510117705.2	2005.11.07	2008.12.03	郭顺星,武励勤,陈晓梅,王春兰,孟志霞,肖培根
药植所	一种达玛烷型四环三萜皂苷的检测方法	发明专利.	ZL 200510077235.1	2005.06.20	2008.05.28	朱春燕,陈 卫
药植所	降低血糖和妇女更年期综合征的药物及其制备方法	发明专利	ZL 200410103985.7	2004.12.31	2008.11.05	陈迪华,斯建勇,常 琪,潘瑞乐,孙 兰,杨 京

续 表

单位	授权及申请专利名称	类别	专利号	申请时间	授权时间	发明人
药植所	一种防治禽流感的药物及其制备方法	发明专利	ZL 200410103987.6	2004.12.31	2008.07.23	陈迪华,高微微,潘瑞乐,斯建勇
药植所	一种三七总皂苷的双层缓释片剂及其制备方法	发明专利	ZL 200410029930.6	2004.04.05	2008.01.09	朱春燕,高建义,石 峰
药植所	枇杷叶总三萜酸组分及其在制备抗炎、止咳药物中的应用	发明专利	ZL 2003121175.5	2003.03.28	2008.06.18	杨峻山,鞠建华,王立为,肖培根
协和医院	鼻内镜手术支撑辅助系统	发明	ZL 200510080515.8	2005-7-4	2008-8-13	冯国栋
协和医院	自动结扎器	实用新型	ZL 200720005755.6		2008-1-30	冯国栋,等
协和医院	镊式缝合器	实用新型	ZL 200720143745.9	2007-4-4	2008-2-13	冯国栋,等
协和医院	用于外科手术的缝合器	实用新型	ZL 200720143744.4	2007-4-4	2008-4-16	冯国栋,高志强,吕 威,查 洋,沈 鹏
协和医院	钳式腔隙缝合器	实用新型	ZL 200720143743.X		2008-1-30	冯国栋,等
协和医院	线式双极电凝器	实用新型	ZL 200720147988.X	2007-4-29	2008-2-27	高志强,冯国栋,彭培宏,亓 放,吕 威
协和医院	鼻内镜手术用集血器	实用新型	ZL 200720147986.0	2007-4-29	2008-2-13	冯国栋,等
协和医院	鼻内镜手术用冲洗器	实用新型	ZL 200720147987.5		2008-2-27	冯国栋,等
协和医院	一种肺部图象处理办法	发明	ZL 200410103580.3	2004-12-30	2008-2-27	牟文斌,张伟宏
工程所	载药与载基因支架的制备方法	发明专利	ZL 200610129600.3	2006	2008-10-1	宋存先,鲍军波,欧惠超
血研所	具有放射保护和抗肿瘤作用的减毒沙门氏菌药物组合物	发明	ZL 200410018770.5	2004年	2008年	韩忠朝,赵丽华,刘 斌,等
血研所	一种从脐带血中分离多能干成体祖细胞的方法	发明	ZL 200610013580.3	2006年	2008年	邱录贵,李云涛,徐 燕,孟恒星,于 珍,韩俊领,等
血研所	抗 KDR 单克隆抗体的重链和轻链可变区基因及其应用	发明	ZL 2003130418.4	2003年	2008年	杨纯正,等
肿瘤所	一种快速检测全基因组范围多基因变化的芯片		ZL 200310115360.8	2003-11-21	2008-6-11	王明荣

续 表

单位	授权及申请专利名称	类别	专利号	申请时间	授权时间	发明人
阜外医院	一种黄酮单体在制备抗病毒药物中的应用	发明专利	ZL 200410004764. 4		2008-12-3	惠汝太
阜外医院	人造血管丝素蛋白预凝涂层	发明专利	ZL 200610112214. 3		2008-1-30	黄福华,等
阜外医院	人造血管丝素、胶原蛋白共混预凝涂层	发明专利	ZL 200610112212. 4		2008-1-30	郑 军,等
阜外医院	人造血管胶原蛋白预凝涂层	发明专利	ZL 200610112213. 9		2008-1-31	郑 军,等
阜外医院	99Tc-Syt-I-C2A 标记化合物在制备用于化疗后检测恶性肿瘤细胞凋亡方面的显像剂的用途	发明专利	ZL 200610161837. X		2008-5-14	方 纬,等
阜外医院	99Tc-Syt-I-C3A 标记化合物在制备用于易损动脉粥样硬化斑块的显像剂的用途	发明专利	ZL 200610161836. X		2008-5-15	方 纬,等
阜外医院	可压缩性心脏支架瓣膜	实用新型	ZL 200720190105. 3		2008-10-1	胡盛寿,等
阜外医院	一种自膨胀式人工生物瓣膜	实用新型	ZL 200720103599. 7		2008-1-2	胡盛寿,等
阜外医院	一种联合左心房测压深静脉导管	实用新型	ZL 200720171114. 8		2008-11-9	晏馥霞,等
生物所	快速、灵敏检测甲肝减毒活疫苗病毒感染性滴度的方法	发明	ZL 200510011086. 9	2005-10-27	2008-5-21	孙明波,蒋燕军,廖国阳,李卫东,周 建,姜述德
生物所	新型疫苗佐剂	发明	ZL 2006 10048769. 6	2006-10-31	2008-10-31	胡云章,胡凝珠,瞿 素
皮研所	盐酸13-己基小檗碱和盐酸13-己基巴马汀制备治疗湿疹、皮炎和银屑病的药物用途	发明专利	ZL 200510094085. 5	2005、8、29	2008-12-1	郑家润,等
皮研所	盐酸13-己基小檗碱制备治疗消化性溃疡及细菌性胃肠炎的药物应用	发明专利	ZL 200510094087. 4	2005、8、29	2008-11-1	郑家润,等
皮研所	盐酸13-己基小檗碱和盐酸13-己基巴马汀制备治疗皮肤粘膜疱疹病毒感染的药物应用	发明专利	ZL 200510094088. 9	2005、8、29	2008-11-1	郑家润,等
药物所	(±)对氟-2-(2-甲基丙酰基)-4-氧-N,3-二苯基-苯丁酰胺的新合成方法以及其中的中间体	发明专利	ZL 00108004. 0	2000-5-31	2008-2-13	尹大力,李 春

续 表

单位	授权及申请专利名称	类别	专利号	申请时间	授权时间	发明人
药物所	20-位酯化的喜树碱衍生物及其制法和其药物组合物与用途	发明专利	ZL 02126407.4	2002-7-12	2008-6-11	潘显道,陈晓光,孙飘扬,杨 晶,朱承根,袁开红,李 燕
药物所	难溶性药物组合物渗透泵控释制剂	发明专利	ZL 200510065906.2	2005-4-15	2008-6-11	刘玉玲,吴浩翔,夏学军,王洪亮,金笃嘉,汪仁芸
药物所	丁二酸衍生物酯类化合物在制备治疗痴呆症的药物中的用途	发明专利	ZL 200380107864.3	2003-12-31	2008-8-27	张建军,石建功,王亚芳,张 丹,高 梅,杨永春,黄胜阳
药物所	用作抗惊厥药的取代2-苯并[c]呋喃酮	发明专利	ZL 01812068.7	2001-6-27	2008-7-16	郭宗儒,褚凤鸣,张均田,杨光中,徐柏玲,纽心一,任志鸿,P-莱斯塔格,P-勒纳德
药物所	新的三尖杉碱类的酯碱衍生物及其制法和其药物组合物与用途	发明专利	ZL 02125160.6	2002-6-28	2008-11-26	吴克美,籍秀娟,叶仙蓉,黄 量,柴永海,李行南
药物所	双环醇固体分散体	发明专利	ZL 200310101890.7	2003-10-23	2008-11-26	刘玉玲,李 燕,陈丙跃
药物所	双环醇在制备预防和(或)治疗急性酒精中毒和急慢性酒精性肝损伤药物中的应用	发明专利	ZL 200410058309.2	2004-8-11	2008-1-30	李 燕,张纯贞,刘耕陶,李 烨,魏怀玲,胡 伟
药物所	棉酚及其衍生物在制备治疗骨髓瘤药物中的作用	发明专利	ZL 03142555.0	2003-6-11	2008-8-27	陈英玉,雷晓波,陈 佺,王晓惠,金海京,杜冠华,尚念勇
药物所	左旋丁基苯酞在制备预防和治疗脑梗塞的药物中的应用	韩国发明专利	0860703	2004-9-29	2008-9-22	冯亦璞,王晓良,杨靖华,彭 英
药物所	左旋丁基苯酞在制备预防和治疗脑梗塞的药物中的应用	俄罗斯发明专利	2006115784	2004-9-29	2008-3-17	冯亦璞,王晓良,杨靖华,彭 英
药物所	左旋丁基苯酞在制备预防和治疗脑梗塞的药物中的应用	澳大利亚发明专利	2004279655	2004-9-29	2008-8-11	冯亦璞,王晓良,杨靖华,彭 英

2008年度院校申请授权专利题录

单位	授权及申请专利名称	类别	专利号	发明人
基础所	制备高浓度稳定碳纳米管水溶液的方法	发明	200810102321.7	许海燕
基础所	碳纳米管在制备抗肿瘤免疫治疗药物的免疫促进剂中的应用	发明	200810102322.1	许海燕
基础所	新的抗β-淀粉样多肽抗体的可变区序列及其编码序列	发明	200810102296.2	梁　平
基础所	岩藻糖基化高尔基蛋白GP73抗体及其用途	发明	200810103943.1	张宏冰
基础所	羧胺三唑及其可用盐的医药新用途	发明	200810115851.5	张德昌,叶菜英
基础所	姜黄提取物用于制备治疗帕金森氏病药物的应用	发明	200810115852.X	左萍萍,刘雁勇
基础所	An endogenous short hairpin RNA and the use of the same	发明	PCT/CN2008/072133	赵春华
基础所	人颗粒酶B蛋白衍生物及其在靶向治疗腺癌中的用途	发明	200810223366.X	卢圣栋
基础所	siRNA重组腺病毒的构建和方法	发明	200810223751.4	李汇华
基础所	一种联合用药治疗恶性肿瘤的方法以及抗恶性肿瘤的药物	发明	2008102122864	张德昌
基础所	含有羧胺三唑的稳定的药物组合物	发明	2008101465674	张德昌
基础所	翻译调节元件及其用途	发明	2008101877015	张　学
药植所	一种快速测定肉苁蓉种子生活力的方法	发明专利	200810240338.9	陈　君,徐　荣,刘同宁
药植所	连翘酯苷用于制备治疗老年性痴呆药物的用途	发明专利	200810183208.6	王忆杭,潘瑞乐,刘新民,肖培根,王立为,赵晓宏,斯建勇,常　琪
药植所	基于树枝状聚合物及其衍生物的仿脂质体纳米粒	发明专利	200810167548.X	王向涛,孙　晶,韩美华
药植所	斑蝥素、斑蝥提取物的β环糊精包合物及其制备方法	发明专利	200810212169.8	朱春燕,安琳娜
药植所	一种新化合物13-甲基脱氢紫堇达明碱及其分离鉴定方法	发明专利	200810127186.1	石　钺,程星烨
药植所	一种用指纹图谱控制延胡索及其制剂质量和药效的方法	发明专利	200810127185.7	石　钺,程星烨,孙　虹,金　文,郑顺亮

续 表

单位	授权及申请专利名称	类别	专 利 号	发 明 人
药植所	促进兰科植物种子萌发的三株真菌菌株	发明专利	200810093953.1	郭顺星,房慧勇,陈晓梅,肖培根
药植所	一种促进兰科植物种子萌发的真菌的分离及筛选方法	发明专利	200810093955	郭顺星,房慧勇,陈晓梅,孟志霞,王 卉,肖培根
药植所	一种铁皮石斛无菌苗的无激素培养及快速繁殖方法	发明专利	200810093956.5	郭顺星,房慧勇,侯晓强,陈晓梅,邢晓科,李 燕
药植所	一种石斛种质资源的保存和保存后的恢复方法	发明专利	200810093954.6	郭顺星,房慧勇,陈晓梅,侯晓强,王春兰,李 燕
药植所	一种猪苓多糖精制中的脱色方法	发明专利	200810007695	郭顺星,等
药植所	动物避暗计算机自动分析处理系统	发明专利	200810006621.5	陈善广,刘新民,李海清,朱铁范,王贤刚,党海霞,廖庆平,王立为,李勇枝
药植所	动物避暗实验箱红外背景光布设方法	发明专利	200810006620	陈善广,刘新民,李海清,朱铁范,王贤刚,廖庆平,党海霞,王立为,李勇枝
药植所	动物运动轨迹红外监测方法	发明专利	200810006977.9	陈善广,刘新民,李海清,朱铁范,王贤刚,廖庆平,党海霞,王立为,李勇枝
药植所	斑蝥素测定方法	发明专利	200810000762.6	朱春燕,党云洁
整形	一种骨牵引器	实用新型		赵振民
整形	一种颌面骨骼牵引器	实用新型	赵振民	
整形	防污染洁净尿标本架	实用新型	乌 丽	
整形	个性化防护耳罩	实用新型	刘学红	
整形	一种耳后扩张器	实用新型	蒋海越	
工程所	叶酸受体介导的靶向乙酰普鲁兰多糖纳米粒及制备方法	发明专利	200810052708.6	张其清
工程所	基于 FPGA 设计的串行自适应消噪模块	发明专利	200810052143.1	胡 勇
工程所	一种用于电阻抗断层成像模拟实验装置的电极设计	实用新型	2008200744149	王 妍

续 表

单位	授权及申请专利名称	类别	专 利 号	发 明 人
工程所	多深度层电阻抗断层成像系统	发明专利	200810052165.8	沙 洪
工程所	三维动态脉象检测系统	发明专利	200810052738 7	沙 洪
工程所	一种基于压力传感阵列的柔性脉象检测探头	实用新型	200820075107.2	沙 洪
工程所	一种用于电阻抗断层成像模拟实验装置的电极设计	实用新型	200820074414 9	沙 洪
工程所	双功能聚合物纳米胶束及制备方法及在制备治疗血管再狭窄药物中的应用	发明专利	200810052231.1	杨 菁,宋存先
工程所	氰基丙烯酸乙二醇酯在制备药物载体的应用	发明专利	200810110434.1	杨 菁,刘天军,宋存先
工程所	磷脂酰聚乙二醇单甲醚及制备方法	发明专利	200810052116 4	刘天军,陈 静
工程所	含有氨基酸的栅栏状卟啉化合物及其制备方法及应用	发明专利	200810053134 4	刘天军,李 迪,武 莉
工程所	透室壁性心肌血运重建生物可降解药物缓释支架及制备方法	发明专利	200810053748	刘晓程,刘天军,武 莉
工程所	高频超声编码激励与接收系统	实用新型	200820143987 2	王延群
工程所	基于分布或算法实现的高频超声信号动态滤波器	实用新型	200820143986 8	王延群
动物所	人参皂甙 RB1作为制备治疗扩张型心肌病的药物中的应用	发明专利	200810116202.7	张连峰,赵海萍,秦 川,李万波
动物所	GLP 大小鼠生长繁殖饲料	发明专利	200810116201.2	史 良,苏 卫,杨志伟,秦 川
药物所	(±)对氟-2-(2-甲基-丙酰基)-4-氧-N,3-二苯基-苯丁酰胺的新合成方法以及其中的中间体	发明专利	200810006751.9	尹大力,李 春
药物所	4-{6-[5-(2-氯-6-甲基苯胺甲酰基)-噻唑-2-氨基]-2-甲基嘧啶-4}-哌嗪-1-甲基磷酸二乙酯	发明专利	200810008197.8	冯志强,李永强,陈晓光,刘 鹤,苏富琴
药物所	4-{6-[5-(2-氯-6-甲基苯胺甲酰基)-噻唑-2-氨基]-2-甲基嘧啶-4}-哌嗪-1-磷酸二乙酯	发明专利	200810008198.2	冯志强,李永强,陈晓光,刘 鹤,苏富琴
药物所	嘧啶噻唑胺衍生物及其制法和药物组合物与用途	发明专利	200810008196.3	冯志强,李永强,陈晓光,刘 鹤,苏富琴

续 表

单位	授权及申请专利名称	类别	专 利 号	发 明 人
药物所	双环醇的两种晶型物质及其制法和其药物组合物与用途	发明专利	200810103059.8	吕 扬,杜冠华,张 丽,竺晓鸣,潘显道,兰 培,李 强
药物所	尼群地平的一种优势晶型及其制法和其药物组合物与用途	发明专利	200810102728.X	杜冠华,吕 扬,赵 艳,常 颖,应 剑,郭永辉,孙 岚
药物所	松属素环糊精或环糊精衍生物包合物	发明专利	200810084682.3	吴 松,杜冠华,戚 燕,高 梅,杨庆云,光红梅,李 薇,王月华,童元峰
药物所	作为肝 X 受体调节剂的化合物	发明专利	200810102538.8	杜冠华,李韶菁,黄 峰,刘艾林,蓝 希,林 茂
药物所	28烷醇作为抗帕森氏病物质在药物和保健品中的用途	发明专利	200810102537.3	朱海波,蒋继宏,冯友建,何放亭,赵大龙,张 岭,渠 凯
药物所	人参皂苷 Rg1、Rh1和 Ppt 抗认知、学习记忆功能障碍的用途	发明专利	200810103061.5	王玉珠,陈 霁,楚世峰,张均田
药物所	儿茶提取物在制备升高白细胞药物中的应用	发明专利	200810103060	陈若芸,朱海波,刘 超,张 岭,渠 凯,李保明,王洪庆
药物所	3′-脱氧腺苷减肥、胰岛素增敏和改善脂代谢的用途	发明专利	200810106024.X	叶 菲,朱海波,朱 平
药物所	玉米提取物预防和(或)治疗肿瘤的用途	发明专利	200810093627	秦海林,母海成,张 霞,梁爱华,李志宏,邓安珺
药物所	玉米提取物调节机体免疫功能及其在食品中的应用	发明专利	200810093626.6	秦海林,母海成,王文杰,张 霞,邓安珺,李志宏
药物所	2-乙烯基喹啉类化合物的合成方法	发明专利	200810112846.9	冯文化,宋子兰,邓愉凤,李 强,李 青
药物所	7-羟基异黄酮的五种晶型、其制法和其药物组合物与用途	发明专利	200810113149.5	吕 扬,杜冠华,栾江伟,常 颖,应 剑,孙 岚,赵 艳
药物所	5-甲基-7-甲氧异黄酮的3种晶型、其制法和其药物组合物与用途	发明专利	200810113150.8	杜冠华,吕 扬,安会梅,孙 岚,应 剑,吕丽娟,赵 艳
药物所	(取代)萘基、(取代)芳基、哌嗪基脒类化合物	发明专利	200810114592.4	杨光中,秦 芳,张建军,王亚芳,文 辉,冀呈雪
药物所	N*取代腺苷衍生物、其制法以及药物组合物与用途	发明专利	200810114594.3	张建军,石建功,李 敏,訾佳辰,朱承根,王亚芳,杨永春,徐瑞明,樊晓娜

续 表

单位	授权及申请专利名称	类别	专 利 号	发 明 人
药物所	植物紫花地丁在抗糖尿病及防治相关代谢性疾病中的应用	发明专利	200810114593.9	叶 菲,张东明,田金英,吴 倩,杨敬芝,丛维娜,刘 倩,陶荣亚,牛亚景,左 丽
药物所	2-(α-羟基戊基)苯甲酸钾预防和(或)治疗老年痴呆的用途	发明专利	PCT/CN2008/071588	王晓良,赵万红,杨靖华,王 玲,李 江,徐少峰,冯 楠,马士平
药物所	2-(α-羟基戊基)苯甲酸钾预防和(或)治疗老年痴呆的用途	发明专利	200810116632.9	王晓良,赵万红,杨靖华,王 玲,李 江,徐少峰,冯 楠,马士平
药物所	3-取代水杨酰胺化合物及其制法和药物组合物与用途	发明专利	200810118301.9	冯志强,申竹芳,李永强,张宇梁,黄 卉,环 奕,郭彦申,褚凤鸣,郭宗儒,杨光中
药物所	双环醇的磷脂复合物及其制备方法	发明专利	200810160957.7	刘玉玲,李 燕,李 琳,夏学军,王洪亮,陈 晖,扈金萍
药物所	双环醇亚微乳及其制备方法	发明专利	200810160956.2	刘玉玲,夏学军,王洪亮,李 琳,汪仁芸,金笃佳
药物所	一种水解紫杉烷类的7-木糖基团及13-侧链的微生物	发明专利	200810223201.2	戴均贵,巢雄辉,李建华,李 健,丁志坚,方唯硕
药物所	丹酚酸A两种晶型物质、制法以及药物组合物与用途	发明专利	200810223651.1	杜冠华,吕 扬,常 颖,方莲花,王 珂,杨秀颖
药物所	罗红霉素3种晶型物质、制法以及药物组合物与用途	发明专利	200810223650.7	吕 扬,杜冠华,张 丽,强桂芬,应 剑,杨德智,孙 岚
药物所	紫杉醇脂质复合物	发明专利	200810168213.X	刘玉玲,夏学军,郭瑞芳,汪仁芸,王洪亮,金笃嘉
药物所	以脂质复合物为中间载体的紫杉醇亚微乳	发明专利	200810168212.5	刘玉玲,夏学军,郭瑞芳,汪仁芸,王洪亮,金笃嘉
药物所	三乙酰基-3-羟基苯基腺苷及其调血脂的用途	发明专利	200810223649.4	朱海波,吴 松,郝玲花,渠 凯,朱 平,王 星,李 薇
药物所	硝克柳胺化合物5种晶型、其制法和其药物组合物与用途	发明专利	200810227626	吕 扬,陈晓光,谢 平,张 丽,王 诚
药物所	松属素在制备治疗脑卒中药物中的用途	发明专利	200810185559	杜冠华,王金戌,吴 松,史 颖,高 峰,李银贵,戚 燕,申东民,光红梅,刘海丽,刘 睿,冯小龙

续 表

单位	授权及申请专利名称	类别	专 利 号	发 明 人
药物所	一种楹树提取物、其制备方法及其组合物与用途	发明专利	200810247396.4	庾石山,张建军,农 华,刘 锐,屈 晶,徐 嵩
药物所	松属素光学异构体混合物尤其是外消旋体的拆分方法	发明专利	PCT/CN2008/072983	吴 松,杜冠华,原 悦,杨庆云,高 梅,戚 燕,童元峰,王月华,
药物所	生松素化合物两种晶型和制备方法及在疾病治疗中的应用	发明专利	PCT/CN2008/073047	杜冠华,吕 扬,吴 松,王 珂,常 颖,杨志宏,童元峰,高 梅
药物所	松属素环糊精或环糊精衍生物包合物	发明专利	PCT/CN2008/073011	吴 松,杜冠华,戚 燕,高 梅,杨庆云,光红梅,李 薇,王月华,童元峰
生技所	一种 α,β-醛酮衍生物、其制备方法及其抗耐药菌病原体及幽门螺杆菌活性	发明专利	CN200810223495.9	王玉成,王菊仙,郭 欣,安智娇,李祎亮
生技所	一组格尔德霉素衍生物及其制备方法	发明专利	CN200810001170.6	李卓荣,彭宗根,李艳萍,朱建华,陶佩珍,樊 博,王宇萍,山广志,王淑琴,章 天,蒋建东
生技所	一种博宁霉素的生物合成制备方法	发明专利	200810115361.5	许鸿章,陈汝贤,石莲英,鲁 敏,张 瑞
生技所	一种提高博宁霉素产率的制备方法	发明专利	200810115362.X	许鸿章,陈汝贤,石莲英,鲁 敏,张 瑞
生技所	一种化学半合成制备博宁霉素的方法	发明专利	200810115363.4	许鸿章,陈汝贤,鲁 敏,张 瑞
生技所	一种抗肿瘤抗生素和其药学上可接受的盐及其制备方法和用途	发明专利	200810116643.7	许鸿章,陈汝贤,陈彩霞,鲁 敏,石莲英,解云英
生技所	CR-1 siRNA 在治疗 Ang Ⅱ诱导心肌肥大中的应用	发明专利	200810168827.8	王以光,戴文建,赫卫清,孔维佳
生技所	依博素的制备方法	发明专利	2007100490937	李 元,吴剑波,姜 蓉,郭连宏,张 洋,李宝义,石莲英,等
生技所	依博素胶囊及其制名备方法	发明专利	2007100490960	李 元,吴剑波,姜 蓉,郭连宏,张 洋,李宝义,石莲英,等
生技所	依博素在制备镇痛的药物中的用途	发明专利	200710049098.X	李 元,吴剑波,姜 蓉,郭连宏,张 洋,李宝义,石莲英,等
生技所	依博素在制备治疗类风湿性关节炎的药物中的用途	发明专利	2007100490941	李 元,吴剑波,姜 蓉,郭连宏,张 洋,李宝义,石莲英,等

续 表

单位	授权及申请专利名称	类别	专 利 号	发 明 人
生技所	通过对生物合成调控基因的遗传操作构建力达霉素高产菌株的方法	发明专利	200810167901	洪 斌,王丽非,胡云峰,张艳娟,王松梅,姜 威,崔智慧,鲍 羿
生技所	组蛋白去乙酰化酶抑制剂在治疗动脉粥样硬化中的用途	发明专利	200810223605	洪 斌,司书毅,杨 媛,鲍 羿,王 丽,高 磊,姜 威,王丽非
生技所	一种抗 HIV 药物的筛选方法	发明专利	2008101135871	岑 山,余利岩,蒋建东,徐 建,李卓荣,彭宗根
生技所	以 SecA 动力泵为靶点的抗革兰氏阴性细菌药物筛选模型及用途	发明专利	200810097817	余利岩,赵莉莉,司书毅,孙承航,李秋萍,魏玉珍,张玉琴
生技所	赖氨大黄酸的制备工艺及其在肿瘤治疗中的应用	发明专利	200810089025.8	林雅军,甄永苏,刘秀均,吴淑英,许先栋
生技所	桂德霉素及其在肿瘤治疗中的应用	发明专利	200810111578.9	李 良,娄志贤,甄永苏
生技所	LDP 蛋白作为肿瘤靶向药物导向载体的应用	发明专利	200810094299.6	蔡 琳,甄永苏,吴淑英,金莲舫,商 悦
生技所	具有优异降糖作用的噻吩类衍生物及其加合物类 PPARα/γ 双激动剂	发明专利	2008101671883	司书毅,李卓荣,郑智慧,杨 轶,刘宗英,邵华一,姜 威,贺晓波
生技所	甲基黄青霉素酯及其盐类化合物、制备及其在抗结核杆菌中的应用	发明专利	200810097818.4	肖春玲,郝雪秦,张勇忠,等
生技所	用于筛选抗结核药物的组合物和筛选方法	发明专利	200810132405.5	肖春玲,龚立康,杨延辉,等

教　学　工　作

2008 年院校教学工作概况

2008 年是院校各项工作全面发展的一年，在各级领导的关怀和支持下，经过全校领导、教职员工的共同努力，我校在教育教学方面都取得了较大成绩。

一、稳定招生规模，提高招生质量

2008 年在稳定学校招生规模的基础上，在学校各级领导的重视下，学校各层次、各专业的招生工作已顺利结束，录取情况如下：

招生录取情况

录取类型	录取人数	备　注
研究生（含硕、博）	1025	博士研究生 487 名（其中硕博连读 184 名），硕士研究生 538 名（其中推荐免试硕博连读生 155 名）
全日制本、专科生	226	临床医学专业 86 名，护理学专业本专科 140 名
成人专升本、专科生	500	专升本 409 名，专科生 91 名

在全日制本、专科招生工作中，学校始终坚持以保证生源质量为中心，继续加大宣传力度，积极参加北京市举办的各类招生咨询会、网上招生咨询活动以及电视台、电台的招生咨询节目，向全国各地寄去北京协和医学院招生简章数百份，密切与地方招生办公室和学校的联系，使学校在 2008 年的招生工作中取得较好效果，各层次生源在同类学校仍居优势。

按照教育部、卫生部两部协议，2008 年我校八年制临床医学专业招生计划仍纳入清华大学总招生计划，由两校共同完成招生录取工作。今年临床医学专业计划高考录取新生 90 名，其中有 70 个名额是由高考招生录取（一招），分布于北京、上海、浙江、江苏等 16 个省市，其余 20 个名额在清华大学录取的理工科新生中，通过面试选拔录取。（二招）。一招实际录取新生 72 名，二招实际录取新生 14 名，合计 86 名。如下表所示。

2008 年全日制护理学本、专科招生由我校负责，护理本科计划招生 60 名，在北京、江苏、浙江、广东等 4 个省市招收，全部计划顺利完成；2008 年是我校护理专科在北京实行文理兼招的第五年，共招收了 80 名学生，其中理科生 60 名，文科生 20 名，全部计划顺利完成。如下表所示。

临床医学招生情况

地区	计划（人）	录取（人）	最高分	最低分	平均分	清华在当地提档线	重点线
北京	15	15	677	648	660	646	501
天津	4	4	695	661	675	665	502
上海[1]	2	2	550	548	549	559	455
重庆	4	4	694	682	689	682	557
江苏[2]	8	8	461	447	456	419	348
浙江	8	8	734	727	731	726	605
四川	5	7	636	626	631	624	498
河北	4	2	683	680	682	680	569
湖南	4	4	667	655	661	655	534
安徽	2	2	687	687	687	680	579
广东	4	4	683	675	681	678	585
福建	2	3	687	682	684	681	569
山东	2	2	695	686	691	686	586
湖北	2	2	675	669	672	661	540
云南	2	2	683	671	677	654	500
吉林	2	2	688	680	684	676	539
海南[3]	0	1	910	910	910	856	632
合计	70	72					

注：1．上海市高考满分为630分。

2．江苏省高考满分为480分。

3．海南省高考满分为900分。

其他地区均为750分满分。以上分数均含加分。

护理本科招生情况

地区	计划（人）	录取（人）	最高分	最低分	平均分	当地重点本科分数线
北京	25	25	605	533	553	501
广东	5	5	613	589	596	585
浙江	15	15	642	622	630	605
江苏[1]	15	15	376	357	365	348
合计	60	60				

注：1．江苏省高考改革总分为480分。

其他地区均为750分满分。以上分数均含加分。

护理专科招生情况

地区	计划（人）		录取（人）	最高分	最低分	平均分	二本线	三本线	专科线
北京	理科	60	60	523	446	458	459	432	300
	文科	20	20	519	485	491	489	458	290

2008 年从原卫生部部分部属医学院校七年制临床医学专业优秀学生中选拔、招收 8 人进入我校临床医学专业 7 年级继续攻读博士学位，（其中含 1 人攻读医学和理学双博士学位），有 3 名护理学专业专科生顺利转入本科学习。

借助院校在教学和科研上的整体优势，学校所属各所院继续为兄弟医院培养进修医师和技术人才，继续发挥我校作为高层次医学人才培养基地和国家级继续医学教育基地的作用。

二、整合教学资源，提升实验教学水平，培育优秀人才

在 2008 年，我校基础学院组织制定国家级生物学一级学科和免疫学二级学科的建设与发展规划；作为牵头单位，组织人体解剖与组胚学、病原生物学、免疫学、病理与病理生理学、生理学、遗传学、生物化学与分子生物学、细胞生物学等学科参加了教育部学位与研究生教育发展中心组织的基础医学和生物学学科评估工作；共发表研究论文 143 篇，其中 SCI 收录 91 篇，IF > 10 的 1 篇，IF > 5 的 18 篇；发表综述论文 29 篇，其中 SCI 收录 7 篇，IF > 10 的 1 篇，IF > 5 的 4 篇。

2008 年临床学院在国内核心期刊发表论文 1202 篇，在 SCI 收录期刊上发表论文 62 篇；麻醉科、急诊科成为北京地区专科医师临床技能培训考核中心；进一步规范了临床教学体系，组建科室教研室，实行教学预讲制和教授 AB 角制。

2008 年是护理学院院级科研项目正式开展的第一年，15 个项目开展顺利；创立“新博士研究启动基金”，为博士生开展科学研究提供资助。

三、教师队伍建设工作

组织了院校第 16 批研究生导师的审批工作。新批准博士生导师 39 名、硕士生导师 74 名，与招生处配合，对 2008 年新批准的研究生导师进行培训并颁发了培训证书，初步建立了不参加培训不得进行招生的制度。建立并开始实施了博士生导师资格复审制。对 2004 年以前批准的博士生导师进行了复审，应参加复审导师 25 人，实际参加复审 44 人。

为激发高校教师从事一线教学、教授积极承担基础课教学任务，促进高校提高教学质量，北京市教委继续组织开展教学名师和优秀教学团队的评选表彰工作。在 2008 年，我校临床学院沈悌教授获得北京市高等学校教学名师奖，放射诊断学教研室获得北京市级优秀教学团队称号。

四、加强教育实体化建设，继续推进教育教学改革和课程、教材建设

2008 年实施了校级“质量工程”建设，共建设 5 类 14 项校级“质量工程”。推荐我校有关项目参加教育部和北京市“质量工程”建设评审，共获 8 类 12 项北京市“质量工程”立项，获批的教改经费达 184 万元。

我校推荐的“放射诊断学”被评为北京市级精品课程；《染色质与表现遗传调控》和《医学影像学》等两个项目被批准为北京高等教育精品教材；此外，“中国第一个医学博士、理学博士双博士培养模式的建立和探索”研究项目获得了北京市级教育教学成果奖，“学生参与课程改革的模式及运行机制的研究”等3个项目被评为北京市教育教学改革项目；临床医学和护理学专业被评为北京市特色专业建设点。

继续大力开展校级教育教学改革和课程、教材建设，并加强对已经立项的项目的管理。“西医高等院校中医教学改革的实践”等4个项目被确定为2008年度校级教育教学改革立项项目；“护理学Ⅰ”被评为校级精品课程；“放射诊断学”和“药理学”被评为校级双语示范课程；《眼科常见图谱》等4本教材被评为校级精品教材立项项目；“内科学系教学团队”被评为校级优秀教学团队。

五、学科建设

1．“211工程”三期建设启动，组织申报“生命医学学科群建设”、“重大疾病发生发展机制与防治策略的基础科学研究体系建设”、“临床医学学科体系的建设与发展”、“重大疾病防治药物基础研究”4个项目并获批，获批项目国家资助经费为3000万元，完成期限为2008~2011年。

2．组织我校一级学科生物学、基础医学参加教育部学位与研究生教育发展中心组织的学科评估。

3．组织我校生物医学工程、中西医结合临床参加教育部需整改博士学位授权点的评估。

4．完成北京市重点学科建设任务书，完成中央高校与北京市共建项目（北京市重点学科与北京市优秀博士论文部分）的可行性报告。

5．自主设置学科专业输血医学、医学心理学并报教育部备案。

6．完成北京市重点学科的经费支持和分配。

六、继续医学教育项目的申报和项目实施

截至2008年12月，在校的继续教育学生人数为1497人，其中专升本737人，专科生760人。

2008年经全国继续医学教育委员会批准的院校继续医学教育项目225项，完成了195项继续医学教育项目，参加培训的人员达27229人次。根据卫生部要求，对12个国家级继续医学教育基地项目的执行情况进行了工作总结，报全国继续医学教育委员会办公室。

举办了“乡村医生培训班”等培训活动；批准了3项国家级继续教育项目，分别是农村/社区医师培训、临床药物试验规范化培训、医疗器械临床试验规范化培训班；参与教育部“继续教育改革和发展战略与政策研究-行业继续教育子课题”的课题研究工作。

七、学位、学历教育

组织召开院校学位评定委员会会议，审查通过了199人授予学士学位、352人授予硕士学位、491人授予博士学位。

参加2008年北京市及全国优秀博士生论文评选工作。各所院共上报参评论文15篇，经组织学位委员会评定，推荐3篇参加北京市优秀博士论文评比，共有2篇论文获北京市优秀博士论文。推荐6篇论文参加全国优秀博士论文评选，其中有1篇论文被评为全国优秀博士学位论文，1篇论文获全国优秀博士学位论文提名。

八、合作与交流

积极参与国内外的合作与交流活动，以不断提高我校教师综合素质和教学平。

临床学院接待国外来访107批712人，其中参观交流13批578人、学术交流62批80人、洽谈合作32批54人。出国进修学习57人次，出国考察、参加国际学术会议639人次，其中赴台湾考察及学术交流42人次、赴港学术交流10人次。并加大了人才培养的投入，设立了中层骨干国际培养基金和中青年培养基金。

基础学院以所庆为契机，增强合作交流。在所庆期间共邀请和接待了来自国内外的嘉宾、校友80余名。参加“88届校友重聚母校”活动的15位海外学子在阔别20年后回到基础医学研究所，与导师们欢聚一堂，促进了海内外沟通交流，为开拓校友与母校更广泛的科研合作奠定基础。

护理学院共获得国家外专局资助的外国专家项目4个，经费总计7万元。在Dreyfus健康基金会大力支持下，2008年在澳门镜湖护理学院举办了一期PSBH研讨班，学员为镜湖护理学院本科生42人。接待来自美国、澳大利亚、新西兰及中国香港、台湾等地护理专家来访20次、180人次，通过交流访问，加深了了解，增进了友谊，为将来探讨合作的可能性奠定了基础。

北京协和医学院2008年被授权博士、硕士学科、第十六批博、硕士生导师、授予博士、硕士、学士学位情况见文后一览表。

（院校教务处　潘廷芳　编　管远志　审）

北京协和医学院博士生授权学科表

博士授权一级学科		博士授权二、三级学科	
序号	名称	序号	名称
1	生物学	1	动物学
		2	生理学
		3	遗传学
		4	细胞生物学
		5	生物化学与分子生物学
		6	生物物理学
2	生物医学工程		
3	基础医学	7	人体解剖与组织胚胎学
		8	免疫学
		9	病原生物学
		10	病理学与病理生理学
		11	放射医学
4	临床医学	12	内科学（1）心血管病
		13	（2）呼吸系病
		14	（3）消化系病
		15	（4）血液病
		16	（5）内分泌与代谢病
		17	（6）肾病
		18	（7）风湿病
		19	（8）传染病
		20	外科学（1）普外
		21	（2）骨外
		22	（3）胸心外
		23	（4）泌尿外
		24	（5）神外
		25	（6）整形外
		26	儿科学
		27	妇产科学

续 表

博士授权一级学科		博士授权二、三级学科	
序号	名称	序号	名称
		28	眼科学
		29	耳鼻咽喉科学
		30	肿瘤学
		31	麻醉学
		32	临床检验诊断学
		33	神经病学
		34	皮肤病与性病学
		35	影像医学与核医学
		36	护理学
		37	急诊医学
		38	康复医学与理疗学
5	中西医结合	39	中西医结合临床
		40	中西医结合基础
6	药学	41	药物化学
		42	药剂学
		43	生药学
		44	药物分析化学
		45	微生物与生化药学
		46	药理学
		47	口腔临床医学
		48	流行病学与卫生统计学

北京协和医学院硕士生授权学科表

序号	名称	序号	名称
1	动物学	27	儿科学
2	生理学	28	妇产科学
3	遗传学	29	眼科学
4	细胞生物学	30	耳鼻咽喉科学
5	生物化学与分子生物学	31	肿瘤学
6	生物物理学	32	麻醉学
7	生物医学工程	33	临床检验诊断学
8	人体解剖与组织胚胎学	34	神经病学
9	免疫学	35	皮肤病与性病学
10	病原生物学	36	影像医学与核医学
11	病理学与病理生理学	37	护理学
12	放射医学	38	急诊医学
13	内科学（1）心血管病	39	康复医学与理疗学
14	（2）呼吸系病	40	中西医结合临床
15	（3）消化系病	41	中西医结合基础
16	（4）血液病	42	药物化学
17	（5）内分泌与代谢病	43	药剂学
18	（6）肾病	44	生药学
19	（7）风湿病	45	药物分析化学
20	（8）传染病	46	微生物与生化药学
21	外科学（1）普外	47	药理学
22	（2）骨外	48	口腔临床医学
23	（3）胸心外	49	流行病学与卫生统计学
24	（4）泌尿外	50	社会医学与卫生事业管理
25	（5）神外	51	情报学
26	（6）整形学	52	科学技术与哲学

2008年院校第十六批博士生指导教师资格人员名单

协和医院	内科学（风湿病）	曾学军（女）
	外科学（整形）	张　丁（女）
阜外医院	生物化学与分子生物学	魏英杰
	内科学（心血管病）	姚　焰　马　坚　张　健　黄晓红（女）
	影像医学与核医学	吕　滨
	临床检验诊断学	陈　曦（女）
	围术期医学	胡盛寿
肿瘤医院	免疫学	马　洁（女）
	肿瘤学	王贵齐
整形医院	外科学（整形）	栾　杰
基础所	生物化学与分子生物学	刘　英（女）
	病原生物学	许雪梅（女）
	病理学与病理生理学	佟伟民
药物所	生药学	戴均贵
	药物化学	张东明
	药物分析学	张金兰（女）
药生所	微生物与生化药学	张靖溥（女）佘利岩（女）
药植所	生药学	高微微（女）常　琪（女）
生物所	病原生物学	廖国阳
血研所	细胞生物学	郑国光　马小彤（女）
	内科学（血液病）	秘营昌
放射所	放射医学	孟爱民（女）
病原所	病原生物学	陈启军
检定所	病原生物学	张庶民
	药物分析学	胡昌勤
北京医院	内科学（内分泌与代谢病）	周迎生
	影像医学与核医学	陈　敏
生命科学院	生物化学与分子生物学	杜立林　董梦秋（女）高绍荣　李文辉
协和公司	生物化学与分子生物学	戴　卫
	药理学	丁欣欣

2008年院校第十六批硕士生指导教师资格人员名单

协和医院	变态反应学	支玉香（女）
	耳鼻咽喉科学	魏伯俊
	中西医结合临床	郝伟欣
	内科学（传染病）	马小军
	内科学（内分泌与代谢病）	赵维纲　潘　慧
	内科学（风湿病）	李梦涛　张文（女）
	内科学（肾病）	陈丽萌（女）
	内科学（消化系病）	杨爱明
	外科学（骨外）	张　嘉　赵　宇
	外科学（神外）	幸　兵
	外科学（泌尿外）	严维刚
	妇产科学	龚晓明
	口腔临床医学	吴效民（女）
	影像医学与核医学	陆菁菁（女）　杜延荣（女）　吕　珂（女）
阜外医院	影像医学与核医学	方　纬　吕秀章
	围术期医学	张海涛
	内科学（心血管病）	黄　洁（女）　贾友宏
	外科学（胸心外）	郑　哲　唐　跃　郭宏伟
整形医院	生物化学与分子生物学	肖　苒（女）
	外科学（整形）	章庆国　李　强　马继光
药生所	微生物与生化药学	李玉环（女）
基础所	病理学与病理生理学	徐成丽（女）
	生物化学与分子生物学	郑　直
	科学技术哲学	刘俊香（女）
药物所	生药学	王　伟
	药物分析学	王　琰（女）
	药理学	张天泰　侯　琦（女）
肿瘤医院	肿瘤学	于胜吉　王　燕（女）　王淑莲（女）　王大力 王　靖（女）　田艳涛　李正江　刘　骞 董　梅（女）　杨渤彦（女）　韩晓红（女） 曲春枫（女）　宋咏梅（女）　牟巨伟

工程所	生物医学工程	俞　玫（女）　杨　菁（女）　刘玲蓉（女）
生物所	遗传学	史　荔（女）　黄小琴（女）
	生物化学与分子生物学	李琦涵
药植所	生药学	孙晓波　王向涛
皮研所	皮肤病与性病学	姚　煦（女）　冯素英（女）　陈　崑（女） 姜祎群（女）　杨雪源
血研所	生物化学与分子生物学	李庆华（女）
病原所	病原生物学	朱国峰　张笑冰（女）
	免疫学	刘海鹰（女）　赵振东
	微生物学	杨　剑　杨　帆
协和公司	药理学	张庆宇（女）

2008年北京协和医学院授予临床医学专业毕业生博士学位名单

江　伟	顾卫彬	杨治坤	李　爽	王志伟	程勇泉	周舜泰
王从斌	冯觉非	唐博謇	徐鹏杰	谢　杰	蒋大铭	张遇升
韦　祁	李　健	富　强	钱建平	郑凯民	张江鹄	彭　理
郑永昌	蒋桂勇	卢　杰	李　捷	万世奇	王　僦	郑敏哲
何　敛	何　凯	李立君	钱　明			

（以上均为“男性”）

李为娟	曹　玮	戚劢莉	张　婷	缪若羽	李　俏	王胜男
陈　琰	叶　芳	刘　博	张　欣	丁慧华	张璐璐	刘志丽
唐　敏	杨瑶瑶	潘　盈	乐　偲	程婉滢	孙闻嘉	徐　栩
徐亚兰	王旭倩	戴毓欣	李莉芸	董一女	蔡　芳	公小蕾
李　隽	吴　凤	杨华夏	徐　楠	张君怡	房丽丽	陈　雯
卢　静	赵维佳	王元鹤	周小昀	郭　琦	陈　钰	易　茹
马　骏	郭素良	丁文蕴	杨　倩	李　宏	罗培芬	

（以上均为“女性”）

2008年北京协和医学院授予临床医学专业（七转八）毕业生博士学位名单

徐颖（女）	胡鹏	杨燕丽（女）	申乐	唐碧霞（女）
石运莹（女）	王林杰（女）	周云飞	闻松男（女）	

2008年北京协和医学院授予临床医学专业毕业生硕士学位名单

周静	何理	纪春良	陈思扬	龙岳峰

2008年北京协和医学院授予研究生博士学位名单

张飚	刘斌	费琦	徐军	梁璐	冯超	高健刚
杨庆	王颖林	汪学松	高增鑫	陈东野	魏宇魁	马浩
冯铭	宋海峰	马永强	刘勇智	田永胜	韩志军	冯锐
宋可新	李照建	权翔	宿斌	冯国栋	张兴文	齐新
刘键平	杨涛	杨旭	石毅	黄福华	韩运峰	袁建松
秦春常	郑翼	宋鹏	张良	方能新	潘旭东	麻付胜
孔博	杨威	陈俊	姚述远	高立建	孙奇	杨明
于典科	李宝重	刘波	林光武	牛奕	郭春光	赵守华
李博	李会政	关印	毕晓峰	任传利	高红军	宋涛
杨锴	鲍世威	胡国栋	牛兆河	毛运春	宋彬	李海东
刘晨	彭喆	刘新海	张易	谢祥	蔡震	任敏
李鹏程	申乐	牛文全	陈涛	晁腾飞	王云龙	董毅龙
蔡鹏飞	余明华	戴旻	李创军	龚宁波	甘茂罗	胡友财
訾佳辰	马双刚	左明新	王洪波	竺晓鸣	马波	崔锡强

房慧勇	李永海	付达华	邹迎曙	张会图	冯晓明	陈　钟
王国蓉	郭红星	郭振兴	陈晓梨	刁世勇	王志永	蓝海峰
邱志勇	田　源	潘　兵	杨青山	王　焱	张青松	刘　毅
刘彤云	刘苏俊	杨竹生	佘晓东	李亮助	刘勇军	于长江
刘世国	赵保健	叶赞凯	李红日	芦志华	许毓敏	吴江群
王志军	卢　全	李宪奎	杨　勇	王华翌	赵　健	张　群
杨荣利	王小亭	郭　峰	刘　正	蒋　鑫	李世国	王　竞
冯　云	刘　毅	陈先进	张亚群	刘朝晖	李春艳	张子衡
杨立军	刘东阳	齐瑞东	许耀强	陈立钊	周　转	狄利俊
王　准	陈　勇	陈厚早	张　宁	王　心	颜兴起	刘　瑞
骆庆峰	张　斌	李　然	张　强	吴旭东	任崇余	张庆军
韩建群	陈云新	吕子明	赵万红	蔡文锋	谭　玮	于英男
姜建双	徐建富	杨潇骁	李旻辉	侯晓强	祁建军	王跃明
鲍勇刚	谢鸿观	鲍　羿	林雅军	杨　鹏	李　良	方志鸿
吕　丰	陈　阳	郭颖志	钱　波			

（以上均为“男性”）

何春梅	彭炳蔚	周慧梅	张庆霞	马　妍	施　维	闫雪冬
徐　鼎	林思芳	张　茹	吴群励	平　凡	回园敕	高丽霞
颜淑敏	刘真真	丁则昱	周　璐	祁莉萍	钱　敏	赵荣辉
郭英华	华丛笑	李　娜	李卫菊	傅春燕	吴伟春	胡继宏
穆　玉	赵　琦	沈晓鸣	杜小莉	常　青	姬　巍	金　晶
李　宁	安菊生	张　莉	罗　扬	孙玉琳	卢建建	于　丽
王伊宁	刘　柳	于　浩	杜梅君	张　颖	刘　宁	汪　媛
刘　杨	赵永娟	王俊芳	王顺心	孙爱华	唐碧霞	马艳妮
毕秀华	杨　威	高　静	陈　慧	刘　剑	赵　谨	王　瑜
邵丁丁	李文静	高　梅	张艳玲	宋卫霞	秦　芳	刘　鹤
王玉珠	丛维娜	李韶菁	裴利霞	李丽波	韩　香	鲍秀琦
张　丽	周微微	曹新伟	彭　博	安　磊	贾彩凤	杨晓静
陈绚丽	刘书妤	孙　薇	高　洁	袁丽杰	刘　娜	杨艺红
石　琳	刘　芳	王　琳	包宇实	陈振萍	杜　宏	王晓燕
王　华	高福平	张慧珠	李　迪	鞠　梅	卜　今	宋亚丽
其木格	海　燕	杨壹羚	徐祥波	潘明鸣	兰　岚	郑君德
魏葆珺	魏玉香	杨昌梅	王　冰	白秀平	杜瑞琴	李　杨
高凤莉	梁晓坤	梁　涛	刘艳芬	洪　敏	晁炜静	龙　燕
张国娟	戚　红	高　辉	陶梅梅	杨　冬	景　红	栾秀姝

蔡丽敏	李静	任新瑜	孟云霄	张万春	李云	刘晓丽
闫霜	王辉丽	尚曦莹	陈叙	张铁	王丽	吴惠
白娟	郗雪艳	何小鹃	李一叶	谢朝晖	盛利	王赵
李亚俊	冯娟	孙丽娜	陈玉岩	成银霞	黄卉	刘斌
代冬梅	樊冬丽	任开环	杨啊晶	王菊仙	刘红	蔡琳
刘向荣	刘航	秦丽莉	蔡寒青			

（以上均为“女性”）

2008年北京协和医学院授予研究生硕士学位名单

胡泊	石林惠	于鸿江	陶永康	孙国建	尚鹏辉	王恩业
刘煜	王盟	李权	梁红元	谢忠尧	随海田	朱东山
赵自雄	向剑	龙伟	黄海舟	顾金龙	宋保民	王海宁
朱建华	姜恩铸	徐田雪	张赟	金勋	董良广	万军庭
邵长君	赵西路	张永明	沈冲飞	姜帆	罗琛	陈国辉
吴刚	韦军	汪磊	杨心督	丁春光	肖尧	栾江伟
连泽勤	刘振佳	宋增锋	王磊	刘国瑞	苏明声	王想想
赵千	彭非	郦其忠	刘晓彬	程星烨	毕武	朱占军
张勇	潘全	陈锡福	侯俊	李增强	杨冰	王志刚
季鸣	黄守均	王林	许亮	陈岱	李立华	曾山
姚克文	魏虹	杜颖	陈世强	曹宗富	李敬文	肖凯
余希田	周宇辉	王珏	苏品璨	李志强	罗振武	尹兴晓
奎翔	舒晓明	马开利	郭磊	王赛锋	顾黎雄	苏拓
范新宇	韩新鸣	王克明	张卓奇	吴宏志	魏斌	罗谦
田玉磷	楼剑	李嗣钊	翟吉良	卢文灿	叶松	杨渊筌
王曲	别志欣	王子毅	赖卫国	周礼鲲	何建	王黎明
董淑晓	詹晓凯	姜雪松	李陶	陈怡东	林华	吴瞳
贾友超	孙大光	张弛	张崇敬	姜英俊	蒋玲敏	李青
菅记涌	顾明亮	丁士磊	周涛	蔡乐	潘轲	朱志强

（以上均为“男性”）

颜流霞	王梦琴	倪慧娟	李楠	张宇	张斓	董瑞玲
韩贵兰	肖焕波	金芳	邢玉芳	马芬	任丽君	石婧
马艳	张亮	魏淑贞	张董	汪滢	张欣	李素芬

黄洁	王晓雪	刘晓	高静	贺欣	吴小霞	白宁
王贺	王薇	李薇	王璐	王彤	吴莹	刘俊鸟
汤四媛	周盛	陈静	涂韶丽	吴丽娟	王静	杨雁华
闫颖	张括	张建平	邓安珺	袁玲	巩艳青	陈亭亭
赵晋燕	吴倩	刘露	赵晓	朱丽萍	王坤	张萌
王敏	蔡芳	陶月红	王予琪	沈晶晶	严力群	林文慧
马媛媛	段永娟	张砚君	徐艳红	高静韬	刘爱娟	石旭
王徽	高苒	杨帆	刘秀英	高宁	方瑾	张艳荣
贾静	车昌燕	赵艳	王琼	孔祥茜	吕娟	曹远
韩昭昭	马永慧	许潇天	杨筱多	徐晖	高海霞	赵芹芹
李彩红	孟娣娟	张燕	赵旻	谭赛男	孙亚坤	张慧芳
阿丽塔	梁晓婷	郭志伟	魏晓露	尹娜	杨静琳	陶里
张永欣	李建芳	毕研伟	高燕	李彦涵	罕园园	占萍
张雪	钟亚妮	吕淑贞	隋静湖	颜薇	王春燕	王蕾蕾
于红敏	唐蓉	王祎蓉	常昕	王小燕	朱佳	雷漾
戈海延	神平	曹晶	李露薇	焦静	吴嘉煖	杨轶洁
马莹	李琳	毕蕊	吴卫华	方桦	高维娇	顾敏
张晓宁	戴亚云	姚汉清	王丽娜	郭瑞芳	原悦	宋子兰
刘军秀	周青	赵莉莉	张涛	熊秋霞	陈瑾	崔慧霞
王英丽	刘云	夏春红	海宁	林慧	万利	

（以上均为“女性”）

2008年北京协和医学院授予以同等学力人员申请博士学位名单

赵举	金沐	凤玮	夏扬	李宪伦	周立	陈燕
王强	田军	段明辉	牛峰	郭万首		

（以上均为“男性”）

赵新然	刘志敏	王嵘	杨大烜	张磊	林霖	董军
宋丹青	王迎	齐静	卜石	张丽芳	周惠琼	陈黎波
倪俊	马瑾	吴娜琼	惠英			

（以上均为“女性”）

2008年北京协和医学院授予以同等学力人员申请硕士学位名单

郭志刚	魏红星	张洪卫	王文泽	沙　洪	陈　兵	刘凯奇
袁文肃	苏　毅	张然星	尹常宝	刘保逸	谷笑春	傅　裕
梁朝阳	梁　立	程靖宁	徐维锋	陈广俊	曾　嵘	王学晶
孙洪范	张　鹏	张　洋	孟恒星			

（以上均为“男性”）

王　馨	王　妍	李　宁	白玉赫	王亚平	孙东辉	张宏武
孙秀娟	于　阳	张丽红	朱　贞	杜丹丹	李　莉	徐水琴
高　娜	王雅西	鞠昌萍	顾艳莊	王庆玲	张　利	张　晏
李　明	石　妤	于　晖	刘亚欣	王嘉莉	卞维静	王　晨
张维娜						

（以上均为“女性”）

2008年北京协和医学院授予护理学院护理专业本科毕业生学士学位名单

阎　婧	紫翠然	胡　喆	安艳晶	刘　颖	薛丹宁	田　媛
李晶雪	王　争	赵小湃	李　萱	吕培培	刘立平	果　迪
梁　鸽	朱　玲	房　微	关　欣	谭　颖	张　旭	孙菁晶
郭　丹	肖　夏	朴思静	苗菁华	张　慧	王　媛	王　丹
徐一凡	杜静芝	许文萍	王　娟	刘　然	孙昊晨	郑丹萍
于欣平	马　璐	陈梅芳	虞　飞	干玎竹	耿敬芝	卢冬青
李洪娜	姜　英	王　娜	张威强	曹　妍	赵春月	郑　瑞
徐一鸣	马文瑶	李琳婧	赵　阳	王维维	刘　婷	刘春娇
郑佳音	冯敏慧	吴　鑫	刘思辰	章建芳	孙红娟	杨　峥
王东旭	张　然	李　巍	张　思	李　然	周　寅	张桂香
刘铁军	藏琳琳	翟丽莎	赵丽萍	周卫征	王亚静	李长虹
李金艳	王　傲	李姗姗	阮石爽	陈依山	姜璎钊	赵迎娟
温　萌	谷友惠	王　一	王　瑶	郑佩筠	王　巍	王　璐

（以上均为“女性”）

张　寅（男）　王　伟（男）　李　冰（男）

2008年北京协和医学院授予继续教育学院护理专业自考本科毕业生学士学位名单

刘　艳	孙　欣	王兰珍	蔡艳宇	蔡维娜	房玉飞	马芳芳
宋　静	谭林娟	杨长捷	李子榕	李　凡	张　静	周紫娟
王　燕	钱　娜	杨海晨	赵晓鹤	魏晓燕	夏艳萍	何瑞仙
唐小慧	陈晓杰	郭淑艳	李小燕	蔡诚雄	蒋月平	侯海燕
贾燕瑞						

（以上均为“女性”）

2008年北京协和医学院授予继续教育学院专升本科（医学检验、护理学）毕业生学士学位名单

周　琦	封砚林	汪　莹	董卫红	王　焱	陈　悦	邱　月
李　蓓	徐　蕾	卢　艳	张　磊	任红艳	池　静	肖　楠
张红宇	陈　洁	刘桂平	王　瑶	王　昊	朱　丹	黄　琦
季　宏	陆相云	刘　旭	陈　芳	马　萍	张慧瑛	严　蕊
王艳清	朱丽娜	李　敬	张　慧	高　姗	张　琳	赵瑞敏
解潇平	祝彦梅	李丽红	毕　洁	苏淑伶	刘婧婧	韩洪祯
江　欣	张景敏	胡小静	王　薇	吴文红	张丽丽	黄卫华
王　丹	张建坤	凌兴燕	贺　菊	季　红	陈艳平	张慧汇
黄春霞	苏晓霞	石　瑛	黄　迪	孙　羽	成志霞	魏晓东
刘　娟	赵崎慧	郭　静	提晓健	顾　钰	牟亚婷	张　雅
刘小艳	姚　红	傅　冬				

（以上均为“女性”）

张　帅（男）　赵　熙（男）　刘　宇（男）

医 疗 卫 生 工 作

2008年院校临床医疗工作概况

2008年是院校实施“十一五”规划的关键之年，也是院校实现新的战略发展目标极为关键的一年。在过去的一年中，我们以十七大精神为指导，认真贯彻落实科学发展观，紧紧围绕“和谐与发展”这个工作中心，在卫生部和院校领导的正确指挥下，以巩固“医院管理年”活动为契机，以深化医药卫生体制改革为目标，在不断提高医疗质量、保障医疗安全、推动医院管理创新、提高全员素质方面又迈上一个新台阶，从而全面促进医院的内涵建设和健康发展，在奥运会举办过程中的大局观、团队精神，在应对突发卫生事件的快速响应方面，各医院表现出色，为院校赢得了荣誉。

一、2008年院校所属医院的各项指标平稳波动

全院校医务人员在院校领导的带领下，发扬努力拼搏，开拓进取，默默奉献的精神，按照08年的工作计划圆满地完成了工作任务。2008年院校六家医院综合门诊量达3267774人次，较2007年增长6.17%；开放床位4713张，较2007年减少2.06%；年出院病人123363人次，较2007年增长8.47%；年手术量为56085人次，较2007年增长5.79%。

二、继续巩固卫生部医院管理年活动成果，强化医院管理的内涵建设

2008年院校各医院继续巩固卫生部医院管理年活动成果，继续将深化医院管理年活动列入重要议事日程，完善组织，加强领导，以深入学习实践科学发展观为契机，将科学发展观与医院管理年活动相结合，落实以人为本，开展以病人为中心的各项诊疗活动。积极组织医务人员参与抗震救灾、奥运医疗保障等工作。2008年院校所属医院以科学发展观为指导，巩固医院管理年活动成果，取得了进一步的成效。

（一）多渠道保证医疗质量，不断加强和完善医务管理的长效机制建设，规范医疗服务流程，保障患者安全

所属医院通过建立并落实医疗质量和医疗安全的核心制度，提高了医疗服务的安全性和有效性；通过严格执行诊疗护理常规，强化了合理检查、合理用药、因病施治的临床诊疗要求，医疗质量进一步得到保障。

协和医院通过加强医疗制度建设，制定《急诊病人疏导应急方案及流程》等规范，持续改进质控体系，修订、实施新医疗质控方案，重点抓好手术环节管理；加强医技科室质控，合并感染7项检验项目，检验科通过ISO质量认证；加强疑难重症诊治协调，完成院际、院内多科会诊900余次；在医院感染管理方面，继续强化对NICU、ICU、神经外科等医院感染目标监测；继续加强对5种重要耐药细菌的每日监测；加强对喉镜、膀胱镜、支气管镜等内镜消毒的管理；执行传染病报告每日巡查制度；每周监测神经内科克雅氏病例，每旬到儿科、神经内科等病房监测麻疹病例，每月进行急诊、儿科门急诊、发热门诊等科室的流感样病例监测；制定了《医院感染防护指南》、《职业暴露防护指南》、《呼吸道传播疾病管理规定（第一版）》；将感染内科、普通内科、MICU和胰腺外科作为首批试点病区推行便携式免洗手消毒液；在护理工作方面修订、完善护理工作制度、护理质量标准及操作流程共101项。

阜外医院不断完善和健全医护质量控制

体系，加大监督和执行力度，以确保患者医疗安全；在电子病历、电子医嘱创新和优化的基础上，重点实施了 PACS 项目，提高了医疗质量，还建立和实施了输血控制及合理用药系统，升级检验系统，进一步提升医疗安全和医疗效率，加速推进医院信息化制度建设，形成了自主研发、技术能力强、信息安全、覆盖面广等院所信息化建设的特色，连续两年受到卫生部、北京市卫生局检查组的高度评价，建议在国内推广；同时，先后建立保障患者安全工作汇编、医疗护理工作通报制度、合理使用抗生素制度、医务人员违纪违规公示制度、单病种管理制度、严格请销假制度、对运行病历的检查、指导和公示制度等多项规章制度，严格依法执业；在调动医务人员工作积极性上，建立了医疗风险管理的奖惩机制，对于在年度内没有医疗投诉、医疗纠纷、医疗事故、医疗赔偿的科室（病房），给予不同程度的奖励，并将医疗投诉、医疗纠纷、医疗事故、医疗赔偿纳入对科室（病房）及医务人员的综合考评体系，处罚赔偿落实到中心、责任人；在医院开展百日安全活动自查；执行非处罚性护理缺陷自愿上报制度；定期缺陷专题分析会制度；开展死亡病例、医疗事故、纠纷分析等讨论；强化护理安全、缺陷与法律纠纷关系的宣传和培训。从多个方面保障患者医疗安全。

肿瘤医院在医疗质量、服务流程方面施行了一系列行之有效的措施，如启动新门诊大楼，为病人提供了舒适整洁的就诊环境；进一步强化门诊综合能力，合理门诊布局，设立详细专家出诊栏；优化看病流程、实行二级候诊制度；增加预约挂号出诊专家人次与划价人员，提前挂号、提前分诊；挂号收费通柜服务、规定预约检查时间，长假期间增开假日门诊等一系列措施，最大程度保证专家门诊数量，并大大减少病人等候时间。同时进一步简化住院手续，严格制定标准，督促各科室缩短平均住院日，提高病床使用率，很大程度上缓解了病人住院难的问题。针对手术难的问题，采取诸多措施加快手术周转频率，制定制度严格病床管理，不断完善术后恢复室。继续深化“医院管理年”活动，召开“2008 年度临床工作会”，确定了以基础质量控制指标考核与现场打分相结合的形式，对各医疗科室进行评议，将科室考核进行量化。完善了《进一步完善手术科室医疗质量的补充规定》、《医疗服务投诉补充规定》等多项医疗制度，进一步规范医疗管理。成立了疾病与感染控制办公室、完善院、处、科三级质量管理体系，从医疗、病案、感染、药事、医德医风、医疗投诉、突发事件、教学科研质量等方面进一步完善质控流程、质控指标及评估体系。

整形医院从基础制度抓医疗工作，认真落实首诊负责制、会诊讨论制、三级医师负责制、疑难病例会诊制，抓好环节质量管理，提高医疗管理水平。组织院内大型病例讨论会、院际疑难病例会诊、传染病知识培训、组织院内急救医疗队应急演练；组织医师参加北京协和医学院高年住院医师培训。收治市民政局资助“明天计划”患儿 10 人。组织医务人员参加《首都市民膳食知识竞赛》；组织艾滋病日、高血压日、糖尿病日等义诊宣传活动。

血液病医院以创建平安医院为目标，加强医疗质量安全管理。严格落实三级医院平时测评暨医院管理年检查考核标准。通过落实核心制度、加强药品管理、血液管理、病案管理、“三基三严”培训，创建平安医院。2008 年未发生医疗纠纷赔付，护理人员参加市卫生局组织的“三基三严”考核中全院 280 名护士全部达标。天津市卫生局上半年的出院病历检查和下半年的在岗病历检查中均取得较好成绩。通过采用新技术、增添新项目，提高医疗质量。添置更新了价值 1342 万元人民币及 62.5 万美元的设备，对放射科和手术室进行了全面改造和设备更新，购置了CT。新增检测项目6项，其中5项填补了天津市检测项目空白。医疗指标稳步增长，诊疗水平不断提高。在初治急性白血病、难治性白血病、急慢性白血病确诊、脏器衰竭、严重肺感染合并咯血、感染性休克在内的危重患者等方面取得了很好的成果，有的达到了国内、国际领先水平。积极开展再生障碍性贫血的基础与临床研究，研究成果达国内、国际领先水平。

皮肤病医院增设了社会工作部，及时妥善处理医患纠纷，保障医疗安全，提高医疗服务质量。同时加强医疗质量管理，定期对门诊病例和处方质量进行检查，以处方展评的形式对优秀、不合格病历处方进行对比和点评，对促进处方书写规范化和合理用药起到了积极作用。

（二）以病人为中心，减轻患者负担，强化服务能力，提升医疗服务水平

2008年北京协和医院在全院推广了电子体温单、应用住院病人跌倒风险评估表和压疮危险因素评估表，规范诊断牌、统一分级护理标示、制作预防病人跌倒的安全提示牌等方便患者就医。在规范内部诊疗工作的同时，加强医院外部环境建设，清理主干道4条，开通奥运绿色通道，将北区拆迁完毕的空地进行地面修整，开辟了大面积停车场。外墙粉刷、清洗65725平方米。院内统一报修电话123，提供便捷服务。2008年初，医院完成手术室改造工程、业务楼二段六层办公区加层工程。保健基地封顶、门急诊楼及手术科室楼改扩建工程奠基，一系列工程的开展为改善患者就诊环境打下了基础。

阜外医院打通了门诊大厅第二个大门；增加挂号窗口；延长专家门诊时间；开设夜间门诊；长假期间增加放射科和超声科值班；改造CT室，新安装一台CT机。以病人为中心，提供优质、便捷的门诊服务。在急诊服务上，实行“首诊负责制”、急诊重症、普通病人、急救病人分流路径管理和分病种病人的急诊诊治路径。完善投诉管理制度；聘请社会监督员；设立门诊导医首问负责制；设立手术电子信息实时告示牌；加强患者的就诊前健康教育；常用心血管药物价格一览表；开展每个月患者满意度调查等加强患者对就诊情况的监督。通过开展就医流程优化与改造，缩短了平均住院日，为病人提供了便捷的医疗服务。应用支架与球囊对吻技术（SKB）治疗特殊类型的前降支开口病变、心房颤动的步进式导管消融、溶血磷脂酸抑制缺血诱导的骨髓间充质干细胞的凋亡等8项技术进入临床诊疗，再次全面刷新医疗指标。心脏手术疗效达到世界先进水平，实现了服务数量和质量疗效双提升，成为世界最大的心脏病诊治中心之一。并且冠状动脉旁路移植术单病种质量控制指标在国内名列前茅。

肿瘤医院严抓药品管理。定期召开药事委员会，增加药事会成员，确保公正廉洁。实行药品“一品两规”制度，执行药品轮换制度，严格药品进入与使用程序，积极采取措施控制院所用药比例，规范医生用药，有效控制大处方与过度用药，减轻患者“看病贵”的负担。规范新技术、新业务秩序，本年度召开两次准入会议，共受理29项新技术、新业务的申报，24项通过评议，4项已正式展开。引进了国内第一台移动式加速器——术中放射治疗，目前已有多位患者接受治疗，从中受益。

整形医院通过加强对护理工作的管理，提升患者满意度。在医院范围开展了“三基三严”各种形式的培训20余次，并且分层次对不同级别的护士进行了技能考试，做到抓关键、抓核心，确保培训到位、考核过关、病人安全，培训和考核合格率达到100%。举办区级继续教育讲座8场，院内继续教育项目讲座6场，组织护理查房交流

12场。

血液病医院积极改善患者就医条件，完善医疗结构布局，完成住院楼改扩建并于2008年底启用，目前医院实际开放床位603张。白血病诊疗中心，淋巴瘤诊疗中心、MDS诊疗中心、贫血诊疗中心二病区、血栓止血诊疗中心、综合诊疗中心及相关辅助科室全部搬入新楼。通过建立患者家属等候区、外勤服务中心、严格陪伴制度、探视制度等措施，在为患者提供高质量诊疗技术的同时，提供高水平的服务和舒适的就医环境。

皮肤病医院在2008年初启用门诊新大楼，加大医疗设备投入的力度，全年投入540万，分别购置308准分子激光设备、心电监护和检验仪器等设备。强化门诊部的管理和服务职能，配备人员。成立门诊一站式导医服务中心，分流疏导患者就医，协调处理病员咨询、就诊、采血、取化验和病理报告等工作，方便患者就医。

三、齐心协力保障奥运医疗工作，沉着应对突发事件医疗保障工作

（一）全员动员，确保做好奥运医疗保障工作

协和医院在奥运医疗保障方面，完成了奥运村综合诊所奥运总部饭店、奥运会及残奥会开闭幕式、网球场馆、运动员性别鉴定、奥运官员及VIP医疗保障6项医疗保障任务，被评为北京奥运会、残奥会先进集体，北京奥运会、残奥会五好团队，荣获奥运会特别贡献奖。组建志愿者团队共128人。4月，完成“好运北京”综合测试赛、第16届国际奥协大会、第71届体育记协大会医疗服务保障工作。完成医护人员反恐、兴奋剂、医疗急救、气管插管、热带病、礼仪、语言等培训。制定了《北京协和医院奥运期间突发事件应急预案》，在人员和物资上做了充分准备并组织了多次演练。为国家队运动员开通绿色就诊通道，共组织专家诊治49人次。提供现代化、人性化的奥运病房，有床位22张，于7月22日试运行，8月5日正式运行。接受上级机构及领导对本院奥运相关工作督导和检查8次。医院在奥运期间，接诊涉奥人员188人次，收住院患者17人。8月9日，成功救治美国遇袭公民，赢得了受害人家属、美国政府和国际奥委会等各方的高度赞誉。

阜外医院为确保奥运医疗保障工作顺利开展，大力加强奥运培训，开展奥运知识、理念和精神的宣传教育活动，积极开展全员岗位练兵活动和奥运基础知识培训，在全院营造了上下联动“迎奥运、讲文明、树新风”的良好氛围。医院成立“平安奥运行动”工作领导小组，建立健全安全稳定工作责任制；坚持以人为本，强化排查防控工作，营造安全有序、稳定和谐的良好氛围；建立健全和演练应急预案体系，提高院所应急处置能力和水平，确保院所稳定和谐，医院直接参与奥运服务的医护后勤工作人员达到65人，同时还紧急抽调了2名医师、2名护士在奥运期间常驻中日友好医院提供专业医疗服务。院所先后获得首都“迎奥运、讲文明、树新风”活动先进集体和先进个人、北京市奥运会、残奥会公共卫生及医疗服务保障工作先进个人和中国医学科学院北京协和医学院奥运先进团支部、先进个人、奥运工作优秀志愿者等荣誉称号。以最高的工作标准，打胜了奥运攻坚战。

肿瘤医院为确保平安奥运，加强应急管理，建立3批应急医疗队，完善12项应急预案，组建奥运应急无偿献血志愿者队伍319人，制定平安奥运行动方案，组织奥运消防演习1次，进行安全检查15次。医院获得了5个先进集体奖及11人次先进个人奖，为北京奥运会的成功举办贡献力量。

整形医院成立“迎奥运、讲文明、树新风”工作领导小组、办公室及专业工作小组；建立奥运工作专门档案，专人负责；制定《奥运培训实施方案》；认真组织落实培训工作，举办领导干部奥运知识培训、全院职工文明礼仪培训、奥运英语培训、临床专业技能培训、政策法规培训等，促进医院管理工作。全体医护人员进行了三基三严的培训，开展了技术练兵和竞赛活动，医院派出3名大夫和4名护士参加北京市奥北京市期间120急救中心医疗急救工作，派出2名护士和2名司机参加奥运场馆内部医疗保障工作。奥运期间平均每日上岗工作人员486人，平均每日门急诊工作量125人次，住院病人238人，手术量527台次。同时在医院各种会议上多次强调并布置奥运安保工作，并检查落实情况，在开幕式当天，院长、书记亲自值班。全院加强安保力度，聘请了22名保安员，成立义务巡逻队，重点部位增设专人24小时看守等，奥运期间未发生任何医疗事故和安全事故，实现了平安奥运的目标。

（二）快速反应，各医院多支医疗队支援地震灾区

协和医院在“5·12”四川汶川特大地震灾害发生后，迅速派出医疗队及专家组指导当地的医疗救治，并参与了集中安置在本市老年病医院的危重受伤灾民的会诊。医院先后派遣3支医疗队，共计12人奔赴灾区一线。医院被评为抗震救灾医药卫生先进集体。

阜外医院弘扬“一方有难，八方支援”的民族精神，积极开展抗震救灾工作，组建了支援汶川灾区医疗队，共4人，奔赴灾区参加抗震救灾工作，被四川省卫生厅称之为“铁军”，并获得了北京市卫生局颁发的纪念奖章。

肿瘤医院在5.12四川汶川大地震后，全力支援抗震救灾，共向灾区前线派出3批医疗队，共计6人。医院荣获中国教科文卫体工会“抗震救灾　重建家园工人先锋”称号。

整形医院在震后先后派遣两批共6人的医疗队奔赴灾区医疗救护第一线。第一批派出4名同志组成的医疗小组，冒着余震、塌方、暴雨、泥石流等危险，奔波3400公里，转运伤员26人。医院还接收了抗震救灾小英雄张春玲，党委书记王建国亲自为她和她的家长做心理辅导，各个支部分别给她送去钱和慰问品。医院为她联系了石景山区的小学，使她能继续完成小学的学习。

抗震救灾中我们医疗救治人员始终是冒着风险、肩负重大责任，有时甚至是风餐露宿、日夜兼程，冒着余震、塌方、暴雨、泥石流等危险转运伤员。他们有的在救灾转运伤病员一线成立临时党小组，充分发“协和人”的奉献精神。

2008年是不平凡的一年，院校所属医院的医疗工作接受了多项重大事件的考验，巩固了医院管理年取得的成果。院校今后的工作要紧紧围绕十七大精神，深入贯彻落实科学发展观，着眼于实现人人享有基本医疗卫生服务的目标，着力解决人民群众最关心、最直接、最现实的问题，坚持“以人为本，以病人为中心”的服务理念，把维护人民健康权益放在第一位，同时加大改革力度，积极开拓创新，以人人享有基本医疗卫生服务为目标，提高医疗工作效率和服务水平、质量，使医疗服务更加贴近群众，更好地满足人民群众的医疗服务需求，努力提高人民群众健康水平，开创医院工作的更加辉煌的新局面。

院校2008年医疗工作的分类统计见文后附表。

（俞桑丽　唐　尧　编　王海涛　审）

2008 年院校医疗工作统计表
（门急诊工作）

	诊疗人次			日均门诊人次	平均病床日均门诊人次	出观察室人次		急诊抢救			急诊死亡人数	各级医师出门诊人次		
	合计	门诊人次	急诊人次			合计	死亡人数	总人次	成功人次	成功率%		合计	主治以上	专家门诊
协和医院	1931732	1788704	142534	6557.4	3.70	375	20	3344	3020	90	315	104764	78503	26261
比 07 年%	4.73	4.76	4.38	1.49	2.78	-68.93	-66.67	-0.39	-1.18	-1.00	-11.52	5.14	4.48	7.17
阜外医院	401081	379206	21875	1283	1.80	17622	88	10864	10776	99.2	88	16282	4485	9675
比 07 年%	6.83	7.33	-1.13	5.25	5.88	7.48	-8.33	1.10	1.18	0.10	-8.33	8.26	-7.41	10.55
肿瘤医院	417079	412804	4275	1662.9	1.33	902	110	89	53	59.55	31	11328	5381	5947
比 07 年%	6.04	5.99	11.56	8.13	11.76	-7.11	30.95	-4.3	-3.64	0.41	/	6.30	7.48	4.94
整形医院	55646	55115	531	221.9	0.68	658	0	0	0	0	0	5476	2252	3224
比 07 年%	-3.98	-4.05	3.71	-3.27	-2.86	7.34	/	/	/	/	/	-4.81	5.33	-10.82
血液病医院	79032	68157	10875	/	/	465	12	22	13	59.09	6	/	/	/
比 07 年%	15.55	14.05	25.93	/	/	-29.76	50	-52.17	-60.61	-15.91	-25	/	/	/
皮肤病医院	563788	563788	/	1557	25.00	/	/	/	/	/	/	21009	10751	6383
比 07 年%	10.43	10.43	/	10.11	8.70	/	/	/	/	/	/	17.64	8.42	12.36
院校合计	3448358	3267774	180090	/	/	20022	230	14319	13862	/	440	158859	101372	51490
比 07 年%	6.10	6.17	4.91	/	/	0.87	-7.26	0.54	0.49	/	-4.35	6.65	4.48	6.78

2008年院校医疗工作统计表
（病床使用情况及住院者动态）

	期末实有病床数	住院者动态									治愈率（%）	好转率（%）	病死率（%）	平均病床周转次数	平均病床工作日	病床使用率（%）	出院者平均住院日
		期初留院人数	期内入院人数	期内出院患者数						期末留院人数							
				总计	其中：出院患者数				其他								
					小计	治愈	好转	未愈	死亡								
协和医院	1836	1455	52030	51895	37851	15441	17433	4480	497	14044	1587	40.80	46.10	1.3	29.10	337.1	92.10	11.50
比07年%	4.26	-7.21	5.00	4.48	5.07	0.83	6.44	16.85	-0.40	2.93	9.07	-2.50	0.60	-0.10	5.05	0.18	-0.10	-3.36
阜外医院	727	542	25116	25143	24083	8621	14977	254	231	1060	515	35.80	62.20	1.0	34.60	351	95.90	10.30
比07年%	0	12.22	6.47	6.85	6.43	9.03	5.45	-20.87	16.67	17.52	-4.98	0.90	-0.60	-0.10	3.59	-2.85	-3.10	-4.63
肿瘤医院	1249	1113	30370	30300	14578	9810	3174	1315	279	15722	1183	67.29	21.77	1.91	24.26	353.55	96.60	15.63
比07年%	-8.55	-9.14	16.26	15.49	3.43	8.22	4.96	27.19	39.50	29.51	6.29	2.98	0.23	0.49	19.21	0.76	0.47	-14.59
整形医院	328	194	7861	7859	5012	4380	632	0	0	2847	196	87.39	12.61	0	23.96	287.3	78.50	11.79
比07年%	0	1.57	2.25	2.30	0.93	5.58	96.27	0.00	0.00	4.82	-0.51	-6.03	6.13	0.00	2.31	0.82	0.43	-8.89
血液病医院	511	503	7199	7199	7041	1691	4409	902	39	158	503	25.70	61.20	0.5	13.74	330.9	90.40	24.80
比07年%	-10.19	23.59	24.29	26.39	27.60	-9.18	54.21	23.22	-40.00	-11.24	0.00	-10.10	11.00	-0.60	7.34	-7.02	-6.90	-10.47
皮肤病医院	62	44	960	967	955	278	657	20	0	12	37	29.11	68.80	0	15.60	293	80.38	19.00
比07年%	0	29.41	4.12	6.03	5.76	-6.40	15.87	-48.72	0.00	33.33	-15.91	-3.78	16.01	0.00	6.21	10.98	8.06	5.56
院校合计	4713	3851	123536	123363	89520	40221	41282	6971	1046	33843	4021	/	/	/	/	/	/	/
比07年%	-2.06	-1.46	8.68	8.47	6.40	2.91	10.52	3.47	8.73	14.38	4.33	/	/	/	/	/	/	/

2008年院校医疗工作统计表（医疗质量情况）

	出入院诊断符合率%	7日确诊率%	临床与病理诊断符合率%	病房抢救成功率%	手术人次数	手术前后诊断符合率%	无菌手术切口感染率%	院内感染率%	死亡人数	尸检人数	尸检率%
协和医院	100.00	99.50	100.00	41.50	30322	100.00	0.00	0.82	497	1	0.20
比07年%	0.00	-0.20	0.00	-21.00	7.28	0.00	0.00	-0.03	-0.4	/	/
阜外医院	99.90	96.20	99.80	88.90	7467	99.90	0.00	0.80	231	7	3.00
比07年%	0.00	-0.40	-0.10	1.00	6.67	-0.10	-0.10	0.00	16.67	0	-0.50
肿瘤医院	99.81	99.95	99.65	19.82	10813	99.83	0.02	0.21	279	0	0.00
比07年%	0.24	0.01	0.13	-16.05	4.49	0.20	-0.15	0.11	39.50	0	0.00
整形医院	100.00	100.00	100.00	/	7257	100.00	0.02	0.00	0	0	0.00
比07年%	0.00	0.00	1.30	/	1.43	0.00	0.02	0.00	0	0	0.00
血液病医院	93.67	/	/	72.73	29	/	/	/	39	/	/
比07年%	-6.33	/	/	11.71	-59.15	/	/	/	-40	/	/
皮肤病医院	96.38	94.62	84.48	0.00	197	96.89	0.00	5.37	0	/	/
比07年%	-1.21	-1.32	-4.09	/	11.93	-1.42	0.00	2.93	/	/	/
院校合计	/	/	/	/	56085	/	/	/	1046	8	0.76
比07年%	/	/	/	/	5.79	/	/	/	8.73	14.29	/

产 业 开 发 工 作

2008 年院校产业开发工作概况

2008 年，在院校党政领导班子领导下，院校在科技产业管理方面，积极研究制定相关产业管理政策，依法维护院校的合法权益，积极推动科技成果转化，研究建立促进科技成果转化的新型激励机制；在经营性国有资产管理方面，重点抓全资企业改制和企业的规范化管理，同时着力解决历史遗留问题，规范对外投资和企业改制行为，加强对外投资监督管理，有效防范投资风险，保护国有资产的安全完整和保值增值。

一、院校企业概况

截至 2008 年 12 月，院校及所属各单位投资设立和参股的企业共有 79 户，涉及制药、医药贸易、图书音像、科技开发、后勤服务等众多经营领域。从企业经济性质上分，非公司制的全资企业有 25 户，有限责任公司 38 户，股份有限公司 4 户，中外合资企业 8 户，中外合作企业 2 户，股份合作制企业 2 户。79 户企业中，纳入院校国有资产基础管理范围的院校所属全资企业和院校控股的公司制企业共有 48 户，其中以中国协和医科大学作为实际出资人的企业共有 4 户。

二、院校企业资产与经营状况

根据 2008 年度院校企业会计决算和国有资产报表统计，院校企业资产与经营状况如下：

（一）企业资产状况

根据 2008 年度企业财务会计决算和企业国有资产报表统计，纳入院校国有资产基础管理范围的企业有 48 户。截至 2008 年末，48 户企业拥有经营性资产总额为 139 719.87万元，同比增长 24.44%；负债总额为 54 663.89 万元，同比增长 27.81%，资产负债率为 39.12%；所有者权益总额为 85 055.98 万元，同比增长 22.37%。

48 户企业拥有国有资产总额为 63 824.35万元，同比增长 24.27%。国有资本保值增值率为 125.78%，净资产收益率为 25.11%，总资产报酬率为 18.83%。

48 户企业中资产总额在 1 千万元以上的有 17 户，占全部企业的 35.41%，其中资产总额超过亿元的企业 4 户，比去年增加 1 户，占全部企业的 8.33%；5 000 ~ 10 000 万元的企业 3 户，比去年增加 1 户，占全部企业 6.25%；1 000 ~ 5 000 万元的企业 10 户，比去年减少 2 户，占全部企业 20.83%。

（二）企业经营状况及经济效益

2008 年度，纳入院校国有资产基础管理范围的 48 户企业的营业收入总额为 89874.18 万元，同比增长 13.23%。实现利润总额 24017.12 万元，同比增长 39.12%，其中利润总额在 1000 万元以上的企业 4 户，占全部企业的 8.33%；100 万元以上的企业 7 户，占全部企业的 14.58%；亏损企业 15 户。企业上缴国家税金共计 12846.50 万元，同比增长 7.29%。

资产总额排名前五位的企业（单位：万元）

排序	企业名称	所属单位名称	资产总额
1	协和干细胞基因工程有限公司	血研所	41994
2	北京协和制药二厂	药物所	21055
3	北京协和药厂	药物所	13586
4	北京联馨药业有限公司	药物所	12705
5	北京优华药业有限公司	药植所	6097

利润总额排名前五位的企业（单位：万元）

排序	企业名称	所属单位名称	利润总额
1	协和干细胞基因工程有限公司	血研所	8601
2	北京协和制药二厂	药物所	6512
3	北京联馨药业有限公司	药物所	3905
4	北京协和药厂	药物所	2685
5	中国协和医科大学出版社	院校机关	586

三、积极推进院校所属全资企业改制和历史遗留问题的处理

（一）院校企业改制概况

根据教育部关于高校全资企业改制及产业规范化建设的最新要求，2008 年 4 月，院校组织召开全资企业改制研讨会，向各单位传达了教育部文件精神，通报了院校全资企业改制的有关情况，布置下一步全资企业改制工作并就有关问题进行研讨。会议下发了《关于进一步推动院校全资企业改制工作的通知》，对改制期限、改造方式、人员安置及改制程序等提出了进一步要求。

截止 2008 年 12 月，院校原 57 家全资企业中，已经完成注销长期经营困难的企业 29 家，完成公司制改造企业 4 家。除了几家新闻出版企业属于特行管理外，其余企业都在改制的过程中，这其中包括院校几家优良企业，如北京协和药厂、北京协和制药二厂，药植所云南分所版纳药厂、整形医院和皮研所所属企业等。院校也加强了对上述拟改制单位的改制政策指导工作。对企业改制中出现的问题及时予以指导和帮助，严格按照法定程序和规定制定企业改制方案，并在企业改制中加强企业的规范化建设。

（二）院校机关企业改制工作

1．北京协和医学科学技术开发公司改制工作　北京协和医学科学技术开发公司为院校机关直属全资企业，根据院校长办公会对该企业进行有限责任公司改制的决定，2007 年北京协和医学科学技术开发公司的改制方案获得卫生部批复同意，资产评估也获得卫生部核准备案，北京市工商局已经受理该公司的改制登记申请。但由于参与改制的投资方资金遇到困难，使改制工作没有如期完成。院校帮助该公司及时调整改制方案，积极寻找新的合作伙伴。目前，该公司已经终止与原改制方的合作，启动了与院校内企业的合作事项，现双方已达成合作协议，正在合作中。

2．大力推进院校机关直接出资企业股权划转工作　根据院校对北京协和医药科技开发总公司进行国有全资的一人有限责任公司改制的决定，改制后北京协和医药科技开发总公司将承担院校的资产管理公司职能。

为配合协和总公司的改制和职能落实，2008年院校大力推进直属企业的股权划转到协和总公司的工作，完成北京诺塞基因组研究中心有限公司、北京协和亚太保健俱乐部有限公司和神州细胞工程有限公司的股权划转工作，上海鲲鹏投资发展有限公司股权划转的产权交割手续已完成，北京协和医学科学技术开发公司和北京协医服务中心变更出资人，已获得卫生部批准。

（三）积极协助所属单位解决历史遗留问题，落实卫生部有关审计意见

积极协助协和总公司、药植所等单位落实卫生部审计意见，解决对外投资中存在的历史遗留问题，维护国有出资人的合法权益。

1. 协助协和总公司完成医科百年网公司的债务追缴和公司清算工作。目前，医科百年网公司合同纠纷案件已经执行终结。

2. 配合协和总公司完成协和药业公司股权全部转让工作，并向卫生部提交了协和药业公司纠纷处理情况汇报。

3. 协助药植所解决协和瑞草公司和医科药植公司清算问题。曾多次与药植所领导进行研讨和沟通。2008年，上报卫生部情况汇报。

四、组织召开院校第二届产业工作委员会全体会议

根据院校科技产业工作需要，为进一步发挥“产工委”在院校科技产业管理工作中的参谋作用，院校于2008年11月28～29日在京召开了第二届院校科技产业工作委员会全体会议。会议通过了各单位推荐的“产工委”委员及新一届“产工委”主任、副主任、秘书长名单，讨论了“产工委”《章程》征求意见稿及《院校关于促进科技成果转化的管理办法》征求意见稿，并就院校科技产业工作进行了经验交流和今后发展研讨。

五、完成科技成果转化相关政策调研和起草工作

在2007年完成国外20多所研究院和大学的政策收集和研究，国内几十家单位的政策收集和调研，并与有关兄弟单位主管部门进行了工作交流的基础上，2008年，院校继续开展院校内各单位的科技成果转化相关政策调研工作，并着手起草院校促进科技成果转化的管理办法文稿。院校分别与药物所、药生所、药植所、动物所、基础所以及皮研所的领导、有关专家和管理干部进行专题座谈，并召开了两次在京单位科技产业职能部门和重点企业负责人研讨会，汇总问题、分析问题、修改文稿，形成了《院校关于促进科技成果转化的管理办法》征求意见稿。在2008年院校第二届产工委全体会议上，该征求意见稿又提请大会进行了重点专题研讨，广泛征求意见。目前正在整理意见修改文稿过程中。

六、强化认识，严格程序管理

近几年，国家不断强化对外投资和企业国有资产的程序性管理，陆续发布了《事业单位国有资产管理办法》和《中央级事业单位国有资产管理办法》等一系列管理规定，其中特别强调对外投资和企业国有产权变动必须履行严格的法定程序。因此，院校在日常的产业管理中，加强对各单位对外投资、国有股权转让、企业注销以及企业改制等相关事项的审批和程序管理，并对各单位的有关事项及时给予指导，保证依法按程序办事。

七、处室其他工作

1. 完成生物所、阜外医院、药植所等单位关于企业资产重组、国有股权转让等审批事项6项，企业国有资产评估备案项目3项。

2. 完成2008年院校全资和控股企业财务月报统计上报工作。

3．完成2008年校办企业年报统计上报工作。

4．组织京内有关单位项目参加2008年教博会展览。

5．组织院校所属单位参加卫生部举办的部属（管）单位所办企业2007年度财务会计决算、国有资产统计报表和企业财务月报工作培训班，参加人数40余人。

6．组织完成全院校所属单位参加卫生部举办的部属（管）单位所办企业2008年度财务会计决算和国有资产统计工作培训班，院校共有20家单位参加了培训。

7．组织完成全院校所属单位参加卫生部规划财务司关于举办部属（管）单位所办企业新企业会计准则和新企业所得税法培训班，院校共有20家单位40多人参加了培训。

8．协助卫生部完成对部属企业2007年度财务决算和国有资产统计报表的审核上报工作，审核单位170多户企业，资产总额近50亿元。

9．配合院校审计部门完成院校对外投资检查。起草了院校对外投资情况报告，包括院校对外投资管理制度建设基本情况，院校所属企业基本情况，存在的问题和今后院校产业管理工作的重点等。

10．完成2008院校产业工作年鉴。

11．完成卫生部、教育部和北京市教委以及院校领导布置的其他工作。

注：成都输血研究所和昆明医学生物学研究所目前仍按事业单位进行资产统计，故有关资产统计数据不包括在内。

（院校科技产业处　洪　健　编　贾淑英　审）

人才建设与培养

中国医学科学院　北京协和医学院
及各所院党政领导名单

中国医学科学院　北京协和医学院

名誉院（校）长	吴阶平	教授	
院（校）长	刘德培	研究员	
常务副院（校）长	李立明（兼）	教授	
副院（校）长	宋学民	副研究员	
	何　维	教授	（2008.04免）
	詹启敏	教授	
	赵玉沛（兼）	主任医师	
党委书记	李立明	教授	
党委副书记	林长胜	研究员	
	徐德成	研究员	
	李国勤	研究员	
顾问	顾方舟	教授	
	巴德年	教授	

北京协和医院（临床学院、临床医学研究所）

名誉院（所）长	方　圻	教授
院（所）长	赵玉沛	主任医师
副院（所）长	鲁重美（兼）	主任医师
	于晓初	研究员
	陈　杰	主任医师
	姜玉新	主任医师
	王以朋	主任医师
	柴建军	副研究员
党委书记	鲁重美	主任医师
党委副书记	方文钧	讲师

阜外心血管病医院（心血管病研究所）

院（所）长	胡盛寿	主任医师	
副院（所）长	惠汝太	研究员	（2008.10免）
	杨跃进	主任医师	
	王希振	高级工程师	
党委书记	曲永忠	副研究员	
党委副书记	丑承璋	政工师	

肿瘤医院（肿瘤研究所）

院（所）长	赵　平	主任医师
副院（所）长	石远凯	主任医师
	马玉林	研究员
	赫　捷	主任医师
	王明荣	研究员
党委书记	董碧莎	研究员
党委副书记	付凤环	副研究员 *

整形外科医院（整形外科研究所）

院（所）长	曹谊林	研究员
副院（所）长	赵振民	主任医师
	赵唯萍	副研究员
	吴　念	主任医师
党委书记	王建国	副主任医师
党委副书记	王兰田	高级政工师

基础医学研究所（基础学院）

名誉所（院）长	佘铭鹏	研究员
代理所长	王　恒	研究员
院长	沈　岩	研究员
副所（院）长	朱大海	教授
	李利民	教授

	刘　英	研究员
党委书记	王　恒	研究员
党委副书记	纪永平	护师

药物研究所

所长	王晓良	研究员
副所长	杜冠华	研究员
	吴　松	研究员
党委书记	刘　煜	研究员
党委副书记	崔晓莹	政工师

医药生物技术研究所

所长	蒋建东	研究员
副所长	邵荣光	研究员
	赵立勋	研究员
党委副书记	于　滨	研究员 *

药用植物研究所

名誉所长	肖培根	研究员
所长	陈士林	研究员
副所长	李香和	副主任技师
	孙晓波	研究员
党委书记	田　力	高级政工师 *
党委副书记	高海泉	研究员

（云南分所）

所长	李学兰	研究员 *
副所长	段立胜	副研究员 *
	里　二（兼）	副主任技师 *
	高微微	研究员
党委副书记	里　二	副主任技师 *

（海南分所）

所长	魏建和	研究员
常务副所长	冯锦东（兼）	副研究员
副所长	甘炳春	副研究员
党委书记	冯锦东	副研究员
党委副书记	卢传琴	主管技师

医学信息研究所（图书馆）

名誉所（馆）长	陆如山	研究员
所（馆）长	代 涛	研究员
副所（馆）长	池 慧	研究员
	朱金生	经济师
党委书记	赵 熙	讲师

医学实验动物研究所（实验动物学部）

所长（主任）	秦 川	研究员
副所长（副主任）	张连峰	副研究员
	刘云波	研究员
党委副书记	万泽军	政工师

微循环研究所

所长	修瑞娟	教授

护理学院

院长	刘华平	教授
副院长	王云峰（兼）	副研究员
	陈京立	教授
	吴欣娟（兼）	主任护师
	李 峥	教授
党委书记	王云峰	副研究员

病原生物学研究所

所长	金　奇	研究员
党委书记	张元禄	副研究员

血液病医院（血液学研究所）

院（所）长	徐德成（兼）	研究员
常务副院（所）长	程　涛	教授
副院（所）长	常子奎	研究员
	王建祥	主任医师
党委书记	徐德成（兼）	研究员
党委副书记	赵津津	副研究员

放射医学研究所

名誉所长	王世真	教授
所长	樊飞跃	研究员
副所长	张剑虹	副研究员
党委书记	张爱丽	研究员 *

生物医学工程研究所

副所长	殷　涛	研究员
党委书记	陈小凡	高级政工师

皮肤病医院（皮肤病研究所）

院（所）长	王宝玺	主任医师
副院（所）长	孙建方	研究员
	张国成	主任医师
	李惠然	副研究员 *
党委书记	张　烈	高级政工师
党委副书记	李惠然（兼）	副研究员 *

输血研究所

名誉所长	肖星甫	研究员
所长	郑忠伟	副主任医师
副所长	刘嘉馨	副研究员
党委书记	肖小璞	主任技师

医学生物学研究所

所长	李琦涵（兼）	研究员
副所长	孙茂盛	研究员
	杨净思	副主任技师
党委书记	李琦涵	研究员
党委副书记	徐维明	主任技师

神经外科研究所

所长	王忠诚	教授
副所长	吴中学	教授
	张亚卓	教授

北京天坛医院

名誉院长	王忠诚	教授	
院长	王　晨	主任医师	
	戴建平	主任医师	（2008.04 免）
副院长	高晓兰（兼）	主任医师	
	王拥军	主任医师	
	张力伟	主任医师	
	周建新	主任医师	
	张静波	经济师	（2008.06 免）
	肖淑萍	政工师	
党委书记	高晓兰	主任医师	
党委副书记	王　晨（兼）	主任医师	
	戴建平（兼）	主任医师	（2008.04 免）

宋茂民　　　　　　主任医师

* 为任职资格

（院校党委组织部　陈建辉　编　侯　健　审）

（院校人力资源处　王晓芳　审）

2008年院校人才建设与培养工作概况

国务委员刘延东在“长江学者奖励计划”十周年纪念大会上指出：“‘长江学者奖励计划’实施十年来，以造就领军人物带动高校教师队伍建设，以支持科学研究带动学科发展、科技创新和学术繁荣，以奖励计划促进人才理念和制度创新。”“教师水平决定高等教育质量，高素质教师队伍决定大学的核心竞争力。要以科学发展观为统领，大力加强高校教师队伍建设。要坚持发展是第一要务，把人才资源作为引领学校发展的第一资源；要坚持以人为本，为教师发挥作用创造良好环境；要坚持全面协调可持续的基本要求，构建科学、合理的教师队伍结构；要坚持统筹兼顾的根本方法，正确处理培养、引进和使用的关系。要选好用好学术带头人，创新教师培养方式，完善教师选聘制度、职称评聘制度和奖惩评价制度，进一步营造尊师重教的环境。”

院校肩负着医教研的历史重任，高等教育是科技进步和人才培养的结合点，高等学校是创新人才培养的重要基地和高层次人才集聚的战略高地。人才队伍特别是高层次人才队伍，不仅决定着高水平大学的建设水平和高等学校的人才培养质量，而且也是国家基础研究和高技术领域原始创新的一支主力军，是解决国民经济重大问题、实现技术转移和成果转化的一支生力军。加强院校高层次人才队伍建设，对于深入实施科教兴国和人才强国战略，提高我国自主创新能力，建设创新型国家具有重大而深远的战略意义。院校要为建设创新型国家做出更大贡献，关键在于建设好一支富有创新能力的高层次人才队伍。

一、专家管理

（一）“卫生部有突出贡献中青年专家”的推荐

根据卫生部、国家中医药管理局《关于授予于金明等80位同志2007～2008年度“卫生部有突出贡献中青年专家”称号的决定》（卫人发［2008］70号）精神，经过所院、院校推荐和卫生部评审，卫生部授予我院校北京协和医院赵玉沛和金征宇、阜外医院孙立忠、肿瘤医院赫捷、基础医学研究所赵春华、血液病医院韩明哲等6位同志获2007～2008年度“卫生部有突出贡献中青年专家”称号。

（二）中华预防医学会“公共卫生与预防医学发展贡献奖”的推荐

根据《中华预防医学会关于“公共卫生与预防医学发展贡献奖”的奖励决定》（预会发［2009］002号）精神，经所院专家评审委员会评审推荐、院校研究，中华预防医学会评选和公示，我院校李立明、基础医学研究所王琳芳、病原生物学研究所金奇和皮肤病医院张国成等4位同志荣获中华预防医学会“公共卫生与预防医学发展贡献奖”。

（三）享受政府特殊津贴专家的推荐

根据《卫生部人事司关于做好2008年政府特殊津贴有关工作的通知》（卫人才便函［2009］23号，以下简称《通知》）精神，经所院、院校推荐，我院校北京协和医院姜玉新、沈悌、朱兰、李太生；阜外医院张澍、肿瘤医院赫捷、整形医院薛富善、基础医学研究所彭小忠、医药生物技术研究所李卓荣等9位同志被批准享受2008年政府特殊津贴。

（四）“高层次留学人才回国工作资助”人选的推荐

根据《卫生部人事司关于确定2008年度高层次留学人才回国资助人选的通知》（卫人才便函［2008］192号），经所院、院校和卫生部推荐，人事部组织专家评审，我院校基础医学研究所郑直同志被确定为2008年度高层次留学人才回国资助人选。人事部资助经费30万元，所院匹配30万元。

二、教学评优工作

（一）北京市第四届“高等学校教学名师奖”的推荐

为激发高校教师从事一线教学、教授积极承担基础课教学任务，促进高校提高教学质量，北京市教委组织开展教学名师奖的评选表彰工作。

根据《北京市教育委员会关于公布第四届北京市高等学校教学名师奖评审结果的通知》（京教高［2008］12号），经所院和学校推荐、专家评议、评审委员会评审、北京市教育委员会审核并公示，我院校临床学院沈悌同志获第四届北京市高等学校教学名师奖。

（二）教学名师的表彰

为表彰长期从事一线教学工作，治学严谨，学风端正，在教学实践中不断更新教育思想和观念，锐意创新，注重教学改革与实践，教学方法先进，教学经验丰富，教学水平高，教学效果好，为学校的教育事业发展做出杰出贡献的著名教师，学校决定授予邱贵兴、沈铿、杨克恭、李辉和甄永苏等五位教授“北京协和医学院教学名师”荣誉称号。

（三）优秀教师和优秀教育工作者的表彰

为了表彰我校优秀教师和优秀教育工作者在深化教育改革、推进素质教育、促进教育事业的发展方面做出的成绩和贡献，弘扬他们的高尚师德和先进思想，进一步激发广大教师和教育工作者的积极性、创造性，努力开创学校教育工作的新局面，学校决定，授予魏珉等27名同志“2008年度北京协和医学院优秀教师”称号；授予倪超等13名同志“2008年度北京协和医学院优秀教育工作者”称号。希望受到表彰的同志保持荣誉，再接再厉，进一步发挥模范带头作用，大力发扬团队精神，团结协作，在推进学校教育改革和发展中做出新的贡献。

北京协和医学院优秀教师名单（27人）

魏　珉	倪道凤	陈　琳	魏　镜
赵　晶	范洪伟	严晓伟	薛华丹
卜玲毅	陈实平	刘玉琴	邹海欧
赵　红	张　澍	赫　捷	栾　杰
石建功	游雪甫	常　琪	代　涛
李万波	王健伟	杨仁池	徐文清
王延群	刘维达	胡云章	

北京协和医学院优秀教育工作者名单（13人）

倪　超	牛　雨	林赛容	苗　茜
张卫业	邵颖瑞	钟　萍	高海泉
杜淑芳	庞天翔	刘　茜	贾一凡
何　毅			

三、专业技术资格评审及专业技术职务聘任

2008年院校继续做好专业技术职务聘任工作，实施“按需设岗、竞争上岗、岗位聘任、合同管理、以岗定薪、优劳优酬”的聘任制度，充分发挥现有专业技术人才的积极性和创造性。

（一）专业技术资格材料的审核上报

按照卫生部要求，为做好院校2008年度卫生部专业技术资格申报工作，严格按照文件要求，完成上报313份材料。经卫生部高级专业技术资格评审委员会评审，院校共有279名同志取得了所申报的专业技术资格。

（二）专业技术职务的聘任

2008年是评聘工作分开，实施聘任工作的第6年。在总结前几年工作的基础上，院校制定了2008年聘任工作的总体实施方案。对所院人才队伍情况进行了摸底调查，根据所院自然减员情况、通过专业技术资格评审情况及外语考试通过情况、援疆人员和支援西部边远地区的实际情况制定了院校聘任指标方案。

经所院和院校高级专业技术职务聘任委员会评审，院校专业技术职务聘任工作领导小组审核，共聘任68位同志高级正职专业技术职务、133位同志高级副职专业技术职务。

四、博士后管理

博士后制度是促使人才脱颖而出、人尽其才、富有成效的制度，在高层次人才的使用和培养中具有独特的不可替代的作用。院校充分利用博士后这一发现人才、培养人才的成熟机制，创造条件，扩大博士后人员的招收，加大流动人员，减少固定人员，选择优秀博士后人员作为学术技术带头人的后备军，并与企业联合招收博士后研究人员。院校已有生物学、基础医学、临床医学、药学、生物医学工程、公共卫生与预防医学6个博士后动站。

（一）博士后人员进出站管理

积极宣传博士后政策，按照人事部《博士后研究人员管理工作暂行规定》，院校严格管理，审核中发现的问题及时给予所院指导。

2008年招收博士后31人（其中国家资助招收15人，自筹经费招收10人，与工作站联合招收6人），出站21人。

（二）博士后基金的申报

院校积极动员博士后踊跃申报博士后基金，分别组织博士后申请第43和第44批博士后基金，院校有33人申报，9人获得博士后基金资助。

阜外医院周骐和杨进刚、肿瘤医院凌云、整形医院林琳、计划生育研究所王彬彬等5位同志获得第43批二等资助金，资助金额为3万元人民币。

药用植物研究所郝大成同志获得第44批一等资助，资助金额为5万元人民币；药用植物研究所贾效成、李标、张翠英等3位同志获得第44批二等资助。

五、支援西部

（一）援疆工作

根据《卫生部人事司关于做好选派第六批援疆干部选派工作的通知》（卫人干便函〔2008〕108号）和中共中央组织部、人力资源和社会保障部《关于做好第六批援疆干部选派工作有关问题的通知》（组通字［2008］24号），为做好2008年度援疆干部选派工作，院校按照文件中的人选条件及要求选派援疆干部。

协和医院、阜外医院、肿瘤医院和血液病医院等单位加强组织领导，深刻认识选派援疆干部的重要性，选派了9位优秀的专业技术人员赴新疆工作，援疆干部分别在乌鲁木齐、库尔勒市、奎屯市、阿克苏市工作6个月或1年，见下表。

中国医学科学院选派第六批援疆干部（2008 年度）

选派单位	姓　名	专业技术职务	从事专业	派往单位
北京协和医院	段明辉	主治医师	血液科	新疆自治区人民医院
北京协和医院	王含必	主治医师	妇产科	新疆自治区人民医院
北京协和医院	荣　石	副主任医师	泌尿外科	兵团农二师医院（库尔勒）
肿瘤医院	吴令英	主任医师	妇科肿瘤	新疆自治区肿瘤医院
肿瘤医院	曾辉英	主任医师	妇科肿瘤	新疆自治区肿瘤医院
肿瘤医院	肖泽均	副主任医师	泌尿外科	兵团农七师医院（奎屯市）
阜外医院	黄　洁	副主任医师	心血管内科	兵团农一师医院（阿克苏）
阜外医院	于丽天	副主任医师	心血管内科	兵团农一师医院（阿克苏）
血液病医院	王亚非	主治医师	血液内科	新疆自治区中医医院

（二）“西部之光”工作

根据中组部和卫生部关于做好“西部之光”人才培养工作的要求，该计划将实施 5 年，院校自 2003 年起每年接收一批来自新疆、西藏、内蒙古、青海、宁夏等地区专业技术人员到院校学习和工作。院校高度重视实施西部大开发为西部培养人才的工作，2008 年院校共接受了 24 位访问学者，该项任务分别由协和医院、阜外医院、肿瘤医院、药物研究所、药用植物研究所、血液病医院等 6 家单位共同承担，各单位请院所长、科室主任等专家亲自担任指导教师。访问学者通过在院校一年的学习和工作，系统地掌握了相关专业的理论知识，并通过临床实践、参与科研工作，业务水平有了显著的提高，进一步了解了本学科的发展动态，访问学者回到原单位将充分发挥他们的骨干带头作用。院校在西部人才的培养上起到了表率作用，得到了中组部和卫生部的肯定。

（三）“博士服务团”工作

根据 2008 年 6 月 20 日《卫生部人事司关于推荐第九批“博士服务团”成员的通知》中的选派条件和要求，经所院推荐、院校研究，我院校肿瘤医院王滨同志为第九批“博士服务团”成员，赴新疆兵团总医院挂职任副院长。

六、抗震救灾表彰工作

根据卫生部、国家食品药品监督管理局、国家中医药管理局、总后勤部卫生部《关于表彰抗震救灾医药卫生先进集体和先进个人的决定》（卫人发〔2008〕51 号），经所院推荐、院校研究，卫生部等四部委决定授予我院校北京协和医院和输血研究所“抗震救灾医药卫生先进集体”称号，授予北京协和医院杜斌和曹智理、阜外医院张国庆、肿瘤医院李妍、整形医院牟莉、输血研究所郑忠伟等 6 名同志“抗震救灾医药卫生先进个人”称号。

（院校人力资源处　王晓芳　编
侯　健　审）

2007～2008年度获“卫生部有突出贡献中青年专家”称号专家简介

赵玉沛教授

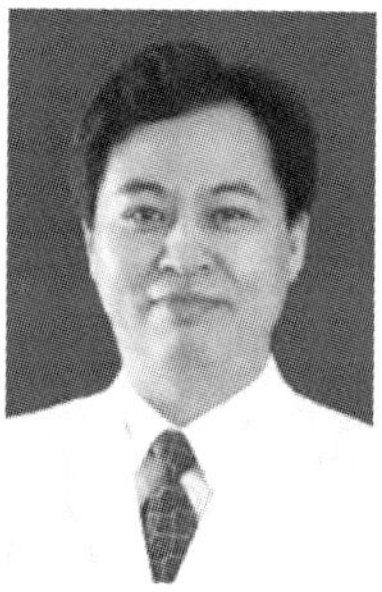

赵玉沛，1982年毕业于白求恩医科大学医疗系，获医学学士学位。1987年毕业于中国协和医科大学研究生院，获医学硕士学位，在北京协和医院工作26年来，经历了各级医师的正规培训，成为主任医师和博士研究生导师。1995年破格晋升为教授，享受国务院特殊津贴。先后担任北京协和医院基本外科副主任、主任、外科学系副主任、副院长，2007年担任北京协和医院院长至今。该同志政治思想上能够和党中央保持一致，坚持四项基本原则，思想品德正派，遵纪守法，为人正直。不计较个人得失，有良好的职业道德。在管理工作中，具有较强的工作能力和良好的群众基础。

在医疗工作中，具有一丝不苟的敬业精神和忘我的工作态度，业务方面不断进取，工作认真负责，任劳任怨。作为普通外科专家常年工作在临床第一线，尤其在胰腺外科方面取得了丰硕成果。对病人耐心细致，态度和蔼可亲，受到患者的好评。尽管承担很多社会工作但始终把医疗工作放在首位，并多次获得医院医疗成果奖。

重视科研工作，多年来承担了大量科研课题，包括国家自然科学基金、国家科技部“九五”攻关、“十五”攻关、“十一五”支撑计划等十余项。发表论文400余篇，主持编写了《胰腺病学》、《外科学》等多部专著。获得国家科技进步二等奖、中华医学科技一等奖、教育部科技二奖、北京市科技三等奖、日本国际优秀青年外科医师奖、吴阶平医药学研究奖以及教育部优秀教师、院校优秀教师、优秀研究生导师、优秀共产党员、中华医学会全国先进工作者、中国十大管理英才、北京市医德标兵等荣誉称号。

近年还承担科里很多社会工作，目前兼任中华医学会常务理事、外科学分会主任委员、胰腺外科学组组长、北京医学会普外专业委员会主任委员，中国医师协会常务理事、外科学分会副会长、北京医师协会普外专家委员会主任委员，中华国际医学交流基金会副理事长、卫生部人体器官移植准入评审委员会主任委员、卫生部医疗服务标准专业委员会主任委员、中国医院协会理事及维权委员会副主任委员。同时兼任美国《外科学年鉴》中文版主编、《中华外科杂志》总编、《中华普通外科杂志》等十余种杂志的副主编。2005年被美国外科医师协会聘为国际资深会员，2006年被授予英格兰皇家外科学院荣誉院士，2006年起担任国际胃肠肝胆胰外科协会副主席，2007年起担任亚洲外科学会主席。2008年被授予香港外科医学院荣誉院士。

2008年，赵玉沛教授当选卫生部“突贡”专家。

金征宇教授

金征宇，1984年毕业于河北医科大学，获医学学士学位。同年到北京协和医院放射

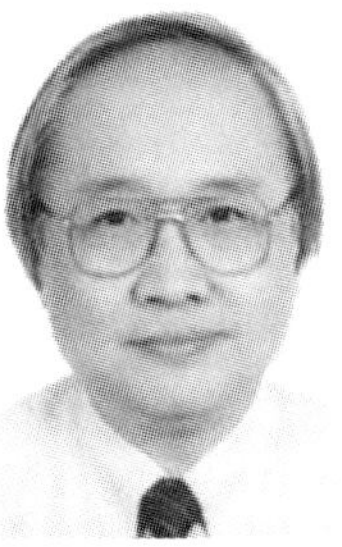

科工作，历任住院医师、总住院医师、副主任医师，1996年破格晋升为主任医师，2000年始任博士生导师。

金征宇教授从事影像诊断及介入放射工作20余年，曾分别赴美国、德国学习专业技术，现为教育部国家重点学科、北京协和医学院医学影像学系负责人。

该同志思想要求进步，政治觉悟强，在各方面均起到党员同志的表率作用，在担任医技总支书记期间，他经常组织各级党员、群众进行思想品德教育，帮助他们树立正确的人生观、价值观。

在科研工作方面，作为课题负责人已完成卫生部级、十五攻关及医科院级课题共6项、国家“九五”科技攻关课题2项；受到CMB基金资助课题2项；作为主要参加者参与完成国家“八五”科技攻关课题2项，卫生部药政司临床药物验证1项。在研国家高技术研究发展计划1项。作为教育部重点学科负责人承担“211”工程1项。发表论文100余篇，近三年来以第一作者及通讯作者身份发表论文50余篇，参加编写专业著作11部（其中5部中任主编）。

在教学方面，该同志24年来一直承担协和医大（8年制）、成教、继续教育等不同层次的教学任务，并坚持采用形式多样的教学形式，创立了灵活多变的教学课件，且收到了良好的效果。

历年来共培养研究生38人，其中博士生35人，硕士生3人。

因教学成绩突出，他曾多次被评为院校级优秀教师，于2006年被评为北京市优秀教师、并作为负责人获2008年度北京市优秀教学团队奖。2003年受卫生部及教育部委托，主编了八年制《医学影像学》教科书1部，分别获得北京市优秀高等教育精品教材奖和协和医大精品教材奖。

近五年来，在医疗工作方面共获得医科院级医疗成果奖3项（其中一等奖1项，二等奖2项），医院级医疗成果奖9项（其中一等奖1项，二等奖3项，三等奖5项）；其中5项为第一完成者。

此外，金征宇教授还荣获卫生部科技进步一等奖2项、国家科技进步二等奖1项、中国协和医科大学青年科技论坛优秀论文一等奖1项、中华科技一等奖、三等奖各1项、北京市科技进步三等奖1项、北京市教育教学成果二等奖、教育创新标兵、中央保健工作先进个人等奖项。

2008年，金征宇教授当选卫生部“突贡”专家。

孙立忠教授

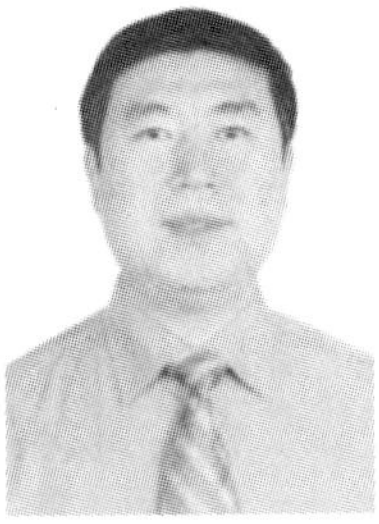

孙立忠，男，1960年8月生人，吉林省伊通县人。中国医学科学院阜外心血管病医院血管外科中心主任。医学博士、主任医师、博士研究生导师。现任第二届中国医师协会心脏外科分会副会长、全国大血管外科专业委员会主任委员，曾任第六届中华医学会胸心血管外科分会常委兼副秘书长，中央保健会诊专家，国家科学技术奖评审专家，中华医学科技奖评审专家，国家自然科学基金评审专家，中华外科杂志、中华胸心血管外科杂志、中国循环杂志、中国胸心血管外科临床杂志、中国心血管病研究杂志、中国体外循环杂志编委。

1983年毕业于白求恩医科大学，学士学位。通过同等学力在职申请学位学习，分别获得中国协和医科大学硕士和博士学位，先后担任十病区主任、血管外科中心主任、大外科副主任、外科管委会副主任、血管外科研究室副主任、主任，期间，曾在土耳其国立高等专科医院和美国德克萨斯心脏研究所进修学习。

在主动脉外科手术方面不断探索、勇于创新：应用腋动脉插管体外循环及选择性脑灌注技术，使脑并发症由10%降到了5%以下；利用自行研制开发的术中支架血管和输送系统，首创主动脉弓替换加支架“象鼻”手术治疗复杂型主动脉夹层，使手术死亡率由8%降到了4%；成功开展小切口主动脉根部替换术，由于创伤小、恢复快，使平均住院时间缩短2天，平均输血量下降30%；成功开展保留主动脉瓣的根部替换术，避免了替换人工主动脉瓣的出血、血栓栓塞和瓣膜机械故障等并发症；成功开展I期全动脉替换术；动脉管状成形法肋间动脉重建技术，使全主动脉替换术和胸腹主动脉替换术截瘫发生率降为零；提出了指导我国临床实践的国人主动脉夹层细化分型理论；在主动脉外科手术种类、手术数量和手术成功率方面均居国内领先地位，达到世界先进水平。获国家科技进步二等奖2项，中华医学科技奖一等奖1项，二等奖2项，国家教育部优秀研究成果奖（科技进步奖）一等奖1项、二等奖1项，北京市科学技术奖二等奖1项、三等奖1项，发表学术论文100余篇，多次赴美、日、德、韩、印尼、新加坡等国家参加心血管外科学术研讨会并做大会发言。定期举办主动脉外科学术研讨会和技术培训班，培养研究生11人、进修医护人员300余人，为推动我国主动脉外科的开展和普及做出了贡献。9次被评为院校级及院所级先进个人或优秀共产党员，2002年享受国务院政府特殊津贴，2005年获优秀中央保健会诊专家称号。

赫捷教授

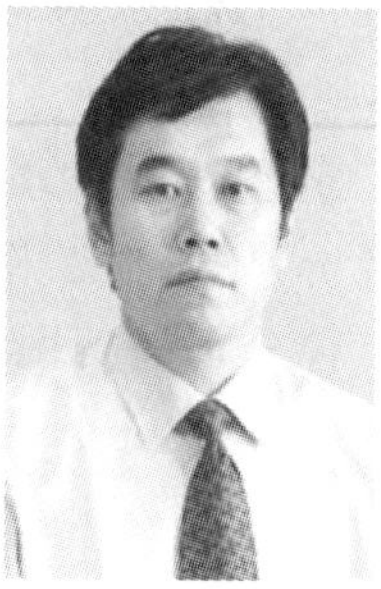

赫捷，男，中共党员。医学博士，博士生导师，卫生部有突出贡献中青年专家，享受政府特殊津贴。毕业于北京协和医学院，现任中国医学科学院肿瘤医院肿瘤研究所副院所长、肺癌中心主任、手术委员会副主任、胸外科主任等职。从事肺癌、食管癌的早诊早治及肺癌、食管癌等胸部肿瘤的外科治疗及综合治疗，近年来还致力于肺癌、食管癌的分子分期、分型及分子预后等因素方面的研究。曾参加国家“八五”、“九五”、“十五”攻关课题，申请并获得多项国家级或北京市重大研究项目，1998年获国家重点学科建设基金、2002年获北京市科委重大专项基金“重大疾病遗传资源的收集——肿瘤遗传资源的收集”及国家科技攻关计划项目“胃癌及肺癌相关基因研究”，2003年、2006年分别获国家科技攻关计划项目“靶向治疗肺癌、食管癌的磁性纳米药物的研制”及国家“十一五”支撑计划“肺癌的综合治疗”项目，后者在2009年全国数十家课题总结中为唯一优秀通过项目。2009年又获国家重点学科建设基金。目前担任《中国肺癌杂志》副主编及《中华医学杂志》、《癌症》、《中华外科杂志》、《中华胃肠杂志》等多种杂志编委。现为美国癌症研究协会（AACR）、国际肺癌协会（IASLC）会员，担任国家食品药品监督管理局药品评审专家、自然科学基金评审专家、“863”基金评审专家、中央保健会诊专家、教育部科研基金评审专家、教育部留学回国人员启动基金评审专家、北京医学会医疗事故技术鉴定专家、中国青年科技工作者协会理事及北方中心资源库专家顾问委员会委员、中华心胸外科委员会常委、中华食管疾病学组组长、中国抗癌协会食管癌专业委员会主任委员、中国抗癌协会肺癌专业委员会常委、北京胸外科协会副主任委员。发表论著近百篇，其中SCI论文十余篇。

1995～1997年曾赴美国分别在俄亥俄大学及印第安纳大学从事博士后工作，在肿瘤相关的基础与临床研究方面积累了丰富经验，近年来经常与欧美等发达国家在相关研究领域进行学术交流并有多项合作项目。1999年被教育部评为“优秀留学归国人员”。多次接待并培训来自欧美、亚洲、非洲等世界各国的到访学者。2003年在加拿大举办的第十届国际肺癌学术大会上荣获“Developing Countries Travel Award”奖项。

赵春华教授

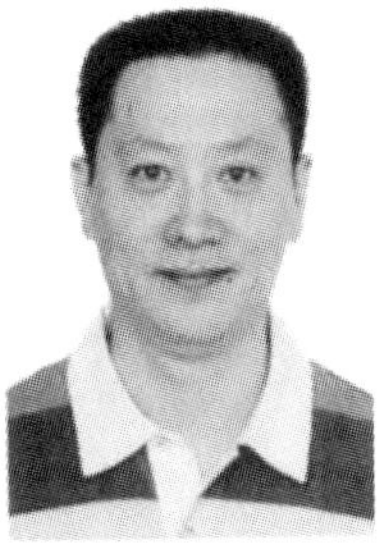

赵春华，男，1963年生，1985年本科毕业于上海第二军医大学；1993年获军事医学科学院医学博士；1995年赴美国明尼苏达大学从事博士后研究，1998年晋升为美国明尼苏达大学医学院助教授，任干细胞研究所正式教职；2000年回国，先后担任实验血液学国家重点实验室常务副主任、国家干细胞工程技术研究中心副主任、国家“十五”863计划“组织器官工程”重大专项总体专家组成员等职。现任中国医学科学院组织工程研究中心主任、中国医学科学院基础医学研究所细胞生物学系主任，同时担任中国解剖学会副秘书长、中国实验血液学会副主委、美国University of Medicine and Dentistry of New Jersey，Adjunct Professor、国际《Stem Cells and Development》杂志副主编、国际《Experimental Hematology》杂志编委、第二、三届国家自然基金委生命科学部咨询专家成员等职务。荣获“长江学者奖励计划”特聘教授、国家杰出青年科学基金、国家新世纪百千万人才工程国家级人选、卫生部有突出贡献中青年专家等称号，并获第七届中国青年科技奖、“973”计划先进个人、省部级科技二等奖3项、一等奖1项、国家技术发明二等奖1项。

长期从事干细胞生物学基础与临床应用研究，回国后先后主持承担了多个国家和省部级科研项目，在国际上提出了“亚全能干细胞学说”概念，首次从人胎儿及成体组织中分离、获得多潜能成体干细胞亚群，并体内外实验证实其具三胚层分化、多组织再生及器官重建功能，系统地阐明了成体干细胞的等级结构性（Hierarchy）和功能，为成体干细胞新药技术与临床应用提供了理论基础。在《Blood》等国际杂志发表通讯作者SCI论文40余篇，累计影响因子180余点，被专业权威杂志他引600余次，申请国家发明专利及PCT专利多项，获国内首项成体干细胞技术发明专利授权，主编出版了《干细胞原理、技术与临床》专著。实现了干细胞临床应用前的质、量、途径、耐受、功能五大关键技术突破，发明了干细胞体外规模化制备工艺和功能评价技术，与中国药品生物制品检定所合作制订了我国首个干细胞产品质控标准和SOP规范，主持研发了我国首个干细胞新药并开展了血液肿瘤等干细胞治疗安全性及有效性临床试验研究，建立了国内干细胞基础理论研究、技术工艺开发和临床试验一体化的成熟创新体系。

韩明哲教授

韩明哲，主任医师、博士生导师、医学博士、国务院政府特殊津贴专家。

1984年毕业于白求恩医科大学，1992

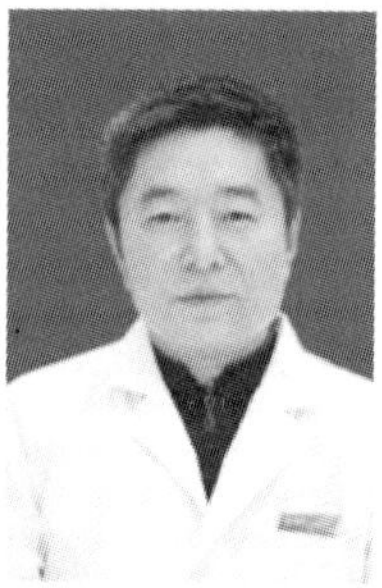

年在日本北海道大学获得医学博士学位，自1993年破格晋升副主任医师，并负责我院造血干细胞移植工作，目前担任中国医学科学院血液学研究所血液病医院造血干细胞移植中心主任。2008年获得卫生部有突出贡献中青年专家称号。担任中国医师协会血液科医师分会委员，中华医学会血液分会造血干细胞应用学组成员，《中华血液学杂志》、《国际输血及血液学杂志》、《临床血液学杂志》编委。研究方向为造血干细胞移植基础与临床。承担完成了13项国家和省部级课题，发表了150余篇学术论著。2000年获得博士生导师资格，2004年获得国务院政府特殊津贴专家称号。

从事造血干细胞移植工作20余年，负责实施了500余例造血干细胞移植，积累了丰富的临床经验，并且在工作中积极引进先进技术，探索新的治疗方法，使我院造血干细胞移植处于国内领先水平。目前能进行所有类型的造血干细胞移植，如骨髓、外周血、脐带血移植、单倍体移植、无关供者移植等。建立了能力很强的移植医护技队伍，使造血干细胞移植在国内处于领先水平。

自体造血干细胞移植是我院最具有特色的治疗之一。我们加强移植前巩固化疗、预处理方案改良以及白血病细胞净化，提高对白血病细胞清除作用，同时对急性淋巴细胞白血病患者进行小剂量维持治疗，这些措施明显提高了急性白血病自体移植疗效，可达50%～70%，长期生存率达到国际先进水平，尤其对急性淋巴细胞白血病疗效超过国际水平。这一治疗方法为我国很多独生子女患者带来了更多的获得治愈的可能，这项成果获得2002年度天津市科技进步二等奖（第一完成人）。

进行了无关供者移植、无关脐带血移植、亲子间单倍体移植等临床研究工作。在研究中发现母子间单倍体移植疗效明显优于上述其他移植，接近HLA相合的同胞供者移植。这项研究将会使更多患者获得痊愈。尤其是独生子女逐渐增多的现在会产生显著的社会效益。

GVHD是影响造血干细胞疗效的主要并发症之一，与很多因素相关。在研究中发现外周血干细胞移植慢性GVHD发病率明显高于骨髓移植，根据这一特点给不同病情患者制定不同的移植方法提高疗效。我们在基础研究中发现T－bet基因、Th细胞与GVHD发生密切相关，并且临床表现之前能显示出明显异常，因此应用这些指标及时治疗降低了死亡率。

依靠我院雄厚的造血干细胞移植力量，在国际上率先进行了自体造血干细胞移植治疗下肢缺血性疾病。这项治疗可使在移植部位生成很多新生血管，改善病变部位的血流。这一新技术改变了过去重症患者只能截肢的束手无策的局面，为很多患者避免截肢的痛苦，恢复生活能力，有效率可达60%～80%（2004年度天津市科技进步二等奖）。

田家玮教授

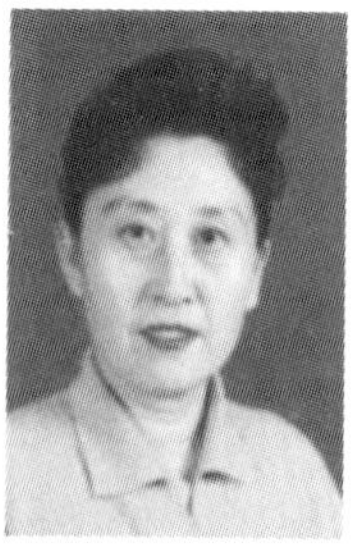

田家玮，女，籍贯：辽宁省沈阳市，现任主任医师、教授、博士生导师、哈尔滨医科大学附属第二医院超声医学科主任，兼任①国家自然基金委评审委员、国家科技进步奖评审专家、中华医学科技奖评审委员会委员、全国卫生专业技术资格考试专家委员会委员；②9本国家级杂志的常务编委、编委，年审稿百余篇；③中华医学会超声医学委员会常委，中国超声医

学工程学会副会长，中国医师协会超声分会常务委员，中华医学会超声医学委员会浅表器官学组组长。

主要从事心血管、浅表器官、外周血管、脑血管疾病的超声诊断及介入诊疗；肌肉骨骼系统疾病超声诊断；胎儿心脏畸形产前超声诊断，是国内著名、国外知名的超声专家，省学科带头人。

29 年来始终工作在门诊第一线，检查病人几十万人次，正确诊断率超过 97%。在心血管疾病方面具有权威性。在省内率先开展三维超声心动图、胎儿心脏畸形诊疗、经食管超声心动图、新技术在心脏移植和 CRT 治疗中应用，获省卫生厅、哈医大医疗新技术奖 14 项：其中第一负责人 11 项，一等奖 9 项。

教学方面：培养研究生 61 名（博士后 1 名，博士 10 名，硕士 50 名）。培养香港及省内外专业技术人员 1000 余名。研究生课题创新性强，博士均有 SCI 文章并按期毕业。2006、2009 年编写“国家十一五国家重点音像出版规划卫生部医学视听教材”《乳腺疾病的超声诊断》和《甲状腺疾病的超声诊断》。

科研方面：田家玮教授在科研工作中主张“团队作战”，提倡多领域、多学科、多专业之间的广泛合作找到新的科研思路。早在 1986 年，当三维超声在国外刚刚研制时，她们课题组就与哈尔滨船舶学院开始研制开发三维超声心动图系统，并取得可喜的成果。接着我们又拓宽研究领域，在乳腺肿块自动识别和心肌造影方面与哈尔滨工业大学深入合作，已获得国家自然科学基金和省自然科学基金重点项目的资助。获各级科技成果奖 22 项（教育部科技进步二等奖 1 项；卫生部科技进步二等奖 1 项，国家计生委科技进步三等奖 1 项，省政府科技进步二、三等奖 19 项）；专著 21 部（主编 8 部，副主编 2 部），均由国家级出版社出版；发表论文 120 篇，第一作者及通讯作者 102 篇，SCI 收录 5 篇，ISTP 检索 1 篇，国家级 92 篇，省级 17 篇；承担科研课题 14 项，主持在研 6 项，其中国家自然科学基金面上项目 1 项，“十一五”国家科技支撑计划资助项目子课题 2 项，省自然科学基金重点项目 1 项等。多次出席国际、国内会议，担当大会主席、执行主席，2006、2008 年赴香港担当国际会议分会主席。

获全国妇联授予的“全国巾帼建功标兵”和“卫生部有突出贡献中青年专家”、获 2007 ~ 2008 年度中国医师协会超声医师分会“突出贡献奖”、黑龙江省科协技术学会“科技创新先进个人”，荣获《中国超声医学杂志》优秀论文三等奖，获 2007 ~ 2008 年度中国医师协会超声医师分会“突出贡献奖”，作为第六、七届全国科协代表大会代表出席“全国科协六大、七大”，受到江泽民、胡锦涛两届主席等全体常委的接见。

国际交流与合作

2008年院校国际交流与合作工作概况

一、基本工作数据

接待国（境）外来访36批120人次。

派出：短期出国（境）255人次；长期出国12人次。

赴台：32人。

邀请320名外宾到下属所院访问。

接待哈佛等学校交换学生13人，派出交换学生12人，交换教师2人。

项目：CMB批准项目3项；日本学术振兴会项目2项；外国专家局项目32项，“111引智基地”1个，共计225万元；中国-澳大利亚卫生与艾滋病项目2项，预计经费200万左右。

组织大型国际知名专家学术报告会6次。

授予名誉教授6人客座教授1人。

二、处室建设

（一）数据库的使用

在刘院长的指示和布置下，在技教中心和财务处等相关部门的大力支持下际合作工作数据库已经由清华大学计算机中心完成设计，经过试运行和调试阶段，将在12月28日开展人员培训和数据输入整合工作。数据库的运行将提高外事工作的效率。

（二）制度和作风建设

拟定《加强因公出国（境）管理的通知草案》，拟经党政联席会审定后下发执行，规范我院因公出访活动。

（三）领导检查工作

5月，李立明书记听取国合处工作汇报，并给予明确指示：作为窗口单位和传统要害部门而不仅仅具备服务功能，要充分发挥全面作用。

三、基金项目

（一）CMB

1．项目管理

（1）6月和12月份收集在研项目的进展报告。

（2）随着CMB新的政策方向的确立，其项目征集和管理方式也发生变化，我院也必须随之改变，即由院校征集，自由申报，专家评审，改变为根据说CMB要求，专家委员会定题，院校组织项目的方式。今年共申报3项，全部获得通过。

2．CMB办公室工作

（1）多次接待CMB主席Lincoln Chen及前主席Schwarz。

（2）安排CMB协调Schwarz拜会卫生部黄洁夫副部长。

（3）受CMB委托，组织了主要医学院院校长代表团的study tour，获得圆满成功，得到CMB和参加人员的好评。

（4）遵照李书记指示，积极帮助CMB新项目中国办公室寻找办公地址和注册。

（5）积极推选CMB professorship，在刘院长主持下，组成了院士评审委员会，进行了严格评审。组织报名CMB fellowship of public health。对CMB的工作提出了中肯的建议。

（6）组织在研课题的进展报告会。

（二）熊本大学

完成了2008年度赴日交流人员的选派工作。办理2009年度赴日研修员的选拔工作。

由于日本政府对华资助政策的变化，熊本大学从当地政府获得的对华合作资金越来越少，因此，传统的人员交流项目正在萎缩。在此情况下，拟与熊本大学领导层在2009年1月进行直接沟通。

（三）united board

获得该基金 Hsien Wu Professorship and Hsien Wu Library 以及护理图书项目支持。

（四）日本学术振兴会

经我方与日本学术振兴会多次协商，2008年有2个合作项目、1个研讨会获得通过并启动。

征集2009年度中日联合研究项目。

（五）与日本东京医科齿科大学的合作

在双方的积极努力下，我院与日本东京医科齿科大学签订了合作协议，并派出南京皮炎所一名工作人员参加了该大学暑期培训班。并在我院举行了东京医科齿科大学招生介绍会。

（六）外国文教专家聘请工作

2008年度我校获外专局资助225万元，执行聘请外国文教专家项目共计35项，我校各下属院所分别开展的聘请外国专家项目执行均取得了显著的成绩。据不完全统计，截至2008年11月，约有45人次的外国专家、学者来我院校进行专业学术交流，12月还会有10余位外国专家作为引智人员来我校进行各种学术活动。

2008年度引智工作取得的另一项重大收获是成功获批了由国家外国专家局和教育部联合发起的“高等学校学科创新引智计划”项目，在我校下属基础所成立了“111引智基地”，共获得10人年计划指标（合90万元人民币）。“111引智基地”的成功获批，充分说明了国家外国专家局对我校外国专家及引智工作的支持与肯定。

组织申请2009年度外国文教专家聘请项目40余项。

（七）中国-澳大利亚卫生与艾滋病项目

该项目是我处2008年度拓展的新业务之一。2008年度，我校成功获批中国-澳大利亚卫生与艾滋病项目2项，经费将达到200万元。

四、重大来访与合作

1. 2008年1月19～20日，协助2008及2009年度郑裕彤博士奖助金的面试选拔工作，约有10余名中国大陆学生及学者获得资助，进一步深造。整个工作过程中，我处周到缜密的准备工作和较强的工作及协作能力，再次加强了我校与郑裕彤博士基金会的友谊和信任关系。

2. 与加拿大卡尔加里大学会谈，初步确定两校今后联合培养学生、教师交换等项目。

3. 接待《科学》杂志主编布鲁斯-艾伯特来访和讲座。

4. 接待美国麻省大学代表团，包括麻省大学医学院院长、教务长、常务副校长 Terence R · Flotte，MD，诺奖得主 Craig C · Mello 等一行8人。

5. 接待德国拜耳药业公司医学总监来访，就双方高层科研合作进行了探讨。

五、重大活动

（一）学术会议的组织

1. 参与第二届亚太医学战略峰会的组织工作。

2. 在刘院长布置下，正在与 NIH 下属 NCI、NHLBI、FORGATY 等机构联系，以共同组办肿瘤、心血管等专业的会议。

3. 与教务处一起组织协和医学院课程改革国际研讨会。

4. 与纽约科学院筹备组织2009年“再生医学会议”。

5. 与工程院联合举办“吴瑞院士纪念会”。

（二）出访与参会

1. 刘德培院长入选美国科学院院士、第三世界科学院院士。

2. 3月24日，李立明书记为团长的院校代表团访问美国 United Board，CMB，Harvard Medical School，University of Michi-

gan 等多家机构。

3. 11 月下旬，同李立明书记为团长的 CMB 校长访问团，出访英美两国 5 所知名卫生政策研究机构和大学，期间与 60 余位专家教授沟通。回国后在征求各校意见，撰写了 1 万字的出访总结报告，得到了有关方面的肯定。

4. 11 月，刘德培院长访问 NIH 的心肺血管疾病研究所，12 月上旬，赴英国参加 HIRO 会议

5. 11 月下旬，参加高校引智工作武汉会议。

6. 12 月 6 日，王安有赴美国波士顿参加中美印创新合作伙伴会议。

（三）学生交换工作

协助我校 4 名八年制交换生 2008 年赴香港中文大学医学院学习和归国事宜。办理我校 5 名八年制学生申请 2009 年度吴阶平基金会基金事宜，并与香港中文大学联系落实 2009 年度交换学生事宜，交换时间暂定于 2009 年 4 月末至 5 月末。

国际交换学生工作：安排哈佛 4 个，UCSF 4 个，参加协和医学院交换学生的面试工作，正在落实我校 12 名交换学生的具体安排。

（四）其他

选派乔楠同志参加奥运会志愿者活动，圆满完成任务，受到组委会表扬。

院校文件翻译和往来信函处理及领导的文书工作。

（院校国际合作处　王安有　编）

学　术　交　流

第三届世界华人神经外科学术大会会议

举办单位：世界华人神经外科协会、中国医师协会神经外科医师分会主办，广州军区广州总医院承办。

时　　间：2008 年 3 月 21 ~ 24 日

地　　点：东莞

参加人员：王忠诚院士、赵雅度教授，只达石教授，高明见教授（台湾地区）等，以及来自 30 多个国家和地区约 1300 位华人神经外科医生。

纪　　要：3 月 22 日，来自世界各地 30 多个国家约 1 300 位华人神经外科专家共聚东莞会展国际大酒店。开幕式由世界华人神经外科协会秘书长、北京市神经外科研究所副所长张亚卓教授主持。世界华人神经外科协会主席、北京市神经外科研究所所长、北京神经外科学院院长、首都医科大学北京天坛医院名誉院长、中国工程院院士王忠诚教授致开幕词。中国医师协会会长殷大奎教授，广州军区联勤部副部长刘检成大校，广东省政协副主席、广东省卫生厅厅长姚志彬教授，东莞市人民政府吴道闻副市长到会并讲话。其他到会的专家还有北京市神经外科研究所副所长赵雅度教授，中国医师协会神经外科分会会长只达石教授，广东省医学会黄庆道会长，广东省医师协会王智琼会长，台湾地区医学董事会主席高明见教授等。

世界华人神经外科学术大会是全世界华人神经外科最高级别的盛会，每两年举办一次。本次大会专题讨论内容丰富，涵盖了神经外科学的方方面面，包括颅神经疾病、脑血管痉挛、脊髓髓内室管膜瘤等多个领域。

第七届亚洲神经外科大会

举办单位：中华医学会神经外科学分会主办，首都医科大学附属北京天坛医院承办。

时　　间：2008 年 6 月 20 ~ 23 日

地　　点：北京

参加人员：亚洲神经外科联盟主席 Kanoo 教授，白书忠副会长，赵继宗教授等，参会代表共计 800 余人，其中来自亚洲地区 30 多个国家和地区的代表 390 人。

纪　　要：大会执委会主席赵继宗教授向与会代表介绍了亚洲神经外科的发展和展望；亚洲神经外科联盟主席 Kanoo 教授以及亚洲各国神经外科主席分别介绍了各国神经外科的发展现状。

在学术交流方面，大会利用“卫星会”、手术操作演示、专题讲座、学术报告以及展板等多种方式进行，扩大了代表之间的学术交流。其中 Storz 经蝶和脑室内镜操作技术学习班、脑积水分流研讨会、脑血管外科新进展论坛等内容受到代表们的热烈欢迎。

组委会邀请国内外一些知名专家教授做了专题报告，对于脑血管痉挛、脑梗死的外科治疗、围手术期癫痫的预防和治疗、DTI 导航和术中 MR 技术融合等热点问题展开热烈的讨论。会议还安排了亚洲各个国家的青年医师代表在专题分会场和会下进行非正式的学术交流，激励青年医师努力学习，共同为神经外科的未来发展贡献自己的力量。

在促进代表之间的友谊方面，会议组织国外同行到北京一些医院参观交流；组织不同类型不同范围的午餐会、晚餐会；组织各种文娱活动扩大会议代表之间的接触和交流等。

会议期间亚洲神经外科学会召开了执委会议，投票决定 2012 年第九届亚洲神经外科大会在土耳其伊斯坦布尔召开。另外世界女神经外科医师协会主席日本加藤庸子教授还主持召开了女神经外科医师专题会议，中国的凌锋、孔锋、唐亚娟等女神经外科医师参加会议并积极发言。

天坛国际脑血管病会议2008

举办单位：北京天坛医院，卫生部国际交流与合作司，世界卒中组织，AHA/ASA。

时 间：2008年7月13~15日

地 点：北京国际会议中心

参加人员：国内外专家、教授、神经内科医师、神经外科医师、内科医师、老年科医师、神经心理医师、神经影像科医师、脑基础科研工作者约5000名。国际脑血管管病的权威人物，世界卒中组织副主席Markku Kaste教授、美国AHA/ASA CEO M. Cass Wheeler教授、来自加拿大的《Stroke》杂志主编Vladimir Hachinski教授。美国加州大学洛杉矶分校的Jeffrey L. Saver，韩国Asan医疗中心的Jong S Kim教授，美国加洲嘉惠尔医院语言治疗部主任Melody Ouyoung教授等参加了会议。

纪 要：介绍国内外大型临床试验进展及结果，介绍了在缺血性卒中、出血性卒中、短暂性脑缺血发作（TIA）方面、卒中重症监护、卒中的预防策略、血管性认知功能障碍、卒中后并发症控制、卒中的基础研究方面，会议期间，北京天坛医院的王拥军和姜卫剑还主持了甘露醇在临床中的应用为主题的辩论会，国内外众多知名人士参加了讨论，目的在于提高与会者正确应用现有的证据的能力。会议还通过手术直播的方式向大家展示了颅内脑血管狭窄的支架手术治疗的过程，让大家切身体验手术中如何面临遇到的各种问题，提高与会者的手术技巧。向大家展示了我国及世界脑血管病科学的发展现状及前景，促进了国内外学者之间的友谊，为脑血管病研究的进一步发展奠定了基础。

2008心血管病转化医学峰会

举办单位：卫生部心血管病防治研究中心主办，中国医学科学院阜外心血管病医院承办。

时 间：2008年9月26~28日

地 点：北京新世纪日航饭店顺利召开

纪 要：会议主要包括3个内容：心血管转化医学、心肌病峰会及心血管再生医学。会议有幸邀请到世界肥厚型心肌病的领袖级人物4人主持会议并作演讲。峰会到会注册570人，其中国际专家37人，国内专家学者50人共87人做了精彩的会议报告。

第二届（天坛）颅底及脑干肿瘤国际学术研讨会暨第五届全国颅底外科会议

举办单位：中国医师协会神经外科学分会，北京市王忠诚医学基金会主办，首都医科大学附属北京天坛医院承办。

时 间：2008年10月10~13日

地 点：北京

参加人员：王忠诚院士，周定标教授，张俊廷教授，张力伟教授等，来自全国各个省市的颅底外科临床、基础及护理学专家约300人。

纪 要：本次会议参会人员在颅底外科学的临床诊治、基础研究及神经外科护理等领域有着丰富的学识和经验。大会还特邀了Anil Nanda，Oliver Bozinow等国际著名的颅底外科专家前来讲学。会议共收到论文80余篇，荟萃了当今国内外颅底外科前沿的研究成果。

本次会议由北京市神经外科研究所所长、中国工程院院士王忠诚教授担任名誉主席；由解放军总医院神经外科周定标教授、北京天坛医院神经外科主任张俊廷教授担任大会主席；由北京天坛医院张力伟副院长担任大会执行主席。出席开幕式的嘉宾还有中国医师协会杨镜副会长、首都医科大学王玉慧副校长、中国医师协会总干事张玉琪教授。王忠诚院士致开幕词。

开幕式后，隆重举行了中国神经外科联盟网站（www. neuro-f. com）正式开通的揭幕仪式。中国神经外科联盟网站是北京天坛医院和北京美科创新科技有限公司合作创办的中国神经外科旗舰网站，设有中文版和英文版，面向全球。

本届会议以大会发言、专题讨论、手术演示等多种形式进行学术交流。大会上解放军总医院神经外科周定标教授，Anil Nanda 教授，北京天坛医院张俊廷教授，张力伟副院长等嘉宾均做了精彩的报告。会议期间，大会从颅底外科的基础与临床各方面不同专题进行广泛的交流。这些学术专题包括颅底肿瘤的手术治疗、脑干肿瘤诊治、鞍区肿瘤和内镜技术、颅底临床解剖和基础研究、颅底手术技术和入路、颅底手术监测技术等。各个专题都吸引了众多参会者听讲和现场讨论，大家各抒己见、集思广益、推陈出新。

与会同时举行了颅底脑干手术配合与护理学习班。由天坛医院护理部主办，来自全国各地的神经外科护理界同仁们就颅底脑干肿瘤病人护理特点、颅底及脑干肿瘤手术配合要点及术后监护等进行了广发的技术交流和切磋，促进了神经外科手术配合与护理水平的进步。

10 月 13 日，与会代表前往天坛医院观摩颅底肿瘤的手术演示。由张俊廷教授演示了远外侧入路枕大孔区肿瘤切除术和后正中入路延髓至高位颈髓巨大肿瘤切除术。会议采用现场直播与实时解说的方式，代表们在观看的同时就日常手术中遇到的难题与术中专家进行了实时交流。

国际心血管疾病杂交技术研讨会

举办单位：中国医学科学院阜外心血管病医院主办，中华医学会胸心血管外科学分会协办。

时　　间：2008 年 10 月 18 ~20 日

地　　点：北京国际饭店会议中心

参加人员：来自美国，英国，法国，德国，加拿大，意大利，俄罗斯，日本，立陶宛，马其顿，印度，巴基斯坦，新加坡，中国台湾等几十个国家和地区的心血管内外科领域里的著名专家学者参加了此次盛会。大会主席、卫生部心血管病防治中心主任、阜外心血管病医院院长胡盛寿在开幕式上做重要讲话。

纪　　要：会议作为国际上首个心血管疾病杂交技术治疗领域里的大会，会议受到科了许多国家心血管内、外科及儿科和放射科领域里的专家响应，纷纷通过大会网站报名参会。与会者就各自在杂交技术在心血管疾病治疗领域里的多个方面的进展进行了广泛的交流和热烈的讨论。会议包括杂交技术在冠心病、先天性心脏病、大血管疾病、瓣膜性心脏病治疗领域里的应用 4 个专题来开展。与会者认为杂交技术作为心血管疾病治疗领域里的新的发展方向，必将促使从医生培养、手术方式选择、技术改进等多个方面的转变而提升心血管疾病的疗效。

第一次亚洲神经外科麻醉和重症医疗学会会议（the First Congress of Asian Society for Neuroanesthesia and Critical Care）暨中华医学会全国神经外科麻醉 2008 年会（CMA Annual Meeting on Neuroanesthesia 2008）

举办单位：亚洲神经外科麻醉和重症治疗学会和中华医学会麻醉学分会主办，中华医学会麻醉学分会神经外科麻醉学组、北京医学会麻醉学专业委员会、中国协和医科大学麻醉学中心、首都医科大学麻醉学系、北京大学麻醉和危重症学系、中国人民解放军全军麻醉学中心、首都医科大学附属北京天坛医院、北京三博脑科医院、《麻醉与监护论坛》编委会联合承办。

时　　间：2008 年 11 月 28 日至 30 日

地　　点：北京

参加人员：700 余人

纪　　要：本届大会邀请罗爱伦、李树人和王恩真 3 位资深教授担任名誉主席，吴新民教授和日本的 Takefumi Sakabe 担任大会主席，王保国教授、王国林教授、郭曲练教授、薛张纲教授、韩国的 Haekyu Kim、Dongchan Kim、印度尼西亚的 Tatang Bisri 担任大会执行主席，王保国和韩如泉任大会秘书长，金海龙、孙立和安立新任大会秘书。并建立中英文双语大会网站 www.asnacc.com。

大会确定了神经外科麻醉方法、麻醉监测、脑保护、围术期血液保护、手术后镇痛和术后管理等 6 个主要议题，经过与各国分会反复商讨，最终甄选出 37 个讲座，其中中文讲座 13 个，英文讲座 24 个。菲律宾、美国和沙特阿拉伯首次派出代表参加，国外注册代表共 90 人，国内代表 601 人。

大会深入研讨了神经外科麻醉和重症治疗领域的基础研究和临床前沿技术，讲座内容丰富，涉及临床麻醉、疼痛治疗、临床及基础方面的科学研究等诸多内容，就神经外科麻醉相关的热点和争议问题进行了总结和探讨，为全亚洲神经外科麻醉和重症医疗方面的专家和学者提供一个学术和经验交流平台，得到了国内外各国与会代表的一致赞誉，为开展亚洲各国神经外科麻醉与重症医疗的学科发展打下了坚实的基础。

学术委员会一致达成协议继续加强亚洲各国的学术交流，支持学者互访，开展多中心的科学研究，争取尽早发行会刊，最终不断将全亚洲的神经外科麻醉与重症医学事业推向新的高峰。

各所、院工作概况

北京协和医院
（临床医学研究所、临床学院）

（北京市东城区帅府园1号，100730）

一、基本情况

职工3966人，其中专业技术人员3356人，包括正高级职称186人、副高级职称323人、中级职称1095人、初级职称1752人；行政人员233人，后勤人员377人。

医疗设备总价值10亿元，新增PET/CT（西门子Biograph64型）1台。

由本院牵头的国家级重点学科有：内科学、病理学与病理生理学、麻醉学、骨外科学、妇产科学、影像医学与核医学；参与的国家级重点学科有：药学、皮肤病与性病学、外科学（心胸外科）；此外，国家重点培育学科有外科学（普外科），北京市重点学科有外科学（普外科）、临床流行病学与卫生统计和眼科学。

医院为北京市艾滋病免费抗病毒治疗定点医院，感染内科实验室为北京市卫生局批准的艾滋病抗体确认实验室。年内，医院被评为2005～2007年度全国医院管理年活动先进单位、全国卫生系统思想政治工作先进单位、抗震救灾医药卫生先进集体、2008年度首都地区人民满意医院、首都民族先进集体、首都“迎奥运、讲文明、树新风”活动先进集体、首都文明单位标兵、首都平安示范医院、首都文明服务示范窗口、北京高校先进基层党组织、北京市奥运应急无偿献血志愿者队伍建设先进单位，荣获首都劳动奖状、搜狐博客特别贡献奖和最受欢迎的三甲医院（由新浪网、网易、39健康网、优酷网、健康时报、京华时报、精品购物指南、互力传媒联合主办的2008中国健康年度总评榜），在首都护士奥运建功“双千日”文明优质服务系列活动中获优秀组织奖，护理部、急诊科获先进集体奖，麻醉科、手术室被全国妇联授予“全国巾帼文明岗”称号。院长赵玉沛、妇产科郎景和、麻醉科黄宇光获第五届中国医师奖，妇产科郎景和获全国五一劳动奖章、首届全国十大楷模、宋庆龄樟树奖，风湿免疫科张煊荣获第十届中国青年科技奖，MICU杜斌被评为全国抗震救灾模范，MICU杜斌、胸外科曹智理为抗震救灾医药卫生先进个人，蒋玉青为中国科协抗震救灾先进个人，风湿免疫科张奉春被评为第二届首都十大健康卫士，胸外科陈萍获首都劳动奖章，麻醉科罗爱伦获“阿斯利康杯”突出贡献总编奖、妇产科郎景和获优秀总编奖，心理医学科魏镜被CCTV社教中心授予2008年十大最具魅力嘉宾奖。院长赵玉沛荣获香港外科医学院“荣誉院士”称号。

二、机构设置

成立健康医学中心，将基建办公室、北区拆迁办公室、北区规划办公室、干部医疗保健基地工程建设办公室合并，成立了工程建设办公室。

三、改革与管理

开展以“协和的未来·青年的使命”为主题的文化建设年系列活动。改扩建院史展馆，配备解说人员并继续对外开放；组织老专家讲授《协和精神溯源》，开展李洪迴、冯应琨教授诞辰100周年纪念活动，编撰老协和人物书籍。

坚持院务公开，开通院长信箱、书记信箱，收到职工来信234封；建设会议视频系统，实现全院职工同步参加院周会。改组机构，推行合署办公，将31个职能处室精简到25个。利用质控工具全年督办院长办公会决议263项。奥运前夕，启用北京协和医院职工新胸卡。器材供应按临床需求更换耗材小包装。实行全员综合绩效考核，改革职称晋升评审制度，采用专家库随机抽取专家和院科两级评审、由学科分委会初评的办法，提高了评审的科学性、公平性、专业性。

规范财务运行管理。继续开展创建节约型医院活动，清理积压多年的报废物资，试行大型仪器设备成本核算，建立经济合同管理制度，招标有资质的中介机构对医院工程项目进行全过程审计，面向全国公开招聘财务、审计和工程管理人才。

再次组织了学科评估。评估采用科室自评和院外专家评估两种形式，全院共49个科室完成1102份自评表，邀请中华医学会各分会常务主委以上院外专家参与评估，共回收院外专家评估信822封，回收率90%。将学科评估结果在全院进行公示。

东、西两院重新定位。6个特色专科——风湿免疫科、普通内科、肿瘤内科、乳腺外科、血管外科、整形外科整建制西迁；同时，全院27个科室、36个病房搬家并安全转运病人356名。

调研了ISO和JCI质量认证体系，比照国际化标准提升质量管理。

四、医疗工作

门诊1788825人次，急诊142534人次；急诊危重症抢救3344人次，抢救成功率90%。开放床位1836张，住院52030人次，出院51895人次；床位周转29.1次，床位使用率92.1%，平均住院日11.5天；七日确诊率99.5%，出入院诊断符合率100%，治愈好转率85.4%，死亡率1.3%；住院手术30322例。外宾就诊75477人次。出院病案回收率、疾病分类编码率保持100%，甲级病案率93.45%。药品收入占业务收入比例为41.43%，较上年略有下降。组织全院临床病理讨论2次、成功动员临床病理解剖7例。

加强医疗制度建设，制定《急诊病人疏导应急方案及流程》，修订了《住院医师、进修医师和临床研究生执业管理办法》、《工作人员离京请假制度》、《医师外出会诊及手术管理办法》和《放射防护制度》。

持续改进质控体系，修订、实施新医疗质控方案，重点抓好手术环节管理；加强医技科室质控，合并感染7项检验项目，检验科通过ISO质量认证；加强疑难重症诊治协调，完成院际、院内多科会诊900余次。

在医疗诉讼处理上实现了标准化流程和专业化档案，继续推进医疗意外保险、高风险术前公证见证等新型医疗风险控制方法。新创立医患两方协商后，通过司法调解程序，并由法院出具法律文书确保协议效力的制度。逐步推进医疗不良事件志愿报告制度和重大案件专项调查制度。定期开展医疗安全院内培训，尤其对新入院职工采取了全新的系统性教育并专门制作了教材。

卫生支农。本年度对口支援平谷区医院、妇幼保健院、夏各庄镇卫生院，共派出各级医师60人次，诊治病人1979人次，专题讲座72次，手术6例，查房53次，义诊2次，电视讲座2次；接收医务人员进修14人，13名科主任参加了查房和学习活动。

支援社区卫生。制定对口支援社区卫生服务工作实施方案，与东城区社区卫生服务管理中心签订了对口支援协议。全年共派出130名主治医师及以上人员到社区开展医疗工作，诊治病人1738人次，专题讲座7次，健康讲座9次，带教238人，会诊8人次，查房37人次。

医院感染管理。继续强化对NICU、ICU、神经外科等医院感染目标监测；继续加强对5种全院重要耐药细菌的每日监测；加强对喉镜、膀胱镜、支气管镜等内镜消毒的管理；执行传染病报告每日巡查制度；每周监测神经内科克雅病例，每旬到儿科、神经内科等病房监测麻疹病例，每月进行急诊、儿科门急诊、发热门诊等科室的流感样病例监测；制定了《医院感染防护指南》、《职业暴露防护指南》、《呼吸道传播疾病管理规定》；将感染内科、普通内科、MICU和胰腺外科作为首批试点病区推行便携式免洗手消毒液。

医保工作。荣获北京市医保中心2007年度医保一等奖。全年医保出院16600人次，出院医保病人总费用25256万元。年初实现门诊医保患者费用数据上传。分期分批、多种形式对全员进行了医保政策培训，参训3920人次。首次举办了全国医疗保险政策培训班，获得良好社会效应。

突发事件、重大疫情及特殊医疗保障工作。汶川大地震后，医院迅速派出医疗队及专家组指导当地的医疗救治，并参与了集中安置在本市老年病医院的危重受伤灾民的会诊。全院职工4679人向地震灾区捐款702 703元，1327名共产党员向地震灾区缴纳特殊党费618 714元，将义诊的医疗收入共22万余元捐献给地震灾区；职工还开展了“捐献衣服、温暖灾区”行动，共捐赠衣被436件，捐款86894元。参加了手足口病早期病例的诊断讨论，并派专家赴安徽省和广东省参加医疗指导与科研项目；在就诊患儿中检出了本年度流行的EV71病毒。7月底至8月初，医院收治了6例柯萨奇病毒感染患儿。制定了“问题奶粉”患儿医疗救治流程、登记信息上报流程、实施免费筛查、免费救治流程等，组建救治专家组支持儿研所等兄弟医院的医疗救治工作。共接收婴幼儿筛查208人次，确诊9例。另外，本院派出医疗队和专家参与了阜阳院感事件、山东火车相撞事故的救治工作。

此外，完成全国总工会大会、妇女大会、亚欧首脑会议等重大活动医疗保障任务。

五、护理工作

年初，在卫生部组织的“医院管理年”暨全国护士岗位技能训练和竞赛活动中，5名护理骨干参加了决赛并取得总分第一名，获得卫生部颁发的全国卫生系统护士岗位技能竞赛金奖。获北京护理学会第七届优秀护理论文交流会组织工作奖。对2007年度值夜班数超过100天的305名护士进行了奖励。

修订、完善护理工作制度、护理质量标准及操作流程共101项。

年内，举办了首届临床护理教学授课大赛，评选出优秀教学老师10名。进行了CPR、洗手、静脉留置针穿刺、吸痰、物理降温、洗胃、留置胃管、鼻饲、灌肠、穿脱隔离衣等10项护理技术操作培训及考核。对全院140名护士长和教学老师进行了CPR操作考试，平均成绩98.1分。护理部举办Ⅰ类继续教育项目5项，组织全院护士继续教育讲座41次、护理大查房4次、新护士培训21次、全院护士业务季度考试4次，完成2007年入院护士理论、操作转正考核，完成专科护士培养6人。

接收护理实习生1087人次、进修护士314人，接待国内其他医院护理同行814人来院参观。选派35名护理骨干赴国内外进行学术交流，护理骨干55人次执行外派医疗点任务，其中39名奥运志愿者出色完成了医疗保障任务。

全年护理人员共发表文章199篇，其中核心期刊占95.5%。主编出版《实用专科护理系列丛书》5本，翻译出版《临床护理速查》，出版《协和护理》季刊2期。召开全院护理论文报告会，评选出优秀护理论文10篇。肠外肠内营养科孙文彦等《150例高难度患者成功实施经外周置入PICC》荣获院内医疗成果三等奖。

此外，在全院推广了电子体温单、住院病人跌倒风险评估表和压疮危险因素评估表的应用，规范诊断牌、统一分级护理标示、制作预防病人跌倒的安全提示牌。

9～10月，完成全院近1500名执业护士的换证工作。

六、科研工作

全年申报课题290项，中标56项，其中国家级30项，获经费11461万元；部级15项，经费75.8万元；市级8项，经费128万元。获得“十一五”支撑计划重点项目3项、传染病重大专项1项、新药创制重大专项1项，共获资助9900万元。获得国家自然科学基金19项、北京市自然基金5项、教育部博士点基金9项。在研课题121项，结题26项。举办系列科研专题讲座，其中“科研选题与科研基金”1场、“英文论著撰写”5场、“科研伦理”3场、“科研奖励成果申报”1场。

获国家科技进步奖二等奖2项、省部级科技奖3项，其中中华医学科技奖二等奖1项、三等奖1项，高等学校科技进步二等奖1项。在国内核心期刊发表论文1202篇，在SCI收录期刊上发表论文62篇。

制定科研绩效考核办法及评估体系。规范科研协议签署程序，试行统一的医学研究知情同意书；规范伦理审核，变被动为主动。

七、医学教育

医院现有在职博士生导师71人、硕士生导师193人，博士点14个、硕士点21个。有6个国家级继续医学教育基地、14个二级学科住院医师培养基地、14个三级学科专科医师培养基地。

在院学习的八年制医学生484人（共5个年级，含“七转八”学生），研究生442人（其中硕士研究生209人、博士研究生233人），招收市卫生局派遣基地住院医师38人、进修医师618人。

组织毕业论文答辩136名，其中博士研究生83人、硕士研究生43人，在职申请学位10人。7名住院医师参加北京地区住院医师/专科医师规范化培训第二阶段考核，75名住院医师参加第一阶段考核。举办继续教育讲座107次，参加18578人次。

麻醉科、急诊科成为北京地区专科医师临床技能培训考核中心。

规范临床教学体系，组建科室教研室，实行教学预讲制和教授AB角制。

八、国际交流与合作

接待国外来访107批712人，其中参观交流13批578人、学术交流62批80人、洽谈合作32批54人。出国进修学习57人次，出国考察、参加国际学术会议587人次，赴台湾地区考察及学术交流42人次、赴港学术交流10人次。加大人才培养投入，设立了中层骨干国际培养基金和中青年培养基金。

九、信息化建设与电子政务

门诊医生工作站全面上线。检验科启用条形码系统，与病房医生工作站共享病人信息和检验项目。实现手术的远程教学与转播。院内网与医科院信息所网络联通，通过院内网站可查阅信息所期刊资源。完成全院视频会议系统的建设并运行。

十、奥运医疗保障

完成奥运村综合诊所奥运总部饭店、奥运会及残奥会开闭幕式、网球场馆、运动员性别鉴定、奥运官员及VIP医疗保障6项医疗保障任务，被评为北京奥运会、残奥会先进集体，北京奥运会、残奥会五好团队，荣获奥运会特别贡献奖。急诊科马遂获全国奥运会、残奥会先进个人，急诊科马遂、院感办高凤莉获第29届奥运会工作人员优秀奖，急诊科王仲获北京奥运会、残奥会先进个人，急诊科于学忠、感染内科李太生、感染内科马小军、医保办李春厚获北京奥运会、残奥会志愿者先进个人，特需医疗部刘晓红、骨科李佳忆、血管外科李拥军获首都“迎奥运、讲文明、树新风”先进个人，感染内科曾厚英、胸外科邓海波、保健医疗部车向阳、急诊科田丽源获首都“迎奥运、讲文明、树新风”文明职工，保健医疗部李冬晶被评为首都教育系统奥运工作先进工作者，医务处孙阳获首都统战系统奥运先进个人，宣传处寇杰获首都窗口行业奥运培训工作先进个人。妇产科郎景和在天津参加了奥运火炬传递活动。

组建志愿者团队共128人。4月，完成“好运北京”综合测试赛、第16届国际奥协大会、第71届体育记协大会医疗服务保障工作。完成医护人员反恐、兴奋剂、医疗急救、气管插管、热带病、礼仪、语言等培训。制定了《北京协和医院奥运期间突发事件应急预案》，在人员和物资上做了充分准备并组织了多次演练。为国家队运动员开通绿色就诊通道，共组织专家诊治49人次。提供现代化、人性化的奥运病房，有床位22张，于7月22日试运行，8月5日正式运行。接受上级机构及领导对本院奥运相关工作督导和检查8次。

奥运期间，接诊涉奥人员188人次，收住院患者17人。8月9日，成功救治美国遇袭公民，赢得了受害人家属、美国政府和国际奥委会等各方的高度赞誉。

十一、后勤与基建

清理主干道4条，开通奥运绿色通道，将北区拆迁完毕的空地进行地面修整，开辟了大面积停车场。外墙粉刷、清洗65725平方米。行政处开通院内统一报修电话123，提供便捷服务。职工食堂翻新，达到北京市A级餐饮单位标准。年初，完成手术室改造工程、业务楼二段六层办公区加层工程；北区整体拆迁，500余户楼房和平房住户搬迁。6月26日，保健基地举行了封顶仪式。10月16日，国家重点工程项目——门急诊楼及手术科室楼改扩建工程举行了奠基典礼。

（常　青　编　赵玉沛　马　进　审）

联系电话：(010) 65296114
网址：www.pumch.ac.cn
E-mail:chiefma@sina.com

阜外心血管病医院
（心血管病研究所）

（北京市北礼士路167号，100037）

2008年，作为国家一流的心血管病专科医院，院所在院校的领导下，深入贯彻落实科学发展观，始终把强化医疗流程和提高医疗质量作为发展的第一要务，以病人为中心，提供优质安全便捷的医疗服务，狠抓内涵建设，发挥心血管病国家队的作用，院所规模、经济效益上实现了持续增长，科研型医院的建设框架日趋清晰，在医、教、研、防各项工作上又有了新的发展，使医院的改革和发展都取得了重要进展，并取得了可喜的成绩。

一、以病人为中心，提供优质安全便捷的医疗服务，创建人民满意医院

（一）改善医疗服务流程，扩展规模，为患者提供满意服务

1. 以病人为中心，提供优质、便捷的门诊服务。打通了门诊大厅第二个大门；增加6个挂号窗口；延长专家门诊时间；开设夜间门诊；长假期间增加放射科和超声科值班；改造CT室，新安装一台CT机。

2. 完善急诊服务，强化分流功能。实行“首诊负责制”、急诊重症、普通病人、急救病人分流路径管理和分病种病人的急诊诊治路径。

3. 加强行风建设，促进和谐医患关系。完善投诉管理制度；聘请社会监督员；设立门诊导医首问负责制；设立手术电子信息实时告示牌；加强患者的就诊前健康教育；常用心血管药物价格一览表；开展每个月患者满意度调查。

通过开展就医流程优化与改造，与2007年同期相比，2008年门急诊服务401081人次，住院25143人，分别比2007年增长6.83%和6.85%，病人平均住院日由2007年的10.8天降为10.3天，为病人提供了便捷的医疗服务。

（二）完善和健全医护质量控制体系，加大监督和执行力度，确保患者医疗安全

1. 加速推进医院信息化制度建设，实现医疗工作的高效化、规范化和科学化。继续完善具有自主知识产权的医院信息系统，以提高医疗质量为中心加强信息化建设工作，为创建科研型医院提供信息和技术支撑。在电子病历、电子医嘱创新和优化的基础上，重点实施了PACS项目，提高了医疗质量，还建立和实施了输血控制及合理用药系统，升级检验系统，进一步提升医疗安全和医疗效率，形成了自主研发、技术能力强、信息安全、覆盖面广等院所信息化建设的特色，连续两年受到卫生部、北京市卫生局检查组的高度评价，建议在国内推广。

2. 建立健全规章制度。先后建立保障患者安全工作汇编、医疗护理工作通报制度、合理使用抗生素制度、医务人员违纪违规公示制度、单病种管理制度、严格请销假制度、对运行病历的检查、指导和公示制度等多项规章制度，严格依法执业。

3. 建立医疗风险管理的奖惩机制。对于在年度内没有医疗投诉、医疗纠纷、医疗事故、医疗赔偿的科室（病房），给予不同程度的奖励，并将医疗投诉、医疗纠纷、医疗事故、医疗赔偿纳入对科室（病房）及

医务人员的综合考评体系，处罚赔偿落实到中心、责任人。

4. 开展医疗、护理缺陷管理工作。开展百日安全活动自查；执行非处罚性护理缺陷自愿上报制度；定期缺陷专题分析会制度；开展死亡病例、医疗事故、纠纷分析等讨论；强化护理安全、缺陷与法律纠纷关系的宣传和培训。

（三）抓技术创新，拓展诊疗新技术，作为科研推陈出新的常规工作之一

应用支架与球囊对吻技术（SKB）治疗特殊类型的前降支开口病变、心房颤动的步进式导管消融、溶血磷脂酸抑制缺血诱导的骨髓间充质干细胞的凋亡等 8 项技术被评为 2008 年院所临床创新技术。

院所再次全面刷新医疗指标。心脏介入总计 16730 例，外科手术 7851 例；PTCA 达到 5149 例，同比增长 8.10%，医疗服务数量呈递增趋势。治疗好转率由 2007 年的 97.60% 增长到 98.00%。心脏手术疗效达到世界先进水平，实现了院所服务数量和质量疗效双提升，成为世界最大的心脏病诊治中心之一。并且冠状动脉旁路移植术单病种质量控制指标在国内名列前茅。

二、加强医院管理，推进行风建设

（一）大力促进“治贿”长效机制建设

1. 从教育着手，采取参观全国预防职务犯罪展览，举办法律讲座等多种形式，提高干部和职工“四不”的拒腐防变意识。

2. 整章建制。制定了《关于院所“三重一大”事项集体讨论决定的实施办法（试行）》，还拟定了《关于贯彻落实 < 建立健全教育、制度、监督并重的惩治和预防腐败体系实施纲要 > 暨建立治理商业贿赂长效机制的具体办法》，印发了“预防商业贿赂八不准”，发挥长效控制制度的约束作用。

3. 实施物流管理和物价管理体系。继续完善和执行科学的物流管理和物价管理体系，建立“治贿”长效机制，并且加强监管力度，督导整改落实。

通过院所加强治贿长效机制的建设，预防了商业贿赂，降低了患者医疗费用，实现器材阳光采购，得到了国家审计署、卫生部、北京市卫生局的肯定，并建议推广。

（二）全面推行院务公开

院所积极推行医院民主管理和民主监督，通过实施坚持院长接待日制度、强化周会通报制度及知晓度调查、建立院所办公会纪要传阅制度、完善职能部门与中心主任联席会议制度、编制院所院务公开目录以及召开职代会等措施，进一步提高了医院工作透明度，确保了患者和单位职工切身利益和单位职工参政议政的权利。

患者总体满意度为 98.20%。院所还在 2008 年国家质量监督检验检疫总局举行的中国质量万里行明查暗访活动中取得优异成绩。

三、构建科研型医院，开拓社区防治前沿，造福社会

（一）培育科研氛围，加快“科研型医院”建设步伐

2008 年论著 9 部，论文 339 篇，其中 SCI 论文 97 篇，在医科院系统排名第一。全年科研到位经费达到 7067.18 万元；获得成果奖 9 项，其中国家科技进步二等奖 2 项，中华医学奖一等奖和三等奖分别为 2 项和 1 项，北京市科技进步二等和三等奖各 1 项和 2 项，高校科研优秀成果一等奖 1 项。获专利 9 项，其中国家发明专利 6 项，实用新型专利 3 项。

院所成功举办 2008 年心血管病转化医学峰会、杂交技术研讨会，为提升我国在国际心血管病领域的学术影响力作出贡献。

（二）坚持防控的“前移和后移”，扎扎实实作贡献，为提升我国心血管疾病防治的整体水平做出国家队的贡献

1. 启动“全国高血压社区规范化管理”项目。16个省、市、区的20家单位签署协议，培训2000多名社区医生；目前实际管理高血压患者13万，在线注册管理8万人。

2. 开展“健康膳食、健康血压促进行动”。在73家功能社区组织实施，发放了大众健康教育小册子2万册。

3. 打造一个心血管疾病资讯平台。编辑和出版了《中国心血管病报告2007》、《中国高血压防治指南》和《中国成人血脂异常防治指南》，制订了国家心血管病防治中长期规划。并召开了“全国心血管病社区防治经验交流会”和“全国高血压日”宣传教育活动。

4. 立足社区，探索社区防治与转诊模式。与西城、海淀、丰台3个卫生局续签了协议书和对口支援协议书；推行合作社区的专家定期社区出诊；与海淀区政府公共服务委员会开展全面合作；与北京首都机场医院的社区合作医疗——合作与防治项目也正式启动。

四、加强奥运培训，做好奥运医疗保障工作

（一）真抓实干，推进奥运培训工作稳步有序开展

在奥运培训工作中，大力开展奥运知识、理念和精神的宣传教育活动，积极开展全员岗位练兵活动和奥运基础知识培训，在全院营造了上下联动“迎奥运、讲文明、树新风”的良好氛围。

（二）服务奥运，做好奥运医疗保障工作

直接参与奥运服务的医护后勤工作人员达到65人，同时还紧急抽调了2名医师、2名护士在奥运期间常驻中日友好医院提供专业医疗服务。院所先后获得首都“迎奥运、讲文明、树新风”活动先进集体和先进个人、北京市奥运会、残奥会公共卫生及医疗服务保障工作先进个人和中国医学科学院北京协和医学院奥运先进团支部、先进个人、奥运工作优秀志愿者等荣誉称号。

（三）以排查防控和应急预案处置为核心，做好院所安全稳定工作，确保平安奥运

成立“平安奥运行动”工作领导小组，建立健全安全稳定工作责任制；坚持以人为本，强化排查防控工作，营造安全有序、稳定和谐的良好氛围；建立健全和演练应急预案体系，提高院所应急处置能力和水平，确保院所稳定和谐，全力以赴、以最好的精神状态、最高的工作标准，打胜了奥运攻坚战。

五、以活动为载体，促进精神文明建设开展

（一）弘扬“一方有难，八方支援”的民族精神，积极开展抗震救灾工作

组建了支援汶川灾区医疗队，奔赴灾区参加伤员运输工作，被四川省卫生厅称之为“铁军”，并获得了北京市卫生局颁发的纪念奖章。医护人员积极参加赈灾捐款，共捐款43.665万元；特殊党费32.23万元。

（二）大力开展医院文化活动，建设和谐医院

开展“为您的心脏，向吸烟说不”创建无烟医院行动、新职工拓展、入党积极分子理论培训、建党87周年纪念大会、第三届趣味运动会和孙瑞龙、刘力生、陈在嘉、陈新4位教授80华诞暨从医60周年庆典等丰富多彩的文体活动，凝聚了“阜外”人心，营造了一个健康和谐“阜外”文化氛围。

六、经济效益和社会效益双丰收

院所经济可持续性发展势头良好，固定资产总值8.15亿元；事业发展基金1.97亿元，是2002年的2.03倍；总收入达到12.13亿，较2007年增加12.73%，在院所硬件环境严重受限的条件下仍实现了院所的快速发展；人均创收55.34万元，较2007

年增长8.62%；医药总收入10.98亿元，比2007年增长10.69%，为院所发展打下了坚实的基础。

2008年度，院所被评为首都卫生系统双十佳人民满意医院、首都卫生系统文明单位、北京市卫生行业优秀网站单位和2008年度院校先进基层党组织；并且还培养出抗震救灾医疗卫生先进个人、首都健康卫士等一大批“阜外”精英，为院所赢得了良好的社会声誉。

（万 雷 胡 洋 编 胡盛寿 审）

联系电话：（010）88398866
E-mail:fuwai611@126.com

肿瘤医院
（肿瘤研究所）

（北京潘家园南里17号，100021）

2008年是中国医疗改革的前夜，如何在坚持医院公益性质不变的前提下，健康发展医院，解决广大患者看病难、住院难的问题，是每所医院亟待解决的问题。在各上级单位及院所领导班子的领导下，中国医学科学院肿瘤医院/研究所本着“调整思路、巩固成果、充实内涵、提高认识”的发展原则，坚持国家利益高于一切，医院公益性质不变的宗旨，不断提升医疗水平与服务理念，全心全意为患者办实事，担负诸多疑难重症诊治，重视肿瘤防治工作。本年度院所以先进性教育为契机，树立和落实以人为本的科学发展观，开展以病人为中心、以提高医疗质量为主题的医院管理年活动，通过加强行风建设，强化内部管理，优化服务环境，进一步增强全院职工的竞争意识、创新意识、质量意识，全面提升医院形象。同时院所积极投身社会公益事业，圆满完成了奥运医疗任务，全力参加抗震救灾，为国为民排忧解难，树立良好的社会形象。2008年院所在医疗、科研、教育、外事、管理、党建、文化等方面取得了可喜的成绩：

一、2008年，肿瘤院所完成的8件大事

1. 深入学习实践科学发展观。

2. 圆满完成北京奥运会医疗卫生保障。

3. 全体员工众志成城，抗震救灾。

4. 传承院所传统文化，举办建院50周年庆典活动。

5. 继续深入卫生部“医院管理年”活动。

6. 成功举办第十届北京希望马拉松义跑。

7. 门诊楼装修改造完工并交付使用。

8. 职工代表大会下设院所行政事务管理委员会。

二、肿瘤院所医疗、科研、教育、国际交流、管理工作再上新台阶

2008年，我院所医疗门诊量达417079人次，全年住院30370人次，手术10813人次，特需会诊19150人次，与2007年相比各项指标均有大幅度提高。

为缓解病人“看病难，住院难”的问题，院所施行了一系列行之有效的措施，如启动新门诊大楼，为病人提供了舒适整洁的就诊环境；进一步强化门诊综合能力，合理门诊布局，设立详细专家出诊栏；优化看病流程、实行二级候诊制度；增加预约挂号出诊专家人次与划价人员，提前挂号、提前分诊；挂号收费通柜服务、规定预约检查时间，长假期间增开假日门诊等一系列措施，最大程度保证专家门诊数量，并大大减少病人等候时间。门诊量比2007年增长23758人次，增长6%。同时进一步简化住院手续，严格制定标准，督促各科室缩短平均住院日，提高病床使用率，住院人次比2007年增长4247人次，增加了16.3%，很大程度上缓解了病人住院难的问题。针对手术难的问题，采取诸多措施加快手术周转频率，制定制度严格病床管理，不断完善术后恢复室，手术台次比2007年增长688台次，增加了6.8%。

为贯彻“全心全意为患者服务”的理念，始终把医疗工作放在首位。继续深化“医院管理年”活动，组织召开了“2008年度临床工作会”，这次工作会以绩效考核为核心，首次采取了基础质量控制指标考核与现场打分相结合的形式，对各医疗科室进行评议，设立了质量控制、工作业绩、医疗安全、科研课题、教学、行风、人才建设、科室合作等标准，将科室考核完全量化。最终放射治疗科、内科、影像诊断科、病理科、腹部外科、PET-CT中心、核医学科获得绩效考核优秀科室，同时各科室通过这次评议发现诸多不足，为科室建设提供了宝贵经验。继续组织召开各科室的管理培训，查找存在问题，督促整改。定期召开医疗质量管理委员会，分析医疗投诉症结，采取措施消除隐患，理顺处理应急事件思路。进一步规范医疗管理，继续完善多项医疗制度，如《进一步完善手术科室医疗质量的补充规定》、《医疗服务投诉补充规定》等。继续参加医疗责任保险，有效转化医疗风险，全年无新发恶性医疗事件。成立了疾病与感染控制办公室，定期举办重点传染病防治培训，全年院内感染率0.24%。进一步加强质量控制管理，不断提升医疗质量，进一步完善院、处、科3级质量管理体系，从医疗、病案、感染、药事、医德医风、医疗投诉、突发事件、教学科研质量等方面进一步完善质控流程、质控指标及评估体系，每周院早会向全院通报科室质控结果，督促各科室及时发现问题并及时整改，保证质量达标。医院病床周转次数增加2.94次，平均住院日减少了1.36天。

院所进一步严格药品管理。定期召开药事委员会，增加药事会成员，确保公正廉洁。实行药品“一品两规”制度，执行药品轮换制度，严格药品进入与使用程序，积极采取措施控制院所用药比例，规范医生用药，有效控制大处方与过度用药，收效良好。规范新技术、新业务秩序，本年度召开两次准入会议，共受理29项新技术、新业务的申报，24项通过评议，4项已正式展开。引进了国内第一台移动式加速器，用于进行术中放射治疗，目前已有多位患者接受治疗，从中受益。

重视干部保健工作，进一步完善保健工作流程与制度。完成高干保健任务174人次；院内会诊249人次；协助外省市保健委员会对保健对象组织专家会诊20人次，接待“两会”代表就医4人次，奥运会期间接待奥运相关人员就诊6人次，组织并完成中南海高干体检98人次，教育部高干查体18人次。援助西部及落后地区，全年组织数位专家分赴新疆、四川等地边远地区，支援当地医疗工作，受到上级单位高度赞扬。

注重护理队伍建设，实行岗位考核竞聘。不断强化护理质量管理，继续强化三基三严培训，规范护理操作，组织护理人员认真学习《护理条例》，定期举办护理专业研讨会，保证护理质量安全。护理工作水平明显提升，各项护理指标均接近100%，住院病人满意指数达96.5%。院所在首都护士“发扬成绩、奥运建功，新北京，新奥运”双千日服务优质年活动中，获得先进单位称号，多位护士获得“先进个人”称号。

科研工作继续平稳向前推进。顺利召开第八届学术年会，按时完成临床科研课题的结题评审、中期检查以及项目申报工作。院所申报各类科研课题123项，在研187项，总科研经费4269万元，发表论文374篇，总影响因子达213.5。重视继续加大临床科研投入，全年投入245万元，资助课题66项，截至2008年底院所共资助临床科研课题263项。

召开了一系列重大学术研讨会，如第四届全国肿瘤学进展峰会，第二届中国内科肿瘤大会，中国老年学会老年肿瘤学大会，第九届全国乳腺癌规范化治疗新进展研讨会等，进一步提升院所学术影响力，并为医护、科研人员提供了学习交流平台，取得良好的效果。完成了全国第三次全死因回顾抽样调查，对全国31个省、213个县（区）进行实地调查考研，涉及人口达1.2亿。同时不断强化肿瘤防治工作，承担了国家淮河流域综合防治工作的核心任务与卫生部慢性疾病早诊早治的一系列调研分析工作，建立癌症预防与健康管理项目3方合作的“城市防癌体系”，主持卫生部“健康中国2020”公共卫生组肿瘤单元的撰写工作，主办第四届亚太肿瘤防治大会、全国肿瘤登记培训等，为中国肿瘤防治事业做出巨大贡献。

持续深化教育工作，招收硕士研究生38名，博士研究生40名，在职硕士生导师82名，在职博士生导师46名。研究生发表第一作者论文127篇，其中SCI收录19篇，全国百篇优秀博士学位论文1篇，北京市优秀博士学位论文1篇。积极深入开展继续教育与进修生教育工作，完成国家级继续教育项目15个，参加人员2万余人；举办各类专业讲座32场，听课人数1798人次；接收进修生201人，外派进修学习117人次；有序开展了一系列医师、干部培训、英语培训、健康宣教培训等。

进一步拓展国际交流与国际合作，丰富交流资源，深化合作领域，提升院所国际地位。成功主办2008国际医学物理大会、第一届国际肺癌支气管镜诊断与治疗研讨会、第一届中美放射肿瘤学联合会学术研讨会、第二届北京国际消化道肿瘤早期诊断与早期治疗研讨会等；参加2008全球国家癌症研究所所长大会、太平洋健康峰会等，并在全球国家癌症研究所所长大会上发表《中国癌症行动计划》，获得了世界同行的极大赞誉。共接待23批，100余名外宾，WHO国际癌症研究所所长Peter Boyle博士多次来访，对我院所医疗、肿瘤科研防治工作给予极大肯定。2008年院所还与美国国家癌症研究中心、日本国家癌症中心、韩国国家癌症中心、美国MD Anderson癌症中心等进行多次学术合作，并建立初步合作框架构造。继续完善国际交流制度，制定了《接受国（境）外资助的卫生国际合作项目财务管理办法》、《院所国际合作项目经费报销管理规定》等，严格出国与合作程序。加快筹备国家癌症中心的步伐，完成了中心基本框架构造与岗位设置，逐步推进院所向研究型院所转型，以期建立尽早建立中国国家癌症中心。

重视管理工作，坚持“人才是医院发展核心竞争力”的宗旨，进一步打造院所卓越专家团队，全面启动核心人才培训项目，深化现代人力资源管理理念，探索医院人力资源开发体系。结合院所需求，从国外引进5名专业人才，完善干部管理工作与科室主任聘任考核机制以及中层干部绩效评估方法，完成干部任期考核20人次。进一步加强经营管理，规范经济活动；改进奖金激励机制，提高经济效益；强化预算制度，严格控制支出；认真执行物价，保证患者利益。门诊楼改扩建工程竣工并投入使用，综合楼工程正式开工，动物室改造工程竣工，放疗机器门诊及附属用房改造工程开工，临床研究中心改造工程完成施工图设计。严格执行采购流程，规范竞争性谈判，努力降低采购成本及物流成本，完成物资采购任务1.4亿元，设备购置1158台（件）。为迎接奥运会的到来，院所将2008年定为隐患治理年，本着安全重于泰山的宗旨，不断进行安全演练与人员培训，提高职工安全意识，确保平安奥运目标。同时改善后勤服务态度，提高后勤服务水平，全年承接处理保修11256次，职工满意度93.8%；安全巡查4382次，无生产事故。

三、深入学习实践“科学发展观”，加强党风廉政与精神文明建设，塑造健康、积极、和谐的院所形象

认真筹划学习实践“科学发展观”。响

应党的号召，成立领导小组，全面部署，扎实有序推进，召开了动员与总结大会及一系列的学习活动，使全体职工精神风貌明显提升。

开展推进党风廉政建设活动，继续完善规章制度，建立长效机制，加强监督、检查、落实力度，重视自查自纠。院所职工974人次参观反腐倡廉漫画展览，60人次参观北京市监狱反腐倡廉警示教育展览，912人次观看警示教育片《警钟长鸣》，开展征集评选“反腐倡廉警言警句”活动，共征集作品563条，同时采用机读卡方式进行患者满意度调查，效果明显。2008年院所明确一岗双责，实施医德考评，规范操作流程，提高自律意识，共收到表扬信、锦旗720件，表扬1646人次。

实行诸多民主管理新举措，开拓多种渠道加强民主管理，召开第三届第四次职工代表大会。职代会增设行政事务管理委员会行使民主管理，民主监督的职权，审议24项议题，同时聘请9名顾问委员，进一步扩大院务公开监督范围。

重视精神文明建设工作，传承传统文化，2008年3月29日在全国政协礼堂隆重举办建院50周年庆典活动，院所老中青职工共聚一堂庆祝院所50岁生日，并创作了院歌，制作了徽章、院庆画册、回忆录、科室大事记等意义深重的纪念品，进一步增强了医院的凝聚力，显示出肿瘤院所蓬勃发展、百尺竿头更进一步的决心与潜能。

为确保平安奥运，进一步加强应急管理，建立3批应急医疗队，完善12项应急预案，组建奥运应急无偿献血志愿者队伍319人，制定平安奥运行动方案，组织奥运消防演习1次，进行安全检查15次，正是如此院所获得了5个先进集体奖及11人次先进个人奖，为北京奥运会的成功举办贡献力量。

注重公益事业，组织了“为癌症防治研究募捐——2008年北京希望马拉松义跑活动”、“专家网络讲座及咨询”、“专家学者广播电台科普讲座”等。5·12四川汶川大地震后，院所临危受命抗震救灾，共向灾区前线派出3批医疗队，全院所职工也奉献爱心，踊跃捐款，共为灾区捐款47万余元，交纳特殊党费12万余元，院所荣获中国教科文卫体工会“抗震救灾　重建家园工人先锋”称号。

重视职工素质教育，倡导爱岗敬业，开展一系列有益职工身心健康的活动，召开了院史知识竞赛、院史展览、新职工入院宣誓、新职工拓展训练、林州革命基地传统教育、新春团拜会、三·八喜洋洋文艺演出、书画摄影展、职工游泳比赛。举办专题讲座和职工体质测试评估、带薪休养等，受到广大职工的高度评价。

四、收获荣誉，取得良好的社会效益

院所获得2008年度首都文明单位；2008年度首都公共卫生文明单位；2008年度首都文明服务示范窗口；北京市总工会“北京市群众性经济技术创新工程优秀班组”奖项。

院所获得中国教科文卫体工会“抗震救灾，重建家园工人先锋”称号，李妍获得北京市抗震救灾先进个人和卫生部抗震救灾先进个人。

院所荣获北京市卫生局奥运会、残奥会医疗卫生保障“实现梦想，创造辉煌”表彰，2人获得首都“迎奥运、讲文明、树新风”活动先进个人称号。

护理部荣获首都护士奥运建功“双千日”文明优质服务系列活动先进集体，获得5项市级先进，2名护士获“双千日”系列活动奥运护理之星。张惠兰先生获得国际肿瘤护理协会“肿瘤护理贡献奖”，中国仅此一人在本届会议中获此殊荣。

内科团支部评为奥运先进团支部获医科院北京奥运会、残奥会先进集体，1人获奥运工作先进个人称号，5 人获奥运优秀志愿者称号。

院所《中华肿瘤杂志》再次入选中国百种杰出学术期刊，被评为中国精品科技期刊；连任北京市核医学质量控制和改进中心主任委员单位。

黄国俊教授荣获中华医学会全国胸心血管外科学“杰出贡献奖”。

赫捷教授荣获“2007～2008 年度卫生部有突出贡献中青年专家”。

病因及癌变研究室研究员谭文荣获“第五届中国青年女科学家奖”。

（王 乐 编 付凤环 审）

联系电话：(010) 67718863
E-mail：yuanban303@126.com

整形外科医院
（整形外科研究所）

（北京市石景山区八大处路33号，100144）

2008年，是不平凡的一年，国家遭受了冰雪、地震灾害，世界性的金融危机带来了负面影响；但是北京成功举办了奥运会，医院成功举行了建院50周年系列活动，深入学习实践科学发展观活动，又为医院带来了勃勃生机，促进了医院各项工作的顺利开展。

一、医疗工作

由于受奥运会等诸多因素的影响，2008年医院财务总收入比去年同期增长5.75%。业务收入比去年同期增长1.43%，其中医疗收入比去年同期增长0.13%，药品收入比去年同期增长16.45%。

2008年医疗指标同比情况

	2007年	2008年	增长率
门诊人次	57955	55646	-3.98%
门诊手术台次	7988	7982	-0.08%
住院手术台次	7554	7656	1.35%
入院人次	7688	7861	2.25%
出院人次	7682	7859	2.30%
床位使用率	78.07%	78.50%	0.55%
床位周转次数	23.42	23.96	2.31%

医疗工作从基础制度抓起，认真落实首诊负责制、会诊讨论制、三级医师负责制、疑难病例会诊制，抓好环节质量管理，提高医疗管理水平。组织院内大型病例讨论会10次、院际疑难病例会诊22人次、传染病知识培训9次，组织多次院内急救医疗队应急演练；组织7名医师参加北京协和医学院高年住院医师培训。收治市民政局资助“明天计划”患儿10人。抗震救灾及奥运会期间，组织医师4人、护士6人、司机两人参加灾区救援及奥运场馆和北京市120急救中心医疗保障工作；组织医务人员参加《首都市民膳食知识竞赛》；组织艾滋病日、高血压日、糖尿病日等义诊宣传活动。

今年医患办共接到医疗投诉43例，较去年同期下降35%，且医疗纠纷连续两年呈现明显下降趋势。

全年共接受来自全国各地的54名医师来院进修。

护理工作面向2008年北京奥运会，配合北京市总工会、北京市卫生局、北京护理学会关于“首都护士”“发扬成绩、奥运建功，新北京、新奥运”“双千日”文明优质服务系列活动，与医院工会联合在全院护士范围开展了主题为迎奥运“我参与、我奉献、我快乐”的征文活动，共收到稿件27篇。在全院范围开展了“三基三严”各种形式的培训20余次，并且分层次对不同级别的护士进行了技能考试，做到抓关键、抓核心，确保培训到位、考核过关、病人安全，培训和考核合格率达到100%。举办区级继续教育讲座8场，院内继续教育项目讲座6场，组织护理查房交流12场。在专业期刊和报刊上发表论文10余篇，并荣获首发基金1项。

二、科教工作

2008年获得科研基金资助批准的项目，在数量、资助金额方面，均取得了重大进展。其中，国家“十一五”支撑项目和国家自然基金项目3项，北京市首发基金资助项目4项；申报专利8项，在核心期刊发表论文100余篇，SCI论文20余篇。举办整形外科培训班3次，共培训58人次，举办各类讲座6次，共计参加756人次。研究生招生26人，毕业42人。为进一步调动全院科研人员的积极性，院所投入大量资金进行科研课题立项18项，通过学术委员函评、会评和讨论，确定立项；做好课题的年中检查及了解课题的进展情况，今年有17个院内外研究项目进行了结题。

2008年完成科研楼装修改造工作，同时配套购置、安装实验台，并于8月正式启动对外开放。改建后的研究中心占地面积约1800平方米，设有分子生物学实验室、细胞生物学实验室、组织及免疫化学实验室、动物实验室和解剖实验室。编写了《整形外科医院研究中心科研技术平台手册》，开展相关培训工作，为全院科研提供技术支持。

三、管理工作

1. 院务工作　全年共召开党政联席会、院办公会及院级各种会议50余次，中层以上干部院周会40次，科主任及各种临时会议数十次，院级领导与各级别人员谈话上百次。修订完善各级管理制度数十项，申报了2008年度首都公共卫生文明单位和首都平安示范医院的复查工作，在医院管理年考核评审中党政工作受到了表扬。

2. 院庆工作　在纪念医院建院50周年之际，制作各种宣传品，例如画册《前进中的整形外科医院》，光盘《承载历史开创未来》，以多种方式加大宣传力度，营造积极的舆论氛围。50周年院庆活动汇集了来自世界各地的整形外科同行以及曾经在本院工作、学习过的同道共1600余名嘉宾的光临。大会举行了颁奖仪式，为多年来为整形外科医院的发展作出突出贡献的57名同志颁发了特别贡献奖、敬业奉献奖和青年进步奖。同时举办了首届全球华裔整形外科医师大会暨第三际国际乳房整形与再造专题研讨会，来自世界十余个国家和地区的近600人参加了会议。

3. 抗震救灾工作　四川发生历史罕见的特大地震后，在党中央、国务院和卫生部统一部署和坚强领导下，我院先后派遣两批医疗队奔赴灾区医疗救护第一线。第一批派出4名同志组成的医疗小组，冒着余震、塌方、暴雨、泥石流等危险，奔波3400公里，转运伤员26人。组织全院职工向灾区人民捐款共计19万余元，按照中组部的要求，全院党员又捐出特殊党费共计6万余元。干部职工积极行动起来有136名同志报名献血，100多名同志写请战书，以实际行动尽一份力量，献一份真情。我院还接收了抗震救灾小英雄张春玲，党委书记王建国亲自为她和她的家长做心理辅导，各个支部分别给她送去钱和慰问品。医院为她联系了我区的小学，使她能继续完成小学的学习。

4. 奥运工作　医院成立“迎、讲、树”工作领导小组、办公室及专业工作小组；建立奥运工作专门档案，专人负责；制定《奥运培训实施方案》；认真组织落实培训工作，举办领导干部奥运知识培训、全院职工文明礼仪培训、奥运英语培训、临床专业技能培训、政策法规培训等，促进医院管理工作。全体医护人员进行了三基三严的培训，开展了技术练兵和竞赛活动，我院派出3名大夫和4名护士参加北京市奥北京市期间120急救中心医疗急救工作，派出2名护士和2名司机参加奥运场馆内部医疗保障工作。奥运期间平均每日上岗工作人员486人，平均每日门急诊工作量125人次，住院病人238人，手术量527台次。在医院各种会议上多次强调并布置奥运安保工作，并亲自检查落实情况，在开幕式当天，院长、书记亲自值班。全院加强安保力度，聘请了22名保安员，成立义务巡逻队，重点部位增设专人24小时看守等，奥运院未发生任何医疗事故和安全事故，实现了平安奥运的目标。

5. 党风廉政建设　医院党政一把手同科以上领导干部及临床、医技科室主任签订《廉洁自律责任书》。7月初，纪检监察对我院住院病人进行了问卷调查。全院共调查住院病人106人。调查结果为：全院综合满意度为：96.9%。其中：对医生技术水平平均满意度100%；对护士技术水平平均满意度98.2%；对医生服务态度平均满意度100%；对护士服务态度平均满意度98.2%；对医技科室工作平均满意度98.2%；对医院卫生环境平均满意度为93.9%；对食堂平均满意度89.7%。问卷调查中没有收受“红包”现象。结合院庆活动出版《心声》，书中汇集了自2003年以来的97封患者表扬信和137面锦旗及问卷调查情况。今年我院收到患者表扬信8封、锦旗21面、拒收“红包”3000余元。加强审计监督，不断完善和健全审计工作制度，坚持严格审核各项经济业务，全年记录审计业务143项；提出审计意见和建议181条；完成财务及专项审计7项，提交审计报告；完成基建工程审计项目45项，审减金额125万元；完成对医院各项采购业务审计62项，审减金额106万元。审计室参加招投标会议97次，参加价格谈判及考察260次。

6. 行政管理工作　结合实际情况进行了机构调整，将妇科整形中心调整为整形十科，四肢整形再造中心调整为整形十一科；撤销了发展部，恢复成立门诊部；器材科从后勤归属到行政管理部门；图书馆、编辑部、车队划归党政办公室管理。本着公开、公正、公平的原则，全年向社会公开招聘生产总经理、医务处处长、基建处处长、高级及初级技术人员、网络咨询员、护士、秘书、电工，涉及招聘9个岗位，其中11名现已上岗。合同制人员继续实行“人才派遣”，其中今年新派遣人员29名。全年干部任免22人。其中任职14人次，免职8人。

四、后勤保障工作

年内组织基建招标会8次，签订经济合同7项，实地考察3次。每项工程自开工之日起至竣工验收，每周开一次监理例会，同时配合日常的现场巡查，对发现的问题在第一时间，及时提出，抓紧整改。全年工程建筑总面积19935m^2，新建工程完工7015m^2，在施工程213m^2，装修改造工程完工3957m^2，其他零星工程约4000m^2。其中新建学生公寓楼、行政楼已投入使用；门诊楼、临街房、科研楼、病房楼连廊的装修改造已完工并投入使用；医学影像处理系统工程（PACS）、医科院科研网整形医院网络工程已完工；病房楼及屋面防水、10KV变配电室增容改造工程正在施工中。

五、获奖情况

医院荣获首都平安示范医院、首都文明单位（被推荐）、首都公共卫生文明单位、卫生部人防先进单位、消防安全工作先进集体、北京市爱国卫生先进单位、第七届优秀护理论文交流会“组织工作奖”、“双千日”

系列活动先进集体、北京市供热先进单位。

曹谊林荣获2008年度国家技术发明二等奖、第十届吴杨奖一等奖、赵振民荣获第十届吴杨奖三等奖、庄洪兴荣获北京市科学技术三等奖、归来荣获中华医学科技进步三等奖。赵唯萍被评为市2008年度消防安全工作先进个人，王秀芝、谢士臣被市总工会评为首都文明职工，杨庆华被首都窗口行业奥运培训工作协调小组评为首都文明服务明星，陈涛、薛卫东被评为第十三届北京残奥会射击项目场馆群志愿服务优秀志愿者，牟莉被评为卫生部抗震救灾医药卫生先进个人，黄力争被评为北京奥运会、残奥会志愿者先进个人，王大方、边静被评为“双千日”系列活动奥运护理之星。

（何晓明 编 王建国 审）

联系电话：（010）88772029
E-mail：meirong@ zhengxing. com. cn

基础医学研究所
(基 础 学 院)

(北京市东单三条5号，100005)

一、科研和科技开发工作

2008年科研工作继续以疾病的系统整合研究与转化医学研究为导向，共组织申报项目142项，中标经费6500万元。对于一些重大科研项目的申报，充分组织了全所的优势学科和优秀科研人才，积极联系医科院、中科院和军科院系统的优势单位，共同申报重大传染病防治和创新药物研制重大专项。

2008年基本账户到位纵向科研经费5516万元，签订科研合同185个，合同金额1736万元。签订科技开发合同38个，合同金额1323万元。科研协作转入经费586万元，科技开发到款总额313万元。综合纵向科研经费、科研协作转入经费和科技开发到款，全年共到位经费6414万元，是继2007年之后再次超过6000万元。

2008年全所共发表研究论文143篇，其中SCI收录91篇，IF>10的1篇，IF>5的18篇；发表综述论文29篇，其中SCI收录7篇，IF>10的1篇，IF>5的4篇。

3项科研成果分获高等学校科学技术发明一等奖、中华医学科技二、三等奖；组织申报北京市首届发明专利奖两项，获三等奖一项；申请成果鉴定3项。组织申请专利17项，其中国际申请2项，获得发明专利授权12项。

2008年对各技术中心管理委员会进行调整，补充了一批熟悉技术平台发展趋势，关心中心建设的中青年技术专家进入管理委员会，在所（院）大力支持和管理委员会管理指导下，各技术平台工作取得不同程度进展。所（院）在空间、人员上给予支持，支持纳米中心组织筹建“纳米技术与健康、安全和环境标准化技术”工作组，工作组挂靠在基础所，在国家标准化委员会纳米技术标准化委员会的领导下，与国际纳米技术标准化委员会（TC229）的第三工作组相对应，参与国际标准化组织的活动及相关标准的制定。大力推进和规范伦理审查制度，帮助科研人员的研究计划和基金申请符合生命伦理规范，遵守国际公认的生命伦理准则和国家相关规定。规范了伦理审批程序和实验动物引进和实验流程，全年完成伦理评审11件。

二、教学和研究生培养工作

2007～2008学年完成医大八年制、研究生、护理本专科和继教本专科4个门类110门课程教学任务，共计11300学时。基础学院作为北京协和医学院的核心教学基地，为培养医学人才作出了重要贡献。

组织制定国家级生物学一级学科和免疫学二级学科的建设与发展规划。作为牵头单位，组织人体解剖与组胚学、病原生物学、免疫学、病理与病理生理学、生理学、遗传学、生物化学与分子生物学、细胞生物学等学科参加了教育部学位与研究生教育发展中心组织的基础医学和生物学学科评估工作。组织撰写北京市与中央高校共建项目—基础医学及流行病学与卫生统计学学科建设与研究生培养项目的申报，分别获得北京市60万元和30万元的资金资助。

基础学院主持的4个教改项目进展顺利，2008年底结题。其中何维教授主持的“八年制医本科学生基于问题学习模式的教改探索——免疫学论坛”和刘英教授主持的“培养八年制医学生创新精神和实践能力的研究与实践”两个项目经学校讨论批准，已推荐参加2008年度北京市高等学校教育教学改革成果奖申报。张德昌教授申报的“护理专业药理教学改革”和管远志教授申报的“学生参与课程改革的模式及运行机制的研究”项目获北京市批准，成为2008年度市级高等学校教育教学改革立项项目。

2008年招收硕士研究生75名，博士研究生71名；目前在所研究生429名。2008年毕业研究生111名，研究生就业率达到90%。张学教授指导赵秀丽博士完成的“不同肢端畸形中HOXD13、TNNI2和TPM2基因的突变鉴定”、刘德培教授指导周国岭博士完成的“细胞分裂中染色质活性和转录状态记忆机制的研究”和高友鹤教授指导王林杰博士完成的“正常人尿液糖蛋白质组学研究及大肠杆菌DH5分泌蛋白质组研究”被推荐参加全国优秀博士论文评选。其中刘德培教授指导的博士生周国岭的论文获得北京市2008年优秀博士生学位论文，得到30万元科研经费资助。

杨克恭、李辉两位教授获2008年度北京协和医学院教学名师称号；卜玲毅、陈实平、刘玉琴3位同志获2008年度北京协和医学院优秀教师称号。

三、学术交流与合作

为营造宽松的学术氛围，搭建活跃的学术交流平台，2008年组织了多种类型的学术活动50多次，包括生命科学院士讲坛5次，邀请外宾25次，所内外学术报告15次，月末科学沙龙7次。

在50周年所庆学术报告会和生命科学院士讲坛中，邀请了国内外院士、学者就生命科学领域前沿热点问题进行了交流，报告的题目非常广泛，包括MicroRNA在心脏疾病的生物及治疗作用、转换医学的现状与未来、免疫学研究的前沿热点与发展趋势、信号传导系统在发育中的作用、病毒的入侵机制等。以专题形式组织的所内学术报告，内容包括表观遗传学、涉及人体研究的伦理问题、单基因遗传病、质谱技术在临床疾病蛋白质标志物验证上的应用、疾病标记物研究的新型技术平台的研究与应用、MicroRNA在神经发育与肿瘤发生中应用及抗TNFα新药研究等。对于来访的国内外学者，随时安排他们的学术报告，他们不仅介绍了自己的研究项目，也带来了国内外各个研究领域的最新进展和研究突破，使基础所师生受益匪浅。

经过近一年的调研和筹备，基础所校友联谊会2008年正式成立，建设并开通校友联谊会网站，借所庆契机组织了1988届校友毕业20周年重聚活动，在2009年春节前夕以校友联谊会的名义给基础所海内外校友发了慰问信，和校友沟通感情，增加交流。

四、成功举办建所50周年庆祝活动，增强所（院）凝聚力，促进发展

2008年是基础医学研究所建所50周年，所（院）党政领导班子把组织好所庆活动作为2008年的重点工作。经过历时半年的精心筹备，2008年10月18~20日，基础医学研究所成立50周年系列庆祝活动隆重举行，整个庆祝活动隆重热烈，组织有序，得到国内外嘉宾、校友，离退休老同志和师生员工的一致好评，取得了了显著的成果：

（一）全面总结从实研所到基础所的发展历程，整理形成了一批有价值的历史资料

1. 组织编写《基础医学研究所成立五十周年纪念文集》，全书分6篇14个章节，共16万余字，照片300多张。《纪念文集》对基础所的历史和发展历程进行了详细客观的介绍，理清了沿革脉络，充分展示了基础所在科研、教学和人才培养等方面的发展成就，是一部珍贵的历史资料。

2. 编印《基础医学研究所成立五十周年征文集》，收录了50多篇征文，共18万多字，照片150张；制作了所庆专题片《鎏金岁月》和所庆个性化邮票，从多视角、全方位诠释了基础所人50年顽强拼搏的艰苦历程和精神风貌。

3. 整理收集了近3000张历史照片和资料，极大地丰富了所史档案内容。

（二）成功举办"所庆学术报告会"，提升学术活动水平

促进学术交流活动开展，提升学术水平是50周年所庆活动的重点之一。10月18日下午，"所庆学术报告会"在科研教学楼报告厅隆重举行，美国科学院院士Eric. N. Olson教授、第二军医大学副校长曹雪涛院士、美国《转化医学杂志》主编Francesco M Marincola教授和北京生命科学研究所李文辉教授做了精彩的学术报告。

（三）以所庆为契机，增强合作交流和校友联络工作

所庆期间共邀请和接待了来自国内外的嘉宾、校友80余名，嘉宾、校友出席了18日上午的庆祝大会，参加了学术报告会，加深了彼此的了解，推动了今后的进一步交流与合作。参加"88届校友重聚母校"活动的15位海外学子在阔别20年后回到基础医学研究所，与导师们欢聚一堂，共忆基础所的发展历程，畅谈今后的发展前景，增进了校友对母校的了解和感情，促进了海内外沟通交流，为开拓校友与母校更广泛的科研合作奠定基础。

（四）继承弘扬基础所文化，增强师生员工凝聚力

在所庆筹备和庆祝活动期间，全所师生员工积极参与所庆活动，表现出基础所人团结奉献的精神风貌和巨大凝聚力。

（马　威　编）

联系电话：（010）65256546
E-mail：mawei@ ibms. pumc. edu. cn

药物研究所

(北京市宣武区先农坛街1号，100050)

2008年我国的奥运之年，是我国改革开放30周年，也是药物所建所50周年。2008年药物研究所在科研、开发、所属企业发展、人才培养、行政基建及保障奥运和救灾捐助工作中均作出努力。

一、科研与开发工作

(一) 科研项目申请和经费到位情况

2008年药物所共组织申请各类科研项目204项，中标57项，批准经费19583万元，中标项目主要包括："重大新药创制"科技重大专项、国家自然基金项目、卫生部公益性行业科研专项、科技部国际科技合作项目、国家药典委员会项目等。2008年是科技部"重大新药创制"科技重大专项的申报年，我所积极配合院校，整合3个所的科研力量，共同申报综合平台项目，取得了较好的结果；此外我所还申请了一批专项平台和关键技术平台。总计组织第一批申报项目13项、第二批申报35项，共计中标17项17300万元。

2008年药物所全年承担在研科研项目231项，科研经费实际到款2174.68万元。

2008年在基本科研业务费专项工作方面，于7月组织了药物所2008年度专项的申请和评审，共受理申请项目39项，经专家评审，同意资助24项，共下达项目经费710万元。本年还对2006年度基本科研业务费项目进行了年度考核，8项青年基金重点项目和5项引进人才项目均按计划完成任务；38项青年基金项目中，有1个项目未按原计划完成任务，1个项目对原计划做了较大调整，其他项目均按计划完成任务。

2008年药物所投入科研匹配经费155.8万元，其中国家自然基金项目13项21.84万元，教育部项目4项5.9万元，北京市自然基金项目7项5万元，药物所教育部重点实验室项目22项99万元，10个科室公用费24万元。

(二) 改善科研条件

2008年我所新增专用仪器设备489台，共计2497万元。2008年订阅期刊及数据库经费达92万元，除定购的一些中外文专业期刊外，还引进了美国化学会出版的最全面的化学和科学信息数据库SciFinder。SciFinder整合了Medline医学数据库、欧洲和美国等30多家专利机构的专利资料，以及化学文摘1907年至今的所有内容，涵盖的学科包括应用化学、化学工程、物理、生物学、生命科学、医学、食品科学和农学等诸多领域，是创新药物研究必不可少的信息资源。

(三) 论文发表及专利申请

2008年我所发表论文共248篇，其中国内142篇、国外106篇、SCI 116篇。其中以第一完成单位发表的论文201篇，国内126篇、国外75篇、SCI 86篇，尤其是发表在较高影响因子（IF > 5）杂志上的论文有明显提高。据国家科技情报研究所统计，我所2007年在Medline收录论文数量统计全国研究机构排名第10位。2008年我所还出版著作共9本（包括译著一本）。

2008年我所在专利申请方面，完成国内专利新申请39件，全年有52项专利正在实质审查过程中，108项即将进入实质审查；2008 年国内专利授权 9 项。2008 年 PCT 国际新申请 4 件，全年有 5 件 PCT 处于国际审查阶段，7 项国际专利在各国专利局审查，3 项国际专利获得授权。

（四）对外科技合作

2008 年在对外合作方面，主要是与日本大正公司以及美国结核病药物研发联盟的合作。与大正公司合作主要包括新药筛选方面和 OTC 药品开发方面，本年度召开了双方第 41 次定期工作会议；与全球结核病药物研发联盟合作两年来，研究工作取得了长足的进展，双方对合作感到满意，并就下一步合作协议及合作内容进行了磋商。2008 年我所接待了来自 10 余个国家，20 余批，90 余位外宾的来所访问，进行学术交流及探讨合作等。

（五）主要科研成果

2008 年在新药开发工作方面，共获新药证书 3 个，获新药临床批件 4 个，新申报临床研究的新药 2 个项目（5 个品种），目前我所有 14 项创新药在审评的不同阶段。2008 年共签订技术转让、技术开发、技术服务合同 72 项，合同总额 7849.9 万元。2008 年实际开发到款总数 2230.7 万元。

二、产业及所属企业工作

2008 年北京协和药厂、北京协和制药二厂共完成销售额 25 522 万元，完成销售回款 24 083 万元，实现净利润 6679 万元，为国家上缴各项税款 6759 万元。企业的整体发展保持了稳步增长的态势，国有资产保值增值率达到 121%。2008 年启动了北京协和药厂的改制工作，目前已和专业公司签订了改制顾问协议，已制定出初步改制方案。

2008 年北京联馨药业有限公司实现工业总产值 20412 万元；销售收入 20000 余万元，较上年增长 11.7%；利润总额 3905 万元，较上年增长 28.6%。

2008 年北京科莱博医药开发有限责任公司新立项项目共 15 项，原有的 10 余项新药研发项目按计划正常开展，其中一项获得新药临床批件的项目已经成功转让。全年新申请国内专利 6 项，签订技术合同 17 项，合同额 900 万元，到款 600 余万元。2008 年公司启动了增资扩股工作，已完成交易市场挂牌。

2008 年北京协和建昊医药技术开发有限责任公司合同签署数增长 23%，评价新药数量增长 19%，主营业务收入增长 52%，利润增长 78%，上缴税金增长 89%。2008 年公司完成了亦庄总部整体规划，启动了新动物房和功能实验室的功能布局设计与建设。

三、研究生培养和人才引进工作

2008 年上半年在所研究生 307 人，毕业研究生 80 人，新进所研究生 97 人，下半年在所研究生 324 人（含延期生 5 人），交叉在所最多人数达 404 人。2008 年我所实际在岗的研究生导师共 56 人，其中博士生导师 27 人，硕士生导师 29 人。我所开设研究生学位课程 21 门，授课教师 79 人（外聘授课教师 12 人），使用正式出版自编教材 6 门课，使用自编讲义 9 门课，使用所外教师编写教材 6 门课。全年还接收实习生、进修生 48 人。

2008 年我所引进了药物制剂高层次人才 1 名，引进的人才高钟镐同志在 2 月底前从美国回来，立即投入到我所的科研工作中，课题组的建设、组内人员、本人的职称评审及聘任全部到位。2008 年接收“三生”、调入及引进的人员共 20 人，其中接收“三生”16 人（博士生 11 人，硕士生 4 人，本科生 1 人）。

四、与药物研究所有关的大事记

（一）全面深入开展“平安奥运行动”

2008 年药物所按照上级领导机关的要求全面深入地开展了“平安奥运行动”，在全所及所属企业范围内加强宣传、提高认识，制订了《奥运会期间药物研究所保卫工作应急预案》等一系列预案；在人防、物防、技防等方面给予大量投入，正式启用了视频监视系统以及联网报警设施；加强宣传，逐级落实安全责任制，并建立了相应的管理制度和登记制度，保证了奥运会及残奥会期间没出问题。

在所党委的积极组织下，我所开展了一系列“迎奥运”主题活动，如：开展“迎奥运、讲文明、树新风”礼仪知识竞赛答题活动、建立“环境卫生清洁日”、开展“迎奥运、诵古诗、传文明”经典古诗诵读欣赏活动、开展“我为奥运作贡献”征文活动等。

此外，我所胡金凤同志有幸成为了奥运火炬手；还有16名奥运场馆服务志愿者和参与承担奥运会兴奋剂检测工作的志愿者。

（二）积极参与抗冰雪、抗震救灾活动

药物所积极响应国家和院校号召，在2008年抗击冰雪、抗震救灾中做出积极贡献，累计捐款1 011 842.70元人民币。其中在年初的抗击冰雪捐款中，总额达30 425.50元；在5月份向四川汶川地区的抗震救灾捐款中，我所及个人捐款共计981 417.20元（其中50万元响应院校号召支援我院成都输血所）。

（三）建所50周年所庆庆祝活动

2008年是药物研究所建所50周年，12月5日“药物所建所五十周年学术报告会”在新北纬饭店热烈召开；12月6日“药物所建所五十周年庆典大会”在天桥剧场隆重召开。庆典大会由我所党委书记刘煜同志主持，全国人大副委员长桑国卫出席大会并作了重要讲话，卫生部科教司何维副司长宣读了卫生部陈竺部长的贺信，院校李立明书记在大会上致辞，王晓良所长总结了药物所50年的发展历程；大会还为在药物所工作了50年的83位老同志们颁发了“创业奖”。参加大会的还有来自多个部委的领导、兄弟单位领导及合作企业领导，共有约800人参加了庆典活动。这次所庆活动起到了总结宣传药物所50年业绩，联系、沟通、答谢国内外同行及兄弟单位的作用，同时对药物所的新老职工也是一次教育和增强凝聚力的活动。

此外，建所50周年结合改革开放30周年，我所还开展了一系列宣传教育及庆祝活动。如：所标释义征集活动、摄影及书画展、编辑出版了《药物研究所专家荟萃》及《五十年科研成果》等书目。

（四）开展深入学习实践科学发展观活动

我所作为第一批开展学习实践科学发展观活动的单位，于11月中上旬开始进行准备环节和学习调研阶段的工作。在准备环节，召开党委会审议通过了实施方案、成立了领导办事机构，并召开了全体党员动员大会。在学习调研阶段，在抓好学习培训工作的同时，还通过召开座谈会、解放思想讨论会，组织开展“我为推动院校、药物所发展献一策”活动，发放征求意见表等形式，广泛征求科研科室主任、职能处室负责人、党支部书记、民主党派、无党派人士以及广大党员群众的意见和建议。结合改革开放30年、建所50周年庆典活动组织召开离退休人员座谈会，畅谈今昔国家和药物所的发展。活动还编发了简报，并在所主页上开通了“深入学习实践科学发展观活动”专栏。在活动的整改落实阶段，所里认真制定了整改落实方案，集中解决了突出问题，同时还进一步完善了体制机制建设。

五、行政管理和基建

（一）“修购专项经费”申报、实施工作

2008年我所组织申报了“2009～2012年修购专项四年规划”；完成了2009年修购专项经费的申报工作，已得到批准的经费为695万元。2008年还把已申请到专项经费的支付、加快预算执行进度工作放在了重要位置。为加快预算执行进度组织有关部门制定用款计划，落实具体方案。每月按时报送修购专项经费执行进度表，为加强项目经费管理，按时报送医科院项目执行进度。

（二）西科研楼改造、装修工程

西科研楼的改造装修工程获得国家修购基金583万元，大楼总面积9640平方米，全所全部生物学相关科室均集中于该楼中，此次改造工程是该楼投入使用16年后的第一次改造。改造装修工程包括外墙、楼道内、楼梯间、卫生间、网络、动力、通讯线路改造及门窗更换和东西楼连廊建设等，工程于9月份动工，2009年春节前通过了四方验收。

（三）资产清查的后续工作

根据卫生部及院校《关于做好所属单位资产清查工作的通知》的要求和《事业单位资产清查工作实施方案》文件精神，对于拟报废资产经中介会计事务所专项审计，经济鉴证金额为12 752 467.00元。2008年6月通过招标，完成了对报废固定资产的处理，残值已纳入所财务账中，账务的处理也已完成。

（李冬梅　编　王晓良　审）

联系电话：（010）63036794
E-mail：lidm@imm.ac.cn

医药生物技术研究所

（北京市崇文区天坛西里1号，100050）

过去的一年，是我所科研工作全面提升的一年，科研项目的申请和中标都达到了较往年更好的水平。

研究所以国家重大科技专项“新药创制”和“重大传染病防治”申报为重点，充分发挥自己的学科和专业优势，组织国内优势单位积极参与竞争，在新药研发平台、药物作用靶点发现、抗感染药物药效评价、药物安全性评价等重点领域以及新药研发关键技术、创新药物品种方面都有项目中标，全面覆盖研究所药用微生物菌种保藏、新药筛选、化学生物学、药理学、药效学、药代、毒理和制剂等主要领域；一批中青年科学家崭露头角，担任了项目负责人，为研究所今后的发展奠定了良好的基础。

同时，研究所以未来发展为导向，以规范化、科学化、系统化实验室建设为目标，完成2008年修购项目招标，2009年项目顺利获得资助。修购专项实施后，我所的实验设施、设备和检测、分析能力将得到极大的改善和提高。

今年共发表论文110余篇，其中SCI论文45篇，创造新记录；国际交流、合作也取得了新的进展。

一、项目申报和中标

申报国家自然科学基金37项，中标9项，获得经费309万元。“利用小分子活性化合物探讨调节高密度脂蛋白受体表达的信号转导途径”获得重大研究计划项目培育项目资助。

申报重大专项“新药创制”和“重大传染病防治”24项，经评审，共主持和参加项目10余项，获得资助经费预计超过1亿元（具体经费以批准后数据为准），使我所获得国家资助经费实现了九五“百万”、十五“千万”到十一五“亿元”的跨越。除参加医科院组织的综合大平台的申报外，联合国内从事微生物药物研发的优势单位申报“新药创制”的筛选、药效、药代平台并中标，成为国内为数极少的承担多个平台建设的研究单位之一，使十五科技部在我所建立的这些平台继续得到巩固和发展。在“重大传染病防治”专项申报中，我所长期坚持的抗结核药物作用靶点研究和筛选模型建立和发现的先导化合物发现，以综合优势领先国内其他单位，主持“抗结核药物分子靶标的发现、功能鉴定与验证”研究。

此外，“组合生物合成技术在药物化学结构优化改造中的应用”和一批处于临床前和候选药物研发阶段的药物品种获得“重大新药创制”专项的支持。

申报北京市自然科学基金、863、军队特需药品保密专项备选项目、科技部国际合作项目等20余项。

完成2008年“中央级科研事业单位修缮购置项目”——重大疾病自主创新药物研发的设备配套经费2570万元的设备购置招标工作；申报2009年中央级科学事业单位修缮购置专项资金项目，获得资助3550万元。通过修购专项的实施，将使我所从事创新药物研发的条件得到极大的改善和提高，为完成重大专项的各项任务奠定了基础。

二、迎奥运加强生物安全管理

为确保奥运期间安全，自4月底开始，参加了北京市和医科院召开的各种生物安全会议。及时传达奥运安全保障的相关文件，根据有关部门要求，对我所保藏的病原微生物进行登记备案，停止了高致病性病原微生物研究工作。组织实验室进行生物安全自查，提交自查材料，并组织实验室进行防恐和应急演练。同时接受北京市和崇文区、宣武区组织的多次生物安全检查，对发现的问题及时进行整改；接受北京市动管办组织的平安奥运检查，确保了奥运期间的安全。

三、论文、专利、成果

全年共发表论文110余篇，其中SCI论文45篇。论文数量增加，且论文整体水平显著提高，论文在医药化学（*J Med Chem*）、肿瘤学（*Clin Cancer Res*）、生物化学（*J Biol Chem*）等学科主要杂志上发表，与美国合作的微生物学研究论文在PNAS上发表。SCI论文所占比例占论文总数的40%以上。主编和参编专著4部。

全年获得发明专利授权11项，申请专利21项。

蒋建东教授以在生化与生物技术药物研究方面的杰出贡献获得第十届吴阶平医学研究奖-保罗·杨森药学研究奖一等奖；他还获得2008年CMB杰出教授称号和北京市师德先进个人称号。

四、研究生教育

招收硕士、博士研究生49名，毕业研究生25名。

研究所主办每年一度的“五四青年论文报告会”，今年已是23届。近20位博士、硕士研究生在会上报告各自研究工作的最新进展，经学委会专家评审，杨鹏获大村智奖，杨晓静、柴琳获甄永苏奖。

陈彩霞博士的论文“新抗肿瘤抗生素NC0604的研究”在2008年中国药学会学术年会上获得优秀论文一等奖。

五、外事工作

随着我所学术水平的提高，与国外制药企业、研究机构和大学的合作和交流日益增加。

我所专家组团参加了在泰国曼谷举行的NIH/Gates基金会年会，在大会上介绍了全球重大卫生挑战计划（GCGH）577#项目进展情况。GCGH负责人Daniel J. Carucci和科学部负责人Michael Gofflieb分别在3月和4月来访，对我所承担的GCGH项目进展情况进行了沟通和交流，商讨下一步工作的开展。

美国Vertex公司John Thomson和CEO Joshua Boger分别在2月和5月来访，签订了抗结核药物合作协议和化合物库建设计划，经费已经到位；美国全球抗结核药物研发联盟CEO M. Spcigaman等3月来访。

在学术与人才培养方面，我所根据学科发展和研究所急需，有计划选派优秀人才出国进修、培训。美国Georgia州立大学副校长一行5月来访，并签订合作协议，与我所在中青年科学家进修、培训和研究生培养方面继续全面合作；美国Keck研究生院院长Gregory Dewey一行来访。

跨国制药企业Sanofi-Aventis和Roche公司分别于7月和10月派员来所，对我所的研究项目和关键技术表现出浓厚兴趣，商讨合作事宜，其中Roche公司已签约，经费已到位。

获得外专局外国文教专家项目资助2项。

六、专业委员会工作

抗生素专业委员会今年主办了“头孢类抗菌药物皮肤过敏试验高端论坛”，参加人员70多人；与中国药品生物制品检定所共同主办了“抗生素质量与安全论坛”，近200人参会。

单克隆抗体专业委员会与中国工程院深圳院士活动中心共同承办了“2008医学前沿论坛暨第二届抗肿瘤靶向药物研究与应用研讨会”。

（盛丰年 编 蒋建东 审）

联系电话：（010）63165290
E-mail:shengfn@ sohu. com

药用植物研究所

（北京市海淀区马连洼北路151号，100193）

2008年是药植所飞速发展的一年，在过去的一年里，全所职工在医科院领导的关怀和指导下，全面落实科学发展观，围绕改革、创新、发展三大主题，全面推进各项工作，取得了可喜的成绩，开创了药植所发展的新局面。

一、科研工作

1. 2008年药植所组织申报156项纵向科研项目，其中116个纵向课题得到资助，新增研究经费6160万元。同时首次大量承担了中国药典药材、饮片品种标准制定项目。

2. 国家级研究平台和基地建设获得突破性进展

获得“濒危药材繁育”国家工程实验室建设项目资助，资助金额1300万元，为卫生部系统第一个国家工程实验室。

国家中医药管理局“中药资源保护重点研究室”已获批准。

广西分所获得“西南药材繁育国家工程实验室”建设项目资助金额1800万元。

海南分所获“海南省南药资源保护与开发利用重点实验室”，主持国家科技支撑计划项目“珍稀濒危南药可持续利用及特色南药产品开发”，获项目经费3009万元。

中关村“天然药物、健康产品的研究与开发”开放实验室已获批准立项。

被评定为国家中医药管理中医药国际合作基地。

通过了国家中医药管理局“中药资源化学三级实验室”、“中药资源保护三级实验室”的换证验收。

3. 2008年共发表科研论文264篇，其中SCI论文44篇；主编专著3部，参加编著7部；获得省部级以上科技奖3项，其中一等奖2项，鉴定科技成果1项；申请发明专利15项，授权发明专利6项。

4. 组织学术交流33次，主办了中国植物保护协会药用植物保育委员会成立大会暨第二届中国中药资源可持续利用学术研讨会。先后聘请了多个学科领域的共21名院士或知名科学家为药植所客座教授，扩大了药植所的影响，促进了药植所科研人员与国内外学者的交流，对药植所的科研发展起到了推动作用。

二、经济基础建设

1. 2008年药植所事业收入总额8704万元，其中财政拨款3927万元，包括修缮购置专款1845万元。

2. 事业支出总额10428万元。完成了2008年财政部修缮购置项目设备购置1845万元，购置科研设备39台。经过近几年的不断投入已从根本上改变了药植所的整体条件和面貌，为药植所的事业发展奠定了坚实的基础。

三、创新机制与人才战略建设

根据党和国家的人才政策，进一步深化了人事制度改革，强化了自身建设。2008年通过规定途径选拔22人入所工作。同时建立了优秀博士、硕士毕业生留所就业考核机制。博士后进出站工作已形成良性循环。2008年在站博士后26人。

四、国际交流与教学工作

药植所积极组织科研人员申报外国专家

局引智项目，中—欧传统药科技合作研讨会项目，与加拿大、欧盟、韩国、朝鲜、巴基斯坦等国建立起项目联系。全年完成外事来访接待学术交流、合作洽谈 20 余批，80 余人次，举办学术报告会约 15 场次。

2008 年在读研究生共计 151 人，博士 66 人，硕士 85 人。

五、基本建设改造工作

积极申报各项基金资助。本着缓急、合理、节约的原则调配和使用。借奥运东风，进一步改善药植所的所容所貌、科研条件，使药植所成为环境更加优美，气氛更加和谐的花园式单位。

获得植物园修缮金 745 万元，已完成工程量 70%；完成了药植所内交通规划，规范了所内道路交通系统，完善了交通设施；完成所内新绿化面积 4000 多平米，所南大门建设、“职工之家”即多功能厅的改建工作并投入使用。职工住宅开工建设，已完成 50% 的工程量；完成了学生宿舍、生物中心实验楼、对外合作原“一元堂”小楼、动物房、毒品库等改造建设工作；完成了“清洁级实验动物许可证”的换证验收。

2008 年，药植所以党的十七大精神为指导，认真贯彻“三个代表”重要思想，全面落实科学发展观。落实 2007 年药植所制定的 13 个党风廉政建设的规章制度，把党风廉政工作做到实处。

（田保华　孙明舒　编　陈士林　审）

联系电话：(010) 62896288
E-mail: implad@implad.ac.cn

医学信息研究所/图书馆

（信息所：北京市朝阳区雅宝路3号，100020）
（图书馆：北京市东城区东单北大街69号，100005）

2008年是医学信息研究所/图书馆（简称“所馆”）继续深化科技体制改革、全面落实和加快实施所馆“十一五”发展规划及各项事业快速发展的重要一年。所馆抓住机遇，扎实工作，开拓进取，探索创新，各项工作取得新成绩。

一、加快推进修缮购置专项的执行进度，为所馆发展提供良好基础设施

雅宝路科研楼修缮工作取得了关键性进展，按施工计划完成了加固、设备安装、加层立项等主要工作，排除各种困难，解决了众多历史遗留问题。同时完成科研楼网络基础设施改造专项的网络设备采购、机房建设、互联网接入、卫生决策支持系统开发等23个子项目的采购工作，全部完成项目经费预算执行。分批次按计划完成图书馆网络设备、综合布线与机房建设、超高速自动扫描仪等项目采购工作，更新了图书馆电子阅览室的计算机等设备，在东单综合楼投入使用20M互联网出口，网络条件和教学环境得到明显改善。

二、医学信息研究、卫生政策研究与决策咨询工作快速发展

（一）年到账课题经费创新高，科研能力显著提升

2008年所馆获批科研课题38项，共获科研经费395万元，较2007年增长65%，创年到账科研经费新高；2006～2007年度所馆基本科研业务费19项课题顺利结题，2008年度基本科研业务费30项立项课题获经费200余万元；青年研究队伍快速成长，科研能力逐步提升，初步取得了一批重要成果，以第一作者发表学术论文79篇。

（二）一站式医学信息服务平台建设工作全面完成，医学信息咨询服务工作取得新成绩

有效整合所馆信息资源，完成了平台的架构设计、程序开发及用户界面设计，实现了120个数据库的跨库检索和7000余种中外文期刊的跨库集成浏览，全面完成了一站式医学信息服务平台建设工作，为打造基于知识管理的决策支持平台奠定了基础。完成医药卫生科技查新536项，查收查引、引证分析155项，文献检索200项。为及时应对突发公共卫生事件，建成手足口病防治网站和地震灾害医学信息专题网站；医药时讯信息采集更新2000余条。向NSTL提供信息咨询建议130余条，完成科技部中国生物技术发展中心《中国现代医学科技创新能力国际比较》课题检索分析简报350份。

（三）卫生政策研究中心服务决策的作用日益凸显

组织机构进一步优化，人才引进和培养工作不断加强。积极参加医药卫生体制改革的调研工作和相关课题研究，全面参与健康中国2020战略规划研究工作，为决策提供咨询服务；围绕医药卫生体制改革、健康中国2020战略规划、高层次卫生人才发展战略、重大卫生科技专项等重点工作，为有关部门提供十余份有价值的咨询报告。2008年中心科研经费和科研成果较2007年均有较大幅度增长，实际到账经费286万元，以第一作者发表论文48篇，主持或参与编写学术专著9部，形成咨询或研究报告34份。

三、创新工作机制，提升信息资源保障与服务能力

（一）医学文献资源总量进一步增加，信息资源保障能力稳步提升

2008年订购3324种外文期刊，比2007年增加475种；订购中文期刊1307种，比2007年增加56种，重点学科和新兴学科信息资源得到加强。馆藏外文印本期刊在全国高等院校医药图书馆协会成员馆中独家刊数量增至1207种，比2007年增长约30%。订购12个外文全文网络数据库、17个外文文摘事实型数据库及10个中文数据库。采集中外文图书802种（879册），编辑出版《国外医学科技新书评价》9期，获赠外文新书219册，进一步提升了所馆资源保障能力。

（二）创新工作机制，加强服务培训，探索信息资源共建共享模式

在院校的支持下，召开了院校文献信息资源共建共享会议，制定了系统培训计划。2008年在京内外11个所院开展医学文献信息资源与服务培训讲座，接受培训800余人次。通过部门整合，简化了文献服务流程，提高了工作效率，全年完成全文提供服务27余万篇，委托检索1770题，定题服务37题，服务相关咨询1500余人次，较2007年增长21.69%。

（三）文献数据加工成绩显著，数据库建设取得新进展

实现了文摘和引文的同步联合加工。完成文摘数据加工42万条；承担NSTL引文加工工作，加工期刊由2007年的245种增加到732种，增长近300%，加工引文700余万条；对历史数据进行清理、回溯，手工回溯5万条数据，参与NSTL 5752万条历史数据的清洗工作。开发了中国生物医学文献服务系统（SinoMed），初步实现了基于词表支持的智能检索等功能。完成西文生物医学文献数据库（WBM）回溯数据1600余万条的加工处理任务，基本实现了文献题录数据与馆藏信息、文献题录数据与免费全文链接信息等的整合；加工完成1400余种免费外文医学期刊数据和25万余篇免费外文期刊全文数据的采集。

四、人才队伍建设、教育培训、国际合作、编辑出版工作不断发展

（一）完成新一轮全员岗位聘任工作

根据所馆2008年进一步深化科技体制改革的意见，进一步明确各部门、各科室职责和岗位设置、任职条件等，完成了新一轮的全员岗位聘任工作。

（二）教育培训与学术交流成绩显著

2008年硕士研究生毕业5名，录取12名，在读研究生共24名。完成《医学信息检索》、八年制本科生《社会医学》、公共卫生学院研究生《卫生事业管理》等课程的教学工作。全年举办学术讲座18期，参加人员近1200人次；参加国内外学术会议和交流活动约130人次。

（三）国际合作继续推进

积极组织申报《数字卫生图书馆资源建设、利用与开发》、《加强信息整合，促进卫生科学决策》等WHO合作项目，并认真落实项目执行工作，组织第一批入选的WHO西太区医学索引（WPRIM）中国期刊编辑业务培训和第二批入选WPRIM中国期刊评审学术会议，承办西太区WPRIM暨亚太医学期刊编辑协会（APAME）会议。

（四）编辑出版工作取得新进展

《医学信息学杂志》、《医学研究杂志》、

《中国医药导报》和《中国现代医生》等刊物全年共出版84期，约3500万字，发行约10万册。《中国卫生政策研究》杂志正式创刊发行。编辑出版内部出版发行刊物“艾滋病科研动态”、“妇幼卫生科技进展”、“计划生育科研动态”及“重大疾病防治信息”等，提升了信息资源的利用。

（邱五七 编 代 涛 审）

联系电话：（010）52328888
E-mail:qiu.wuqi@imicams.ac.cn

医学实验动物研究所
（实验动物学部）

（北京市朝阳区潘家园南里5号，100021）

2008年在院校领导的大力支持和所领导的正确决策下，全所职工贯彻执行党的十七大精神，全面落实科学发展观，按照研究所发展的目标，求真务实，扎实工作，抓住机会，开拓创新，各项工作进入快速发展轨道，取得显著成绩。

一、科研工作

2008年共申报科研项目69项，中标23项，获得科研课题资助8166万元。中标的科研课题：国家自然科学基金2项，国家公益性行业科研专项项目1项，中央级公益性科研院所基本科研业务费项目14项，科技重大专项6项。

发表论文共64篇，其中国家核心期刊53篇，SCI收录的论文9篇，科技论文的发表数量虽与2007年持平，但是论文质量明显提高。鼓励具有自主知识产权科技成果的产出，获得专利1项。

加强国际科技合作。与香港大学李嘉诚医学院合作，开展艾滋病的研究；与日本麒麟制药公司合作，开展SARS相关工作的研究。获得科研经费20万欧元，28.6万人民币，13.7万美元，1800万日元。这些合作项目进一步增强了研究所的科研实力，也促进了研究所的发展。

生物安全三级防护（ABSL-3）实验室，通过了国家认可委（CNAS）的第二次监督评审，通过了卫生部的监督检查。卫生部实验动物检测中心于12月通过了国家认可委（CNAS）的第二次监督评审。卫生部人类疾病比较医学重点实验室，得到卫生部的批准，实验室以人类重大疾病为研究目标，已经承担或完成了多项国家或省部级重大科研任务，取得了重要成果。

拓展国际交流，提高国际声誉。接待来自英国、日本、朝鲜、瑞典、法国、美国、德国、比利时等8个国家和中国台湾的外宾50多人次，主要交流的领域包括动物福利；传染病如SARS、艾滋病等的基础和防治性研究；动物设施、实验室管理经验交流等。组团参加日本第55届日本实验动物学年会；出访美国Stryker公司及俄亥俄州兽医学校，参观学习动物手术室的建设与管理；参加了在马来西亚召开的西太平洋地区生物安全管理研讨会。通过加强学术交流，提升了科研水平，同时研究所在本领域的科研实力逐步得到国际社会的认可。

二、加强人才队伍建设

全年接收各类人员13人，其中：博士研究生3名、硕士研究生3名、本科生3名、大专生1名，社会公开招聘人员3名。科技队伍和管理队伍的整体水平有了明显提高，增加了创新活力。

不断完善引进人才和培养人才的管理办法。出台了《动研所引进人才实施办法》，在提供实验室、经费和待遇上加大了力度，提高吸引力。同时着眼于培养所内优秀人才，制定了《动研所人才培养的试行办法》。

合理构建量化考核体系，完善职工考核

制度。按照"绩效优先、公开公正"的原则，以绩效评价为核心，量化评价为基础，完善了各类人员业绩考核标准，形成了各类人员量化考核体系。

三、教学工作

全年招收培养博士、硕士研究生 19 名，其中硕士 13 名；博士 6 名。目前我所在读研究生已有 53 名。承担协和医学院研究生院、中国疾病预防控制中心研究生院、北京协和医学院继续教育学院《实验动物学》教学工作，共培养学生 190 名。

加强学科建设。根据国际国内实验动物科学发展趋势和研究所发展的方向，提出增设比较医学专业，把该专业纳入国家教育轨道，现已获得国务院学位办的批准，2009 年开始招生。申报了全国医学继续教育项目 2 项，均获得批准。

四、科技开发工作

研究所下属北京康蓝生物技术公司，结合市场的需求，调整了实验动物产业结构，加大高科技含量实验动物的品种和数量，全年生产动物 30. 37 万只，比 2007 年 24 万只增加了 6. 37 万只，增长率为 26. 5%，生产动物饲料 280 吨，比 2007 年 198 吨，增长了 82 吨，增长率为 41. 4%。全年销售额 729 万元，比 2007 年 620 万元，增长 109 万元，增长率 17. 6%。GLP 中心积极承接多种实验，全年收入 282 万元，比 2007 年增加 57 万，增长率为 25%。

建立了实验动物资源北方中心，位于丰台区长辛店。主要开展非人灵长类生物学特性和遗传背景研究；以非人灵长类实验动物为实验材料，开展针对人类健康的基础和应用生物医学研究；向国内外提供药物、生物制品等的效果评价实验；开展实验动物专业人员的培训工作。

科研技术服务签订 16 份技术合同，创收 393. 7 万元，比 2007 年 117. 85 万元，增长了 2. 34 倍，研究所的科技成果稳步走向技术市场。

五、加强基础设施建设，改善科研生产条件

2008 年获得科研设备购置拨款 1295 万元。全年购置 235 台大型设备，价值 1174 万元。先进的仪器设备大大改善了科研条件，提高创新能力。获得修缮基金 1170 万元，用于基础设施建设，改善科研条件，其中购置设备 635 万元。完成了 8 项重大基建工程，对 GLP 实验室、PET/CT 实验室、大动物实验室、实验动物手术室等进行了改造。通过对实验室设施改造，大大改善了科研工作条件，有力地支持了科研工作，为研究所可持续发展打下了坚实基础。同时研究所的环境也大有改观，为科研、办公和教学工作提供了良好的工作环境。

六、社团工作

中国实验动物学会主办召开了亚洲实验动物学会联合会第三次会议暨中国实验动物学会第八届学术年会。来自世界各国的专家学者 700 余人参加了国际会议，大会邀请国内外 10 位知名专家进行大会演讲，开设亚洲实验动物科学论坛专场，由各国科学家介绍本国实验动物科学发展现状。这次会议展示了国内外实验动物科学和比较医学的最新进展，提高了中国实验动物学会在亚洲乃至世界范围内的影响力，对于促进我国实验动物科技事业的发展发挥了积极的推动作用。

学会召开了中国实验动物第五次会员代表大会，来自全国从事实验动物工作的 145 名会员代表参加会议。会上代表审议通过了第四届理事会工作报告和财务报告，选举产生了中国实验动物学会第五届理事会，刘谦教授当选理事长，秦川教授当选秘书长。

加强国际交流，组织国内实验动物界的部分专家学者及科技管理人访问日本，参加了日本实验动物学会年会，参观考察了日本东北大学和东京大学实验动物设施、日本国立感染症研究所等 5 家实验动物科研、生产、教学及相关单位。

全国实验动物标准化委员会组织完成了15项国家标准修订工作。

《中国实验动物学报》、《中国比较医学杂志》皆为国家统计源核心期刊。两刊充分反映了我国实验动物科学领域的重要研究成果，代表我国实验动物学的最高水平，有力地促进了学术交流，成为实验动物学者的良师益友。

七、研究所文化建设

奥运期间，开展“迎奥运、讲文明、树新风、我为奥运作贡献”系列活动。组织“迎奥运、讲文明、树新风”礼仪知识竞赛答卷活动；组建奥运应急无偿献血志愿者队伍，职工踊跃报名；开展“为奥运奉献，为党旗增辉”主题党日活动。

开展抗震救灾，奉献爱心活动。动研所职工热心于社会公益事业，以实际行动向灾区人民送温暖，献爱心，全年共捐款13万余元，支援灾区。

加强研究所文化建设，开展多种形式的教育活动。深入开展学习实践科学发展观活动；对青年进行理想教育，举办《智慧和力量》讲座；组织职工参观抗震救灾展览；纪念抗非典五周年，编辑“不能忘却的纪念”回忆录，加强党风廉政教育，组织观看警示教育片。通过各种活动提高了职工和学生的思想素质，形成了研究所积极向上的局面。

（赵怡红　编　秦　川　审）

联系电话：（010）67776396
E-mail:zhyh_ 22@ sina. com

微循环研究所

（北京市东城区东单北大街69号，100005）

2008年，面对新的发展机遇，紧跟院校科技体制改革的步伐，微循环所确立了新的三年发展规划：以“微血管生物学”作为新的学科创建和发展目标，在完善学科论证的同时，重点加强人才梯队建设，提出国家级重大疾病微循环功能障碍研究平台建设规划，并得到卫生部和财政部的直接资助，完成后将成为我院校国家级重大疾病研究平台的组成部分。以此为基础，2008年在修瑞娟所长的带领下，进一步深化与美国UCSD、瑞典Karolinsika Institute业已建立的国际科研合作，通过开放机制带动国内的科研合作，扩大我所科研成就在国际相应研究前沿的影响，跻身于国际竞技讲坛，同时促进我国“微血管生物学”的学科发展。根据这一发展规划，各项工作按照既定目标顺利发展，国际科研合作和学术交流取得显著成绩。

一、概况

1．原科研发展方向的新定位　“从微循环障碍在发病机制中的作用入手研究重大脑、心缺血性疾病及癌症的防治途径”为本研究所建所以来的既定方向。当前，力争以微循环独特的学科地位和优势在院校牵头领导的“重大疾病的平台建设和防治研究”中发挥作用。

2．学科发展的新目标　2006年起，在倡导建立“微血管医学”的基础上，作为学科带头人，修瑞娟所长拓展思路，再次提出并倡导在我院建立以微血管为靶点的“微血管生物学”学科体系。微血管作为重要器官单位（由修瑞娟于上世纪80年代首创提出），已成为机体细胞新陈代谢、信息交流的关键所在，也成为各种重大疾病防治的关键环节。因此，以微血管为靶点及结合点，以重大疾病防治为平台，促进微循环与各基础医学专业、各临床医学学科进行紧密结合，发展“微血管生物学”这门新兴边缘学科，促进微循环理论和实践的深入发展，成为本年度微循环所的重要工作目标。2008年10月在山东泰安召开的由修瑞娟教授担任大会主席的第七届亚洲微循环大会暨第六届中国微循环学术大会上，确立了“微血管生物学——从基础到临床”的大会主题，进一步推动了“微血管生物学”学科建设。

3．实体发展的新起点　2005年，在美国三院院士冯元桢、老院校长顾方舟等国际知名专家的倡导下，以微循环研究所为基地，修瑞娟所长提出了创建“国际微血管生物学研究中心”作为国际科研合作实体的发展基地。成为新型科研实体发展的新起点，本年度，建立该研究中心的各项工作稳健进行，已进入实体化操作进程。

二、人才梯队建设

根据本所新确立的科研发展目标，本年度制定了为期3年的人才工程发展规划，通过3个层次加强人才队伍建设。

1．构建海外高级智囊团队　多年来已经聘请了28名国际微循环领域的高级资深专家担任所名誉教授。

2．引进海外精英人才　截至2008年底，已聘3名本所国际科研合作的外方专家担任兼职教授，参与指导科研工作和博士生培养；已引进4名本所早期派出学习的优秀人才回国兼职，为开展国际科研合作与交流发挥桥梁作用。

3．加强本所科研梯队建设　其一，本年度决定引进一名留美博士（史晓瑞）担任副所长，聘任工作已得到院校领导支持。其二，留用本所培养的博士一名（韩健群），并将其派出参与在美国UCSD开展肿瘤干细胞研究的科研合作。

三、重大疾病微循环功能障碍研究平台建设

本年度全所共同努力，申报了2009年度中央级科研事业单位修缮购置专项："重大疾病防治体系——重大疾病微循环功能障碍研究平台的构建"，获得财政部460万专项经费。该项目将在2009年完成，建成后将成为我国具有国际先进水平的微循环功能研究平台，将为重大疾病防治研究平台的建设增添独特内容。该项目将成为2009年度的工作重点。

四、科研项目进展

本年度，本所在研科研项目共10项，其中基础研究项目6项，应用性研究项目4项。

1．国际科研合作项目：本年度与美国加州大学（UCSD）生物医学工程系以及俄勒冈州卫生与科学大学听力研究中心（OHSU）的科研合作进展顺利，派出本所培养的博士3名、科研骨干1名共计4人次，共22人月，参与5个合作项目：①"原发性高血压大鼠早期靶器官损害的蛋白组学研究"（UCSD，NIH项目）；②前列腺肿瘤干细胞的促血管生成潜能研究（UCSD，加州州长基金项目）；③生物传感器效能验证过程中动物模型的优化（UCSD生物医学工程学院项目）；④周细胞及耳蜗微循环调控研究（OHSU，NIH项目）。此外，与瑞典卡洛琳斯卡医学研究院的双边合作项目："血管健康与疾病关系的微循环研究"的子项目"被动吸烟对人体血液中循环内皮细胞水平的影响"在本所继续进行，10月份修瑞娟所长与瑞方合作教授（I. Bjorkhem教授，诺贝尔生理/医学奖首席评委）在泰安进行了该研究项目的进一步规划。

2．科技部项目"蛋白质芯片技术质量标准研究"年内已经结题，目前正在完成部分补充研究工作，其中包括"血管新生相关药物体外干预内皮祖细胞扩增、增殖和调控的研究"。

3．参与中科院生物物理研究所蛋白质国家重点实验室合作的"973"重大科学研究计划项目"纳米载体增强药物导向性效应的研究"（2006CB933305）全面开展，目前已完成了部分前期研究，发现纳米胶束化的血管活性药物与游离性药物相比较，具有更强的调节微血管自律运动、维持组织灌注的作用，对缺血再灌注损伤具有较强的预适应保护作用，已经发表一篇文章，两篇综述。目前此项目正在进行中。

4．受刘谦副部长委托与合作研究的"人工氧载体在辅助肿瘤化疗中的应用研究"项目顺利结题，相关成果受到国外同行专家的高度评价，在国外权威专业刊物上（Artificial cells，blood substitutes，and immobilization biotechnology）发表论文全文3篇。

本年度共计发表科研论文13篇（其中9篇SCI英文全文，20篇论文摘要），综述6篇。参加编著科学出版社"疾病与生命科学前沿研究丛书"1册。

五、研究生培养

2008年3名博士生（韩健群、余明华、戴旻）皆以优秀成绩通过论文答辩。

本年度有在读博士生4名，在读硕士生2名。新招收博士生2名、硕士生2名。

六、国际学术交流

本年度全所科研人员及职工同心同德、团结奋战筹备和承办了具有国际水平的第七届亚洲微循环大会暨第六届中国微循环学术大会。

2008年10月17~19日，第七届亚洲微循环大会暨第六届中国微循环大会在中国山东泰安隆重召开。此次学术盛会是由亚洲微循环联盟授权，中国国际文化交流中心、中国微循环学会联合主办，由中国医学科学院微循环研究所与泰山医学院共同承办。会议的主题为“微血管生物学——由基础向临床迈进”。来自14个国家的55名国外专家和来自国内的158名学者聚集于泰安，进行了国际微循环研究进展的交流，促进亚洲及欧美微循环相关学者间的信息沟通。会议共收到论文摘要180篇，会上共有9名国际著名微循环专家做了主旨报告，5名专家做了特邀讲演，34名中外学者做了大会发言，146篇论文进行了展板展示。应邀作主旨报告的美国三院院士、国际著名生物医学工程及微循环专家钱煦教授；瑞典卡洛琳斯卡医学研究院临床研究中心主任、诺贝尔医学/生理奖首席评委Ingemar Bjorkhem博士；国际微循环学会联合会主席、德国柏林自由大学生理系主任Pries Axel教授获得了亚洲微循环联盟的最高荣誉奖（AUM Award）。会议期间，由亚洲微循环联盟主席修瑞娟教授主持召开了亚洲微循环联盟执委会，选举产生了新一届联盟执委会，修瑞娟教授继续连任执委会主席，日本学者Norio Tanahashi教授当选秘书长，中国微循环学会理事长詹启敏教授等9名来自中国、日本、泰国、印度、尼泊尔的学者入选成为新一届执委会委员，执委会决定第八届亚洲微循环大会于2011年在泰国举行。中国国际文化交流中心王兆国理事长委派其办公室两位领导参加了会议全过程，会后在北京宴请修瑞娟教授及其助理，评价本次大会为“祖国对外科技交流的重要窗口”并对微循环所这支科研队伍加以表彰。

泰山会议之后，在山东青岛八大关宾馆召开了卫星会议。受到青岛市夏耕市长及市委书记高度重视和支持。会上，诺贝尔医学/生理奖首席评委I. Bjorkhem教授以“Selecting the Best”为题做了极其珍贵的报告，详细讲述了历年来遴选诺贝尔奖得主的历史和步骤。青岛市对外友协领导亲自陪同代表们参观了奥帆基地，青岛市副市长秦敏代表市政府举行隆重晚宴，招待参会外国学者及修瑞娟教授。青岛大学副校长苗志敏向I. Bjorkhem教授、钱旭教授、D. Gough教授及修瑞娟教授颁发青岛大学名誉教授证书。

在第七届亚洲微循环大会闭幕后，国际微循环学会联合会主席、德国柏林自由大学生理系主任A. Pries、美国UC Davis大学Anthony T. W. Cheung等专家应邀访问了医科院及微循环研究所。

七、支部工作

本年度微循环党支部带领全体党员和职工认真学习和贯彻党的十七大精神，学习实践科学发展观，加强支部自身建设，吸收发展预备党员1名，预备党员转正1名。

2008年是我国大喜大悲的一年，我所党员、职工与全国人民一样，为北京奥运的举办而默默奉献，紧密配合医科院“平安迎奥运行动”的总体部署，成立了“微循环所平安奥运行动领导小组”，日夜值班，保障了奥运期间无事故。四川汶川地震期间，在党支部、所领导的组织下，全所职工和学生解囊捐献，支援灾区同胞，并以进一步做好本职工作表达我们心系灾区、爱国奉献的心情。

（微循环所核心组　编　修瑞娟　审）

联系电话：（010）65123243
E-mail:hjq72023@163.com

血液病医院（血液学研究所）

（天津市和平区南京路288号，300020）

2008年所院在各级党政的领导下，坚持以邓小平理论和“三个代表”重要思想为指导，深入学习贯彻科学发展观，全面贯彻落实党的十七大、中央《决定》及天津市委第九届党代会精神，用科学发展观统领所院事业发展全局，坚持改革、发展、稳定的原则，加快所院现代化建设。所院紧紧围绕医、教、研、产业等中心工作，努力解放思想、积极干事创业，大力推进血液学事业科学发展、和谐发展、率先发展，所院整体工作均取得了显著的成绩并形成良好的发展态势。

一、医疗工作

（一）加强医疗质量安全管理，创建平安医院

严格落实三级医院平时测评暨医院管理年检查考核标准。通过落实核心制度、加强药品管理、血液管理、病案管理、“三基三严”培训，创建平安医院。2008年未发生医疗纠纷赔付，护理人员参加市卫生局组织的“三基三严”考核中全院280名护士全部达标。天津市卫生局上半年的出院病历检查和下半年的在岗病历检查中均取得较好成绩。

（二）积极改善患者就医条件，完善医疗结构布局

完成住院楼改扩建并于年底启用，目前医院实际开放床位603张，其中有20张百级层流床，69张千级隔离床。白血病诊疗中心，淋巴瘤诊疗中心、MDS诊疗中心、贫血诊疗中心二病区、血栓止血诊疗中心、综合诊疗中心及相关辅助科室全部搬入新楼。通过建立患者家属等候区、外勤服务中心、严格陪伴制度、探视制度等措施，在为患者提供高质量诊疗技术的同时，提供高水平的服务和舒适的就医环境。

（三）开展新技术

采用新技术、增添新项目，医疗质量有新进展。添置更新了价值1342万元人民币及62.5万美元的设备，对放射科和手术室进行了全面改造和设备更新，购置了CT。新增检测项目6项，其中5项填补了天津市检测项目空白，血液病检测诊疗水平在全国处于领先地位。

（四）医疗指标稳步增长，诊疗水平不断提高

2008年移植中心进行移植病例数100例，较去年增加20例，其中初治急性白血病完全缓解率达90%，难治性白血病缓解率近50%，达到国际先进水平；急慢性白血病确诊率接近100%。进一步提高了危重症患者的抢救水平，成功地抢救了多名包括多脏器衰竭、严重肺感染合并咯血、感染性休克在内的危重患者；收治各类淋巴肿瘤及慢性粒细胞白血病患者710例次，比去年增长45.5%，其中淋巴瘤226例次，成人急淋183例次，多发性骨髓瘤181例次，CML及MPD120例次，住院患者治愈率及好转率达到90%；牵头组织组长单位在全国开展了3个基因重组人凝血Ⅷ因子制剂的多中心临床试验，取得良好的效果；开展了一例血友病假肿瘤截肢术，挽救了患者的生命，患者痊愈出院；积极开展再生障碍性贫血的基础与临床研究，证明再障发生克隆性血液学异常

主要是由其造血细胞遗传不稳定决定的；重症再障治疗反应率 70% ~80%，规范减停免疫抑制剂，再障复发率仅 5% 左右，达国内领先水平；对于纯红细胞再生障碍性贫血也进行了深入研究，发现国人纯红再障继发于大颗粒淋巴细胞白血病，治疗有效率高达 90% 以上，达国际先进水平；综合治疗系统性红斑狼疮（SLE）有效率达 90% 以上，显效率 70% 以上；系统性硬皮病（PSS）有效率 95% 以上，显效率 60% 以上；动脉硬化性闭塞症（DVT）再通率 40% 左右，有效率 95% 以上。

程涛教授获得国家杰出青年基金；韩明哲主任医师获“卫生部有突出贡献中青年专家”称号；王建祥主任医师获“吴杨奖”一等奖；医院继续保持“价格、计量”信得过双信荣誉；物价投诉为零；患者综合满意度 97%。

二、科研、教育工作

科研项目：中标 27 项，其中国家级课题 10 项，省部级课题 17 项；承担科研课题 61 项，其中国家级课题 20 项，省部级重点课题 11 项，其他课题 30 项；到位科研经费 7760.75 万元。

科研成果：《血型不合造血干细胞移植后血型监测及安全输血技术》获得天津市科技进步三等奖。

论文论著：发表国内外论文 120 多篇，其中 SCI 收录论文 30 篇。影响因子高于 3 的有 13 篇，其中 3 篇影响因子较高的文章是 Cancer Res 影响因子 7.656、Med Res Rev 影响因子 7.218、J Cell Mol Med 影响因子 6.805。

专利：申报发明专利 3 项，授权专利 3 项。继续成为天津市二批专利试点单位。

研究生培养：2008 年共招收硕士研究生 30 人，博士研究生 28 人，其中转博 18 人；毕业博士 27 人，硕士 13 人，在职申请硕士学位 8 人，在职申请博士学位 2 人。

继续教育：举办继续教育学习班 3 次，培训学员 500 余人。

三、国际交流

（一）举办国际会议和学习班

成功举办了“天津国际干细胞论坛暨干细胞技术学习班”。邀请“克隆羊之父” Lan Wilmut 等来自英国、美国、日本、加拿大等国内外干细胞研究领域的 40 余位知名专家、300 余名代表参加论坛。此次论坛的成功召开对天津市乃至我国干细胞技术的发展起到了积极的推动作用。

（二）积极参加美国及全国血液学学术会议

派出 6 名血液学专家、学科带头人参加美国血液学年会，并作了墙报展示。

推荐 98 篇稿件，有 50 多人参加第十次全国血液学学术会议并广泛交流。程涛教授做了《造血干细胞目前研究概括和与临床密切相关的基础问题》的专场报告；王建祥教授应邀做了《急性髓系白血病治疗进展》的大会报告；22 人做了专题发言，充分展示了所院近年来科技、医疗方面取得的成绩。

（三）创造有利条件，积极推进国际交流与合作

通过举办国际会议、学习班、研讨等形式，加强国内外交流与协作。2008 年聘请国内外专家讲学、研讨 50 余人次；派出人员赴国外学习、交流 30 余人次；开展国际合作项目 1 项。

四、行政基建工作

1. 完成了总建筑面积为 12762 m^2 住院楼改扩建工程，新建病房 57 间，病床 375 张，其中百级病房 6 间，千级病房 21 间。所有病房均安装了整体卫浴、集中空调和卫星电视。

2. 塔楼职工宿舍更新 2 部电梯。

3. 完成 405 名共计 1100 万元离退休职工住房货币补贴半数的发放工作。

五、产业工作

1.《中华血液学杂志》全年12期全部按期出版，无延期现象；获首届中国精品科技期刊；获中国科协精品科技期刊工程项目C类5万元资助。

2. 参股公司“协和干细胞基因工程有限公司”运行良好。所院按股份获得分红。

3. 科技公司、招待所的经营状况良好。

六、医德医风工作

配合检察院查处了一起受贿案件，利用查处的典型案件，以案说法，在全院范围内大力开展警示教育和自查自纠，并加强重点岗位、重点环节的监督管理，建立长效机制；制定了《医疗卫生机构接受社会捐赠资助管理暂行办法》，规范了社会捐助物品、物资的程序、管理、使用；进一步建立完善财务会计内部控制制度，设定专人具体负责财务会计内部财务控制制度执行情况的监督检查，确保财务会计内部控制制度的有效执行；坚持推行“阳光工程”，对基建工程项目进行公开招投标。

2008年所院领导班子团结一致加强内涵建设，强化管理，带领广大职工齐心协力，努力拼搏，干事创业。在历经两次搬家、喜迎奥运、抗震救灾、庆祝建党30周年等一系列重大事项的情况下，各项工作均保证了正常、有序的进行，并取得了显著成绩。

七、韩明哲同志先进事迹材料

韩明哲同志带领医护技人员积极探索，积极引进先进技术，探索新的治疗方法，使我院造血干细胞移植工作由过去单一的自体骨髓移植发展为现在能进行所有类型的造血干细胞移植，并且培养、建立了业务能力很强的90余名移植医护技队伍。在韩明哲同志带领下，移植中心已发展为拥有12张层流病床、12张隔离病床、72张普通病床的具有一定规模的移植中心，使我院造血干细胞移植在国内保持领先水平。

韩明哲同志不断改进移植前化疗、预处理方案以及净化方法，明显提高了急性白血病自体移植疗效，可长期生存率达到国际先进水平，尤其对急性淋巴细胞白血病疗效超过国际水平。这一治疗方法为我国很多独生子女患者带来了更多的获得治愈的可能，为我国白血病治疗做出了突出贡献，而且为我所院带来了良好的社会效益。

韩明哲同志密切结合临床深入基础研究工作。在造血干细胞体外扩增、肿瘤细胞净化、免疫治疗、移植免疫等进行了深入的研究。尤其是目前进行的“在NK细胞KIR受体与移植免疫研究”，从动物实验到临床系统地探讨了KIR相容性与移植相关性，并获得很好的研究结果。韩明哲同志还进行了造血干细胞的心血管细胞修复研究，并获得了2004年度天津市科技进步二等奖（第四完成人）。

韩明哲同志负责完成了多项国家及省部级科研项目，培养了30余名博士和硕士研究生。举办了5届全国造血干细胞移植继续教育学习班，为这项技术推广作出了重要贡献。

韩明哲同志在造血干细胞移植领域进行了大量创新性工作，为我国造血干细胞移植事业做出了比较突出贡献。

（赵　纯　编　常子奎　审）

联系电话：（022）23909047
E-mail：zhaochun68@126.com.cn

放射医学研究所

（天津市南开区白堤路238号，300192）

2008年，放射所在党政领导的正确领导和全体职工共同努力下，各方面工作都取得了较好的成绩。在科学基金、科技开发、核应急和外事工作中有重点突破，创造了一定的社会效益和经济效益。同时党建、后勤等其他工作也围绕科研环境建设取得突出成绩。

一、科研、开发与教学

本年度组织申请各类项目92项，新中标项目20项，其中国家自然基金青年1项，探索1项，海外合作1项，天津市自然基金面上3项，天津市科技支撑重点项目1项，天津市引智项目3项，国家标准5项，军队药品保密专项1项，新教师基金4项，资助金额为507.5万元。组织评审所基金36项，拨付金额为539万元。本年度科研开发收入24.23万元。

获天津市科技进步奖二等奖、三等奖共2项。获得授权专利5项，申报专利资助7项。核心期刊发表论文76篇，SCI收录12篇。

招收研究生21名，其中博士生6名（转博3名，在职1名），硕士生15名，其中在职研究生2名。毕业研究生19名，其中硕士生14名，博士生3名。

二、外事与国际交流

申报2009年引智项目3项，2008年执行引智项目2项。7人赴阿根廷参加第十二届国际辐射防护大会（IRPA 12），投稿12篇，2篇分会报告，5篇墙报交流。3人应邀参加在韩国举办的第二届国际环境与健康论坛。美国南卡罗莱纳大学、坦福大学、路易丝维尔大学等外国专家来所进行学术交流。

三、核应急工作

2008年北京奥运会期间，圆满完成了为卫生部核事故医学应急中心提供100箱放射性核素体表去污药箱的任务。获得中心拨付洗消药箱专项经费45万元。组织核事故医学应急小分队队员参加国家核和辐射应急医学救援队伍的演练培训。

四、党建工作

认真贯彻落实有关方针政策，加强干部的学习教育。加强领导班子建设，增强领导班子凝聚力和向心力。以弘扬奥运精神主题开展治理商业贿赂专项工作。围绕党员干部的自身建设，开展“解放思想、干事创业、科学发展”大讨论活动。在纪念改革开放30年之际，组织党员同志和入党积极分子赴庐山、婺源和韶山革命根据地参观接受党史教育的主题党日活动。

在汶川地震期间，群众自愿捐款21310元，全体党员自愿参加了所党委组织的缴纳“特殊党费”的活动，共有105名党员缴纳了“特殊党费”，合计46223元，其中27人缴纳“特殊党费”千元以上，合计30800元。此次缴纳“特殊党费”活动充分体现了党员同志们在关键时刻的模范带头作用，使大家深受鼓舞。

2007～2008年我所获医科院优秀教师1人、天津市“十五”立功荣誉称号2人，天津市精神文明建设单位、天津市优秀留学人员1人、天津市南开区优秀青年1人。

五、科研保障与基建工作

完成我所2009～2012年四年规划申报工作，获批准项目8项，资金共计10929万元。完成2007年基建设施改造项目1项，完成2008年修缮项目2项，所区道路和绿化改造工程及科研楼西、南两侧外墙和研究生楼外墙修缮项目，所区环境得到很大改善。

（刘庆芬 编 樊飞跃 审）

联系电话：（022）85683020
E-mail：qf6538@yeah.net

生物医学工程研究所

（天津市南开区白堤路236号，300192）

2008年奥林匹克运动会首次在我国举办，我所根据上级各部门的要求，认真落实安全生产、维护稳定的工作，促进了研究所的管理水平、也较好地完成了本年度的各项工作。

一、研究所管理

2008年4月10日，召开了第三届工会暨职工代表大会第一次会议，会议期间，各位代表以高度负责的主人翁责任感，认真听取由党委书记陈小凡同志作的题为“团结求实、共谋发展”的工作报告，报告分4部分对工程所科研教学、行政管理、存在问题、2008年工作思路进行了全面细致总结；同时，大会进行了第三届工会暨职代会代表及各委员会的换届，选举产生了新一届工会委员会。

为加强所务公开，增强管理透明度，研究所坚持“党政办公会议纪要”制度化，每次所党政办公会议后都会将“党政办公会议纪要”下发至各行政管理部门、研究室，上报院校主管领导。使职工能够及时了解研究所管理面临的问题及解决办法，使职工知情权得到落实，密切了干群关系，提高了职工的工作积极性，得到了广大职工的认可和接受，使各项措施得以顺利推进。

二、科研与教学

本年度我所共发表期刊论文60余篇，其中SCI、EI收录论文12篇。申请专利14项，获得专利授权1项。

2008年组织申报国家973项目、国家支撑计划项目、国家自然基金项目和天津市研究基金等共计41项，已获得8项。

中央级公益性科研院所基本科研业务专项资金对促进我所年轻科研人员的成长起到了积极作用。2008年度基本科研业务专项资金共支持42项科研课题。

2008年度招收生物医学工程专业博士生10名、硕士生15名。截至2008年底，研究所共有在读研究生71人。

三、国际交流

今年共接待美国、加拿大、韩国和新加坡访问学者6人。我所科研人员5人次分别赴美国、加拿大、荷兰和越南参加国际会议。

四、组织会议

2008年11月，在本所成功组织了“天津市第四届组织工程学术研讨会”，会议规模为200余人。会议邀请了8位国内外知名专家做了专题报告，报告内容得到与会者的好评。会议还邀请了医科院、天津市科委的科研管理部门领导，他们对会议的组织水平、学术水平给予了充分肯定。

五、科研保障

在中央级科学事业单位修缮购置项目的支持下，完成了电力改造工程，装修了会议报告厅，完成了1600万元的设备购置计划，添置中型科研设备29台，使得长期制约我所科研发展的研究设备缺乏、动力设施老化的问题得到缓解，科研条件得到大幅度改善。

完成了中央级科学事业单位修缮购置项目2009～2012年度规划，希望未来4年，我所的科研创新能力得到大幅度提高。

（孙洪范 编 陈小凡 审）

联系电话：022-87890153
E-mail：bmes@public.tpt.tj.cn

皮肤病研究所（皮肤病医院）

（江苏省南京市蒋王庙街12号，210042）

一、医疗工作

（一）医疗管理

2008年初启用门诊新大楼，加大医疗设备投入的力度，全年投入540万，分别购置308准分子激光设备、心电监护和检验仪器等设备。强化门诊部的管理和服务职能，配备人员。成立门诊一站式导医服务中心，分流疏导患者就医，协调处理病员咨询、就诊、采血、取化验和病理报告等工作。增设社会工作部，及时妥善处理医患纠纷，保障医疗安全，提高医疗服务质量。加强医疗质量管理，定期对门诊病例和处方质量进行检查，以处方展评的形式对优秀、不合格病历处方进行对比和点评，对促进处方书写规范化和合理用药起到了积极作用。

（二）行风建设

积极参加2008年南京市举行的“创建文明城市窗口”活动，在南京市相关部门明察暗访的活动中受到表扬，在全市检查评比中成绩优异。加强医院行风建设，进行反商业贿赂教育，全院上交红包近4万元，数十名医技人员受到患者的好评，多次收到锦旗和表扬信。

（三）临床药理基地

积极推进药物临床试验基地和江苏省临床医学中心建设，全年对2007～2008年在研和完成的88项试验项目进行了原始资料的核查。SFDA在全国范围内开展药品注册现场核查，全部项目一次性通过。药物临床试验工作已形成规范化、制度化管理机制，数据和档案资料充分体现真实性、完整性。今年通过了江苏省级主管部门对江苏省临床医学中心的核查，取得满意的结果。

二、科研工作

（一）科研项目

获得科技部重大科技专项课题，单项课题经费突破千万元大关，实现了历史性突破。申请江苏省自然科学基金10项，中标4项，创造了历年来最好成绩。全年组织申报科研项目16类69项，28项获得资助，其中纵向课题21项，横向课题6项，国际合作项目1项，全年获得科研经费总额2566万元。王宝玺教授的“防治性病对预防艾滋病的作用研究”（资助经费1800万元），刘维达教授的“重要和新发传染性真菌病病原体先进检测技术的建立”（资助经费400万元）等2项课题获得科技部重大科技专项资助；顾恒教授的“自噬与人皮肤成纤维细胞光老化关系及相关信号调节的研究”获国家自然科学基金资助（资助经费26万元）；马鹏程教授、刘维达教授、曾学思教授、陈敏医师等4项课题获江苏省自然科学基金资助（资助总经费31万元）；张怀亮教授获卫生部化妆品卫生标准委员会化妆品功效评价标准研究一项。

根据刘谦副部长视察院所时的指示精神，为了提升药物开发研究的档次，围绕创新药物的研发，加强了组织和协调，做了大量的临床前研究的准备工作，开展的复方盐酸克林霉素软膏的研发、化合物HB-13系列新药的研发、AO应用研究项目进展良好，治疗银屑病和治疗痤疮的2个复方外用药物研究项目已启动。

（二）实验室平台建设

为了加强基础条件建设，提供科研平台，自筹资金装备中心实验室，在原有真菌、病理、性病、药理等实验室基础上，新建免疫学，分子生物学，组织培养、微生物学实验室，已启动实验室装修、设备配置和公开招聘中心实验室学科带头人工作。

（三）科技成果

今年组织申报国家高校科技奖 1 项、江苏省科技进步奖 2 项、南京市科技进步奖 2 项。王荷英教授课题组"非淋菌性尿道炎中生殖支原体的研究"通过了江苏省科技进步奖评审，已在公示。王千秋教授课题组研究成果"性病病征处理的有效性评价、应用和推广"通过了南京市科技进步奖现场考察答辩和评审。申请药物发明专利 4 件，获得授权专利 4 件。院所知识产权保护意识增强，专利的申报逐渐走向以发明专利为主的良性发展方向。在核心刊物发表科技论文 120 篇；SCI 收录院所署名科技论文 13 篇，出版专著 8 本。

（四）杂志编辑

《中华皮肤科杂志》、《国际皮肤性病学杂志》分别获得中华医学会第五次杂志工作会议优秀期刊三等奖，《中华皮肤科杂志》还被评为 2008 年度中国精品科技期刊。

三、教学培训

2008 年招收研究生共计 9 名，其中博士生 3 名，硕士生 6 名；毕业 15 名，其中博士 13 名，硕士 2 名，同等学力博士 1 名。在读研究生中期考核计 50 余人次，协助北京协和医学院举办的八年制学生"走进麻风村"活动。2008 年共举办"全国激光美容培训班"、"全国性病防治骨干培训班"等国家继续医学教育项目 7 项 10 期，培训各级专业技术人员 550 余人次，申报 2009 年国家继续医学教育项目 4 项；全年接收各地进修人员 138 人次。其中培训西藏地区专业技术人员 12 人次，举办院内学术讲座 19 次。

四、防治工作

（一）性病控制工作

积极争取上级部门的支持和国际组织的经费援助，明确任务和方向，以完成任务促进科学研究。性病控制中心今年开展制定"国家梅毒控制规划"和"健康中国 202、麻风和性病控制规划"等工作，获得卫生部好评。完成对全国艾滋病综合防治示范区 11 个性病管理工作试点的现场督导和"卫九"项目资助的 2 个应用性研究项目、3 个开发技术规范项目、1 个管理项目。"卫九"项目历时 8 年，于 2008 年 6 月结束；第三轮、第四轮、第五轮全球基金艾滋病预防项目都已启动，制定了项目工作方案和具体实施计划。在广东省惠州市、海南省三亚市和琼海市、浙江省杭州市余杭区开展梅毒控制试点项目，主要进行健康教育和宣传，梅毒的筛查和病例发现等。共对 1 万例以上的不同人群开展梅毒筛查，给予治疗和随访。完成了卫生部任务——淋球菌耐药监测和实验室质量体系建设与室间质评活动。

（二）麻风病控制工作

根据卫生部疾病控制局要求，完成麻风病防治中央本级项目编制工作，组织召开了全国省级麻风病防治暨疫情监测工作年会，卫生部麻风病专家咨询委员会五届四次（扩大）会议。为了配合国家《十一五麻风病防治规划》的实施，提高现场麻风防治工作人员的专业技能，在甘肃兰州举办"全国麻风病防治骨干培训班"。为促进《全国麻风病防治规划（2006～2010 年）》目标的实现，在卫生部疾控局的领导下，制订麻风病防治管理和技术方案，组织医疗队赴四川、甘肃、陕西等重灾区麻风村抗震救灾、调研，为麻风村灾后重建工作献计献策。先后开展了麻风节活动、麻风耐药监测麻风畸残的手术矫治、WHO 麻风统一联合化疗试点随访、麻风药品的分发和管理麻风疫情监测与管理等工作。开展对外交流与合作，获荷兰麻风救济会200万元的经费资助，用于开展麻风现场防治工作。

五、行政管理工作

（一）强化管理机制

全面推进现代化研究型院所建设，先后成立院所人才评价、基建管理、设备招标、医疗质量、药事管理、科研管理等6个委员会。完善了各委员会章程和工作程序。部分老专家参与委员会的工作，纪检、监察、审计人员全程监督。各委员会在广泛征求职工意见的基础上做出评议，强化了民主管理的力度，使院所各项管理逐步规范化、透明化。

建立并完善会议和规范化制度，完善每周一早会和行政例会制度、办公会决议督办制度、建立部门负责人外出登记制度、报销单据签字备案制度、处室工作计划公示制度。召开职工代表大会，选举出新一届工会委员，审议通过院所工作报告、财务状况报告，对综合目标管理考核新方案进行充分讨论。

（二）坚持院务公开，强化民主监督

成立院务公开领导小组、责任小组和办公室，根据卫生厅部相关文件精神，制定院务公开目录、公开原则和制度，确定院务公开工作考核责任部门和责任人、考核评分标准，有关职称聘任、人才招聘、选用新药、招投标等工作由纪检监察审计部门全程跟踪、监督，其结果在院所网站公示。

（三）加快人才培养和选拔

自筹经费设立“院所科研教育发展基金”，第一期选派3名优秀中青年人才赴国外进修学习；国内外公开招聘皮肤性病学和实验室学科带头人，建立了合理的人才梯队。

（四）深化分配机制的改革

实行全成本核算管理，借鉴兄弟单位的成熟管理经验，在实践中不断摸索、探讨，结合院所工作实际，制定了院所内部支票结算办法和操作程序。通过内部审核和对账，清理出了多年来存在的问题，增强了科室的增收节支意识，收到了明显的成效。规范财务制度，堵塞漏洞，防止不规范的行为发生。推进企业改制，将原有4个公司改制为一人有限责任公司，院所内公开招聘公司临时负责人，确保国有资产增值和保值。在听取广泛意见的基础上，完善了后勤人员奖金二次分配考核方案，结合院所工作，制定了集体宿舍的管理办法。

六、精神文明建设与院所文化建设

为促进院所和谐、可持续发展，党政一把手年初提出了“在其位，谋其政，奋发有为，做改革的急先锋”，“开创讲正气，守纪律，有追求，鼓干劲的和谐局面”的指导意见。通过实施5个“一”活动：①作为省委第一批深入学习实践科学发展观单位，认真部署和学习，找出制约院所发展的突出问题；②办好一份报纸，发行《院所报》8期；③出版了一本纪念改革开放30周年《我们走在大路上》征文集；④举办了一次重大案件和火灾事故演练；⑤开展了一次爱心活动，为四川汶川大地震灾区重建家园，组织两次募捐，666人次伸出援助之手，累计捐献款物总值20余万元。增强了院所凝聚力、集体荣誉感，学术气氛越来越浓。形成人心思定、和谐发展的良好局面。

（高保平　编　李惠然　审）

联系电话：（025）85478911
E-mail：hsidoffice@hotmail.com

输血研究所

（四川省成都市北站东一路73号，610081）

2008年是党和国家发展进程中极不平凡的一年，也是输血所开拓创新、建设发展的关键一年。面对“5·12”汶川地震与全球金融危机的巨大影响，在卫生部、中国医学科学院，以及各兄弟院所的亲切关怀与大力支持下，输血所紧紧抓住改革与发展的时代主题，积极进取，开拓创新，在科研、教育、产业、文化以及人才队伍建设等方面均取得了一定成绩，各项工作正朝着事业发展的新目标稳步前进。

一、深化科研体制改革，大力推进科学研究

为适应输血医学科研公益性事业发展需求，输血所不断深化科研体制改革，初步形成了“研究中心-研究室”的组织结构体系，完善了《科研管理和科研成果奖励试行办法》，加大了项目考核制度的执行力度，促进了在研项目的正常推进。2008年，全所共申报科研项目32项，立项6项，其中国家级2项，省级3项，院级1项。在研项目20项。2008年到位科研经费564万元，科研论文发表24篇（其中核心期刊论著和研究报告9篇）。所属《中国输血杂志》也建立了在输血学术界的影响力，得到了国内外输血医学工作者的高度认同。

二、完善学科体系建设，不断发展输血教育

为进一步促进我国输血医学教育事业的发展，输血所特申请将输血医学专业设置为协和医学院基础医学专业下、二级特色专业，不断完善学科体系建设。同时，2008年，输血所先后与成都医学院、成都市血液中心、绵阳市中心血站等单位建立了科研教学基地；并举办了4个四川省采供血医疗机构专业人员输血医学技术和最新进展的教育培训班，为社会培养输送了一大批输血专业人才，达到了良好的培训效果。

三、开展对外合作项目，扎实推进产业建设

2008年，输血所全力建立现代公司治理结构，以市场为导向，注重“效益、效率”；鼓励创新，包容失败，重视自主知识产权产品的研发，优秀人才的储备和发展，研究与开发环境的改进；重视营销工作，加强营销队伍建设；注重企业文化建设，创建和谐公司。在实行董事会领导下的总经理负责制基础上，输血所下属各公司均很好地完成了年度工作目标，并积极开展对外合作，建立了与血液制品公司的联合实验室，共同开展系列研究项目。

四、加强人才引进与培训，促进人才队伍建设

2008年，输血所外聘顾问专家7名，录取各类毕业生16名，其中博士生3名、硕士生4名、本科生5名、专科生4名。在大量引进社会优秀人才的同时，输血所十分重视员工的培养与激励，先后制定出台了《关于奖励作出突出贡献人员的暂行办法》、《科研教学津贴实施办法》等管理办法，积极开展各类培训活动；全年组织员工参加全国范围内的学术交流会议、技术研讨及培训

15 次（包括涉外会议）；派遣 1 名高层管理人员参加卫生部党校为期 3 个半月的管理培训；派遣 1 名科研人员赴北京进行为期 1 年的进修，有效地促进了输血所人才队伍建设。

五、营造和谐氛围，加强文化建设

2008 年，输血所组织开展了迎奥运知识竞赛、拔河比赛、职工卡拉 OK 比赛；改革开放 30 周年征文活动，30 年珍藏图片展；2008 年度晋级员工暨新进人员户外拓展活动；“12·1”世界艾滋病日系列宣传活动；“2007～2008 年度推动输血所进步十大事件”评选活动等，以及《输血所所讯》的编辑出版，有效激发了输血所员工的工作热情，全面展现了输血所科研产业、行政管理、文化建设等各领域的创新实践和成果，营造了良好的文化氛围，为输血所的全面发展奠定了思想基础。

六、众志成城抗震救灾，团结一致积极援外

2008 年，“5·12”汶川地震发生后，输血所第一时间组织成立了抗震救灾应急工作组，对全所救灾工作做出了全面部署，并在自救的同时，积极开展对外援助，为受灾群众捐款、捐物、交纳特殊党费共计 6 万余元；派出 48 位志愿者分别加入到四川省卫生厅抗震救灾指挥中心后勤保障组、伤员转运组、新闻宣传组、疾病防疫组等部门工作。其中，由输血所郑忠伟所长任组长的伤员转运组负责组织协调灾区卫生部门及医疗机构、交通运输、民政等部门，通过 21 列次专列、99 架次包机以及万余车次救护车，5000 余人医务人员，从四川地震灾区向全国 20 个省（区、市）340 多家医院转送地震伤员 10015 人，成功实现了科学规范、快速有序、安全高效的伤员转运任务，被评为迄今为止人类历史上非战争状态下最大规模的由政府组织的伤员跨省转运救治工作。输血所也因此获得了卫生部等 4 部委颁发的“抗震救灾医疗卫生先进集体”光荣称号。

七、积极推进，异地迁建工作全面启动

为全力配合政府旧城改造，将输血所异地迁建工作与构建国家级输血医学科研和产业平台相结合，2008 年初，输血所组织成立了异地迁建专项工作小组，全面推进异地迁建。目前，成都市政府已批准金牛区旧城改造中心的拆迁方案，不久将进入入户调查阶段；新所建设正有序进行，培训中心大楼主体已经通过验收，现已进入外部装修阶段，力争在 2010 年完成新所建设。

八、力排万难，事业单位预算管理方式调整取得成效

输血所作为我国唯一的国家级输血医学社会公益研究机构，主要从事输血医学科学研究、输血相关技术研究，为国家输血安全管理、应急医疗体系建设、输血科学技术发展及全民知识普及等方面提供信息咨询和技术支持，担负着我国输血医学研究发展的重要任务，根据国家科技“十一五”中长期规划调整公益性科研布局，为更好地服务科研建设，输血所努力争取国家财政资金，申请调整输血所事业单位预算管理方式，为输血所的可持续发展提供基本保障。

九、齐心协力，修缮购置项目完成申请与执行

在修购项目领导小组、监督小组与输血所各职能部门、研究中心的通力配合下，现已完成 2007 年度项目经费 1380 万元、共计 39 台件设备的政府招标采购、设备验收、安装调试工作；完成了 2008 年度项目经费 1005 万元、共计 42 台件设备的政府招标采购工作；完成了 2009～2012 年修购专项工作规划及 2009 年度修购项目申报工作，其中，财政部网上评审确定 2009 年度项目资金为 1665 万元，目前正在等待正式批文。

2008 年，在全体员工的共同努力下，输血所科研水平不断提高、教育工作不断加强、人才队伍不断完善，各项工作均取得了一定成绩，为输血所建设奠定了良好基础。在以后的工作中，输血所将不断发展完善，为推动我国输血医学的创新研究与发展作出更大贡献。

（蒋莹佳　编　刘嘉馨　审）

联系电话：（028）68169103
E-mail:sxs268@126.com

医学生物学研究所

（昆明市茭菱路379号，650118）

2008年，全所职工在所领导班子的带领下，坚持以马列主义、毛泽东思想、邓小平理论和“三个代表”重要思想为指导，认真贯彻落实科学发展观并深入开展学习实践活动，坚决贯彻执行“院校十一五发展规划”中的指导思想，坚持“自主创新、重点跨越、支撑发展、引领未来”的科技发展方针，抓住“十一五”重要战略机遇，解放思想，改革创新，进一步深化各项改革工作。全所上下团结协作，努力工作，使我所的生产、销售、科研、产品开发、对外投资及各项改革等工作有了一定进步，取得明显成效，为我所全面、协调、可持续发展发挥了积极作用。

一、生产管理、质量管理及产品销售工作

（一）生产管理工作

在总结“生产任务承包”基础上，与各生产科室一起讨论，增补、修改并最终签订了《生产任务承包合同》。根据国家SFDA的要求，确定了我所实施药品电子监管码的方案并组织实施。根据2008年度生产计划和市场价格走势，及时调整了部分供货商，加强了对供应商的资质考察建档工作。按照国家对生物制品冷链的特殊要求，加强了成品库房管理。严格执行我所有关产品质量奖惩的规定，协助做好批签发抽样工作，以及国家专项检查、省SFDA“药品GMP飞行检查”、相关产品的包装材料及说明书修订、脊髓灰质炎减毒活疫苗糖丸出口注册资料准备等工作。完成我所3个产品列入2008年云南名牌产品的相关工作，以及国家发改委对我所产品成本的专项调查工作。完成的生产任务为：冻干甲肝减毒活疫苗：合格病毒收获液16批，预计15.5万ml；半成品42批447万ml；成品42批，入库661万人份。灭活甲型肝炎疫苗：合格病毒收获液7批，预计598万ml；半成品13批，203.6万ml；成品13批，入库278.8万瓶。OPV糖丸疫苗共计19批，6955万人份；OPV液体疫苗共生产2批，512.3万人份。完成对云南省林业厅批准的200只野生猕猴的猎捕及相关检疫工作。

（二）质量管理工作

以协调为工作重心，拓展质量管理职能，按照国家相关法律法规要求，在质量保证管理上做到有原则、专业、细致。本年度，改进了产品生产中样品的抽检工作。按照GMP要求加强了自检力度和频度，制定了确实可行的整改措施，有效地促进了我所GMP管理的实施。按照要求及时将批签发样品送达中检所，保证了批签检验的顺利进行和我所疫苗的正常供应。对文件系统、验证及原材料进行了相应的管理维护和验证。坚持多层次，多形式开展日常工作，加强与生产科室的相互沟通和协调，经常深入生产现场，与生产人员沟通，改进了质量管理中的不适宜因素，降低了产品的废弃率，最大限度地保证了产品的产量及质量。按照生产质量管理要求及时收集并核对了批生产记录，要求生产科室人员规范填写。按照《药品生产质量管理规范》的要求组织全所相关人员进行了有关药品生产法律法规的培训。

（三）产品销售工作

为保持市场的延续性，推行深度营销的理念，深入细致地开发和维护市场，对各区域经销商的责任区域做了一定的调整，新增了部分区域经销商。对营销处的组织机构进行了调整，进一步细化明确了内部分工，保证给客户提供更专业快捷的服务。参加了全国各省市 CDC 有关脊灰糖丸疫苗、液体疫苗及冻干甲肝疫苗的招标，中标量分别为 5450 万、850 万、446.7 万人份；今年完成的销售量分别为：脊灰糖丸疫苗 6255.9 万人份、液体疫苗 626.3 万人份、冻干甲肝疫苗 564.3 万人份、灭活甲肝疫苗 190 万人份。同时及时催收货款，取得了较高的回款率，创造了 2.3 亿元的销售产值。为了进一步配合脊灰疫苗和冻干甲肝的销售推广工作，开展了一系列日常宣传工作。

二、科研及产品开发工作

（一）科研工作

组织或协助申报各类科技计划或科研基金项目/课题 90 项，中标的项目/课题 25 项。共获科研经费资助约 3600 万元左右，其中已签订任务书或完成预算的项目经费约 2204 万元。在通过鉴定的课题中，有 1 项科技成果获得了 2008 年度昆明市科技进步奖一等奖，并推荐申报云南省科学技术一等奖，另一项成果推荐申报高等学校科学研究优秀成果奖。共发表科技论文 95 篇，其中 SCI 论文 10 篇，累计影响因子达 33.636，其中有一篇 SCI 论文的影响因子达到了 10.734。主编学术专著 1 部，参编专著 1 部，申请国家发明专利 5 项，获得国家发明专利 2 项。共设立包括国家自然科学基金项目、国家“973”计划项目、国家“863”科技计划项目、国家科技重大专项等在内的各类项目科研课题 65 项。完成项目结题、成果鉴定、申报奖励等的组织验收工作，承担组织了 10 余次学术与技术讲座、学术报告及研讨会。做好科技项目的建议和推荐工作，共组织各种科技项目建议 20 余项，并向多个评介机构组织推荐了我所的各类科技专家和专业技术人员。

（二）产品开发工作

Sabin 株脊灰灭活疫苗：获得了国家食品药品监督管理局的临床试验批件，正在广西 CDC 按照 GCP 要求进行Ⅰ、Ⅱ期临床试验。人二倍体细胞基质脊灰减毒活疫苗：完成了的临床研究申报工作，正在按照 SFDA 药品审评中心的要求进行资料补充。腮腺炎纯化病毒抗原实验性疫苗：已完成临床前研究，正在整理资料，准备上报申请临床研究。发酵罐乙脑灭活疫苗：生产了 3 批临床试验样品，经检验全部符合生物制品规程要求，于 8 月申报了临床研究，获得国家 SFDA 的受理通知书。鸡胚流感病毒疫苗、新型麻疹疫苗、人结缔组织生长因子（rhCTGF)、EV71 灭活疫苗：正在进行临床前研究。此外，还积极推进与美国 CDC 合作开发适合中国的轮状病毒灭活疫苗工作；开展 Vero 细胞微载体生产大流行流感疫苗的关键技术研究、丙肝抗原检测试剂盒的研究和 EV71 抗原检测试剂盒的研究，以及 A + C 群流脑疫苗等新型疫苗和基因工程药物的开发研究。

三、研究生教育

研究生培养总体情况：在校研究生共 86 名，其中协和医科大学硕士生 59 名，博士生 19 名；昆明医学院硕士生 8 名。今年共培养毕业研究生 34 名，其中协和医科大学毕业博士生 7 名、硕士生 23 名；昆明医学院毕业硕士生 4 名。

四、其他工作

（一）昆明上成生物技术有限公司

完成了对昆明上成生物技术有限公司的工商变更，使其成为我所占 100% 股权的独资法人有限公司，并完成了玉溪上成公司厂房、设备和相关资料向云南沃森公司的移交工作，妥善安置了原昆明上成公司的部分员工。

（二）盛飞生物技术有限公司

为进一步深化昆明上成公司的发展，成立了由所里相关职能部门、工会领导及所领导组成的公司外联小组，经过多次反复的接触、谈判和讨论，选定了2个自然人作为投资合作伙伴，共同发起成立盛飞生物技术有限公司。公司注册资本8000万元，其中昆明上成投入灭活甲肝疫苗生产技术（折价3000万元）和货币资金3360万元（分两期投入），占总股权的79.5%。目前已完成相应的工商登记注册手续，并向昆明市国家高新技术开发区经发局递交了在昆明新城高新技术产业基地建设“昆明疫苗工业化基地项目”的备案申请。该项目计划投资2.75亿元，将分二期建设符合国家GMP标准的病毒疫苗生产车间、质控中心和相关辅助设施等。

（三）P3P4项目工作

P_3P_4项目自2008年3月26日开工以来，主要开展土建工程建设。在项目建设管理中要求建设方严格按设计要求施工，坚持依据合同进行管理，对项目的安全、质量、进度和投资采取有效控制措施，并取得了一定成效。同时，加强了对项目的审计监察工作及财务管理工作，加强了项目建设档案、资料管理工作等。目前工程进展顺利，质量符合要求。设备采购工作按照国家相关规定进行了公平、公正、公开的招标，目前已经完成大部分设备的招标和商签工作。截至11月底，项目完成投资7569.1万元，占概算总投资的48.13%，顺利完成今年国家下达的项目南区总计6660万元的资金额度。

（四）2008年是我所建所50周年纪念

全所举行了隆重盛大的系列庆典活动，来自卫生部、医科院、中生集团等上级部门、兄弟院所以及省内相关部门、同行的领导及来宾及全体职工近千人参加了庆典活动。整个庆典活动组织有序，隆重热烈，得到了领导及来宾的一致好评。

（五）抗震救灾工作

在四川和甘肃发生地震后，所行政立即捐款10万元，并发动职工捐款4万余元，党团员缴纳特殊党团费达4万余元，并通过云南省红十字会向汶川灾区捐赠价值180万元的灭活甲肝疫苗，向甘肃灾区捐赠价值31.36万元的冻干甲型肝炎减毒活疫苗。

（仲志磊 编 游 丹 审）

联系电话：（0871）8335135
E-mail：kyc@imbcams.com.cn

病原生物学研究所

（北京市东城区东单三条9号，100730）

2008年是病原所开拓创新、锐意进取、取得又好又快发展的一年。一年来，在院校领导的正确领导下，在全所职工的共同努力下，我所在科研工作、人才队伍建设、新发及突发传染病应急支撑、技术平台建设、对外交流合作及学科建设、机制体制创新、思想政治工作和文化建设等方面取得了一定实效，为研究所的进一步发展奠定了坚实基础。

一、科研工作成绩显著

2008年我所共获得批准项目35项，项目总经费11225万元。其中，主持“艾滋病和病毒性肝炎等重大传染病防治”科技重大专项课题7项，国家自然科学基金面上项目6项，卫生行业公益性行业科研专项1项，国际合作项目2项，北京市科委项目1项，参与各类课题18项。本年度在研项目30项，其中国家纵向项目24项，国际合作项目5项，横向合作项目1项。

本年度共发表科研论文31篇，其中在被SCI收录杂志上发表25篇，影响因子共计128分，在数量和质量上较2007年有了大幅度增长，在Proc Natl Acad Sci U S A、Nucleic Acids Res、J Biol Chem、Emerg Infect Dis、Proteomics等重要专业杂志上发表了多篇论文。此外，我所还申请国际专利1项。

二、人才队伍建设稳步推进

我所继续坚持所里关于引进人才的条件和标准，按照人才工作的总体思路和原则开展工作，一是结合国家重大需求，重点引进相关学科的高层次人才；二是结合学科发展，特别注重引进交叉学科、边缘学科和前沿学科的优秀人才；三是结合国内医学研究的实际情况，在目前相对薄弱但又比较重要的学科着力引进人才；四是着重引进青年人才，注重发掘他们的潜力、发挥其创造力；五是注重团队式引进，在短时期内形成优势集群；六是通过引进人才，搭建我所与国外实验室合作的桥梁，培养人才为我所用；七是坚持“引进一个、发展一个”的原则，人才引进的保障措施落实到位；八是坚持引进人才的标准，注重引进人才的全面素质；九是结合重大专项的实施，有针对性地引进人才；十是引进人才与国内人才的培养并重；十一是引进科研技术人才与管理人才并重。

2008年，我所先后从美国杜克大学、美国匹兹堡大学、美国纽约血液中心、北京大学等国内外知名高校和研究机构引进了从事乙型肝炎、丙型肝炎、艾滋病和免疫学等方面的4名学科或学术带头人，进一步加强了我所的科研力量。为了吸引一流人才来所工作和学习，我们采取“走出去”的战略，积极拓展宣传渠道，启动了“延揽青年人才”计划。截至年底，我所共有各类人员88人。在我所人才队伍中，研究系列人员100%具有博士学位，技术系列人员80%以上具有硕士学位，管理系列人员50%以上具有博士或硕士学位。全所职工平均年龄约为32岁，人才队伍呈现学历高、年轻化、结构合理的特点。

本年度，由于在科研、教学工作中的突出表现，我所金奇同志获得“中华预防医学会公共卫生与预防医学发展贡献奖”，被院校授予“师德先进个人”，王健伟同志当选院校“优秀教师”。

三、应急科技支撑发挥重要作用

高度重视传染病突发公共卫生事件的应急科技支撑工作。成立了突发公共事件应急领导小组，统一领导我所突发公共事件的应对工作；制定了《病原生物学研究所突发公共事件应急预案》、《实验室生物安全应急预案》等规章制度；新成立“传染病应急控制支撑实验室”，配备专门人员和设备；为达到协同应对，快速反应能力，在平时加强人员培训，不断补充和完善科技物资储备，投入经费200万元，建立了包括92种，4727件各类物资的储备库，常备常新，为突发事件的应急处置提供了有力保证。

2008年4月安徽阜阳发生手足口病疫情后，我所受卫生部指派，在院校领导的直接指挥下，由金奇所长亲自带队，调配科技人员携带仪器设备和试剂耗材赶赴阜阳，协助当地建立了病原学检测平台，承担了EV71等肠道病毒和11类26种呼吸道病毒的检测工作以及全基因组克隆测序工作，检测了数百份患儿及密切接触者的样本，为快速控制手足口病，防止疫情蔓延，维护奥运祥和氛围做出了应有贡献；8月中旬正值奥运赛事高潮阶段，一名澳大利亚体育记者因患急性肺炎入院后，我所受北京市卫生局的委托，对其进行样本分析，经过连续几个昼夜的艰苦奋战，使用500万个探针在超高通量测序仪上测序，获得了80亿个碱基的外源微生物核酸序列，使用16个CPU的高性能服务器与所有已知微生物的信息进行了比对，为确定感染病原提供了有价值的参考数据。

由于我所在传染病疫情科技支撑方面反应快、工作实，组织有序，技术过硬，得到卫生部领导的肯定。杨帆同志被授予了“首都统战系统参与奥运、服务奥运先进个人”荣誉称号，任丽丽同志荣获院校“奥运工作先进个人”的光荣称号。

四、技术体系平台建设趋于完善

紧紧抓住修缮购置项目实施的机遇，不断构建和完善技术平台。本着“整体规划、前沿布局、分步实施”的指导思想，我们前瞻性地提出了“三个结合”，即传染病领域里前沿学科和传统学科的结合、其他领域里的前沿学科和传染病学科的结合、传染病学科和人类医学研究的结合，对搭建技术平台具有深远的指导意义。通过认真组织执行2006～2008年的修缮购置项目，截至2008年12月份购置设备119台件，价值4848.6202万元，其中超过100万元的设备28台件，初步建成基因组学和功能基因组学平台、细胞生物学平台、生物信息学平台、蛋白质组学平台、小RNA研究平台、结构生物学平台、形态学平台、免疫学平台、实验动物平台、传染病应急支撑平台等10个技术平台。结合我所今后5年的科学研究、人才培养及空间建设等规划，编制了我所2009～2012年修缮购置项目规划及2009年申报书，我所申报的1.06亿元修缮购置规划经费全部得到批复。技术平台建设对提升我所在重大传染病研究领域的创新能力、增强我所新发、突发传染病的应急支撑能力、促进人才引进、培养和相关学科发展起到了重要作用。

五、外部资源拓展进一步推进

对外交流与合作是研究所整合资源，提升学术水平的重要途径。2008年，我所国际合作稳步发展。与法国生物梅里埃公司合作的“新发病原体鉴别”项目进一步巩固发展，艾滋病研究中心与美国国立卫生研究院（NIH）合作进行的CIPRA附加禽流感项目、与美国国际艾滋病疫苗行动组织合作开展的“为艾滋病疫苗人体试验创建最佳社会配套环境项目”等国际合作项目稳步推进。

在巩固与推进对外合作的同时，对内合

作全面展开。我们本着“以我为主，优势互补，共同发展，讲求实效”的原则，在“开辟渠道、构建平台、促进合作、营造环境”等方面下功夫。经过不懈努力，我所已形成“七个五”合作网络的雏形：与5家院校所属所院，整合优势资源，形成兄弟所院联盟，提升院校整体实力；与5家院校外科研单位，取长补短，共同发展；与5家临床医院形成基础与应用基础研究的结合；针对我所承担的应急科技支撑任务，与5家疾控机构建立相互协同作用的机制；与5家国家技术中心合作，为我所提供技术支撑；与5家企业合作，利用企业优势为科技成果转化做好充分准备；与5家国外科研机构合作，充分利用国际资源，扩大国际影响。截至2008年底，已与19个科研、医疗、疾控机构和企业、非政府组织等以成立联合研究机构、建立基地现场、项目合作、结成战略联盟等形式开展了合作，形成了布局合理的合作网络，建设形成了结核病、寄生虫病、艾滋病、病毒性肝炎、病毒性呼吸道传染病等重要传染病的优势资源集群。

六、机制体制创新不断深化

2008年我所积极推进机制体制改革创新，本着充分考虑每一位职工的切身利益，早期谋划，有步骤地稳步推进的原则，重点推行了研究助理制和中层管理干部量化考核，迈出了我所管理机制体制创新的重要一步，对我所继续推进机制体制创新具有重要意义。其中，研究助理制于6月召开全所职工大会投票表决，并以95%的支持率获得通过。这一机制既是本所用人机制的改革，又是考核激励机制的创新，切实把绩效与职称晋升聘任联系起来，既迈出了我所全所职工参与研究所民主决策的重要一步，也迈出了我所探索机制体制创新的重要一步。

七、学习实践科学发展观活动取得成效

发动全体员工和研究生，开展深入学习实践科学发展观的大讨论，通过开展深入学习实践科学发展观活动认真梳理过去，统筹规划未来，不断加强党的建设。

加强宣传工作，充分发挥网站宣传主渠道作用。2008年1月1日，我所门户网站正式开通。

以“传承协和文化、逐步建立形成病原所独特的文化”为重点，广泛开展群众性集体活动，展现职工团结向上的精神状态，营造和谐文明的所院文化氛围。

我所先后被中国卫生思想政治促进工作会医学科研分会授予“思想政治工作先进单位”称号；“首都教育系统奥运工作先进集体”称号。

（宋一平　编　金　奇　审）

联系电话：（010）65105157

护理学院

（北京市石景山区八大处33号，100041）

一、学院重要活动记事

（一）深入开展学习实践科学发展观活动

2008年11月护理学院按照卫生部和院校党委的部署安排，正式启动了护理学院深入学习实践科学发展观活动，通过组织师生参加的党课讲解、座谈会、研讨会和民主生活会等活动，学院撰写了检查分析报告和中长期发展规划，深入学习科学发展观活动达到了预期目的，取得了成效。

（二）抗震救灾

护理学院师生对抗震救灾工作十分关注，发出“为四川地震灾区紧急募捐活动倡议书”，多次为灾区捐款捐物，达3万余元，很多学生参与了献血活动。学院党委组织了“哀悼日”、“爱心一帮一”活动和“抗震救灾 众志成城”专题报告会，组织参观了《众志成城 抗震救灾大型图片展览》。各党支部分别组织了座谈会，制作了抗震救灾的展板，进行宣传教育等。由WHO资助，卫生部医政司委托护理学院举办了两期“灾害护理技术培训班”，125名来自四川、甘肃、陕西、北京的护士参加了培训。

（三）北京奥运会

护理学院利用课堂为学生进行“解读奥运”讲座、志愿者讲座；利用板报、院刊、广播等媒体宣传奥运知识；进行奥运志愿者培训；组织了签名助奥运、奥运知识竞赛、奥运护理志愿者有奖知识问答等。团委还以奥运为契机推荐学生参加石景山团工委组织的城市志愿者活动、参加协和医院、肿瘤医院的门诊志愿者活动。在建党87年之际，学院党委组织全体党员、入党积极分子在北京射击场，开展了“为奥运奉献，为党旗增辉”主题党日活动，了解奥运射击场馆的建设与管理现状，以及射击比赛常识等，并为运动员家属和体育场馆工作人员举办了“卫生知识宣教和医疗健康体检活动”。

（四）党建工作

护理学院现有教职工和学生564人，共有5个党支部，其中党员79人，递交入党申请书280人，占师生职工的63.65%。2008年，护理学院共发展党员28名，预备党员转正15名。同时，护理学院党委非常重视青年党员和中层干部党员的发展工作，至今护理学院35岁以下的教职工中有党员10名，占62.5%。

护理学院领导班子一贯认真执行党内“三会一课”制度，坚持党员每月一次组织生活，通过学习共产党员的先进性，增强用科学理论指导实践的能力，确立正确的教育思想和发展理念，以理论学习促进教育工作，以工作实绩检验理论学习成效。评选了《2008年优秀党务工作者、优秀基层党组织、优秀党员》，强调教工党支部要充分发挥党员干部在教育教学中的先锋模范带头作用。

（五）学生素质教育工程

护理学院在党委的领导下以德为先，从学生的职业特点出发、对学生开展了职业思想教育，启动了“学生职业素养培育工程”。通过设置各个阶段相应的课程内容、建设形体训练室，组织召开“学生座谈会”和专题研讨会、举行“授帽仪式”、开展课余社会实践活动等，形成了课堂内外有机结合的、完整的素质教育课程体系，推进了“学生职业素养培育工程”。

（六）“高等学校本科教学质量与教学改革工程”建设

通过“高等学校本科教学质量与教学改革工程”建设，护理学院《护理创新教学团队》被评为校级优秀教学团队的建设项目；形成了《院级精品课程》建设规划，《人与社会》被评为“2008年度校级精品课程”；建立了《院级精品教材建设工作》规划，完成了《临床护理学习指导》，《社区护理实践指南》；主编的《生长发育》教材被评为“2008年度校级精品教材立项”项目；国家新闻出版总署“‘十一五’期间（2006～2010年）国家重点图书出版规划”项目，《临床护理系列丛书》14本护理专业教材正在组织编写中；加大了实验教学建设力度，《护理技能实验中心》被批准为“北京市实验教学示范中心”；同时建立了医院和学院的教学联系会议制度，召开了临床教学工作研讨会，加强了临床教学基地建设；协和护理专业2008年被批准为“北京市高等学校特色专业建设点”。

（七）学科建设

2008年护理学院获得了“北京市重点学科（二级学科）”建设资助，从师资队伍、科学研究、人才培养、学术交流以及条件建设几个方面进行学科建设，并制定了中期和终期两个阶段的建设内容和预期目标。

（八）全国研究生暑期学校

作为教育部“研究生创新计划项目”的重要组成部分，全国研究生暑期学校为全国的护理专业研究生提供了很好的交流平台。我校作为承办单位，于2008年成功开办了护理专业的全国研究生暑期学校。为期20天。

二、科学研究工作

（一）科研工作概况

由李峥教授负责的“护理专业硕士及博士研究生培养类型及培养方式的探讨与实践”的北京市教育教学改革立项项目按期结题。此项目和由陈京立教授负责的“完善本科护理专业实践课程，建立有效教学评价体系”的北京市教育教学改革立项项目，经北京协和医学院推荐，申报了北京市教育教学成果奖。这两项课题为期3年，其研究成果对于护理学院本专科教学质量和研究生培养质量的提高均有很大的提高作用。

目前护理学院在研的项目还有：绳宇教授负责的国家级项目，基于同伴教育建立医务人员艾滋病反歧视教育模式、在北京市医学院校中开展艾滋病综合性反歧视干预活动、基于社区艾滋病患者需求的临终关怀和校级教改立项项目。今年获得院校教改立项项目的有：梁涛老师的《实验教学在临床护理学-氧合课程中的应用》、邓寒羽等老师的《护理专业毕业考试与护士执业考试接轨的可行性研究》。

2008年是护理学院院级科研项目正式开展的第一年，15个项目开展顺利，根据实际情况，初步定每两年评审一次，并于中期进行汇报；创立“新博士研究启动基金”，为刚参加工作的博士生提供资助，便于他们继续开展科学研究，巩固研究成果；设立教职工发表文章奖励制度，鼓励大家发表文章。

目前我院教师中担任中华护理学会副理事长1人，专业委员会主任委员、副主任委员4人；北京市护理学会理事1人，专业委员会主任委员3人；护理期刊主编1人，副主编、编委7人。参与国家级护理专业考试命题14人。教职工在《中华护理杂志》、《护理管理杂志》、《护理研究》等期刊上发表文章共20多篇，内容涉及护理教育、护理管理以及临床护理等各方面。

（二）学术交流与合作

1. CMB 项目 “中国协和医科大学护理博士培养项目”于 2005 年启动，今年 5 名首届护理博士研究生毕业，回到各自工作岗位。目前，在校博士研究生 12 人。由 CMB 资助协和护理学院牵头，联合其他护理学院共同发展一个适合中国国情本土资源的护理博士项目正在进一步商谈、落实中。

2. “引进外国文教专家”项目 护理学院共获得国家外专局资助的外国专家项目 4 个，经费总计 7 万元。分别是：风险管理在护理质量管理中的应用；病人生活质量测量工具的研制及应用培训；社区居民常见健康问题及护理对策的研究方法培训；护理专科护士培养的课程设置。截至 2008 年底，已完成其中两个项目，学员为各教学医院的临床护理管理者、各社区医院的护士以及护理学院的专业护理教师和研究生约 120 人。

3. “解决问题、促进健康研讨会”项目 在 Dreyfus 健康基金会大力支持下，2008 年在澳门镜湖护理学院举办了一期 PSBH 研讨班，学员为镜湖护理学院本科生 42 人；在护理学院八大处校区举办了一期 PSBH 研讨班。学员为护理学院 2006 级本科班的学生 59 名。并举办了两期 PSBH 汇报会。

4. 国际护士会“变革中的领导能力”项目 在世界卫生组织和卫生部的资助下，护理学院承办 WHO 资助的“国际护士会高级护理管理培训班”第三期，受益者是全国 15 个省市各大医院的 30 名护理部主任。通过对护理管理者其财务方面的管理能力及申请科研项目中申报书的书写方法、经费预算等的培训，使护理领导者和潜在的领导者的管理、科研、领导能力得以增高，从而提高护理质量。

5. 接待国外来访 接待来自美国、澳大利亚、新西兰及中国香港、中国台湾等地护理专家来访 20 次、180 人次。通过接待来访，进一步加强了对外交流与合作，拓宽了护理学院与国内外专家和机构的合作领域，通过交流互访，使我们开阔了思路，开拓了视野，加深了了解，增进了友谊，增强了信心，为将来探讨合作的可能性奠定了基础。

三、教育教学工作

（一）本、专科教学工作

2008 年度护理学院共完成本专科 11 个班级、90 门课次，4450 学时理论授课（本院 2943 + 外请 1507），848 学时实验课、1574 学时临床实践，总计 5365 学时。

今年，护理学院完成了本科推免研究生工作的立项工作。护理学院组成了工作小组，制定了推免工作实施办法和推荐程序，顺利地完成了该项工作，共推荐了 10 名本科生，其中有 2 名落实了接收院校；同时完善了《北京协和医学院关于专科学生学籍管理办法的补充规定》。

（二）研究生教学工作

在校的硕士研究生共 31 人，2008 级 10 人进行课程学习，2007 级 10 人进入教学医院进行科研实习和临床带教，2006 级 11 名，于 2008 年 3 月完成了中期考核和开题报告；博士生共 12 人，2007 级 5 名于 2008 年 7 月前往美国约翰霍普金斯大学进行学习和临床实践；2006 级 5 名，分别完成了中期考核、开题报告和临床思维能力考核。

2008 年毕业的 2005 级硕士学生 12 名，2005 级博士生共 5 名，顺利完成了论文答辩，其中有 8 名硕士学生和 4 名博士学生通过了护理学院学位分委会和院校学位委员会的学位评审，获得硕士学位和博士学位，其余 4 名硕士生和 1 名博士生已通过护理学院分委会评审，即将进入院校学位委员会审议阶段。

学院还对 2005 年之前开办的在职研究生课程班学生进行了学位申请的收尾工作，2008 年上半年有 7 名学生获得硕士学位，1 名学生完成论文答辩。2008 年经过院校领导多方努力，护理学院重新开办了研究生课程班，招生工作已经结束，共招收43名学生，并于12月开课。

（三）继续教育工作

护理学院在完成全日制学生教学工作的同时，还完成了医大成人教育学院专科《内科护理学》、《外科护理学》等6门课程的390学时、本科《护理科研》、《护理管理》、《社区护理》和《精神科护理》等10门课程390课时的课堂教学；参加并完成了北京市自学考试《外科护理学》、《妇产科护理学》、《儿科护理学》和《基础护理学》等命题工作；完成了《妇产科护理学》、《儿科护理学》、《急救护理学》和《康复护理学》等11门课程的试卷阅卷工作；441名学生临床实习的答疑、查体及临床考核工作。

护理学院与中国人力资源开发研究会培训中心合作共举办护理师资、护理科研等各种培训班15期，参训人员800余人次。

（四）学生教育管理工作

护理学院坚持以德为先，从学生的职业、年龄和心理特点出发，加强对学生的思想教育和日常管理，组织开展了丰富多彩的主题教育活动，如中国南丁格尔志愿队志愿者宣誓仪式；组织学生到石景山福利院服务、慰问四川地震中受伤的北川中学的学生，开设了护理前辈的名家讲坛等内容丰富、特色鲜明的主题教育活动，加强了思想道德教育，使学生的政治觉悟和思想道德素质得到了明显提高。

今年为106名学生办理了国家助学贷款，银行经审核发放国家助学贷款636000.00元，覆盖面达22.7%，扎扎实实地为家庭经济困难学生解除了后顾之忧。发放困难补助154人（覆盖面32.98%，234800万元），为新生29人减免了学费，帮助6名学生接受社会赞助（覆盖面1.28%，18000万元），发放国家级助学金201人次，金额为278000元。做到没有一个学生因经济困难影响学习。

（五）社团活动和社会实践

一年来组织了丰富多彩的学生活动，如宿舍PK大赛、护士节文艺汇演、迎新中秋文艺晚会、宿舍卫生评比、羽毛球比赛、韵律操比赛、趣味运动会、英文短剧汇演、美容营养讲座等；在社会实践方面学生走出校园前往北京工业大学进行急救知识讲座、多次为社区居民、农民工义诊服务、组织参观了民族文化宫参观《西藏今昔》展览、参加了协和医院李洪迴教授诞辰100周年纪念活动等，使学生们在活动中锻炼了自己，收获了友谊，个性得到了完善。

（六）就业工作

护理学院2008届共有毕业生总人数198名：包括硕士生12名，本科学生101名，（其中北京生源64名，京外生源37名）；专科学生85名（其中4名升入本科学习）。实际参加就业人数为194名。实际就业192名，其中硕士生全部就业，本、专科毕业生均有1人未就业，就业率为99%。

（赵　雁　编　王云峰　审）

联系电话：（010）65105974
E-mail：caoning@nursing.pumc.edu.cn

研究生院

（北京东单三条9号，100730）

2008年研究生院在院校领导的指导下，在其他处室的积极配合和大力支持下，以全面推进素质教育，以提高生源质量和提高研究生培养质量为指导思想，在全院同志的共同努力下，圆满完成了各项常规工作和领导交办的各项临时任务，确保了院校研究生教育工作高水平、高质量运行。

一、招生工作

（一）概况

1. 顺应教育部改革方向，遵循医学学科特点，改革复试工作。

由于教育部在教育学、历史学、医学3个学科门类启动初试科目改革。通过改革，使初试科目功能定位更加明确，更加侧重考生基本素质、一般能力和学科基本素养的考查。在此基础上，为科学、有效、公正地选拔出优秀人才，学校对复试工作进行了深化改革：

（1）过程透明，全程公开。

（2）提高差额复试比例。

（3）合理制定复试权重。

（4）加强资格审查。

（5）进行全面考核，采取笔试和面试相结合的方式。

（6）统一各复试小组的面试方式、时间、试题难度，根据医学学科特点，每位考生的面试时间不少于30分钟。

（7）加强思想政治和职业道德的考核。

（8）一票否决制，保证复试的科学性和公平性。

（9）严格调剂复试，宁缺毋滥。

2. 推免生工作稳步发展。教育部在2008年适度扩大了推免生的推荐高校和推荐比例，按教育部要求，我校取消了对推荐高校的范围限制，保证对社会对考生的公平性，推免生录取人数为155人，占录取总数的30%，保证我校优秀生源的比例。

（二）2008年博士研究生招生工作情况

1. 报名情况　报名人数1558人，应届生816人，其他人员742人。

2. 录取情况

（1）分数线：博士生录取分数线由我校自行制订，分数线按不同学科分别划线。

（2）录取情况：2008年我校录取博士研究生487名，其中公开招生303名，硕博连读184名。

（三）硕士研究生招生工作情况

1. 报名情况　报名人数1915人，应届生1030人，其他人员885人。

2. 录取情况：

（1）分数线：2008年我校硕士生初试分数线严格执行教育部制订的分数线，共涉及哲学、理学、工学、医学和管理学5个学科门类。单独考试录取分数线与教育部分数线一致。

（2）录取情况：2008年我校共录取硕士研究生538名，其中推荐免试硕博连读生155名。

二、学位课程管理

1. 确定了2008级研究生选课表，安排2007级第二学期和2008级第一学期的学位课程。

2. 组织2007级和2008级学生的选课，共完成2007级5601人次和2008级5805人次的选课、调课和成绩、经费管理。

3. 筹备并成功试行了利用网络进行选课、成绩管理等工作。

4. 进一步规范了研究生课程考试试卷的管理。

5. 为二年级、三年级打印成绩单5000余份。

6. 完成79门研究生课程的教学进度安排及经费拨款。

三、培养工作

1. 组织2006级科研型研究生中期考核。其中硕士生330人、直博生66人、博士生195人，共有67名硕士生考核优秀转为博士生培养，直博生转入博士阶段57人。

2. 完成2006级临床型研究生阶段考核工作。11月由研究生院统一组织了111名专家对全院校2006级临床研究生及拟于2009年申请学位的在职申请学位人员（151名临床博士和122临床硕士）进行了临床思维考核，组织27位专家分别在协和医院、北京医院、阜外医院对46位内科硕士研究生进行床边技能考核。

3. 办理研究生提前、延期毕业、出国学习及转导师等培养管理各类批文130余份。

4. 根据教育部和国家留学基金管理委员会2008年国家建设高水平大学公派研究生项目选派工作会议的精神，通过清华大学建设高水平大学项目选派我校5位研究生与国外相关院校联合培养博士生。

四、学位和导师队伍管理工作

1. 组织召开院校学位评定委员会会议，审查通过了199人授予学士学位、352人授予硕士学位、491人授予博士学位。

2. 组织了院校第16批研究生导师的审批工作。新批准博士生导师39名、硕士生导师74名，与招生处配合，对2008年新批准的研究生导师进行培训并颁发了培训证书，初步建立了不参加培训不得进行招生的制度。

3. 建立并开始实施博士生导师资格复审制。对2004年以前批准的博士生导师进行了复审，应参加复审导师25人，实际参加复审44人。

4. 参加2008年北京市及全国优秀博士生论文评选工作。各所院共上报参评论文15篇，经组织学位委员会评定，推荐3篇参加北京市优秀博士论文评比，共有2篇论文获北京市优秀博士论文。推荐7篇论文参加全国优秀博士论文评选。2008年推荐的6篇论文中有1篇论文被评为全国优秀博士学位论文，1篇论文获全国优秀博士学位论文提名。

5. 整理研究生技术档案1000余份送档案室存档。

6. 同等学力申请学位工作

（1）组织同等学力申请博士人员及我校2006级硕士拟转博生共284人参加卫生部外语考试，组织同等学力申请硕士学位人员共254人参加全国外语考试、综合水平考试。

（2）组织同等学力申请学位人员的报名和选课。共有80人申请硕士学位、46人申请博士学位。

五、学科建设

1. “211工程”三期建设启动，组织申报“生命医学学科群建设”、“重大疾病发生发展机制与防治策略的基础科学研究体系建设”、“临床医学学科体系的建设与发展”、“重大疾病防治药物基础研究”4个项目并获批，获批项目国家资助经费为3000万元，完成期限为2008～2011年。

2. 组织我校一级学科生物学、基础医学参加教育部学位与研究生教育发展中心组织的学科评估。

3. 组织我校生物医学工程、中西医结合临床参加教育部需整改博士学位授权点的评估。

4. 完成北京市重点学科建设任务书，完成中央高校与北京市共建项目（北京市重点学科与北京市优秀博士论文部分）的可行性报告。

5. 自主设置学科专业输血医学、医学心理学并报教育部备案。

6. 完成北京市重点学科的经费支持和分配。

六、其他工作

1. 2008年6月29~7月19日成功举办护理学暑期学校。共招正式学员100人（包括76名硕士和博士研究生，24名教师，均为外地，其中西部学员16名）；旁听学员约36人。聘请国内外知名护理专家到校讲课，暑期学校共开设：《护理理论》、《护理研究》、《高级临床护理实践》、《护理学系列讲座》4门课程。暑期学校得到了学员的好评和教师的高度赞扬。

2. 申报2009年研究生创新计划项目（皮肤病与性病学博士生学术会议）。

3. 组织编印研究生文件汇编。

4. 完成院校研究生教育现状及存在问题分析。

5. 为促进我校研究生教育事业的进一步发展，总结了院校研究生教育30年的成果和经验。

6. 课题“硕士研究生临床能力考核规范化管理的研究与实践”被北京市高教学会研究生教育研究会评为北京地区研究生培养工作优秀成果二等奖。

7. 2008年5月被北京市高教学会研究生教育研究会评为北京地区研究生学位工作优秀单位。

七、2009年主要工作计划

2009年工作主要围绕以下几方面展开：稳定规模、改革机制、提高质量、完善机构、加强管理、增进勾通。

1. 稳定规模　在培养条件没有得到大的改善前，为保证研究生培养质量，招生数稳定在硕士生520人，博士生500人。

2. 改革机制　积极推进研究生培养机制改革。主要做以下工作：

（1）试行研究生奖学金制度和研究生担任三助制度，提高研究生待遇。

（2）改革现行的研究生招生计划分配原则，在充分考虑各所院的需求的基础上，还要加入就业率、经费支持、后勤保障等外部因素，切实保证各所院的研究生培养质量，满足社会需求。

3. 提高质量　包括生源质量和培养质量。

（1）根据我校的特点，我校一直按研究方向制定招生专业目录、考试科目、按方向排名和录取，从2008年录取工作开始，按照教育部规定，严格按学科专业开展招生的各项工作，招生计划按专业设置、按专业统一考试科目，研究方向只作研究内容介绍。

（2）针对以前考试科目设置过细，考试科目种类较多，生源缺乏可比性的问题，加大改革力度，从2009年开始，硕士的入学考试科目按一级和二级学科设置，博士的入学考试科目按二级学科设置，取消三级学科命题。提高初试的科学性，取消、合并共26门入学考试科目。

（3）加大信息宣传力度：在建立健全现有的管理程序和网上报名程序外，设立导师宣传界面，让导师能让自己的工作情况、科研情况、临床工作情况、取得的成绩等各方面自行在网上进行宣传，扩大我校导师的知名度，拓宽生源渠道。

（4）从应届本科毕业生中招收直接攻读博士学位研究生。生源可以从具有推荐免试资格且有推荐免试指标的应届本科毕业生，扩大到具有推荐免试资格且没有推荐免试指标的优秀应届本科毕业生，这些学生直接进入博士录取程序。这项政策的实施可以让我校在选择生源方面具有更多的主动权，也是博士优秀生源的重要补充。但由于直博生培养年限一般为5年，目前培养经费主渠道依然是来源于国拨经费，只按36000元/(3年·生)拨给，后1~2年就只能由导师自筹经费，这在一定程度上影响了这项工作的开展。

（5）进一步完善院校临床医学专业学位研究生“临床思维能力考核题库”。

（6）建立临床医学专业学位“临床能力考核专家库”。

（7）改进研究生学位课程免修的标准和程序。

（8）进一步提高博士生的培养质量，探讨硕士研究生转博的管理程序和具体方法。

（9）改进全国、北京市优秀博士论文的评选工作。

（10）组织研究生培养方案修订。

4. 完善机构 调整、完善研究生院管理机构和职能。

5. 加强管理

（1）完善研究生招生、培养、学位、学籍等方面的规章制度，使研究生所有工作都有章可循，有法可依。

（2）全面提高研究生管理的自动化水平。

（3）进一步完善计算机管理学生选课和成绩的工作，并试行将中期考核和学位的管理纳入教学管理软件系统。

（4）探讨研究生档案和学位审批材料电子化的建设工作。

（5）坚持博士生导师复审制度，不断提高复审工作的质量和权威性。

（6）视国家对我校申报“研究生教育创新工程”项目的审批情况，做好进行“博士生访学”和“博士生学术论坛”的工作。

（7）按计划完成院校教育改革立项课题、CMB课题、中国学位与研究生教育学会课题的研究工作。

6. 增进沟通

（1）深入所院调查研究，掌握研究生教育的一手材料，及时发现研究生教育各环节存在的问题，及时解决问题。

（2）加强与教育部、卫生部、北京市等主管部门的沟通与协调。完成“生命科学与医学创新平台”和211工程三期后续工作。

（3）积极推进与清华大学的合作办学，协调好985的后期工作。

（高玲央 编 牛学胜 审）

联系电话：（010）65105820
E-mail：niuxuesheng@yzjg.pumc.edu.cn

继续教育学院

（北京市东单三条9号，100730）

一、成人学历教育工作

（一）基本情况

1. 2008年毕业学生389人，其中专升本毕业生181人，授予学位76人；专科毕业生208人；2008年招收2009级新生500名，其中本科409名，专科91名。比去年招收专升本新生增加29.4%，专科新生减少54.5%。截至2008年12月，在校生人数为1497人，其中专升本737人，专科生760人。

2. 以提高教学质量为目标，强化教学管理，调整部分专业课程设置，全年共完成本专科课程教学5615学时。

3. 完成了2007年度护理专业高等教育自学考试29人的学位申报工作。

（二）加强管理

继续坚持成人学历教育工作的办学方针：适度招生规模，加强学生管理，进一步提高教学质量，面向在职人员，办出协和特色，为社会培养应用型人才。建立有校园文化、可持续发展的院校继续教育。

1. 调整了招生结构，停止招收医学影像专业专科生，新增医学影像专业本科生，逐步增加本科计划，减少专科计划。

2. 把新生入学教育作为教学的重要环节。以笔试的形式对培训效果举行评估，并记录成绩，使他们充分了解和理解成人学历教育的各项规章制度；与学生们签订“诚信考试承诺书”，使新生一入学就感受到北京协和医学院良好的学风，把诚信考试作为每个学生的自觉行为。

3. 调整了检验专业部分课程设置，对社科类和英语课程进行了部分调整，逐步使其更适合成人教育的需求。

（三）增设本科层次医学影像技术专业

1. 完成了卫生部、教育部、北京市教育考试院的申报工作。

2. 组织专业论证和调研，完成了课程设置及教学大纲的编写。

3. 完成了2009年的招生工作。

二、继续教育工作

1. 2008年经全国继续医学教育委员会批准，院校继续医学教育项目225项；完成了195项继续医学教育项目的培训工作；参加培训的人员达27229人次。

2. 本年度参加基地培训的人员达14020人次，并根据卫生部通知要求，对12个国家级继续医学教育基地执行情况进行总结，总结已上报全国继续医学教育委员会办公室。

3. 培训工作

（1）举办“乡村医生培训班”两期，分别为15天和9天，培训学员350人，参与授课教师45人次，并进行了培训前后的调研与评估，收到了良好的社会效益。

（2）举办了为期3天的《药物/医疗器械临床试验法规及应用技术培训班》，共有来自全国各地的医疗机构和医疗器械公司50余人参加了培训。

（3）根据院校住院医师培训计划，举办了2008年度初、高年住院医师资格证书课程班，来自院校京津地区5家医院的91名住院医师参加了培训。

(4) 承办了院校“人力资源管理培训班”。

(5) 与合作单位举办了医院管理等9期培训班。

三、继续教育项目及研究项目

1. 2008年学院申报了4项国家级继续教育项目，批准了农村/社区医师培训、临床药物试验规范化培训、医疗器械临床试验规范化培训班3个项目。

2. 承担校级教学改革项目中“成人学历教育医学影像学专业课程设置改革与实践”课题。

3. 参与教育部“继续教育改革和发展战略与政策研究-行业继续教育子课题”的课题研究工作。

四、学院建设工作

1. 在院校领导的大力支持下，建立了信息管理平台，实现了各类信息的动态发布；建立了学员成绩、学历、学位等网上查询系统；建立了培训项目的网上招生和报名系统。

2. 继续完善原有十五项规章制度。

3. 完善了与合作单位的合同管理。

4. 成立了院校继续教育委员会并起草了章程。

(张淑华 编 侯 健 审)

联系方式：(010) 65105832
E-mail：zhangshuhua1201@yahoo.com.cn

中国协和医科大学出版社
北京协和医学音像电子出版社

（北京市东单三条9号，100730）

2008年中国协和医科大学出版社在院校领导的正确领导下，在各机关处室的帮助支持下，全社职工团结一心走过了这极不寻常的一年。

出版社在国内各医学出版单位扩张和商战日趋激烈的竞争中，坚持以科学发展观为指导，认真分析形势、克服工作困难、坚持正确的出版方针；以学术优势占领市场、以学术优势树立协和品牌形象。

在这一年里协和出版社的主要产品在市场上受到严重冲击，市场销售量明显下降。面对严峻的市场环境全体职工共同出谋划策；寻找新的应对策略；根据我社的发展时机和国内医学图书市场的方向和趋势，确立了发展具有自身特色的选题方针和选题策略。在我社创收的主打产品——各种医学考试丛书的基础上，又增加了许多新的品种。

出版社积极为各级医疗卫生机构服务，同时配合医疗卫生行政管理单位，出版各类业务及管理工作用书。在业内突出了协和的品牌形象。在保持我社固有特色的基础上，积极开拓创新，不断探索和实践医学图书出版发行的新途径。在为院校服务、为科研、教学、医疗出版的同时，又积极参与院校和院所的文化建设。

一、情系灾区，无私奉献

面对突发的“5·12”汶川大地震，我社干部职工积极捐款5460元、党员同志缴纳特殊党费达3100元。还在新闻出版总署和大学版协的组织下，向民政部赈灾账号捐款2.5万元。

由中国残疾人联合会康复部、中国康复研究中心和我社共同策划，20多位国家级康复医学专家联合编写，我社和华夏出版社共同出版了《地震伤残的康复与护理》，并陆续赠送给四川地震灾区伤残患者及家属。共捐此书10000册，码洋6万元。此后陆续出版《地震肢体伤残与截肢的康复》、《地震骨科伤员早期康复》（上、下册）、《地震脊髓损伤的功能恢复训练》、《地震脊髓损伤的护理》、《地震脊髓损伤并发症防治》、《地震灾后心理康复指导手册》、《地震脑外伤的康复与护理》、《地震伤员泌尿系损伤与功能障碍的治疗和康复》、《地震伤残人辅助器具应用》等1套10册《地震致残康复护理系列丛书》。共捐赠37768册，为指导医护人员救助地震伤残患者做出了一定贡献。

我社和三辰影库音像出版社联合出版《幸存下来，就要好好活下去》一书。从5月18日起，出版社编辑人员开始加班组稿，经过紧张的编辑加工，5月25日首批图书发往了灾区，共计10000册，码洋16万元。我社领导和各级员工以实际行动表达了对灾区人民的一片爱心。

此外，今年我们还捐赠安徽革命老区、贫困地区20种图书共200册，合计码洋5069元；向贵州省科技厅捐赠图书2000册，总码洋12.75万元。

二、申请国家重点出版项目

1. 申报的国家重点出版工程《中华医

学百科全书》，得到国家领导人和卫生部、财政部、出版署的重视和支持，温家宝总理亲自批示，支持出版。

3. 获批了《蒙古传统民间疗法》、《高原病学》等民族医学的国家支持民族出版项目。

4. 《健康大视野系列动漫》、《中国农民健康手册》被国家新闻出版总署推荐列入“农家书屋”的必备书目。

三、2008年获奖及受资助项目

1. 图书《地震伤残的康复与护理》荣获第八届全国高校出版社畅销书奖，抗震救灾图书特别奖。

2. 图书《健康管理师》荣获第八届全国高校出版社优秀畅销书一等奖；《内科疑难病诊断——协和医生临床思维例释》获二等奖。

3. 《中国医学科学院学报》荣获教育部“第二届中国高校精品科技期刊奖”。在国家科技基础条件平台建设项目中荣获“中国精品科技期刊”。

4. 《泛素介导的蛋白质降解》、《生物学和医学研究中的纳米技术》两部著作获得了“2008年国家科学技术著作出版基金资助项目”的资助。

四、努力做好图书编辑出版发行工作

1. 本年度发排图书品种213种，包括学术专著、大专院校教材、各种专业类图书、科普和工具书，总字数为53320千字。全年出版新书119种，重印94种，印刷总册数186.58万册，总码洋4656.9万元。

2. 完成了卫生部和相关单位的重点项目《飘扬的红丝带——预防艾滋病宣传教育工作回顾》、《中国医院年鉴》、《白衣战士感动中国》、《第三次全国死因调查报告》、《中国卫生统计年鉴》等项目。

3. 完成10本“国家十一五”重点图书《健康大视野系列动漫》、《中国农民健康手册》、《中国人群死亡及其影响因素调查》、《现代外科手术并发症的预防与处理》（两本）、《呼吸危重病学》、《临床实用纵隔外科学》、《现代心力衰竭的外科治疗学》、《肿瘤放射治疗学》、《百姓健康膳食指导》等。

4. 完成了科技部交给出版的国家科技创新计划研究科普丛书的肿瘤系列。

5. 联合首都医科大学、北京大学医学部、北京协和医学院、北京中医药大学，策划出版《医学人文素养涵育丛书》1套，含《星级智慧——医学生领导力》、《化茧成蝶——医学生学习之路》、《点石成金——医学生创新思维》、《知情达意——医学生情绪管理》、《妙语仁心——医学生人际沟通》5种，为探索医学院校医学人文教育的新尝试。

6. 截至11月底，共发货88.92万册，发货码洋5135.64万元；退货14.16万册，退货码洋781.08万元。

7. 参加了北京图书订货会、大学订货会，收到较好效益。

五、各类期刊稳步发展

1. 《中国医学科学院学报》（中文版）

（1）全年收稿474篇，退稿223篇，占全年收稿的47.04%；6期共刊用稿204篇，占43.04%。出版“免疫学小综述”增刊1期，共发表41篇文章，146页。

（2）发表院士论坛/述评2篇，专家论坛/述评9篇。发表基金资助文章59篇，占34.91%。

（3）由于坚持重点专题的策划及实行刊物出版后即时全文免费上网，学报中文版的被引指标又有所上升，影响因子（IF）从2007年的0.498升至0.600，在本专业领域从2007年的第四位上升至第二位。总被引频次从2007年的782升至1267。

2. 《中国医学科学杂志》（英文版）

（1）全年收稿103篇，退稿32篇，占全年收稿的31.07%；4期共刊用稿62篇，占 60. 19%。

（2）2008 年策划重点专集“磁共振弥散加权成像的应用（Application of MR diffusion weighted imaging）”1 期。全年发表基金资助文章占 24. 32%，文章的学术水平较前有所提高。

（3）为了提高英文版在世界生物医学领域的显示度，2008 年与世界顶级出版商—爱思唯尔（ELSEVIER）签订了海外网络发行独家代理协议，相信通过 ELSEVIER SienceDirect 全文网络出版传播平台，英文版的国际地位将逐步得以提高。

3. 《癌症进展》杂志全年共出版 6 期，发稿 118 篇，发稿量约 100 万字。销售金额 7. 76 万元，广告费 10 万元，版面费收入 4. 65 万元。根据权威机构的报告，单从影响因子衡量，《癌症进展》已位列肿瘤类期刊的第 5 位。

4. 《麻醉与镇痛》杂志全年共出版 5 期，发稿 96 篇，发稿量约 90 万字。销售金额 4. 71 万元，广告费收入 19. 08 万元。《麻醉与镇痛》的文章基本上都翻译自国外同名权威期刊。编辑部经过与北京协和医院麻醉科的良好合作，确保了杂志的按时、优质出版，为及时传播麻醉学领域的国际最新信息作出了贡献。

5. 《中国骨与关节外科》杂志 2008 年 4 月出版创刊号。全年共出版 4 期（5、6 期合刊），发稿量约 80 万字。目前杂志正处于初创阶段，在各有关方面（尤其是北京协和医院骨科）的大力支持下，编辑部积极努力扩大对外交往，争取稿源。杂志尚未通过邮局发行，以赠阅为主。全年广告收入 27. 7 万元。

6. 《中国生物医学工程学报》

（1）本年度策划出版两个专题，内容包括：“生物医学信息学研究”：由浙江大学段会龙教授策划组稿，刊于 2008 年第 2 期。“生物电阻抗成像研究”：由第四军医大学董秀珍教授策划组稿，刊于 2008 年第 5 期。

（2）在原有“论文模板”基础上，借助于学会网站（www. csbme. org）发布“科学论文写作的基本要点”，从写作质量和规范化两方面给予作者以要求和指导，效果显著。论文录用率约 60%。

六、音像电子出版健康发展

2008 年，音像电子出版社在出版品种和出版数量上都有长足的进步，为相关图书全部配上光盘，提升了协和考试书的市场地位。完成制作、出版的光盘有 20 余种，出版数量超过 20 万张。在制作、审查、测试和出版过程中，都能够做到认真仔细，严把质量关，按期、按质圆满完成出版任务。

1. 为执业医师考试习题集配上读者可以进行自考自测的模拟考试系统，经过努力，2008 年音像电子出版社主要完成了《临床医师历年真题单项测试与真题模拟考试系统（2009）》、《临床助理医师历年真题单项测试与真题模拟考试系统（2009）》、《中医师单项测试与模拟考试系统（2009）》、《中医助理医师单项测试与模拟考试系统（2009）》、《口腔医师单项测试与模拟考试系统（2009）》、《公卫医师单项测试与模拟考试系统（2009）》、《临床医师实践技能应试指导（2009）》、《中医师实践技能应试指导（2009）》、《口腔医师实践技能应试指导（2009）》、《公卫医师实践技能应试指导（2009）》、《中西医结合医师实践技能应试指导（2009）》。

2. 今年 4 月至 8 月完成了 100 余课时的协和医学教育网站“临床执业医师考试辅导”课程的摄制工作。

3. 今年我院校许多单位成立 50 周年。为扩大出版社影响、便于今后的出版工作，协助 3 个单位完成了所院庆工作：为肿瘤医院编辑制作了画册《承载着希望》，宣传片

《璀璨辉煌五十年》；为基础所制作了宣传片《鎏金岁月》；为药物所编辑了《药物研究所专家荟萃》。上述工作都受到了所院领导、专家的好评。

七、承办卫生部培训项目和会议

1. 2008年3月和4月分别成功召开了第四届全国肿瘤学进展学术峰会和第三届北京协和呼吸病学峰会。每个会议均有约500人及中外专家参会，为促进相关领域的学术交流作出了重要贡献。会议收到与会代表和专家的好评，获得了良好的社会效益和经济效益。

2. 参与了由卫生部科教司主办、中华医学会科学普及部承办的“卫生科技进社区”项目优秀科普图书评选。编辑参与了编校质量评审工作。

八、引进高学历人才，加强业务学习和培训

1. 为打造出版社核心竞争力——出版人才的需要，经过努力，得到院校的支持，编辑部引进了药学专业博士1人，留学回国人员医学视觉硕士1人，医学科技英语专业学士1人。队伍规模壮大，人员结构也出现了高学历，高素质，专业化的趋向。

2. 具有专业技术资格的编辑人员都参加了北京市新闻出版局举办的继续教育课程的培训和系统内学术会议，并全部完成了本年度学分。

3. 有7人完成了国家新闻出版总署辞书编辑资格的培训，全部取得了合格证书。

中国协和医科大学出版社2008年出版图书

	新书	重印书	合计
书种	119	94	213
专著	52	16	68
教材	37	62	99
科普	18	10	28
其他	12	6	18
总印数（万册）	407.1	205.08	612.18
用纸（令）	28363.32	18363.77	46727.09
总金额（万元）	5945.4	3825.32	9770.72

（王　玲　编　袁　钟　审）

联系电话：(010) 65260378
E-mail: pumcpoffice@163.com

中国医学科学院分院和共建单位

北京天坛医院

（北京市崇文区天坛西里6号，100050）

工作概况

一、事业概况

现有职工2232人（含北京市神经外科研究所），其中专业技术人员1969人，包括正高级职称130人，副高级职称213人，中级职称556人，初级师职称817人，初级士职称143人，其他专业人员110人；行政人员59人，包括副高级职称3人，中级职称9人，初级职称10人，其他人员37人；工勤人员204人。编制病床950张。神经外科病床300张。万元以上设备1532台（件），其中百万元以上设备26台（件），本年度新购置275台（件）。

二、医疗工作

年内，门诊936572人次，急诊81432人次，日平均门诊3716.56人次，急诊危重症抢救6442人次，抢救成功率92.79%。入院患者23980人次，出院患者23913人次，床位使用率102.71%，床位周转次数28.33，平均住院天数13.22，出院诊断符合率99.98%，7日确诊率99.87%。全年手术19337例。

神经外科在脑干肿瘤手术、脑动脉瘤手术、丘脑胶质瘤手术等多项技术方面继续保持国际先进水平。2008年6月创办了天坛医院《神经外科通讯》，2008年5月试运行，10月正式开通创建了以天坛医院神经外科为中心的中国神经外科联盟网站，进一步扩大了天坛医院神经外科在全国的影响力。全年手术共7093台，其中微骨孔入路手术1例，导航手术247例。顺利通过国家教委重点学科复审。同时通过验收成为中国内镜医师协会培训基地神经内镜培训基地。

神经内科为国家级重点学科，常年担负大量的北京市神经科常见疾病的诊治工作及全国范围内神经科疑难重症的会诊及诊治任务。神经内科住院人次、门诊量、急诊量等也有较大幅度的增长，住院近4000人次，门诊量近16万人次，急诊量达2.4万人次。

外科较好地完成了医保单病种付费和市卫生局每季度统计公布的单病种的费用控制。骨科强化规章制度建设，完善了常见病种的临床治疗路径。

呼吸内科开展气道腔内的氩气刀及冷冻治疗、呼吸内镜介入诊疗等。心内科病例质量不断提高，完成各类心脏介入诊疗手术共521余例。消化内科开展了肝癌的导管栓塞及化疗术。建立了以内分泌科为主体（与神经外科、妇产科）的神经内分泌康复诊疗体系，完善下丘脑-垂体-靶腺轴疾病的神经内分泌康复临床诊疗路径。

妇科被评为卫生部妇科内镜培训基地，产科完成70例危重孕产妇抢救并获得市卫生局“危重孕产妇抢救奖”。

急诊介入完成造影563台，血管内治疗179台，开展“颅内动脉粥样硬化性斑块活体高分辨率磁共振（MRI）系列研究。

感染科、发热门诊严格执行诊疗规范认真排查，做好我院传染病的防控工作。

麻醉科完善临床麻醉路径，强化全程医疗质量管理，杜绝药物浪费与漏账。手术室在手术量增加，在人员减少，器械、仪器、设备没有增加的情况下，克服困难，加班加点，加大维护保养力度，在最大限度内增加手术器械周转，满足手术科室需求。ICU 初步形成了以神经重症监测治疗为特点的综合 ICU。

医技科室的技术水平进一步提高。超声科开展了介入性超声、超声造影技术、小器官超声、术中超声、三维超声等多项新业务和新技术，不仅满足患者的需求，而且创造了良好的经济效益。检验科开展了急诊血脂等新项目的检测，满足临床的需求。

医院感染管理。完善修订医院感染管理制度，起草了临床合理使用抗菌药物的考核指标，制定了导管相关血流感染的防控制度及多重耐药菌病例监测与控制制度，把医院感染纳入医疗质量管理中，开展院感染综合性、目标性检测，并参与临床抗菌药物使用管理，加强对院感专职人员及医务人员进行预防和控制医院感染知识的培训。按时完成医院感染网络信息报表。医院感染率为 2.52%。

继续做好与武汉长航医院、湖南省长沙市宁乡县人民医院等单位的技术合作，继续选派优秀神经外科医生支援新疆、吉林省洮南等地的医疗工作。

新开展的新技术、新疗法及新项目有：转铁蛋白检测，连续尿量监测，经食管超声检查，肌肉疾病和周围神经疾病的病理学诊断，直立倾斜试验，不孕症诊断治疗仪，经阴道注水腹腔镜。

三、医保工作

本年度医疗保险管理工作获一等奖。医保出院患者 7610 人次，占总出院患者的 31.73%；公费医疗出院患者 1584 人次，占总出院患者的 6.61/%。

四、护理工作

强化过程管理和环节质控。通过质控小组、夜查房、抽查、主任查房等多种方式，严密监控护理服务质量。建立了岗位阶段培训制度和培训后考核制度，编制了护理技术操作用书、刻制了护理操作技术光盘等培训资料，通过岗前培训、操作考核、理论考核等方式，加之英语培训、操作培训等奥运护理培训工作，切实提升护理人员的技术水平。深入推进“双千日”活动，完善“双语服务”、开展了护理主题活动，共同借鉴护理缺陷，不断提高服务质量。护理文件书写合格率 100%，分级护理合格率 100%，技术操作合格率 90%，急救物品完好率 100%。护理带教情况；全年带教 122 人（首都医科大学附属第五临床医学院护理高职班 38 人、首都医科大学燕京医学院护理高职班 48 人、北京护校 36 人），进修 28 人。全年内共接通咨询电话 64544 人次，参加护理本、专科学习的护士有 200 人。发表 31 篇护理论文。

五、预防保健工作

巩固预防保健工作成果，社区传染病防治管理率、访视及时率、疫源地消毒率、宣教率均达 100%。计划免疫无漏管、漏种，院内传染病报告管理无漏登漏报，一类疫苗接种率达 100%。本院免费为老人接种流感疫苗 1567 人次，为学生接种 770 人次，收费疫苗 1154 人次，共计 3491 人次。

定期派出支农医疗队入驻长陵、十三陵镇卫生院。共派驻了 7 批临床、医技科室医生、护士和相关科室人员，共 21 人次。医疗队员们除完成正常门诊工作外，还举办健康体检及妇女病的普查工作共 16 次，受检群众 1800 余人。举办健康大课堂 45 次，受益群众 800 余人次。义诊咨询 10 次，咨询群众 600 余人次。对当地医务人员进行培训 60 余次，参加人数 300 人次。

继续开展支援崇文区、丰台区社区医疗

工作，共派出688人次到社区医院，永外社区卫生服务中心117人次、体育馆路社区卫生服务中心225人次、天坛社区卫生服务中心54人次、蒲黄榆社区卫生服务中心191人次、方庄社区卫生服务中心102人次。其中主治医师371人次；副主任医师299人次；主任医师18人次。宁养院本年收治新病人355人，服务病人486人，门诊服务病人及电话随访6773人次；巡诊525人次。

做好对突发公共卫生事件的应急准备工作，组织院内应急演练5次，提高了医院的医疗应急水平。圆满完成了人民大会堂春节联欢会、全国人大第十一届一次会议、奥运倒计时100天誓师动员会及2008年中国网球公开赛医疗保障任务。

六、科研工作

颅内动脉狭窄支架成形术研究-颅内动脉狭窄的LMA（部分形态学路径）分型获得北京市科技进步奖二等奖，出血性脑卒中规范化外科技术推广及其HE（血肿扩大）机制和临床预测研究获得教育部优秀成果奖科技进步奖（推广类二等奖）。获得上级各类科研项目62项，其中主持和参加国家级项目25项、包括国家自然科学基金重大项目1项，主持和参加省部级项目15项，其余项目22项。本年度共有29项科研项目进行了中期或结题检查。全年发表论文490篇，其中SCI收录72篇，国外期刊1篇，核心期刊417篇。

神经外科举办第三届世界华人神经外科大会、第七届亚洲神经外科大会、第二届（天坛）颅底及脑干肿瘤国际学术研讨会暨第五届全国颅底外科会议、《中国现代功能神经外科新进展论坛》一系列学术会议，来自国内外的2000余位专家参会。神经内科举办第八届天坛国际脑血管病会议，5000多人参会。举办赛诺菲安万特-天坛卒中教育项目等一系列学术会议。超声科举办全国超声会议，麻醉科承办了首届亚洲神经外科麻醉与重症监测会议；急诊介入举办天坛国际脑血管病会议暨缺血性脑血管病介入治疗论坛及第五届全国神经介入论坛；这些学术会议进一步提高我院在国内外的影响力。

七、教学工作

制定了医院教学工作检查评估指标，对承担本科教育教学工作的12个教研室和7个专科医师培训基地的培训工作进行检查评估，并对28个临床科室开展继续医学教育学习情况进行了检查。完成了首都医科大学校长教育教学改革立项课题《口腔医学专业临床医学阶段教学模式和课程体系的研究》，编写了口腔医学专业临床医学阶段教学大纲、实习大纲和课程介绍，提前结题。神经病学评审通过为校级精品课程。《临床医学专业<实验诊断学>教学内容的改革》获2008年度首都医科大学教学成果二等奖。本院有博士学位授权专业9个，博士生导师达22人；硕士学位授权专业17个，硕士生导师52人，在读博士生41人、硕士生117人。本科生213人（五年制大学生29人、七年制大学生184人）。组织、协办2008年度国家级继续医学教育项目学习班20个，市级继续医学教育项目学习班3个，区县级继续医学教育项目学习班1个。组织申报2009年国家级继续医学教育项目12个，市级继续医学教育项目2个，区县级继续医学教育项目11个；国家级和北京市级继续医学教育备案项目11个。接受全国各地进修人员303人（副高级职称54人，主治医师138人、医师32人、护师以上38人、护士40人、其他1人）。

八、信息化建设

对医院网站进行改进、增设投诉意见箱、启动短信平台，增加了住院患者欠费控制管理系统，对手术系统进行升级管理、持续改进住院系统、改进医保及公费医疗系统、持续改进门急诊系统：增加神内急诊电子病历的登记和管理、升级门诊触摸屏程序，增加院务公开内容，针对门诊新增加的特需门诊增加会诊和特需患者的预约管理流程；增加新的后勤物资管理系统。进一步实现了医疗质量控制的电子化管理，保障了医疗工作安全有序。

九、国际交流

年内，共派出11批11人次，分赴美国、韩国、日本、法国、捷克、奥地利等国家和中国澳门地区进行学术交流、培训考察。

十、精神文明建设

建设文明医院。认真开展了“迎奥运、讲文明、树新风”活动，紧密结合我院实际着力加强行业作风建设，开展了以“以病人为中心”的行业作风建设，提高了全院职工爱岗敬业、诚实守信、服务患者、奉献社会的道德素养和职业操守。将行风建设和职业道德融于医疗卫生服务工作中，规范了医疗行为，树立了良好的医德医风。

继续推行医疗服务信息公开制度和廉洁行医制度，完善药品用量动态监测、超常预警和药品比例公示点评制度，最大限度遏制药品开单提成的空间。进一步完善临床路径，规范治疗进程、控制费用。继续坚持和深化院务公开制度，就医院重大事项征求职工代表的意见和建议。

本年度我院荣获全国医院管理年活动先进集体、全国文明单位、首都“迎奥运、讲文明、树新风”活动先进集体、首都志愿好团队、首都民族团结进步先进集体、首都文明单位标兵等。患者服务中心共收到表扬信117封。

十一、后勤保卫工作

认真做好后勤各项保障工作，进一步强化安全意识、服务意识，强化节约、节能意识，落实安全生产责任制，不断提高服务质量和服务水平，形成了较为完整的后勤保障体系的雏形。完成了急诊室、奥运门诊、病房楼北段、电力改造工程等50余项奥运改造工程及基础设施建设改造工程，改善了医疗条件。治安保卫工作方面。认真落实奥运安保、平安医院的各项工作要求，提高防范意识、完善群防群治网络组织，将人防、物防、技防有机地结合起来，完成了各项安全保卫任务，开展了清理打击号贩子、医托、散发小广告“三类人员”的工作，维护了正常的医疗秩序。

十二、其他工作

1. 北京奥运会　圆满完成奥运定点医院及各项医疗保障工作。作为奥运会医疗定点医院，承担了场馆医疗卫生团队、奥运大家庭成员和院内应急医疗救治网络建设——创伤救治基地等一系列医疗保障工作。全院职工全力以赴，团结协作，努力拼搏，扎扎实实做好本职工作，为奥运会提供了全面、优质、安全、快捷、规范的医疗服务。一是组织保障。成立奥运领导小组，设立医院奥运办公室，下设联络组、医疗组、护理组、院感组、后勤保障组、接待组、财务组、运输组、保卫组、宣传组的工作体系，各组职责明确、分工协作。二是选派涉奥人员，包括奥运志愿者、组建奥运门诊、急诊医疗队伍，奥运期间，共向医疗场馆、奥运村综合诊所以及奥组委派出168人。其中，为场馆医疗保障抽调医生58名，护士48名；为奥运村综合诊所抽调28人；为兴奋剂检查官工作抽调19人；为北京奥组委抽调8人；抽调司机3人；抽调神经外科4人派驻昌平区、顺义区医院建立应急救治站点。作为奥运定点医院为奥运门、急诊，住院病房共抽调60余人。三是组建各级医疗救治队伍。

在基础设施和物资设备保障方面。一是成立了应急物资保障小组，制定奥运应急储备物资管理规定及应急预案、对应急物资进行专人、专位、专账管理，确保奥运物资供应万无一失。二是如期完成奥运定点医院的基础设施改造任务。完成了奥运门诊的建设，完成了对急诊科、病房、院内道路的改造等。

抓住奥运契机，展医务人员风采。在全院开展了奥运立功竞赛活动。奥运期间，奥运门诊接待患者9人，均为外籍患者，无教练员和运动员。奥运急诊共接治奥运志愿者9人，其中收住院港籍志愿者1人。接诊外籍人士3人，均为旅游者。我院顺义奥林匹克水上公园场馆团队被中共中央、国务院联合授予"北京奥运会残奥会先进集体"，被北京市委、市政府、奥组委联合授予"五好团队"。

2. "5·12"大地震　无私奉献，众志成城，倾尽全力抗震救灾。在卫生部、北京市卫生局的统一部署下，我院在第一时间派出由神经外科医师、麻醉科医师、神经外科护士、手术室护士组成的第一批7人紧急救援医疗小分队，作为国家派出的首批医疗队员，赴四川地震灾区执行医疗救治任务。随后，我院又陆续派出由ICU、内科医师、药师等人员组成的5批救援人员赶赴灾区，开展救治重症伤员工作，共救治了107名伤员，巡诊928人次。我院先后派出6批医疗队员，共计20人，赴震区执行医疗救援任务。医疗队出色完成了抗震救灾任务，得到了各级领导的表扬和嘉奖，我院的抗震救灾医疗队先后被全国总工会授予"工人先锋号"，"首都劳动奖状"等光荣称号，并受到胡锦涛主席的亲自接见，神经外科医师吕刚被评为全国抗震先进个人。

在全院开展了向地震灾区人民献爱心活动，全院职工无私奉献，共募集爱心捐款27.4万元。开展缴纳特殊党费活动，缴纳特殊党费35.63万元。充分展现了我院广大党员、职工无私奉献的高尚品质。

全力做好抗震救灾的物资保障工作。陆续准备5批物资，其中后勤应急物资4万余元、中西药1.5万元、医疗器械3.5万元；向北川人民医院捐赠急需医疗设备3台，价值24.4万元，手术无影灯1台、手术床、麻醉机各1台。

5月27日我院赴四川汶川地震灾区医疗队圆满完成医疗救援任务后，安全回到北京。

3. 三鹿奶粉事件　2008年9月因某品牌食用奶粉中添加三聚氰胺导致了部分婴幼儿出现不同程度的泌尿系统的损害、甚至死亡的事件。医院按照卫生部和市卫生局的要求，立即进行部署，制作了《奶粉事件致病婴幼儿专用病历》、制订工作流程，做好大批患儿的门诊接诊和重症患儿的病房收治与转诊准备。9月17日开始对食用含三聚氰胺奶粉的婴幼儿实行免费筛查。并对辖区内有3岁以下儿童的家庭进行入户走访与登记。截至12月2日24时，筛查婴幼儿共计939人次，阳性病例44例：无重症和住院患儿；应收医疗费用为11.8万元。

（章兰云　编　宋茂民　审）

联系电话：（010）67098297
E-mail：ttyydas@sohu.com

医院领导名单

院　长	戴建平（2008.4 免职）	**党委书记**	高晓兰
	王　晨（2008.4 任命）		
副院长	高晓兰	**副书记**	宋茂民
	王拥军		
	张静波（2008.6 调出）		
	张力伟		
	肖淑萍（2008.6 任命）		

获奖科研成果（题录）

高等学校科学研究优秀成果奖科技进步奖（推广类）二等奖

出血性脑卒中规范化外科技术推广及其 HE 机制和临床预测研究

2007 年北京市科技进步二等奖

症状性颅内动脉粥样硬化性狭窄支架成形术研究

获奖科研成果（摘要）

出血性脑卒中规范化外科技术推广及其 HE 机制和临床预测研究

赵继宗　王德江　季　楠　王　硕　袁　葛
康　帅　赵元立　叶　迅　周定标　王任直

由赵继宗教授主持（等参加）联合中国人民解放军总医院，中国协和医科大学共同完成的国家十五科技攻关计划项目《出血性脑卒中规范化外科技术推广及其 HE 机制和临床预测研究》，本项研究为新中国成立后我国首次大规模推广出血性脑卒中规范化外科治疗多中心、大样本单盲临床病例对照临床研究。参加单位在全国达 30 个省自治区和直辖市。完成手术 6434 例。出血性脑卒中死亡率和植物生存率降低 5 个百分点，治疗费用在原基础上降低 8 个百分点。2、通过 2464 例手术后 1、3 和 6 个月随访，进行 3 种手术方式指标比较综合分析，确定 ICH 的手术适应证，制定了《出血性脑卒中微创治疗规范草案》。3、首先发现血肿生长线。4、建立起集科研、教学与咨询为一体的开放式网上专家系统，建立完整的术后随访体系。完成网络数据库平台和文件上传系统，实现病历数据采集、上传、病例查询、病例数据文件读取与字段间逻辑判断，形成临床效果评估系统，专家诊断系统。北京地区实现急救体系多学科联合会诊制度，即脑卒中急救绿色通道。实现了北京地区所有二级医院可以开展ICH手术，并为一级预防提供了基础。

该项目获2008年度高等学校科学研究优秀成果奖科技进步奖（推广类）二等奖。

症状性颅内动脉粥样硬化性狭窄支架成形术研究

姜卫剑 王拥军 杜 彬 戴建平 金 旻
徐晓彤 董可辉 高 峰 马 宁 王清河
王桂红 龚浠平

内支架成形术能够恢复动脉狭窄的血流动力学，给颅内动脉狭窄的治疗提供了机会。目前，内支架成形术用于治疗颅内动脉狭窄，国内外文献报道的病例数不足100例。首都医科大学附属北京天坛医院自2000年11月起开始进行了有关的研究：①对拥有自主知识产权的颅内动脉狭窄"部位、形态学、路径分型（LMA分型）"的实用性进行研究；②研发拥有自主知识产权的颅内专用支架系统（Apollo支架），并进行相应的临床应用研究；③研究支架成形术治疗症状性颅内动脉狭窄的可行性和安全性；④研究与颅内支架成形术并发症有关的影响因素；⑤研究颅内动脉狭窄支架成形术的适应证和远期疗效。

解决的主要技术问题：①LMA分型是否有助于制定个体化的手术方案；②国产Apollo支架治疗症状性颅内动脉狭窄是否安全和可行；③颅内动脉狭窄的支架成形术的远期疗效如何，影响远期疗效的因素是什么；④手术并发症的预测因素是什么。

技术创新点和创新程度：①在国际上率先提出用于指导支架成形术的颅内动脉狭窄LMA分型，得到国际同行的高度认可；②研发和生产了国家食品药品监督管理局批准的第一个颅内专用支架. Apollo支架，证实了该支架治疗症状性颅内动脉狭窄的可行性和安全性；③在国际上首次证实了严重的颅内动脉狭窄（≥70%）不是支架成形术的危险因素；④报道了国际上最大病例数的颅内动脉狭窄支架成形术的远期疗效，首次发现糖尿病和径路血管严重迂曲是影响远期疗效的预测因素；⑤在国际上第一个发现狭窄邻近部位的深穿支区域有梗死灶的患者是支架术后发生穿支卒中的高危人群；在颅内同一个部位放置2个支架与颅内出血并发症有关联。

技术经济指标：手术的技术成功率在90%以上；术后30天内的卒中率控制在6%~7%以内。

促进科技进步的作用：本研究的多个结论有助于颅内动脉狭窄支架成形术这一新技术的健康发展；国产Apollo支架的成功研发有助于推动神经介入器材的国产化进程。

推广应用：我们的经验和研究结论已经在国内数十家三甲医院应用。

经济（或社会）效益：我们的结果显示支架成形术治疗症状性颅内动脉狭窄的远期结果令人满意，年卒中率下降为4.6%；国产Apollo支架的成功研发和临床应用有助于推动神经介入器材的国产化进程，降低患者消费，减少不必要的卫生经济投入，减轻社会保险负担。

该项目获2007年北京市科技进步二等奖。

神经科学研究所

（北京市崇文区天坛西里6号，100050）

工作概况

我所所长王忠诚院士荣获2008年度国家最高科学技术奖。

一、科研工作

2008年获得各类科研项目17项，其中国家“十一五”科技支撑计划项目1项，国家自然科学基金3项，北京市自然基金2项，北京市科技新星计划3项，国家博士后基金2项，卫生局青年基金1项，市委组织部人才项目3项，其他项目2项。目前在研项目52项，其中国家级项目18项，部市级项目27项，局级及横向合作课题7项。本年度共有8项科研项目进行了结题。

全年发表学术论文114篇，其中国外期刊35篇，SCI收录25篇。主编著作2部，参编2部。

全年共获科技奖励4项，其中，国家科技进步奖二等奖（合作完成）2项，中华医学科技奖二等奖1项，北京市科学技术奖三等奖1项。

二、教学工作

1. 研究生工作：新增硕士生导师3人；目前共有研究生导师18人，其中博士生导师6人，硕士生导师12人。新招收博士生7人，硕士生11人；在读研究生共44人，其中博士生21人，硕士生23人；毕业博士生4人，硕士生10人。1人获首届“王忠诚优秀研究生奖学金”。

2. 博士后工作：在站博士后工作人员4人。进站1人，出站2人。

3. 继续教育工作：首次作为独立的科研院所向北京市卫生局、北京市继续医学教育委员会申请独立申报“国家级继续医学教育项目”和“北京市级继续医学教育项目”获得批准，并于当年申报了国家级项目3项，北京市级项目2项。我所共有126名专业技术人员参加继续医学教育项目，达标人数124人，达标率98.4%。

4. 北京神经外科学院招收了第五批学员，全部为一年制学员，共11人。

三、医疗工作

今年，细胞生物室做动物实验240余只，培养细胞200瓶，发明专利一项，做内镜手术500余例。神经干细胞室做动物实验150余次，培养细胞1000余瓶。损伤修复室做实验大鼠579只，与法国巴斯德研究所建立了面神经修复合作研究。病理生理室做抗肿瘤药物敏感性试验134次。神经介质室现正在进行新药《牛磺酸氯化钠注射液》的1期临床实验。颅底解剖室及功能神经外科研究室分别举办了全国颅底解剖显微学习班和功能神经外科新进展论坛。颅脑损伤室将基础与临床相结合，规范了颅脑创伤的救治。动物实验室完成了专家组的验收，取得了实验动物使用许可证，全年共做实验动物2200只。神经病理室和电镜室全年共发出诊断报告6750例，免疫组化染色7000余片，冰冻快速诊断报告1200余例。

神经影像中心全年检查病人9.2万余人

次。伽玛刀中心治疗病人3000余例。神经电生理室完成各类病人检查8594人次，举办了首届全国神经监测学习班。神经介入室培养进修医师20人，开展手术531人次，绿色通道急诊手术58台。胶质瘤治疗中心开展手术451例。截至11月底，神经影像中心、伽玛刀治疗中心、神经电生理室、神经介入室、胶质瘤治疗中心共检查治疗病人10.3万余人次。

神经流行病室和全国脑防办今年对全国50万社区人群进行监测，并多次举办全国性脑血管病会议，参会代表5000余人，培训县、乡级医生4000余人，发放各种宣传材料50余万份，完成了“脑卒中防治知识手册”的印制，免费寄送全国各医院。对北京社区1万余人进行脑血流动力学检测，完成了10余万字社区康复训练手册的编写。市脑防办对远郊区县及城八区2400余名医生进行了脑卒中规范治疗培训，组织专家进社区义诊、咨询，开展健康大课堂10次。

四、学术交流

今年，中国医师协会神经外科分会配合有关科室举办了15次较大型的国内学术交流会议，有3600余人参加。评选了2008年“王忠诚中国神经外科医师年度奖”，与“王忠诚基金会”合作全额资助西部和东北地区30名医师及15名研究生参加了第三届中国神经外科医师年会。

细胞生物室、脑防办等7个科室结合自己的专业举办了学术交流及培训班共20余次，促进了本学科的发展，提高了当地医务人员技术水平。《中华神经外科杂志》各项学术指标已连续4年递增，在10余种神经外科杂志中排名第一，出版杂志8万余册，通过杂志及时刊登了全国抗震救灾的学术论文，表彰了全国抗震救灾的神经外科医生。

全年有18人次出国进行学术交流。

五、其他工作

1. 整理出版研究所建所以来（1960～2007年）《大事记》。

2. 2008年5月31日举行“首都医科大学神经外科学院”揭牌仪式，建立学院办公室。

3. 在北京市科技新星计划实施15周年之际，受北京市科委委托，承担“科技新星计划15周年”纪念宣传画册、文集的采访及编纂工作。

4. 面对南方的雪灾及汶川地震，全所同志向灾区募捐2.9万余元，党支部组织党员参观了抗震救灾大型展览。基金会与医师分会紧急印制了2万份《颅脑创伤和脊髓脊柱损伤急救指南》小册子发往地震灾区。

5. 北京奥运会期间，我所派出5位同志到奥组委工作并圆满完成了任务。

（王灵枢　编　张亚卓　程小燕　审）

联系电话：(010) 67096768
E-mail:wls_ jj@ yahoo. com. cn

研究所领导名单

所　长：王忠诚　教授
副所长：吴中学　教授　张亚卓　教授

获奖科研成果（题录）

国家科技进步奖二等奖（参加单位）

癫痫发病机制及防治的系列研究
中国心血管疾病发展趋势和防治策略研究

中华医学科技奖二等奖

中国农村地区癫痫社区控制有效措施研究

北京市科学技术奖三等奖

中国农村地区癫痫社区控制有效措施研究

获奖科研成果（摘要）

中国农村地区癫痫社区控制有效措施研究

王文志　吴建中　戴秀英　杨　斌　王太平　等

癫痫是一种常见的神经系统疾病，对患者和家属可造成严重危害。本研究的目的是为了尽快改善我国农村地区癫痫患者不合理的治疗现状，探索一种简便、实用的技术方案，利用经过培训的当地医务人员，使用价格便宜、疗效较好的药物治疗管理惊厥型癫痫患者，并期望能达到一种可持续发展的农村癫痫社区控制策略。

研究方案的可行性试验始于1986年。在此基础上，2000～2005年在WHO的支持下，完成了有6个省参加的大样本（2455例）、长时间观察（30个月）的示范研究。该项目主要研究内容包括3个方面：①完成示范区基线流行病学调查，了解癫痫的患病率和治疗缺口；②培训当地乡卫生院医生，让他们承担起筛查、治疗、管理符合条件的惊厥型癫痫患者；③开展癫痫知识的大众宣传教育。

6省（8个县）自2001年12月起筛查入组癫痫患者并开始治疗，2004年6月30日随访观察截止，共入组治疗2455例惊厥型癫痫患者。在服药满12个月的患者中，有33.9%入组治疗后未发作，34%的患者比入组前发作减少>50%；在服药满24个月的患者中有26.2%一直未发作，45.3%的患者发作比入组前减少>50%。苯巴比妥的不良反应较轻，其中困倦、头晕等轻度不良反应约占总数的40%，中度不良反应约占3.7%，重度仅为0.3%。

本项研究先后在国内外专业杂志发表学术论文28篇，其中在国外有重要影响的杂志发表6篇（SCI影响因子总数达到41）。目前本研究取得的经验已经在卫生部的支持下逐步向我国农村地区推广，2007年已扩展至15个省73个县，覆盖农村人口4000余万。培训县、乡两级医院医生3000多人，治疗癫痫患者23000多人，取得良好效果。

本研究成果获2007年北京市科学技术奖三等奖和2008年度中华医学科技奖二等奖。

黑龙江分院（哈尔滨医科大学）

（黑龙江省哈尔滨市南岗区保健路157号，150081）

工作概况

一、科研工作

2008年，在学校党政班子的正确领导和关怀下，全校科研工作又上了一个新台阶。杨宝峰教授获何梁何利奖——科学与技术进步奖。学校获国家自然科学基金资助面上项目46项，再创历史新高。姜洪池教授主持的“十一五”国家支撑计划黑龙江省农村卫生适宜技术应用示范研究推广项目启动。

（一）科研课题

全年共获得各级科研课题833项，获各类资助经费3522万元。其中：获科技部项目37项，资助498万元（主持973前期专项1项49万，863子课题合作项目3项资助30万，973子课题合作项目4项资助23万元，国际合作子课题2项资助50万元，“十一五”科技支撑子课题合作项目27项资助346万元）；卫生部卫生行业科研项目7项，资助60万元、其他类课题12项，资助225万元；获国家自然科学基金51项，（面上项目资助46项，主任基金1项，国际合作项目4项）资助1316万元；教育部博士点基金项目7项，资助42万元、留学回国项目6项，资助14.5万元；国家中医药管理局中医药科学技术研究专项6项，资助21万元；获省科技厅课题114项，资助746万；省教育厅项目189项，资助273万元；黑龙江省中医药科研项目25项，获得资助8.5万元；黑龙江省卫生厅科研项目336项；哈尔滨市科技创新基金项目36项，重点攻关项目5项，共资助185万元。

（二）科研成果

全年共获各级各类奖励92项。其中，获教育部高等学校科学技术奖自然奖一等奖1项；获省政府科学技术奖29项：二等奖18项，三等奖11项；获黑龙江高校科学技术奖22项：一等奖14项，二等奖8项；获黑龙江高校人文社科奖二等奖2项、三等奖1项；获黑龙江省卫生科技进步奖28项：一等奖10项，二等奖13项，三等奖5项；获哈尔滨市科技进步奖6项，二等奖2项，三等奖4项；获中医药管理局奖励二等奖2项。

（三）其他工作

2008年博士后进站97人，出站62人，获各种经费422万元。其中，中国博士后资助经费139万元、省博士后专项资助金160万元；获黑龙江省政府博士后科研启动金123万元。

全校共有各级各类重点实验21个，其中今年新增省部共建教育部“心肌缺血机理与诊疗技术”重点实验室。

全校共发表论文2182篇（其中，国外学术刊物发表204篇），SCI328篇，EI8篇，出版科技论著81部。全年共组织学术活动26场（次），邀请国内外知名专家学者33人次作学术报告。其中包括，工程院院士陈君石、刘昌孝、周宏灏、闻玉梅，国务院政策研究室贸易经济司陈全生司长，“973”首席科学家唐朝枢教授等。

二、教学工作

我校有8部主编教材被增列“十一五”国家规划教材；外科学被评为国家精品课程。临床技能实验教学中心被评为国家级实验教学示范中心；吴坤教授获第四届国家教学名师奖，药理学教学团队被评为国家级教学团队，药理学被评为国家级双语教学示范课程。生物信息与技术学院的姜伟同学被评选为2008年黑龙江省三好学生；赵恺、崔晓波、李丹、侯杰、蔡本志、薛东波、单鸿波、吕成芳、傅羽、高峰、周强、孙超宇同学等12人被评选为黑龙江省优秀毕业生。

2008年7月3日，经我校学位委员会审议通过，授予硕士学位人员1178名、授予博士学位人员107名。今年录取硕士研究生1050人，博士研究生214人。推荐30名优秀应届本科生免试攻读2008年硕士学位研究生。从2006级科学学位硕士研究生中筛选出26名研究生提前攻读博士学位。开展了哈尔滨医科大学研究生创新基金申报及评审工作，评审出30名研究生，给予50万元经费资助。

2008年分别新增列硕士生导师101名、博士生导师资格43名。大大提高了硕士生导师及博士生导师队伍高学位和年轻者的比例，也整体提高了导师队伍的素质。

2008年研究生学院被黑龙江省高等学校招生委员会授予“招生考试先进集体”，程立军同志被授予“招生考试先进个人”称号。袁重胜同志被中共黑龙江省委高等学校工作委员会授予“优秀共产党员”称号。

三、医疗工作

多年来，学校和各院领导十分重视临床医疗新技术的开展，加强了医疗新技术的管理，加大了开展医疗新技术经费的支持力度。今年共获黑龙江省医疗新技术应用奖185项，其中姜洪池等《肝脏提位技术》等91个项目荣获一等奖，二等奖89项，三等奖5项。

普外科姜洪池教授开展的“前入路肝切除术”的新技术增加了肝癌的切除率，使累及膈肌、后腹壁、右肾上腺或与这些组织紧密粘连的肝癌患者得到切除肿瘤的机会，提高了患者的生存率；使肝切除术的可行性和安全性得以明显增加；该技术与绕肝提拉技术有效的结合使用，为省内率先开展，填补了省内相关领域的空白。2008年附属二院成功地恢复了三级甲等医院称号，新门诊大楼竣工并投入使用，获得东北三省唯一一家包括冠心病、电生理和先心病介入治疗国家培训基地。附属三院开展结直肠外科开展保留直肠壶腹的全结肠切除术，开创全结肠切除新术式和胃肠外科开展保留贲门的胃近段切除和单通道间置空肠胃近段切除新术式。附属四院冠脉介入治疗、纵隔镜、腹腔镜等方面拥有多项国内首创技术。年内完成心血管介入手术共计2136例，是2005年132例的16倍。

学校被评为黑龙江省十佳和谐校园并通过全国文明单位检查验收。学校新图书馆开馆启用并获2008年度国家优质工程银质奖。伍连德纪念馆建成开馆，傅世英等29名同志提出的“应建立‘泰斗’伍连德纪念馆”的建议被评为哈尔滨市首届十佳人民建议成果，学校被评为落实人民建议成果转化工作先进单位。庞达教授获中国医师奖。

四、抗震救灾工作

5月12日，四川汶川特大地震发生后，学校领导班子召开紧急会议，对抗震救灾工作进行安排部署。成立抗震救灾领导小组，下发《关于积极组织开展支援汶川等地震灾区救灾工作的紧急通知》，派出18批医疗队，共170余名医务人员。医疗队员分配到广元、江油、什邡、绵竹等地，他们风餐露宿，不畏艰险，昼夜奋战在救灾第一线，为救治伤员做出了积极贡献，救助9000余名患者。其中包括获南丁格尔奖的李秋洁教授、国内知名血液内科专家周晋教授、国内知名 ICU 专家于凯江教授等专家学者。学校全体职工积极参与“心系四川”活动，为四川灾区人民捐款额达 506.6367 万元，其中特殊党费 191 万元。

学校获全国卫生部、国家食品药品监督管理局、中医药管理局、总后勤部卫生部和黑龙江省抗震救灾医疗卫生先进集体荣誉称号，5 所附属医院获省卫生厅授予的全省卫生系统抗震救灾工作表彰，有 38 人获抗震救灾先进个人标兵，143 人获抗震救灾先进个人。有 5 名医护人员火线入党。杨艳杰教授被评为 2008 年“感动龙奖”年度人物，于凯江、赵鸣雁同志获得全国抗震救灾先进个人称号。

五、国际交流工作

全年共计接待来自美国、日本、英国、德国、俄罗斯、瑞典等 12 个国家共 56 个团组 102 人次来校访问、讲学、商谈合作项目。派出 55 个团组累计 178 人前往美国、日本、英国、德国、俄罗斯、瑞典、韩国、加拿大等共计 28 个国家以及香港和台湾地区进行研修、讲学、科研合作和联合培养博士研究生等事宜。分别聘任 42 位海内外著名专家和学者为我校的名誉教授（9 人）、客座教授（25 人）和海外博士生指导教师（8 人）。圆满完成“第三届中俄药理学国际研讨会”和“国际腹部创伤暨第九届全国脾脏外科会议”的组织工作。聘请美国 UMKC 大学语言教师对全校 12 名青年骨干教师进行全脱产为期 30 天的《英语翻译写作》强化培训。所有教师均通过美方的语言写作和口语水平考试，并获得该校语言学院颁发的结业证书。

（史文彦 编 金连弘 审）

联系电话：（0451）86624142
E-mail：shiwy2008@163.com

分院及各所、室领导名单

行政领导名单

院长	金连弘	教授	**办公室主任**	史文彦	研究员

黑龙江省基础医学研究所

名誉所长	程　志	教授	**副所长**	钟淑琦	教授
所长	田　野	主任医师		李玉荣	教授

黑龙江省卫生学研究所

所长	卢明俊	教授

黑龙江省克山病研究所

名誉所长	于维汉	教授	**副所长**	孙树秋	研究员
所长	王　铜	研究员			

黑龙江省大骨节病研究所

名誉所长	杨建伯	研究员	**副所长**	周令望	主任技师
				刘运起	研究员
				王丽华	副研究员

黑龙江省地氟病研究所

所长	孙殿军	研究员	**副所长**	于光前	研究员
				高彦辉	副研究员

黑龙江省地甲病研究所

所长	刘守军	研究员	**副所长**	苏晓辉	副研究员
				于　钧	副研究员

黑龙江省肿瘤防治研究所

所长	庞　达	主任医师	**副所长**	徐向英	研究员
				马占好	实验师

黑龙江省视光学中心

主任	崔　浩	主任医师

黑龙江省遗传医学中心

主任	傅松滨	教授			

黑龙江省遗传优生咨询中心

主任	刘权章	教授			

黑龙江省医学文献信息中心

主任	曲章义	教授	副主任	张明伟	副研究馆员

黑龙江省肝脾外科中心

主任	姜洪池	教授			

黑龙江省医学情报研究所

所长	曲章义	教授			

心血管疾病研究所

名誉所长	傅世英	教授			
所长	李为民	主任医师			

血液病研究所

所长	王京华	主任医师			

临床药学与药物研究所

所长	朱大岭	教授	副所长	杜智敏	主任药师
				吴琳华	主任药师
				王　伟	主任药师

干细胞与生殖医学研究所

所长	周　晋	主任医师			

神经外科研究所

名誉所长	戴钦舜	主任医师			
所长	赵世光	主任医师			

心血管外科研究所

主任	夏求明	教授			

精神卫生研究所

所长　　胡　健　　主任医师

组织工程与发育生物学研究室

主任　　金连弘　　教授

老年病第一研究室

主任　　徐嘉惠　　主任医师

老年病第二研究室

主任　　张一娜　　主任医师

仪器中心实验室

主任　　金晓明　　教授　　**副主任**　　张　丽　　研究员

党政领导名录
哈尔滨医科大学（黑龙江分院）

党委书记：姜洪池
校长、党委副书记：杨宝峰
副校长：李玉堃
党委副书记：韩玉霞
地方病控制中心主任：孙殿军
党委副书记、纪委书记：曹景文
副校长：曹德品、傅松滨、刘文川
工会主席：李兰芝

中国疾病预防控制中心地方病控制中心

党委书记：杨宝峰
主任、党委副书记：孙殿军
副主任：徐秀玉

黑龙江省医学科学院（中国医学科学院黑龙江分院）

院长：金连弘

获奖科研成果（题录）

教育部高等学校科学技术奖自然奖一等奖

心律失常防治的分子机制研究

省科学技术进步一等奖

大明胶囊降血脂及对糖尿病心脏病保护作用的开发研究

省科学技术进步二等奖

延长心脏移植受体存活时间的实验和临床研究
三氧化二砷联合 RNAi 沉默 SURVIV IN 在肾癌治疗中的基础研究
细胞培养中甾类激素对纤维蛋白溶解因子分泌的调节
血管抑素与 B7-1 基因的联合抗肿瘤作用
实验性 2 型糖尿病大鼠模型的建立及其治疗药物的筛选
细胞色素 P450 系统在内源性和外源性物质代谢中的作用
应用终末期肝病模型评分系统预测慢加急性重型肝炎患者的预后
细胞凋亡相关基因在喉癌中的表达及意义
A20、MMP-2、CD105 在口腔腺样囊性癌转移中的调控机制研究
曲马多或经皮穴位电刺激对围术期患者免疫功能影响的研究
亚砷酸细胞膜靶点及促凋亡机制的研究
微细透析法测定玻切术后玻璃体内抗氧化物质浓度的研究
大鼠心肌钙敏感受体的生物活性及其在心肌缺血/再灌注损伤中作用
改构内皮抑素及其 30 肽提高肿瘤治疗效果作用研究
基质金属蛋白酶在卵泡发育、黄体形成和着床中的作用及其分子机制
人类复杂疾病靶基因功能模块挖掘与基因网络重建方法研究
共轭亚油酸抑制肿瘤生长和转移的作用及其机制研究
β-榄香烯脂质体的研制及靶向性研究

省科学技术进步三等奖

无细胞基质移植物在膀胱重建中应用的实验研究
难治性癫痫大鼠模型建立及脑组织 Pgp 表达的研究
白介素-12 在卵巢癌中的抗肿瘤作用研究
门静脉高压犬门静脉部分动脉化肝脏功能与组织形态变化的实验研究
中国人脑 MRI 立体定向数字化可视化图谱的研究

应用组织工程技术体外构建血管的实验研究
宫颈癌病因学及转移机制的研究及临床应用
AAV-hIL-10的构建及诱导肝移植可耐受供体的实验研究
葡多酚对眼辐射伤防护作用的研究
不同健康状况人群的生存质量影响因素分析研究
青蒿素对神经细胞电生理的影响

获奖科研成果（摘要）

亚砷酸细胞膜靶点及促凋亡机制的研究

周 晋 杨宝峰 孟 然 王 巍 任晓慧

为寻找砷剂对不同来源的多种组织细胞的非特异性最初作用靶点进行了探索性研究，该研究为弄清砷剂抗肿瘤机制、实施对其抗肿瘤作用有效调控和对其毒性作用的合理预防提供有效证据。

研究内容、方法：①细胞内外砷浓度的差异：动态检测一定As_2O_3浓度外环境中干预同样时间的不同细胞的胞内砷浓度的动态检测；② As_2O_3对细胞膜离子通道的作用：对染砷的心肌细胞的细胞膜和多发骨髓瘤细胞离子通道进行观察；③As_2O_3对细胞膜和细胞质的酶活化速率和程度：对砷干预前后的白血病、实体瘤细胞和人脑正常神经元等细胞膜和胞质的某些酶活性和细胞内游离钙离子浓度进行研究；④细胞膜保护剂GM1对染砷人脑皮层的保护作用：比较人脑皮层神经元细胞膜（而非核膜）特异性保护剂——神经节苷脂GM1预处理前后染砷神经元凋亡率、蛋白激酶C的活性、细胞核变化胞质钙浓度变化。

研究结果、结论：①发现了细胞内外As_2O_3浓度的差异及相同浓度的外环境中不同类型细胞内As_2O_3浓度的差异，证明砷的最初靶点在细胞膜；②发现了As_2O_3对细胞膜部分离子通道的作用，明确了砷剂作用的靶点在细胞膜上的离子通道；③发现了As_2O_3对细胞膜和细胞质的酶活化速率和程度的差异，确定了砷剂作用的靶点在细胞膜上的酶蛋白；④发现了与神经细胞膜特异性结合并有神经保护作用的神经节苷脂GM1对染砷中枢神经细胞的保护作用，进一步证实了砷剂的细胞膜作用靶点。

微细透析法测定玻切术后玻璃体内抗氧化物质浓度的研究

张晓梅 刘 平 高维奇 王 峰 苏 颖

本研究采用改良的微细透析膜与高压液体层析法（HPLC-ECD）结合、长期测定活体兔眼玻璃体手术前后玻璃体内维生素C的含量兔眼玻璃体内维生素C的含量。此种微细透析膜是将传统的透析膜的出入两端合并为一，从而达到手术简单、安全、稳定和长时间放置的目的；首次提出玻璃体手术会引起玻璃体内重要抗氧化物质维生素C的改变，且手术填充液中无此物质。

本研究采取长期玻璃体内放置微细透析膜并与HPLC-ECD结合，连续测定活体家兔玻切手术前后玻璃体内内源性维生素C的含量。

与术前相比，维生素C的含量术后2天

内下降较少；之后明显，术后5天时降至最低（68.2%），以后逐渐回升，术后第9天时恢复到术前水平的55.1%；且术后静注维生素C（100mg/kg）可使家兔玻璃体内维生素C的含量术后维持在正常范围内。提示玻切术后应早期补充维生素C，以便减少由于此种重要的抗氧化物质的缺乏，对眼部带来的损伤。

该项目得到国家自然科学基金（30140010）、教育部留学归国人员科研启动基金〔2003〕406的资助。共发表相关论文4篇，其中Exp Eye Res杂志（SCI收录）2篇；中华眼底病杂志1篇。

细胞色素P450系统在内源性和外源性物质代谢中的作用

朱大岭 黄丽军 刘 艳 唐晓波 于 磊

本项目是在国家自然科学基金，“863”项目，国家科技攻关计划和黑龙江省自然科学基金资助的重点课题资助下完成的。课题负责人均为朱大岭，研究属于药理学及病理生理学领域。

本项目主要研究内容：①代谢外源性物质和药物的细胞色素P450亚型的确定技术平台研究；②建立代谢中药及单体的细胞色素P450亚型的确定技术及肝微粒体重组系统高通量的筛选中药的技术平台；③细胞色素P450系统在代谢内源性物质-花生四烯酸中的作用；④细胞色素P450亚型抗体的制备和应用。本项目加快了我国创新药物研发的进程，有助于理解药物代谢机制与相互作用机制，为药物临床合理用药，避免不良反应和个体化给药方案提供了参考，开发出一套简单、快捷的方法估计特定的中草药或有效成分对CYP450代谢亚型的确立。因而揭示参与这些内源性物质代谢的CYP450亚型具有重要的理论价值和实际应用价值。

本研究在国内外学术期刊上发表论文37篇，SCI 12篇，影响因子最高为4.593，合计为37.962；国内核心期刊25篇，影响因子合计为7.24；以本项目为基础申请到9项相关课题；培养博士后5人，博士生6人，硕士生12人；申请国家发明专利3项。

三氧化二砷在治疗中的基础研究与临床应用

徐万海 张 诚 李 粟 李雅杰 王晓民

日前我国肾癌的发病率逐年增高。因为肾癌对化疗、放疗均不敏感，仅以手术治疗为主，对晚期失去手术时机的肾癌患者来说，命运无疑是悲惨的。

本项目探讨了三氧化二砷抑制肾癌细胞生长和促进凋亡的机制，构建了Survivin基因抑制载体（pSil-U6-S2），转染治疗肾癌细胞（786-0），检测786-0细胞内Survivin基因表达的变化，探讨了抑制 Survivin基因对诱导凋亡的作用和化疗增敏的机制。

课题组创新性地利用了三氧化二砷（As_2O_3）治疗肾癌，在临床上通过对数十例已失去手术时机的晚期肾癌患者应用As_2O_3进行化疗，利用CT检查，对比治疗前后肿瘤体积的大小，证实了As_2O_3在治疗肾癌方面的疗效——与以往的非手术治疗相比可明显改善中晚期肾癌患者的生存质量，并对术后预防肿瘤复发有显著作用，提高了生存率。相信应用三氧化二砷治疗肾癌将会是很有前景的治疗方法。

大鼠心肌钙敏感受体的生物活性及其在心肌缺血/再灌注损伤中作用

徐长庆 张伟华 孙轶华 赵雅君 王立敏

在国家自然科学基金（30370577，

30470688）和黑龙江省海外学人项目（1053H Q010）的资助下，本研究以大鼠冠脉结扎、离体心脏灌流、急性分离的心肌细胞和原代培养的乳鼠心肌细胞为对象，采用各种先进技术，对心肌钙敏感受体（CaSR）的表达及其与心肌缺血-再灌注损伤的关系进行了全面系统的研究，取得了一些创新性发现，例如：在国际上首次发现 CaSR 在大鼠心肌组织有功能表达及其表达规律；其激活通过 G 蛋白-PLC-IP3 通路，导致细胞钙超载；发现 CaSR 在心肌缺血/再灌注损伤时的表达规律，并揭示了其诱导细胞凋亡的信号传导通路；揭示了缺血后适应的心肌保护与 PKCε 介导的 CaSR 活性改变有关；揭示了 CaSR 通过神经钙调磷酸酶参与了 AngII 诱导的心肌肥大；低浓度外源性精胺对心肌缺血/再灌注损伤和细胞凋亡有保护作用等。

本项目发表 SCI 收录论文 13 篇，单篇被 SCI 收录论文引用 29 次，在国际和全国学术会议报告 12 人次，培养博士研究生有 3 人中标国家自然科学基金项目。本研究具有重要理论意义和临床应用前景，为有效防治严重危害人类健康的疾病—急性心肌梗死提供了新的思路。本研究成果已获 2008 年黑龙江省自然科学二等奖。

曲马多或经皮穴位电刺激对围术期患者免疫功能影响的研究

王国年　吴华星　郑丽宏　梁　洁　姜丽华

本项目选择特异性的镇痛药物与技术用以调节围手术期病人的免疫功能，通过应用镇痛药曲马多或经皮穴位电刺激（transcutaneous electrical acupoint stimulation，TEAS）对围手术期患者免疫功能进行调节干预，表明了此项技术能够提高围手术期患者免疫功能。本项目进一步研究了曲马多能提高免疫功能的机制，曲马多能提高 IL-2 的水平及延迟 sIL-2R 水平的增高，曲马多能改善围术期患者免疫功能，对肿瘤术后患者起到有益的免疫调节作用。揭示了针刺镇痛的一种新方法 TEAS 提高免疫功能的机制，TEAS 能提高术后患者 IL-2、IL-12 水平，同时降低 IL-2R 的水平，能提高术后患者 $CD3^+$ 和 $CD4^+$ 细胞数、$CD4^+/CD8^+$ 比值，研究表明 TEAS 能有效改善手术创伤患者的免疫功能，拓宽了对应激后免疫抑制机制的认识，同时也为 TEAS 疗法的临床应用提供了科学依据。寻求能降低手术创伤引起的免疫抑制麻醉技术方法，具有十分重要的临床意义，尤其对大手术病人、免疫功能不全如感染与肿瘤手术病人其意义更为重要。对正确认识围手术期免疫功能/炎症反应状态具有重要的指导意义。

血管抑素与 B7-1 基因的联合抗肿瘤作用

乔海泉　王毓利　谭　刚　董雪松　唐　波

肝细胞肝癌是我国高发疾病，尽管近年来治疗手段有所提高，但其五年生存率仍低于 6%。包括肝癌在内的实体肿瘤的发生、发展、转移与肿瘤的新生血管形成密切相关。没有血管化的肿瘤体积一般不超过 1～3mm^3，这样的肿瘤可能长期处于“休眠”状态。肿瘤血管化是肿瘤生长和转移的必须过程。因此抗肿瘤血管化治疗已经成为当今癌症治疗研究的热点。免疫治疗的优势在于它不仅能消除原发肿瘤，而且能够使机体产生系统性的抗肿瘤免疫反应，根除远处的转移瘤和多发性肿瘤结节，但首要问题是必须先克服大肿瘤的免疫抑制。实体肿瘤的生长、维持和转移是血管依赖性的，充足的血液供给是肿瘤迅速长大、发生免疫抑制的前提。因此，本研究中将免疫治疗和抑制血管新生的方法联合起来，通过阻断肿瘤血管生长，调整肿瘤细胞的免疫原性，克服肿瘤的免疫抑制作用，根除了小鼠单个及多发皮下种植瘤。本项目中，我们模拟切除原发肿瘤后，继发肿瘤的生长特点，在动物实验中证实，原发肿瘤分泌血管生成抑制因子，切除原发肿瘤可以促进远处肿瘤和转移灶。免疫治疗联合抗血管生成治疗取得了较好的抑瘤效果。该研究为不能手术切除的弥漫性肝脏恶性肿瘤及切除肝脏原发肿瘤后防治肿瘤复发和转移，提供了新思路。

基质金属蛋白酶在卵泡发育、黄体形成和着床中的作用及其分子机制

李庆雷　倪　江　刘国艺　于晓光　温海霞

卵泡发育、黄体形成和胚泡着床是一直是生殖医学研究的热点和难点问题，其机制十分复杂，至今尚不完全清楚。这一过程的各个环节若出现障碍就会引起卵巢早衰、多囊卵巢综合征、闭经、习惯性流产等疾病，甚至导致不孕不育，严重影响女性的生殖健康和生活质量。卵泡发育、黄体形成和胚泡着床过程都伴随着广泛的细胞外基质（ECM）的降解和重建。基质金属蛋白酶（MMPs）是降解 ECM 的主要蛋白水解酶类。ECM 的稳定性在很大程度上依赖于 MMPs 及其组织抑制因子（TIMPs）的协调控制。本项目以恒河猴、大鼠和小鼠为研究对象，采用 RT-PCR、Western Blot、原位杂交等多种先进的实验技术和方法，研究了 MMP-2，-9，-14 和 TIMP-1，-2，-3 在卵泡发育、黄体形成和胚泡着床中的表达，以及细胞因子 IL-1β、IFN-γ、TNF-α、一氧化氮、上皮-钙粘素和泛素蛋白酶复合体通路对 MMPs/TIMPs 的调节。本研究证明，在卵泡发育、黄体形成和胚泡着床过程中都有 MMPs/TIMPs 的参与，并发挥重要作用。本研究丰富了卵泡发育、黄体形成和胚泡着床分子机制的理论，有助于完全揭示生殖的奥秘，为女性生殖系统疾病的诊治提供新的线索，为新型溶黄体药物和抗着床药物的研制提供理论依据，还将会提高辅助生育技术的成功率，对人口控制和生殖健康均具有深远的意义。

改构内皮抑素及其 30 肽提高肿瘤治疗效果作用研究

刘兴汉　赵炜明　林雪松　任明华　王淑静

内皮抑素是具有抑制新生血管生成作用的蛋白质，可通过抑制血管生成，断绝肿瘤血液供应，间接地限制肿瘤生长。基因重组的内皮抑素国内已经用于临床，因其不能直接消灭肿瘤细胞，必须与化疗药物联合、长期用药。

对内皮抑素结构中引入串联的 RGD 序列，使内皮抑素能与肿瘤细胞膜上的整合素结合，直接诱导肿瘤细胞凋亡。改构后的内皮抑素在细胞实验中抗肿瘤活性是内皮抑素的 6 倍，动物实验抑瘤率提高 11 个百分点。已获得发明专利，专利号：ZL200410013621. X。

选取改构内皮抑素活性区的 30 个氨基酸组成 30 肽。在细胞实验中 30 肽对内皮细胞的抑制作用是内皮抑素的 4 倍，对肿瘤细胞的抑制作用是内皮抑素的 5 倍。动物实验抑瘤率是内皮抑素的 1 倍。分子量只有内皮抑素的 1/6，静脉用药更安全。已获得第二个发明专利，专利号：ZL200610010526. 3。

分别构建了改构内皮抑素和 30 肽基因工程菌，建立了内皮抑素和 30 肽的纯化工艺。与哈药集团生物工程有限公司签署了合作协议，由哈药承担 30 肽的临床前、临床和中试试验。30 肽投产后哈医大获得纯利润的 15%。

人类复杂疾病靶基因功能模块挖掘与基因网络重建方法研究

李 霞 郭 政 宫滨生 姜 伟 宋继昌

挖掘复杂疾病分子标志及网络重建是疾病机制研究的重要科学问题，也是后基因组计划最大的挑战之一。复杂疾病发生、发展伴随不同生物谱的时空表达，对于单一层面的 SNP、基因表达和蛋白质谱，仅能反映特定层面的信息，揭示这一复杂体系，需对高并行生物谱进行集成分析。挖掘复杂疾病的分子标志及其网络交互作用，对理解遗传与环境因素对复杂疾病的相互作用，预测患病风险，提高诊断及预后准确率，实施个体化靶向治疗等具有重大意义。

本项目将疾病特异生物标志物（Biomarker）作为导致疾病分型的重要特征，视复杂疾病相关基因和功能模块挖掘为提取疾病特征生物标志物的模式识别问题，以挖掘复杂疾病基因和功能模块研究其功能为主要目标，融合模式识别方法、数据挖掘技术和生物信息学领域知识匹配技术，提出创新的基于生物谱（单核酸 SNP 标记谱、基因表达谱和蛋白质谱等）信息学系列分析方法。项目期间发表学术论文 36 篇，SCI 收录 31 篇，累计 SCI 影响因子 58.6，EI 收录 15 篇，总引用次数 160 余次，完成专著 1 部。特别是复杂疾病特征基因挖掘系列研究成果被美国癌症周报、中国医药报和中国食品药品网等新闻媒体报道。开发的多功能生物信息学平台产生了很好的学术影响，取得了较好的经济和社会效益。

细胞培养甾类激素对纤维蛋白溶解因子的调节

关咏梅 王卓然 魏 巍 计红苹 夏 蕾

研究目的：①探究雌孕激素对纤溶系统分泌的调节作用；②重点着眼于激素在体外条件下的调节作用；③实验方法方面采用腺上皮细胞的体外培养及腺上皮细胞和基底细胞的联合培养的新方法。

研究内容、方法：采用细胞培养，酶联免疫反应（ELISA）和免疫细胞化学的方法探讨激素对纤维蛋白溶解因子的调节作用，从 3 组不同来源的组织中分离提取腺上皮细胞和基底细胞，分别进行纯种细胞培养和联合培养，用不同浓度的雌激素，孕激素，Raloxifen 和 GnRH 分别或联合刺激体外培养的纯种腺上皮细胞或基底细胞后，分别检测此两种细胞所分泌的 uPA 和 PAI-1，及细胞膜上 uPAR 的表达。

研究结果、结论：在研究中发现孕激素在一定程度上调节 PAI-1 和 uPAR 的释放，对 uPA 则除外，雌二醇-17β 对这些因子的释放作用并不明显，研究中还首次发现盐酸雷罗昔芬影响纤维蛋白溶解因子的释放。这些科研结果为临床逆转和子宫内膜异位症的防治提供了重要的理论依据。与此同时，本项研究采用的腺上皮细胞体外培养系统，可使腺上皮细胞在体外存活 8 ~ 12 天，为体外的激素刺激提供了足够的时间段，从而成功解决了当今细胞培养学中的一大难点，是黑龙江省子宫内膜异位症领域零的突破。

β 榄香烯脂质体的研制及靶向性研究

吴琳华 王学军 李月雄 杜 霞 宋笑丹

β 榄香烯是一种具有广泛应用前景的抗肿瘤药物。本研究将 β 榄香烯制成脂质体，改变其体内分布，增加其在靶器官的浓度，提高疗效，降低毒副作用。

主要完成的工作：

1. 确定超临界 CO_2 流体萃取莪术油中 β 榄香烯的最佳萃取条件：萃取压力 25

MPa、萃取温度60℃、CO_2 流量8 ml/h、萃取时间90 min。

2. GC/MS法测定莪术油中β榄香烯含量方法的建立：色谱条件：HP-5MS色谱柱（30 m×0.25 mm×0.25μm），初始温度100 ℃，然后以10 ℃/min升温至220 ℃，进样口温度250 ℃，载气为高纯氦（纯度>99.999%），载气流速1 ml/min，进样量1 μl，不分流进样。质谱条件：电离方式为电子轰击（EI），离子源温度200 ℃，四极杆温度150 ℃，溶剂延迟5 min，扫描范围45～600 Amu。

3. β榄香烯脂质体的最佳工艺处方：磷脂和胆固醇的比例为5∶1；药脂，比为180∶1（μL∶g）；超声时间为40 min。

4. HPLC法测定β榄香烯脂质体的药物含量及包封率方法的建立：色谱柱：Diamonsil C18柱（4.6 mm×200 mm，5 μm，流动相：乙腈∶水（80∶20,）流速：1.0 ml/min，检测波长：210 nm，柱温：25 ℃，进样量：20 μL。

5. β榄香烯脂质体的质量研究：外观均匀圆整，粒径为（158.5±36.6）nm，Zeta电位为（−67.3±3.9）mV，载药量为（4.03±0.15）g/L，包封率为（92.96±0.15）%（n=3）；冰箱内放置3月，脂质体外观无明显变化。

6. HPLC法测定大鼠体内β榄香烯含量的方法的建立：色谱柱：Diamonsil C18柱（4.6mm × 250 mm，5 μm）；流动相：甲醇∶乙腈∶水（40∶57∶3）；流速：1.0 ml/min；柱温：30 ℃；检测波长：210 nm；进样量：20 μL。按外标法以峰面积定量。

7. β榄香烯脂质体的大鼠体内分布研究：β榄香烯脂质体在大鼠体内的组织分布特点为脂质体组与注射液组在心（$P<0.05$）、肝（$P<0.05$）、脾（$P<0.05$）、肾（$P<0.05$）中分布均有显著性差异。

共轭亚油酸抑制肿瘤生长和转移的作用及其机制研究

陈炳卿　杨艳梅　王　琪　刘家仁　张静姝

共轭亚油酸（conjugated linoleic acid，CLA）是一类含有共轭双键的亚油酸同分异构体的混合物，本课题组在国内最先开展CLA抑制肿瘤细胞生长和转移作用及其机制的系统研究；其研究内容：一是CLA抗肿瘤作用及其机制的研究。二是CLA抗肿瘤转移作用及其机制的研究。三是采用分子生物学方法研究c9，t11-CLA单体对SCG-7901亚油酸代谢途径的影响。四是采用微生物发酵法研制了富含CLA酸奶制品，并评价了其免疫调节作用。

其主要研究成果：①c9，t11-CLA单体明显抑制肿瘤细胞生长，并且其对MCF-7细胞的抑制作用略强于其对SGC-7901细胞的抑制作用；②在国内外首次系统地研究了c9，t11-CLA对肿瘤转移的多个环节的影响，并发现c9，t11-CLA可通过影响肿瘤转移的多个环节而有效地抑制肿瘤细胞转移；③发现c9，t11-CLA能够影响肿瘤细胞中亚油酸代谢途径中Δ6-脱氢酶和COX的表达，封闭COX-2后，其抑制肿瘤细胞生长和转移的特性消失，说明c9，t11-CLA能够通过影响类20碳烷酸而抑制肿瘤；④研制成功富含c9，t11-CLA酸奶，并证实其能增强小鼠细胞免疫功能、体液免疫功能和单核-巨噬细胞功能。

本项目获国家专利1项，共撰写科研论文34篇，其中SCI收录5篇，3部著作与教材中编录了本研究内容，多次在国内外学术会议上进行学术交流，产生较大的学术影响。在本项目实施过程中共培养了7名博士研究生，均获得学位，促进了人才培养，推动了学科发展。

实验性2型糖尿病大鼠模型的建立及其治疗药物的筛选

艾　静　王　宁　蔡本志　李宝馨　杨宝峰

主要内容：

（一）实验性2型糖尿病大鼠模型的建立及评价

1. 建立方法

（1）制备脂肪乳：猪油20g，甲基硫氧嘧啶1g，胆固醇5g，谷氨酸钠1g，蔗糖5g，果糖5g，吐温80 20ml，丙二醇30ml，加水定溶至100ml，配成脂肪乳。

（2）四氧嘧啶腹腔注射方案：第一次：120 mg/kg，第二次100 mg/kg。

2. 模型评价方法及评价指标

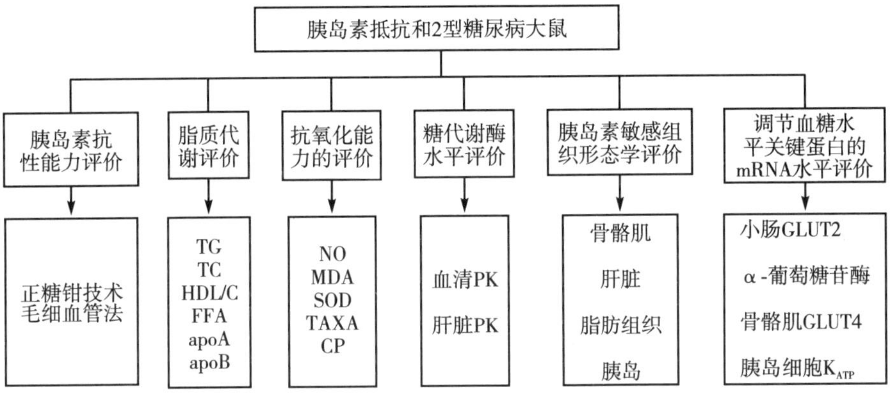

（二）治疗2型糖尿病药物的筛选

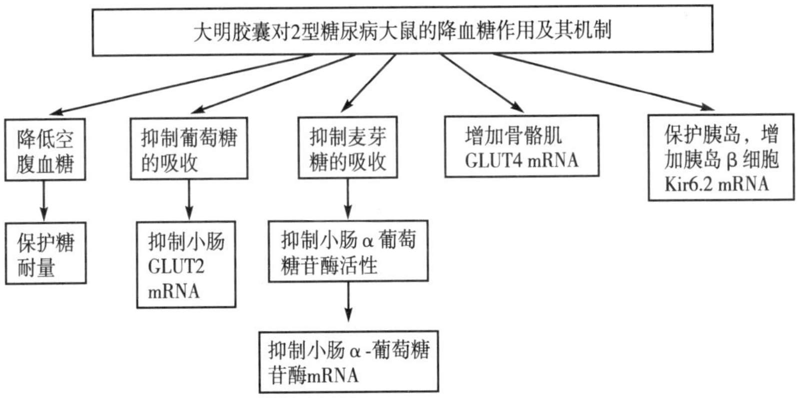

（三）特点及应用推广情况

1. 结果　①建立了与临床2型糖尿病病理生理特征较吻合的2型糖尿病大鼠动物模型；②发现了大明胶囊具有较好的降低血糖的作用。

2. 应用推广　在国家核心期刊发表文章10篇，其中EI收录2篇。相关文章被引用31次。在被引用文章中，其中《Wistar大鼠2型糖尿病动物模型的建立》自2004年11月发表以来总被引用18次。全国优秀硕士论文引用5次。

浙江分院（浙江大学医学院）

（浙江省杭州市余杭塘路388号，310058）

工 作 概 况

2008年，浙江分院广大师生员工在分院党政的领导下，紧紧围绕学校中心工作，以深入学习实践科学发展观活动为契机，抓住机遇，开拓创新，在学科建设和科学研究水平、教育教学、地方合作和社会服务、国际交流与合作等方面取得了一系列成绩，确立了国内高校最优秀医学院行列的地位。现将2008年度的有关工作回顾总结如下：

一、积极开展深入学习实践科学发展观活动，明确分院定位和科学发展方向

自3月5日开始到8月29日，在学校的统一部署下，医学院开展了深入学习实践科学发展观活动试点工作。活动期间多次召开党委扩大会议和试点工作领导小组会议，研究部署我院试点工作的实施和开展；组织了1次专题民主生活会，院领导班子交心谈心，真诚交换意见；召开了18次座谈会，发放了770份问卷调查表，参加座谈会人次逾200人，充分征求了民情民意。

通过系统的学习调研、分析检查、解决问题和完善机制体制3个阶段深入学习实践科学发展观。我院进行了7个专题的调研，查找出17个需解决整改的问题，基本解决了学科建设、科研仪器共享、医学教改、人才规划、党建工作、和谐建院等6个方面的问题11个事项的问题。

通过学习实践活动，全院党员尤其是领导班子和党员领导干部统一了思想认识，增强了贯彻落实科学发展观的自觉性和坚定性，提升了贯彻落实科学发展观的理解力、执行力、操作力和创造力。学院实施了教学管理整改措施，重新修订了学科建设、人才工作等10个规划和管理条例，进一步明确了学院定位和发展方向，提出了着眼长效机制、巩固和发展试点工作成果、进一步推进学院科学发展的工作思路。在试点活动中始终与医院各项工作相结合，突出实践特色，实现了两手抓、双促进。

二、科学研究和学科建设水平稳步提高

1. 科研项目和经费持续增长。国家自然科学基金资助项目93项，其中国家杰出青年基金项目2项；海外合作1项。批准经费总数2663万元；获批由郑树森主持的“器官移植的免疫学应用基础研究”国家“973”项目1项；获批863项目2项、国家传染病防治重大专项4项、卫生部行业基金项目3项和浙江省重大科技项目14项。全年到位科研经费1.6亿。

2. 科研成果、奖励和论文成绩喜人。郑树森院士主持的“肝移植技术创新体系的建立与推广应用”获2008年国家科技进步二等奖，王建安教授主持的“干细胞治疗心功能不全的基础和临床研究”等3个项目获2008年浙江省科技进步一等奖。2008年发表SCI收录论文600篇，申报专利21项。

2007年度浙江分院医学学科被SCI收录的Article、Review、Letter、Editorial Material 4类论文共479篇，排名国内第一；被

MEDLINE 收录的论文 1506 篇，排名国内第一。在全国医疗机构中，附属第一医院被 SCI 收录论文 174 篇，排名第 3，比上年上升了 2 位；附属第二医院被 SCI 收录论文 114 篇，排名第 5，比上年上升 4 位。

3. 重点实验室、重点学科建设取得新的突破。2008 年浙江分院新获得批准建设浙江省新生儿疾病（诊治）重点实验室、浙江省血液肿瘤（诊治）重点实验室。2008 年新获批建设浙江省医学重点学科群 2 个：器官移植重点学科群（郑树森）；代谢病诊治研究学科群（王建安）。

此外，2008 年浙江分院还进一步修改和完善了学院实验室与设备管理的规章制度，试行和完善了分院大型仪器设备开放共享平台建设工作。加强对全院实验室的安全教育与管理工作，做好实验室内部有毒、剧毒化学物品、生物废弃物投放箱、钢瓶固定等安全设施建设与管理工作，并检查、督促实验室管理制度的执行落实情况。

三、教育教学改革进一步推进

1. 浙江分院 2008 年共录取本科生 270 名，其中临床医学（8 年制）60 人，医学大类（7 年制）210 人。共录取研究生 450 名，其中博士研究生 158 名，硕士研究生 292 名。推荐 2009 年本校免试硕士研究生 11 名，接收外校免试硕士研究生 90 名。共录取 84 名五年制留学生班学生。目前在校本科生（含八年制）1407 人；在校研究生人数 1908 人（其中硕士 719 人、博士 619 人，临床医学七年制 570 人）。留学生班人数 235 人。

2. 吸收移植 UCLA 的 HBD 课程，为医学教育国际化做好全面准备。目前学院已投入约 200 万元选派 40 名基础和临床教师赴 UCLA 进行 HBD 课程培训，为医学教育与全球医学教育标准接轨打下基础。

3. 课程建设取得新的突破，《病理学课程》获得国家精品课程，《妇产科学》获得省级精品课程。教学队伍建设上取得国家荣誉，外科学教学团队获得国家级教学团队；免疫学博士史丽云（导师：曹雪涛）的博士论文被评为全国优秀博士学位论文。

4. 2008 年研究生就业率为 97.2%，本科生就业率为 92.7%。

四、附属医院建设与社会服务能力进一步增强

1. 医疗事业保持稳步增长的态势。据不完全统计，2008 年 6 家附属医院门急诊总人数达 738.6 万人次，住院人总数达 20.4 万人次，预计总收入为 49.18 亿元。（注：医院上交总结材料多数数据截至 11 月底）

2. 各附属医院拓展与地方的合作。附属第一医院探索“以大型综合性医院为核心的多元化、集团化医疗合作”的医院管理模式。目前附属一院有协作医院（管理松散，技术指导为主）44 家；合作医院模式（参与管理，技术支持）有浙江萧山医院、宁波泌尿肾病医院式 2 家，托管医院模式（直接管理，技术支撑）有宁波北仑分院、浙一良渚国际体检保健中心 2 家。

在市校合作的框架下，附属二院 1 月与杭州市卫生局、滨江区政府签署了滨江医院建设合作协议，目前整体建设按规划进行，桩基工程、代建单位招标、建安工程招标等重大项目均已顺利完成。附属邵逸夫医院目前正与杭州市卫生局商谈合作建设下沙医院。

3. 在服务基层卫生等方面，各附属医院作出了重要贡献。各附属医院或利用网络资源或深入社区，通过专题讲座、医疗咨询、远程会诊、基层医护人员培训等形式，实现疑难杂症救治、普及健康理念。附属儿童医院在预防荨麻疹、手足口病、“奶粉事件”婴幼儿泌尿系统结石筛查诊治等突发事件中在全省发挥了重要作用。共接诊麻疹病人 227 例，手足口病 3952 例，共筛查食用问题奶粉婴幼儿 16308 人次（包括复查），发现结石病例736例、可疑病例613例，收治住院病人60例；重症病例5例。

4. 通过校地方合作处的协调落实，我院目前宁波市北仑区政府合作签订对口合作草案，将与宁波北仑区卫生局在课题咨询与合作、研究生班进修培训等方面开展合作。学院还积极参与浙江大学与义乌市建立市校合作框架的义乌新建医院合作筹备工作中。

5. 在各附属医院的支持下，我院接受了援疆、援藏、援非等工作。今年培训了2批10名新疆少数民族医疗技术骨干，派出2人参加省卫生厅第21批援非医疗队的组建中。

五、多渠道开展国际交流与合作

1. 通过"请进来"和"走出去"并举、开展学术研讨、举办国际会议、联合申请课题等多种形式拓宽了对外交流的渠道和内容，活跃双边交流与合作。全年共接待50批来访的专家和团队（共91人），进行学术研讨、专题交流、商谈合作、教学指导、招生宣传、参观访问等。与此同时，学院出访人员共219人276人次，其中合作研究16人次，访问交流33人次，参加国际会议及其他学术研究等227人次。承办了两场国际会议，1项海外与港澳合作项目获得国家自然科学基金立项。

2. 为培养国际化人才搭建桥梁。2008年，我院共选派34名高年资学生（含研究生）赴海外境外交流学习，共接收40多名来自西澳大利亚大学、美国布朗大学、美国上州医学院、新加坡国立大学等地的海外学生到附属医院短期见习或在实验室短期交流。共选派5名研究生赴国外开展联合培养，同时积极鼓励和支持研究生参加国际会议。

六、其他

1. 师资人才队伍进一步优化。2008年浙江分院引进海外优秀人才4人；入围长江特聘教授3人，入围长江讲座教授1人；新增浙江大学光彪讲座教授2人。

2. 获得美国中华医学基金会（CMB）项目"卫生政策能力研究建设"44.7万美元的支持。

3. 获得校友及社会资源捐赠209万人民币。

（易　平　编）

联系电话：（0571）88208032
E-mail:yiping@cmm.zju.edu.cn

分院及各所、室领导名单

院　长	姒健敏	教　授	副院长	黄荷凤	教　授

浙江大学传染病研究所

所　长	李兰娟	教　授	副所长	陈　智	教　授
				马伟杭	主任医师

浙江大学外科研究所

所　长	郑树森	教　授	副所长	吴育连	教　授
				于吉人	主任医师

浙江大学环境医学研究所

所　长	姚耿东	教　授	副所长	孙文均	副教授

浙江大学肿瘤研究所

所　长	张苏展	教　授	副所长	胡　汛	教　授
				陈丽荣	研究员

浙江大学免疫研究所

所　长	曹雪涛	教　授（兼）	副所长	王青青	研究员

浙江大学血液病研究所

所　长	金　洁	教　授	副所长	赵小英	教　授
				黄　河	教　授

浙江大学儿科研究所

所　长	赵正言	教　授	副所长	杜立中	教　授
				俞惠民	教　授

浙江大学心血管病研究所

所　长	胡申江	教　授	副所长	王建安	教　授
				付国胜	教　授

浙江大学脑医学研究所

所　长	刘伟国	教　授	副所长	李惠春	副教授
				胡兴越	主任医师

浙江大学急救医学研究所

所 长	徐少文	主任医师	副所长	蒋国平	主任医师
				崔 巍	副主任医师

浙江大学骨科研究所

所 长	严世贵	主任医师	副所长	陈其昕	主任医师
				范顺武	教 授

浙江大学妇产科计划生育研究所

所 长	黄荷凤	教 授	副所长	金 帆	教 授
				吕卫国	教 授

浙江大学邵逸夫临床医学研究所

所 长	姒健敏	教 授	副所长	何 超	教 授

浙江大学眼科研究所

所 长	姚 克	教 授	副所长	李毓敏	主任医师
				姚玉峰	教 授

浙江大学细胞生物学研究所

所 长	李继承	教 授	副所长	周天华	教 授
				张咸宁	教 授
				欧阳宏伟	教 授

浙江大学病理学与法医学研究所

所 长	来茂德	教 授	副所长	周 韧	教 授

浙江大学社会医学与全科医学研究所

所 长	李 鲁	教 授	副所长	杨廷忠	教 授
				杜亚平	副教授

浙江大学营养与食品安全研究所

所 长	朱心强	教 授	副所长	冯 磊	副教授

浙江大学呼吸疾病研究所

所 长	沈华浩	教 授	副所长	周建英	主任医师
				应可净	主任医师

浙江大学神经科学研究所

所 长 罗建红 教 授 副所长 陈 忠 教 授

浙江大学微创外科研究所

所 长 蔡秀军 教 授 副所长 高 力 主任医师
牟一平 主任医师
何 闻 主任医师

浙江大学核医学与分子影像研究所

所 长 张 宏 教 授 副所长 楼 岑 主任医师
李林法 主任医师

浙江大学药物研究所

所 长 俞永平 教 授 副所长 蒋惠娣 教 授
盛 荣 教 授

浙江大学药物制剂研究所

所 长 梁文权 教 授 副所长 邱利焱 教 授
袁 弘 副教授

浙江大学药物信息学研究所

所 长 程翼宇 教 授 副所长 瞿海斌 副教授
范骁辉 副教授

浙江大学现代中药研究所

所 长 李连达 教 授 副所长 吴永江 教 授
周长新 教 授

浙江大学药理毒理与生化药学研究所

所 长 楼宜嘉 教 授 副所长 陈枢青 教 授
杨 波 教 授

传染病诊治国家重点实验室

主 任 李兰娟 教 授

卫生部传染病重点实验室

主 任 李兰娟 教 授 副主任 陈 智 教 授
陈亚岗 教 授

沃健儿 研究员

卫生部医学神经生物学重点实验室

主 任 罗建红 教 授

卫生部多器官联合移植重点实验室

主 任 郑树森 教 授

恶性肿瘤预警与干预教育部重点实验室

主 任 胡 汛 教 授

浙江省生物电磁学重点实验室

主 任 许正平 教 授

浙江省医学分子生物学重点实验室

主 任 胡 汛 教 授

浙江省器官移植重点实验室

主 任 郑树森 教 授

浙江省女性生殖健康重点实验室

主 任 谢 幸 教 授

浙江省生物治疗重点实验室

主 任 何 超 教 授

浙江省医学分子影像学重点实验室

主 任 张 宏 教 授

浙江省新生儿疾病（诊治）重点实验室

主 任 赵正言 教 授

浙江省血液肿瘤（诊治）重点实验室

主 任 金 洁 教 授

国家药品监督管理局药品评价中心浙江呼吸药物研究重点实验室

主 任 卞如濂 教 授

获奖科研成果（题录）

国家科技进步二等奖

肝移植技术创新体系的建立与推广应用

浙江省科学技术进步一等奖

“数字化肾脏移植受者模型”的建立及相关生物芯片的制备
干细胞治疗心功能不全的基础和临床研究
恶性肿瘤的血清蛋白质质谱诊断标准的建立及其应用

浙江省科学技术进步二等奖

磷酸二酯酶4新靶点治疗呼吸系统疾病的方法及药理学研究
基于作用靶点的抗肿瘤药物活性评价方法的建立及其应用
杭白菊抗心肌缺血中药新药的开发研究
个体化给药基因芯片的制备和应用研究
遗传性眼病的致病基因研究
端粒酶调控基因转染树突状细胞及白血病免疫治疗研究
选择性干预转录因子在免疫抑制患者肺部感染中的应用研究
冠状动脉粥样硬化性心脏病的相关基因与发病机制研究
CD2AP基因突变及调控变化与后天原发性肾病综合征发生机制的研究
肥胖儿童胰岛素抵抗发病机制及治疗新方法的研究
卵巢癌微环境中树突状细胞和调节性T细胞分化和功能的研究
下颌前伸矫治器的研制及其作用机制的研究

浙江省科学技术进步三等奖

静脉血栓栓塞症的抗凝治疗研究
基于JCI标准建立医院质量管理新体系的研究
Decorin在糖尿病肾病中的作用
基于CT三维重建的颅颌面模拟手术体系（SOS）的开发与应用研究
中文版ZK人格问卷（ZKPQ）的结构及其在精神、神经疾病中的应用
IgH和TCR基因克隆性重排在NHL基因诊断中的应用
职业性接触抗癌药物人群的分子流行病学调查（合作）
中药质量评价及生产过程质量监测
急性移植物抗宿主病防治的基础和临床研究

冠心病高半胱氨酸患者血内皮祖细胞的变化及其机制
手助腹腔镜技术治疗泌尿外科疾病的研究
葡萄糖转运蛋白在头颈部肿瘤诊治中的应用
间充质干细胞修复神经损伤以及中药对其干预作用的研究（合作）
靶向沉默 IGF1R 的抗肺癌效应及其机制研究
围术期血液稀释对免疫功能和凝血功能的调节机制
含毛囊人工皮肤的研制及其应用研究
rhSOD 联合 iNO 或肺表面活性物质治疗胎粪性肺损伤的作用及机制研究

获奖科研成果（摘要）

肝移植技术创新体系的建立与推广应用

郑树森，王伟林，梁延波，卢安卫，张　珉

肝移植是治疗终末期肝病的最为有效手段。在肝移植领域开展系列创新研究、建立并应用适合我国国情的肝移植创新体系意义重大。郑树森院士率领的科研团队经过近 20 年的不断创新，在肝移植治疗终末期肝病的理论和实践创新研究领域获得重大突破、取得丰硕成果。施行肝移植 750 例，其中活体肝移植 100 余例，良性终末期肝病 1 年、2 年和 3 年存活率分别达 95.2%、84.9% 和 75.7%。2001 年在国内首先开展非静脉-静脉转流肝移植；开展胆管重建技术创新，大幅降低胆管并发症发病率；2004 年先行开展改良背驮式肝移植；施行国内最小年龄（106 天龄）幼儿活体肝移植；在国际上首次提出适合国情的肝癌肝移植杭州标准、肝移植术后预后预测模型、活体肝移植供体评估杭州体系等，肝癌肝移植杭州标准一经提出即引起国际移植学界充分肯定，是世界上首个创造性将肿瘤生物学表现纳入术前评估体系的肝癌肝移植选择标准，具有重大临床意义；首次提出并采用保留部分肝中静脉的左半肝活体供肝获取技术，适用于 5～8 岁龄儿童活体肝移植，极大提高亲体捐肝者的安全性；率先采用不包括肝中静脉右半肝活体供肝获取及静脉流出道重建技术；首次提出并使用小剂量乙肝免疫球蛋白联合拉米夫定预防乙肝复发，被美国斯坦福大学、密歇根大学等多家移植中心引用。项目成果向北京协和医院、上海新华医院、仁济医院、华山医院等国内著名医疗机构辐射和推广应用，并在北美、澳大利亚、日本等国际移植中心进行交流和推广，有力推动了我国终末期肝病防治工作和肝移植事业的持续科学发展。

本项目获 2008 年国家科技进步奖二等奖。

“数字化肾脏移植受者模型”的建立及相关生物芯片的制备

陈江华，何　强，茅幼英，吴建永，王仁定

如何早期及时判断肾移植受者的免疫状态，指导临床个体化免疫抑制方案，将对于预防与治疗排斥反应、降低毒副作用具有非常重要的作用，也是近年来移植领域研究的重点。①构建并逐步完善了适合国内推广应用的“数字化肾脏移植受者模型”随访和智能诊断软件系统，并向卫生部全国肾脏移植登记中心推荐推广；②构建成功具有自主知识产权的肾移植受者特异性的免疫相关基因芯片和尿液蛋白质指纹图谱，能早期、及时、无创性地判断患者的免疫功能、移植肾功能，指导临床个体化免疫抑制治疗，降低毒副作用，提高患者的生存率；③在国内最早建立了高效快捷的尿液多瘤病毒的分子生物学监测方法，推动了国内多瘤病毒肾损害的早期诊断与治疗，减少了多瘤病毒造成的移植肾失功；④在国际上率先发现了Fcgr3b基因拷贝数多态性与急性排斥密切相关，推动了肾移植领域采用临床遗传学方法及时发现高风险基因患者，针对性预防治疗，提高其疗效；⑤临床应用上述软件系统和技术，使移植肾急性排斥发生率从17.6%降至9.4%，移植受者1年人/肾存活率从90.6%/86.8%提高到96%/94.4%，5年人/肾存活率从77.2%/71.6%提高到91.2%/87.5%，同时推动了移植受者生活质量的提高，使85%的移植受者回归社会。课题组举办了5次国家级学习班，接受学员和参观进修人员800余位，目前已有14家医院应用该成果并取得一定社会效益。已申请专利2项，发表论文45篇，其中SCI 16篇，共被引用9次，国内一级期刊论文12篇。本研究创新技术的推广应用，也将对其他器官移植和免疫性疾病的诊治有重要指导意义。

本项目获2008年浙江省科学技术奖一等奖。

干细胞治疗心功能不全的基础和临床研究

王建安，项美香，谢小洁，蒋　峻，胡新央

该项目应用骨髓间充质干细胞（MSCs）和胚胎干细胞（ESC），从细胞、动物模型和临床等方面进行了一系列的研究。应用大鼠MSCs体外培养或与大鼠心肌细胞共培养的方法，研究发现缺氧预处理可降低缺氧/再灌注诱导的MSCs凋亡，增强MSCs对心肌细胞的保护作用。MSCs表面表达Heregulin和ErbB受体，且Heregulin对无血清和缺氧诱导的MSCs凋亡具有保护作用。缺氧的心肌细胞培养介质可诱导MSCs的分化。进一步阐明了MSCs的作用机制及为提高MSCs移植疗效提供了研究基础。主要创新点：①Heregulin对缺氧诱导的骨髓间充质干细胞的凋亡具有保护作用，从而促使其对心肌细胞的保护作用；②胚胎干细胞（ESC）与成年大鼠心肌细胞共培养对缺氧诱导的心肌细胞的凋亡，具有保护作用；③应用自身骨髓间充质干细胞体外培养扩增，冠状动脉内注射的方法，发现MSCs治疗可改善心肌梗死后缺血心肌的供血和心功能；④对原发性扩张型心肌病心功能不全患者进行随机对照临床研究，发现骨髓间充质干细胞自体回输能提高患者运动耐量，具有改善生活质量的作用。该项目在全国范围内较早开展干细胞的基础研究工作，进一步阐明了干细胞的作用机制。并将骨髓间充质干细胞移植应用于临床，已有近百名心肌梗死、扩张型心肌病患者接受了髓间充质干细胞移植治疗，提示自身MSCs冠脉内注射治疗是一种有效和安全的治疗方法，为进一步的研究和应用推广奠定了基础。该项目已撰写并发表论文28篇，并被6次引用，其中有12篇被SCI收录。

本项目获2008年浙江省科学技术奖一等奖。

恶性肿瘤的血清蛋白质质谱诊断标准的建立及其应用

郑　树，张苏展，胡　汛，陈益定，余捷凯

该研究利用蛋白芯片、SELDI-TOF-MS

(表面加强激光解吸电离-飞行时间质谱) 和生物信息学分析实现血清中多蛋白质标志物的肿瘤联合诊断。①建立了高通量蛋白质质谱实验评估量化标准。并建立了血清蛋白质质谱标准化方案，包括样本收集的标准化、试剂的标准化和稳定性、实验过程的标准化、仪器和芯片的稳定性、分析方法和软件的标准化，解决了实验重复性差难以推广应用的问题；②独立开发了蛋白质质谱数据分析系统软件-ZUCIPDAS。该软件提高了判别的准确率和适应性，解决了蛋白质组学产生的高通量数据分析繁琐的问题，实现了数据分析的高通量；③运用标准化方案和分析软件，分别建立了大肠癌、乳腺癌、脑胶质瘤、甲状腺肿瘤、胃癌、食道癌、肺癌和肝癌等多种恶性肿瘤的血清蛋白质检测模型，实验敏感性和特异性均在80%以上，高于目前临床应用的肿瘤标志物。首次建立了高通量蛋白质质谱实验评估量化标准，并建立了血清蛋白质质谱标准化方案，独立开发了蛋白质质谱数据分析软件，解决了实验重复性差的问题，建立了各种肿瘤的血清蛋白质质谱诊断模型，实现了其检测的稳定性、便捷性和准确性，为进一步临床应用提供了坚实的基础。该项目的肿瘤血清蛋白质谱准化方案被国内多家单位采用，分析软件"ZUCIPDAS"已推向市场。该项目建立的各种血清蛋白质质谱肿瘤检测模型在浙江大学医学院附属二院得到了很好的应用，在临床上对病人开展了早期检测和术后检测的服务，目前已检测了一千多例病人，促进了肿瘤诊断和预防的发展，取得了良好的社会效益。该项目已取得软件著作权1项、发明专利2项、发表SCI论文6篇，被他人引用次数达63次，EI论文1篇。

本项目获2008年浙江省科学技术奖一等奖。

磷酸二酯酶4新靶点治疗呼吸系统疾病的方法及药理学研究

陈季强，谢强敏，汤慧芳，宋燕华，陈俊春

本项目建立了非梯度洗脱反相高效液相色谱技术测定PDE活性的方法；采用高表达PDE4A2的酵母菌，建立了PDE4蛋白纯化方法及活性测定方法，符合我国现有条件的方法和研究平台；对气管平滑肌及肺组织中PDE4的功能及调节进行了一系列连续的研究，对犬气道平滑肌、外周血白细胞中PDE进行了研究发现犬气管平滑肌cAMP区域化分布受PDE3和PDE4的调节；发现PDE3是cAMP与cGMP交互作用的媒介；发现PDE4与PDE5活性的增高分别是cAMP与cGMP介导的气管扩张产生耐受性的机制。在Am J Respir Crit Care Med、BBA-Molecular Basis of Disease等国际著名杂志上报道了PDE4新靶点作为治疗呼吸系统疾病的分子基础；率先研究了国内首个自主创新的PDE4抑制剂ciclamilast治疗哮喘的作用及机制，在Eur J Pharmacol、Life Sci国际著名杂志报道了国内自主研究的PDE4抑制剂药效学方面的文章。

本项目获2008年浙江省科学技术奖二等奖。

基于作用靶点的抗肿瘤药物活性评价方法的建立及其应用

杨 波，何俏军，刘 滔，盛 荣，胡永洲

本项目针对我国我省缺少抗肿瘤药物活性评价平台这一现状，利用分子生物学、药物化学、分子药理学和材料科学等的新技术、新方法，开展了基于分子靶点的抗肿瘤活性评价方法建立与应用的研究，紧紧围绕新生血管抑制，低氧/HIF，CDK，TOPI/Ⅱ，p53-MDM2，分化，PKC，HDAC，tublin，肿瘤转移等抗肿瘤关键靶点，采用荧光定量PCR，SiRNA，质粒构建，腺病毒转染，免疫沉淀，活体荧光成像等技术建立了具有国际竞争力的抗肿瘤药物活性评价关键技术平台。基于上述作用靶点，累计设计合成了2000多个结构新颖的化合物，经本平台系统筛选后发现了30多个高效低毒有成药前景的先导化合物。已申请发明专利19项，4项获得授权，发表论文66篇，其中SCI收录54篇。已为中国科学院上海药物所、中国药科大学、浙江海正制药有限公司、江苏先声制药有限公司等单位进行了上万个新化学合成物和4000多个植物活性成分的体内外抗肿瘤活性筛选，并对20多个有效成分进行了系统的分子、细胞和动物水平的抗肿瘤活性评价，显著推动和提高了我省在全国的抗肿瘤新药的研发能力和研发水平，还与美国Roche制药、Latitude药业和Holliseden药业开展了重大国际新药评价合作项目，提高了浙江省抗肿瘤药物研究的国际影响力。

本项目获2008年浙江省科学技术奖二等奖。

杭白菊抗心肌缺血中药新药的开发研究

蒋惠娣，曾　苏，夏　强，王如伟，李丽萍

杭白菊为“浙八味”之一，具有治疗和预防心血管疾病的作用，开发杭白菊抗心肌缺血新药，具有重要的社会效益和经济效益。项目研究内容：①从杭白菊中筛选出抗心肌缺血的有效部位，并完成了临床前研究，并获得了中药5类新药临床试验批件；②明确了杭白菊主要有效成分含量、有效成分组成比例与其他菊花的差别，为保证有效部位及其制剂质量以及道地杭白菊的鉴别提供了依据；③在“杭白菊提取物”提取及纯化过程中，有效部位及有效成分（木樨草素、芹菜素）的总转移率近70%；④采用多种动物模型研究证明了杭白菊提取物对急性缺血心肌和慢性梗死心肌有明显保护作用；⑤经安全性评价试验证明，大鼠安全无毒剂量大于26倍最低有效剂量；Beagle犬安全无毒剂量大于54倍最低有效剂量；⑥阐明了杭白菊抗心肌缺血的作用机制；⑦系统研究了有效部位中主要活性成分的体内过程，发现实验动物口服杭白菊提取物后，效应成分木樨草素及芹菜素的生物利用度远高于口服单体木樨草素、芹菜素；⑧研究发现了杭白菊效应成分可以干预药物代谢酶（CYP3A4，CYP2E1）及药物转运蛋白（P-gp）。项目成果为杭白菊的深层次开发利用提供了可能，也有望为心血管疾病患者以及高危人群提供兼有预防和治疗作用、副作用小、服用方便的现代中药制剂。

本项目获2008年浙江省科学技术奖二等奖。

个体化给药基因芯片的制备和应用研究

厉有名，虞朝辉，章　宏，陈韶华，陈李华

该项目建立了包括细胞色素P450代谢酶系统、乙醇代谢酶、药物转运蛋白、药物靶标及病原体幽门螺旋杆菌耐药等在内的多个高通量、准确、快速的药物代谢相关基因多态性检测平台，并在此基础上对不同个体药物反应的差异机制进行了研究，为临床个体化药物治疗提供了依据。主要研究结果：①CYP2C9基因突变型个体甲苯磺丁脲的代谢率低于野生型个体，CYP2C9基因多态性对甲苯磺丁脲代谢具有显著影响并呈基因剂量效应；②首次发现了与 5-Fu 药物疗效有关的 2 个有功能意义的基因多态点；③首次建立方法直接检测胃黏膜标本幽门螺杆菌克拉霉素耐药相关基因多态性；④首次制备瘦素基因 CAA25CAG 和瘦素受体基因 Asn85Ser、Lys109Arg 和 Gln223Arg 多态性检测芯片以及 PPAR-α 基因 leu162val、Val227Ala 多态性以及 PPARγ 基因 Pro12Ala 多态性等检测芯片；⑤在国内首次建立了“个体化软件医疗基因信息管理系统”。发表研究论文 21 篇，其中 SCI 收录 7 篇，单篇影响因子最高 13.092，文章被引用 39 次。授权国家发明专利 3 项，申请“个体化软件医疗基因信息管理系统”软件著作权 1 项。

本项目获 2008 年浙江省科学技术奖二等奖。

遗传性眼病的致病基因研究

顾扬顺，韩　伟，王剑勇，俞　萍，王　竞

项目自 2002～2007 年共收集遗传性眼病 250 例，对其中的遗传性角膜营养不良、高度近视眼和遗传性视神经病变进行了致病基因研究，包括：①遗传性角膜营养不良致病基因研究：对 5 个遗传性角膜营养不良家系的 15 个患者及其家属和 20 个散发病例进行了基因突变检测，发现存在 R555W 等突变，有些位点目前尚未见报道；②高度近视眼候选基因研究：首次运用了 TDT 法报道了 HGF 基因多态位点与中国汉族人高度近视眼的关联性，绘制了 RDH8 和 HGF 基因中国汉族人单倍型图谱，确定了相应基因组疾病定位研究所需多态标记位点，为进一步关联研究提供了有效的工具和基础；③遗传性视神经病变发病机制研究：首次将荧光 MGB 探针技术应用于线粒体 DNA11778 的突变检测，创建快速、准确并能适合在临床推广的检测方法，并对国人患者中氧化应激自由基变化进行了相关研究，初步显示氧化应激也是国人 LHON 发病中的重要原因。初步建立浙江省遗传性眼病登记网络，并在国内首创遗传性眼病登记中心，建立和完善遗传性眼病登记档案和致病基因库，研究并保存我省的遗传性眼病基因资源。

本项目获 2008 年浙江省科学技术奖二等奖。

端粒酶调控基因转染树突状细胞及白血病免疫治疗研究

金　洁，童向民，钱文斌，王云贵，姚航平

该项目研究内容：①在细胞因子的联合作用下，培养得到树突状细胞。并从形态学和免疫标记上加以证实。同时以 FISH 技术证明其白血病来源性；②用干扰素与慢粒来源的树突状细胞共同培养，发现能明显提高生物学功能；③利用 RT-PCR 技术成功获得人 TERT 全长基因，并克隆至 PCDNA3.1 真核表达载体，构建成含 TERT 基因的重组质粒（PCDNA3.1/hTERT）。并将其稳定转染至 NIH 3T3 细胞，用细胞免疫荧光染色及 Western-blot 证实，重组质粒能在真核细胞高效表达，同时稳定转染 PCDNA3.1/hTERT 基因的 3T3 细胞，能显著抑制 MTX 诱导的细胞凋亡；④体外实验表明，基因能在 DC 细胞中成功表达，并能高效诱导 CTL 活性，显著增强 CTL 对高表达 TERT 的肿瘤细胞。将 IL-18 和 TERT 联合转染 DC，使其有可能既具有对肿瘤细胞杀伤靶向性强的特点，又能明显提高树突状细胞介导的免疫效应。在国内外发表论文 13 篇，6 篇为 SCI 收录，5 篇为 IM 收录。共被引用 6 次。

本项目获 2008 年浙江省科学技术奖二等奖。

选择性干预转录因子在免疫抑制患者肺部感染中的应用研究

周建英，王雪芬，沈毅弘，马文江，朱　旗

本项目研究开发的主要内容①检测转录因子中核因子-κB（NF-κB）和激活蛋白-1（AP-1）在免疫抑制患者（ICH），免疫抑制动物模型发生肺部感染时活性状态的变化；②NF-κB及AP-1的活性状态与肺部感染发生、发展和转归的关系；③通过对免疫抑制动物进行选择性干预，调整NF-κB、AP-1的活性状态，观察肺部感染的发生率、严重程度、治疗效果及死亡率与对照组的差别；④与目前临床常用的评价移植患者免疫状态的指标进行比较，观察NF-κB、AP-1的活性状态在预测肺部感染的发生、发展和转归上是否具有更高的准确性、敏感性及特异性；⑤以NF-κB、AP-1为核心，研究免疫抑制患者并发肺部感染性炎症时免疫机制的变化特点。研究成果已在浙江大学医学院附属第一医院、浙江大学医学院附属邵逸夫医院、浙江省中医院得到推广和应用。

本项目获2008年浙江省科学技术奖二等奖。

冠状动脉粥样硬化性心脏病的相关基因与发病机制研究

施育平，单　江，徐　耕，程　刚，马　骥

该项目应用现代分子遗传学理论和技术，对冠心病的一系列候选基因，结合冠状动脉造影、心功能状况进行了系统的研究；同时对动脉粥样硬化的发病机制做了一些创新性研究。首次报告：①ACE基因多态性与CHD心功能有关；②CYP11B2基因多态性的TT型与中国汉族人群CHD的发生发展有关；③中国地区汉族人群存在HP基因多态性，HP2-2型与CHD发生发展有关；④中国汉族人群存在ACAT-2基因-734C/T多态性，T等位基因是CHD发生发展的易感基因；⑤中国汉族人群中吸烟者CYP1A1基因多态性的T-C型增加个体对CHD的易感性；⑥中国汉族人群中FXIIC46T基因多态性的C-T型对预防CHD和急性冠脉事件发生有保护作用；⑦中国汉族人群中存在PZ启动子基因多态性，A-13G位点A-G型对CHD和急性冠脉事件发生有保护作用，A-13G和内含子FG79A基因的GA型对女性患CHD有保护作用；⑧钙依赖中性蛋白酶和半胱天冬酶-3在Simvastain诱导大鼠血管平滑肌细胞凋亡中的作用；⑨阿司匹林抵抗可能与冠心病患者内皮细胞功能障碍有关。先后在国内外期刊发表相关论文68篇，完成研究生论文20篇。

本项目获2008年浙江省科学技术奖二等奖。

CD2AP基因突变及调控变化与后天原发性肾病综合征发生机制的研究

毛建华，戴宇文，张　扬，夏永辉，方澄清

本项目主要研究内容及结果①荧光定量PCR技术分析具有肾病综合征的微小病变病及IgA肾病患者活检肾组织中CD2AP基因mRNA表达量，与对照组相比较有明显下调；②间接免疫荧光法+激光共聚焦显微镜技术分析肾组织原位Nephrin及CD2AP蛋白质水平表达变化，发现CD2AP和Nephrin的表达量均有明显下调；③原发性肾病综合征患者NPHS1、NPHS2及CD2AP基因的突变分析，发现：有IgAN患者具有CD2AP基因一个新的纯合同义突变，669 T→C，G223G，尚未见到文献报道。另外还发现了一些有NPHS1及NPHS2基因突变的病例，部分突变也是新突变。研究发现，作为重要的肾小球裂孔隔膜分子，CD2AP与临床上极为常见的原发性肾病综合征的发生、发展有关，提示后天原发性肾病综合征不仅与免疫紊乱有关，遗传背景可能也在其发病中起到了重要的作用。对后天原发性肾病患者进行NPHS1、NPHS2、CD2AP等基因突变情况的分析，将对临床具有重要的指导意义。

本项目获2008年浙江省科学技术奖二等奖。

肥胖儿童胰岛素抵抗发病机制及治疗新方法的研究

梁 黎，傅君芬，王秀敏，王春林，邹朝春

该项目以6~18岁肥胖儿童、青少年为研究对象，进行生化学检查、口服葡萄糖糖耐量试验（OGTT）和胰岛素释放试验等临床研究以确定伴发胰岛素抵抗（IR）患儿；通过分子生物学方法筛查黑皮质素4受体（MC4R）基因，明确MC4R基因突变在儿童肥胖伴IR的发生率及其与不同临床指标的相关性；并予24h（288个位点）动态血糖监测（CGMS）；测定血清抵抗素、脂联素、ghrelin水平等，探讨糖、脂、抵抗素、脂联素、ghrelin与肥胖、IR的关系；建立幼兔NAFLD模型来研究儿童NAFLD的特点以及其与血清脂联素之间的关系。最后应用二甲双胍对伴发IR并有并发症的肥胖患儿进行干预，观察干预效果、探讨可能机制，客观评价药物的毒副作用，从而确定治疗肥胖儿童IR的新方法。已在广州中山大学附属第一医院和许多省内外三级甲等医院如江西省儿童医院、金华中心医院以及其他共33家医院推广应用。

本项目获2008年浙江省科学技术奖二等奖。

卵巢癌微环境中树突状细胞和调节性T细胞分化和功能的研究

谢 幸，吕卫国，叶 枫，李 晓，陈怀增

本项目以肿瘤微环境如何诱导免疫调节细胞分化为切入点，利用多种实验方法进行多个层次的研究，旨在从微环境和免疫调节细胞这两个新的视角寻找和确定存在于卵巢癌培养上清中诱导两类免疫调节细胞分化的特异性信号分子，揭示卵巢癌腹腔免疫缺陷的可能机制。研究结果发现：①GM-CSF/TNF-α/SCF/FL细胞因子组合能使脐血$CD34^+$造血干/祖细胞在体外大量扩增，并能诱导成为成熟和具有正常功能的DC；②卵巢癌冻融抗原可通过反复冻融法在体外有效致敏DC，负载抗原的DC具有更强的成熟度和体外激活CTL功能，有望作为一种DC疫苗用于卵巢癌临床治疗；③卵巢癌细胞存在VEGF自分泌作用方式和STATs高活化；④卵巢癌患者体内PBL、TIL、TAL中$CD4^+CD25^+$调节性T细胞比例增加；⑤卵巢癌细胞分泌的低分子量可溶性物质能诱导外周血$CD4^+CD25^-$T细胞转化为$CD4^+CD25^+$调节性T细胞，卵巢癌细胞分泌的TGF-β在这一过程中起着关键作用。本项目已发表论文13篇，其中SCI论文6篇。论文他引8篇，频次39次，单篇最高他引频次16次，包括被《Nature》系列杂志《Nature Reviews Cancer》上发表论文引用，并获肯定评价。

本项目获2008年浙江省科学技术奖二等奖。

下颌前伸矫治器的研制及其作用机制的研究

谷志远，冯剑颖，詹 静，孙 平，黄吉娜

该项目研制设计成功了一种弹簧式下颌

前伸矫治器，经浙江大学材料系检测，各项材料性能均符合正畸临床使用要求。应用于50例生长发育期的安氏Ⅱ类下颌后缩患者，经矫治后前牙覆合覆盖明显减小，磨牙关系调整为中性，面型改善明显。建立了兔下颌前伸动物模型，通过HE染色、电镜、髁突硬组织切片荧光标记等方法，发现下颌持续前伸位能刺激髁突软骨增厚，软骨增生明显，成骨加速。运用免疫组化、原位杂交等手段检测颞下颌关节FGFR-3和PCNA的蛋白表达，Cbfa-1和CHM1的基因表达，证实功能矫形前伸兔下颌的作用改变了关节内的生物力学环境，从而刺激相关细胞因子的表达并促进了髁突软骨的增殖分化，从而为下颌前伸矫治器的临床应用提供了实验依据。已获发明专利一项，实用新型专利一项，研制开发的下颌前伸矫治器已在全国推广销售，2006年累计销售3000余个，创造了良好的经济效益和社会效益。

本项目获2008年浙江省科学技术奖二等奖。

静脉血栓栓塞症的抗凝治疗研究

应可净，陈丽英，邵方淳，胡红杰，赵博文

肺血栓栓塞症（pulmonary thromboembolism，PTE）是一种致死性心肺血管疾病，PTE与深静脉血栓形成（deep venous thrombosis，DVT）共属于静脉血栓栓塞症（venous thromboembolism，VTE）。抗凝治疗是治疗VTE最主要的手段之一，寻找理想成本-效益比的治疗方案对于疾病的规范治疗意义重大。该研究进行了肺血栓栓塞症患者抗凝治疗的前瞻性随机对照临床研究，比较了两种方案治疗肺血栓栓塞症的有效性、安全性和两种治疗方案的药物经济学指标。研究结果表明普通肝素和低分子肝素对非大面积肺血栓栓塞症的疗效相当，低分子肝素出血和血小板减少的发生率相对较低，使用低分子肝素的总体费用低于普通肝素。就依从性和方便性而言，低分子肝素更具优势。研究者结合临床从多个角度进行了课题设计，研究结果对临床工作具有较好的指导价值；立题新颖；设计合理；研究方法可靠、思路清晰；结论可靠。该研究紧密结合临床资料进行分析，对PTE-DVT临床规范化治疗方案的制定和推广具有一定的指导意义，整体上达到了国内PTE-DVT防治研究领域的领先水平。研究成果的应用及推广：该研究成果发表相关论文17篇，其中1篇被SCI收录。项目研究成果得到良好的推广宣传；在2005年欧洲国际呼吸年会及2006年全国呼吸年会上报告研究成果，并多次在全国性继续教育学习班及省医学会呼吸年会演讲有关内容；成果在省内外4家大型医院应用，为静脉血栓栓塞症的抗凝药物选择提供了理论及实践依据，减少了VTE患者的费用负担，提高了患者接受抗凝治疗的依从性，提高VTE患者的治疗效果，研究成果取得良好的经济和社会效益。

本项目获2008年浙江省科学技术奖三等奖。

基于JCI标准建立医院质量管理新体系的研究

何　超，陈正英，郦　忠，叶志弘，李　强

该项目是引进国际公认的美国医疗机构国际医院评审标准（简称JCI），结合中国国情，创造性地吸收、引进和借鉴国外先进的医院管理理念和方法，创建具有中国特色又能与国际接轨的医院质量管理新体系，是我国现代综合性医院管理中的首次尝试，为我国其他医院在卫生体制改革的探索中树立典范。该项目率先在全国实行医师准入制度、主诊医师负责制、医疗权限和规范化的等级医师培训制度，从机制上保障患者安全和提高医疗质量。以“患者为中心、质量为核心”制定的一系列保障体系，是医院各项工作有章可循、更具科学。开放的质量文化，以关注流程和系统改进为目的，使医院管理层对医疗服务质量和医院运作状况有一个全面、真实的信息了解，为医院质量管理提供新型的工作方法，实现了为中国百姓提供国际水准的同质医疗服务。已发表论文36篇，500多家医院来学习和交流，34家医院已应用该研究成果，取得显著的社会效益。

本项目获2008年浙江省科学技术奖三等奖。

Decorin在糖尿病肾病中的作用

李 红，吴 芳，张 哲，董凤芹，姚航平

糖尿病肾病是糖尿病最主要的慢性并发症之一，已成为目前导致终末期肾衰竭及糖尿病死亡率增加的主要原因，如何阻止与延缓其发生、发展，已成为糖尿病研究的重点。迄今为止，糖尿病肾病的确切发病机制不明确，治疗上缺乏有效手段。近年的研究发现，转化生长因子-β1（TGF-β1）是导致肾脏纤维化的重要因子，有学者认为是糖尿病肾病治疗的靶点。体内天然存在的蛋白聚糖Ⅱ（decorin）的核心蛋白可与之结合，调节TGF-β1的活性并抑制其作用。本课题通过构建大鼠decorin重组腺病毒表达载体，研究decorin高表达对高糖培养的肾组织细胞和糖尿病大鼠肾组织致纤维化物质表达的影响及对肾脏形态和功能的影响，以探讨decorin基因转染治疗糖尿病肾病的可能性，结果发现decorin高表达可抑制高糖环境下的大鼠肾系膜细胞和小管细胞TGF-β1及多种细胞外基质成分的表达。在STZ诱导的大鼠糖尿病模型中证实decorin基因转染可部分抑制糖尿病大鼠肾脏纤维化，减少尿白蛋白排泄率。其中部分研究成果为国内外首先报告。研究期间共发表论文9篇，包括SCI论文1篇，研究成果在欧洲糖尿病年会、全国糖尿病会议及省内分泌年会报告。研究成果的应用及推广：本研究突破了多年来糖尿病肾病只有药物治疗或到晚期只有经透析治疗的局限性。开发出独特的对糖尿病肾病的治疗手段和方法。本项目在完成的过程中进一步明确了TGF-β1在糖尿病肾病发病中的关键作用，抑制TGF-β1可延缓糖尿病肾病的发生发展，推广了基因治疗糖尿病肾病的概念，并已通过国家级医学继续教育项目、全国和省内学术会议及国际学术会议交流、发表论文等多种途径报告了该项目的研究成果。该研究成果的理念已用于指导临床实践，对临床糖尿病肾病的防治有重要的指导意义。

本项目获2008年浙江省科学技术奖三等奖。

基于CT三维重建的颅颌面模拟手术体系（SOS）的开发与应用研究

陈关福，刘雁鸣，石赛郎，严君烈，章伟敏

本项目首次有机整合了多排螺旋CT薄层扫描技术、三维图像重建技术、计算机虚拟现实技术和镜像技术、快速原型技术等多项医学、计算机图形学和计算机辅助制造领域的先进技术，并通过反复调试和临床应用，形成一套适合颅颌面部外科模拟的各个环节的技术规范和参数设置，最终形成了可靠的颅颌面外科模拟手术体系（SOS）。本体系通过多排螺旋CT快速薄层扫描获得颅颌面部数据并在工作站中通过三维重建技术虚拟重建颅颌面部；按照临床手术原则对重建的虚拟三维颅颌面进行模拟切割、移除、旋转等操作，并利用镜像反射等技术进行重建；利用快速原型技术将模拟手术后的三维颅颌面虚拟结构制成实体模型。最后在实体模型上进行重建钛板和移植骨（复合组织）预塑形，实现个体化三维颌骨重建。本项目采用先进计算机图像技术与最新 CT 扫描技术相结合，使颅颌面外科医师在术前作定量诊断和实施模拟手术；临床应用表明，颅颌面部缺损和畸形患者应用本系统行个体化的三维重建，与以前传统手术方法比较具有独特优势，尤其在改善其外形的同时，兼顾功能上的需求。利用快速原型技术将模拟手术预制成实体模型并预制生物材料植入体、移植骨组织，从而缩短手术时间、减小创伤、促进医患交流。本项目确立了模拟手术在颅颌面外科手术学的作用。研究成果已在国内外权威杂志发表相关的论文 8 篇，其中 SCI 收录 4 篇，IM 收录 4 篇。有关临床应用研究，已被国内外刊物以及有关专著引用。

本项目获 2008 年浙江省科学技术奖三等奖。

中文版 ZK 人格问卷（ZKPQ）的结构及其在精神、神经疾病中的应用

王　伟，陈　炜，沈模卫

大五因子模式的人格问卷的一种 Zuckerman-Kuhlman 人格问卷（the Zuckerman-Kuhlman personality questionnaire，ZKPQ），它可以测出冲动感觉寻求（impulsive sensation seeking，ImpSS）、神经质-焦虑（neuroticism-anxiety，N-Anx）、攻击-敌意（aggression-hostility，Agg-Host）、活跃性（activity，Act）以及社交性（sociability，Sy）5 个人格特质。它对帮助我们更深地认识正常人格结构和异常人格特质均十分必要。

本研究通过 12 个独立且彼此相关的实验，对一些健康人及患者进行 ZKPQ 人格特质和皮层诱发电位或事件相关电位某些成分的形态、习惯性、强度依赖性和颞肌外感受抑制（ES2）等方面的研究。项目采用 ZKPQ 中文版，从人格特质的角度，来理解神经科和精神科一些疾病的发病机制，如慢性失眠症、头痛、人格障碍、焦虑与抑郁等。第一次在中国应用了 ZKPQ 中文版，证明其人格结构及内在可靠性的跨文化存在，成功地在独生子女与非独生子女大学生以及原发性头痛患者中进行了测试。同时发现了 ZKPQ 与 AEP、PR-VEP、ERP、ES2 的关系，在证实了 Zuckerman 感觉寻求与皮层觉醒水平有关假设的同时，也证实了偏头痛有别于其他原发性头痛的人格特质，侧面阐述了大脑 5-HT 神经能元功能低下在偏头痛中的作用，脑干抑制功能紊乱在高攻击敌意人格中的存在，以及丘脑前额叶功能失调在慢性失眠症病人中的作用等。因此本系列研究对一些神经精神疾病的诊断和发病机制的认识有重要贡献。运用 ZKPQ 中文版可以更深入地帮助对一些神经精神疾病的诊断和发病机制的认识。目前本系列研究也刺激了国际同行的相关研究兴趣，发表的一系列相关论文已被引用 83 次，其中他引 65 次。

本项目获 2008 年浙江省科学技术奖三等奖。

IgH 和 TCR 基因克隆性重排在 NHL 基因诊断中的应用

周　韧，张晓飞，毛峥嵘，何平生，张　伟

本研究小组吸收国外现行的技术方法，结合符合国内实际情况，改进基因扫描检测技术，初步建立大规模基因扫描检测时技术参数优化条件和最佳技术方案。在我省开发和开展 PCR 为基础的凝胶（基因）扫描技术在分子病理诊断中的应用。探索在国内实

验室条件下临床实际应用时的技术参数，检测的灵敏度（最低样本量的界定）。本研究采用了凝胶扫描技术来提高淋巴瘤的分子病理诊断率，降低技术难度和操作成本，适合在基层医院普及推广，在全省不同规模的医院中进行了初步的应用。本研究还进行了拓展性研究，对研究中发现的 IgVH 基因和 TCR 双克隆重排、寡克隆等分子重排现象以及假阴性、假阳性的鉴别要点提出了初步方案，并对其临床意义提出了自己见解。

本项目获 2008 年浙江省科学技术奖三等奖。

职业性接触抗癌药物人群的分子流行病学调查

张美辨，金力奋，杨　玉，赵尧贤，赵海英

该项目旨在研究通过应用多种分子生物标志物监测接触抗癌药物职业人群的 DNA 和染色体的损伤及 HPRT、TCR 基因突变，早期预测职业性接触抗癌药物对机体的潜在损害，为评价职业性接触抗癌药物的危险度、制定和完善切实可行的预防措施提供依据。该项目选择了长春新碱和甲氨蝶呤两种抗癌药物作为研究药物，接触工人作为研究对象，2005 年项目组完成作业工人调查，发现接触长春新碱和甲氨蝶呤的作业工人出现明显遗传损伤。2006 年项目组用 3 种体外试验（微核试验、彗星试验和 hprt 基因突变试验）验证了工人调查结果，显示长春新碱在体外实验可通过不同机制诱发人淋巴细胞的遗传损伤。课题组共发表文章 5 篇，其中 SCI 收录 2 篇，国家一级杂志收录 3 篇。

本项目获 2008 年浙江省科学技术奖三等奖。

中药质量评价及生产过程质量监测

程翼宇，瞿海斌，刘雪松，陈　勇，刘龙孝

当前中药工业面临的严峻挑战是：中药质量评价方法陈旧落后，生产过程缺乏先进的质量监测手段，导致药品质量难以提高，这已成为制约中药产业发展的最大瓶颈。因此，自主创新研发中药生产过程质量监测技术，构建科学可靠的中药产品质量保障体系是国家医药科技发展的重要目标和战略需求，具有极为显著的科学意义和工业应用价值。本项研究通过集成创新，发展形成了具有自主知识产权的中药生产过程质量监测技术并率先应用于工业生产，填补了国内外技术空白。其主要研究内容及成果包括：①为解决中药生产原料水分快速检测难题，研究建立了中药材水分含量近红外光谱测定方法；②创新研究成功中药提取液指标性成分在线检测方法，为实现中药提取过程质量监测奠定了技术基础；③创建了中药浓缩过程化学组成的在线检测技术，成功地应用于中药浓缩过程质量监控；④运用色谱分析和优化计算等方法，创建了中药提取物批次差异均一化技术，为制成质量稳定均一的中药产品创出了新路；⑤将中药药效成分在线检测技术、中药提取物批次差异均一化技术、指标性成分与指纹图谱相结合的中药质量评价技术、中药生产分析数据智能管理技术、过程参数自动检测与控制技术等多项技术集成，研制成功了中药制药过程质量监测系统。经鉴定本成果达到国际领先水平。本成果已应用于正大青春宝药业有限公司等多家制药企业，显著提高了这些企业的中药生产过程质控水平和产品质量，为我国中药工业的现代化技术改造起了示范作用，取得显著的经济效益和社会效益。

本项目获2008年浙江省科学技术奖三等奖。

急性移植物抗宿主病防治的基础和临床研究

林茂芳，牟海波，黄 河，蔡 真，孟筱坚

与常规培养的未成熟树突状细胞（DCs）作比较，研究组制备的TGFβ-DCs更幼稚，对外源性的成熟刺激信号（LPS）反应比较“迟钝”，有抵抗成熟的特性；在体外能诱导特异的免疫耐受。提示，应用于器官或造血干细胞移植时，其诱导免疫耐受可能更具优势。证实TGF-β1直接地通过Toll样受体4（TLR4）通路抑制TLR4，间接地影响NF-κB、ERK1/2、p38的活性，最终抑制LPS刺激DCs成熟和炎性介质释放功能。在建立的异基因骨髓移植小鼠模型，受鼠来源的TGFβ-DCs减轻受鼠急性GVHD临床表现，明显地延长存活时间；受鼠急性GVHD的病理改变减轻；发现该细胞诱导的免疫耐受系通过抑制Th1细胞因子释放及诱导$CD4^+CD25^+$调节性T淋巴细胞发挥作用。发现整合素相关蛋白（CD47）及其配体能阻滞人DCs成熟，并致其刺激同种异己T淋巴细胞能力显著地减弱。CD47单抗（B6H12）抑制人单核细胞来源DCs的分化和成熟及抗原性，CD47分子与其配体通过干预NF-κB及其抑制蛋白质IκBα对DCs发挥免疫调节作用。以ELISPOT方法检测小鼠脾的与受鼠的脾细胞混合淋巴细胞反应后产生的IFN-γ细胞水平与aGVHD程度及采用药物预防；在临床，供者针对受者外周血每2×10^5个反应细胞中单个核细胞反应后产生的IFN-γ细胞数>20个是Ⅱ~Ⅳ度急性GVHD的高危因素。同时，无关混合淋巴细胞反应后产生IFN-γ的同种异体反应性T淋巴细胞水平显著升高，该细胞保留对原相关的异基因刺激反应并产生IFN-γ的能力。以上均未见国内外文献报道。

本项目获2008年浙江省科学技术奖三等奖。

冠心病高半胱氨酸患者血内皮祖细胞的变化及其机制

王兴祥，朱军慧，谢旭东，赵莉莉，陈 瑶

血浆同型半胱氨酸（homocysteine，Hcy）水平升高是冠心病一个独立危险因素。高Hcy参与冠心病发病的多个环节，机制十分复杂，其中内皮功能障碍是高Hcy导致冠心病的中心环节。内皮功能障碍的本质是内皮损伤和修复之间动态平衡的破坏，而内皮祖细胞（endothelial progenitor cell，EPC）在内皮损伤后的修复中起重要作用。Hcy可能不但直接损伤血管内皮，同时影响EPC的数量和功能，继而影响内皮修复能力，打破内皮损伤和修复之间的动态平衡，导致内皮功能障碍，促发冠心病发生。为此，课题组观察了Hcy体外干预对外周血EPC数量和功能的影响，然后进一步观察了高Hcy血症患者外周血EPC数量和功能的变化，随后探讨了Hcy影响EPC的可能机制。体外实验结果表明Hcy可影响内皮祖细胞增殖黏附功能，加速内皮祖细胞衰老；高Hcy血症患者血内皮祖细胞数量减少、功能减退；Hcy加速血内皮祖细胞衰老可能跟端粒酶活性下降以及Akt磷酸化水平的下降有关。本研究不但丰富了冠心病的发病理论，同时为内皮祖细胞在冠心病防治的临床应用提供理论依据和直接技术保障。经查新，未见国内同行报道有关同型半胱氨酸对循环内皮祖细胞功能和数量影响的研究。分别于2004年和2006年发表SCI收录论文3篇，总SCI影响因子12。

本项目获 2008 年浙江省科学技术奖三等奖。

手助腹腔镜技术治疗泌尿外科疾病的研究

谢立平，王 薇，秦 杰，何华东，方富娣

以腹腔镜手术为代表的微创外科技术是21世纪外科学发展方向之一，但腹腔镜手术仍存在一定的局限性。手助腹腔镜技术在保持微创的基础上克服了腹腔镜手术的局限性，降低了技术要求，缩短了手术时间。本研究小组在 2003 年 1 月至 2004 年 12 月应用手助腹腔镜技术已在泌尿外科领域开展以下系列研究：根治性肾切除术，单纯性肾切除术，肾输尿管全长切除术，肾部分切除术，巨大肾上腺肿瘤切除术，腹膜后淋巴清除术，下腔静脉后输尿管离断复位矫正术，重复肾副肾切除术，手助后腹腔镜手术，手助腹腔镜与开放根治性肾切除术的比较，手助腹腔镜与开放肾输尿管全长切除术的比较等研究。已发表论文 15 篇，其中以专家论坛形式发表 6 篇。参与专著编写 5 本（其中 2 本已出版）。已获 4 项自行设计的手助腹腔镜手术配套器械专利，其中 1 项发明专利。由于本研究使更多泌尿外科手术创伤减小，恢复加快，术后住院时间缩短，故已取得良好的社会与经济效益。

本项目获 2008 年浙江省科学技术奖三等奖。

葡萄糖转运蛋白在头颈部肿瘤诊治中的应用

周水洪，汪审清，程可佳，吴求亮，李林法

全身 PET 能获得原发灶和全身是否转移的影像，比 CT、MRI 等能提供更早对临床有重要价值的资料，但其价格昂贵，使用效率低，只适于少数大型医院及研究机构，不符合我国的国情。本研究所采用的 SPECT/CT 仪是近年来出现的新型核医学影像设备，它在双探头符合线路 SPECT 机架上安装了相当于第二代 CT 的球管和探测器。它具有 CT、SPECT 和部分 PET 的功能，在一定程度上解决了核医学符合电路系统对病变定位差的缺点，充分发挥肿瘤代谢显像的优势，明显提高定位诊断的准确性，为肿瘤定性和准确的定位诊断提供了一种简便、直观的判断工具。因其价格适宜我国国情，该方法用于头颈部恶性肿瘤，国内少见报道。本研究通过对 18F-FDG 符合线路显像及图像融合技术分析 25 例头颈部肿瘤以了解头颈部肿瘤细胞糖代谢，并与解剖显像技术比较，发现 hPET/CT 在头颈部恶性肿瘤的早期诊断、转移的判断、疗效的评估中较解剖显像有明显的优势。并对头颈部癌 FDG 吸收增高的机制进行研究，本组中 20 例术前行 SPECT/CT 检查，发现肿瘤内 FDG 浓聚，发现这 20 例肿瘤组织内的 Glut-1、Glut-3 的基因表达增高，有 14 例肿瘤组织中 Glut-1 蛋白表达阳性，更直接证明头颈部恶性肿瘤组织中葡萄糖增高（FDG）与 Glut-1、Glut-3 的基因表达水平增高相一致，说明恶性肿瘤的葡萄糖增高与 Glut-1、Glut-3 过度表达有关。国内，Glut-1、3 在头颈部肿瘤中的研究尚未见报道。本研究发现 Glut-1、Glut-3 基因表达在头颈部癌组织中较癌旁组织、正常组织高，说明 Glut-1、Glut-3 在头颈部癌中广泛表达，表明头颈部恶性肿瘤的能量供应与 Glut-1、Glut-3 的基因表达水平增高可能有关。Glut-1 在基因、蛋白水平的表达增高均与头颈癌的淋巴结转移、临床分期有关，说明 Glut-1 表达越高头颈部癌可能越易转移、越向晚期发展，而与癌的类型、分化程度无关。Glut-3 基因表达与癌的淋巴结转移有关，与癌的类型、分化程度及临床分期无关。说明在头颈部癌中葡萄糖吸收增高的机制以 Glut-1 为主。已完成论文 22 篇，其中 SCI 已收录 3 篇，待收录 2 篇，中华一级杂志 12 篇。参加国内会议 5 次，论文共被引用 10 次。本技术已经应用于肿瘤及转移灶探测如在腹部消化系肿瘤的应用及诊断结肠癌术后复发转移等、在感染与炎症病变中的应用。

本项目获 2008 年浙江省科学技术奖三等奖。

间充质干细胞修复神经损伤以及中药对其干预作用的研究

余　勤，罗　依，盛丽先，董　勤，丁　伟

该研究针对目前随着社会经济发展，脑血管病和神经损伤发病率日益增高，但临床缺乏有效治疗方法这一重大问题，以干细胞研究为平台，结合中医中药，深入开展了间质干细胞对中枢神经损伤的修复及中药对其干预作用的研究。该项目应用中药及其有效成分在体外诱导成人间质干细胞和大鼠间质干细胞向神经元样细胞分化技术，研究证实了黄芪、丹参素具有促进成人间质干细胞向神经元样细胞转化的作用，并用丹参酮、丹参注射液诱导大鼠间质干细胞向神经元样细胞转化获成功；研究和优化低温冻存间质干细胞的条件，建立了深低温保存成人间质干细胞的理想方案；研究了丹参注射液对大鼠间质干细胞修复缺氧缺血性脑损伤的作用，探讨了其作用机制；并进一步研究了在动物体内间质干细胞治疗的最佳作用途径。这些成果为间质干细胞在中枢神经损伤治疗中的临床应用提供了理论和实践依据，也为中药及有效成分在干细胞这一新领域的研究和应用提供了实验依据，具有重要的科学价值和巨大的潜在社会效益及经济效益。

本项目获 2008 年浙江省科学技术奖三等奖。

靶向沉默 IGF1R 的抗肺癌效应及其机制研究

董爱强，孔敏坚，徐小红，钱建芳，范军强

本研究采用 RNA 干扰（RNAi）技术，通过构建胰岛素样生长因子 1 类受体（IGF1R）基因特异的 shRNA 表达载体并转染非小细胞肺癌（NSCLC）细胞株使 IGF1R 基因沉默，分别在体外细胞培养体系和动物荷瘤模型中研究 IGF1R 基因沉默对 NSCLC 细胞增殖、凋亡、侵袭性与转移及化疗药物敏感性等生物学特性的改变，并进一步探索其作用机制。在国内外首先报道了肺癌细胞中 IGF1R 基因特异 shRNA 表达载体的成功构建，研究结果还表明，IGF1R 在建立和维持肺癌转化表型中扮演着重要角色，证实了 IGF1R 是肺癌分子靶向治疗的新靶点；同时，初步揭示了沉默 IGF1R 基因所产生的抑制肿瘤生长、增敏化疗效应及抑制肿瘤细胞侵袭性与转移可能与 Akt 和 ERK 的激活受抑有关，为下一步探索 IGF1R 沉默后其下游信号分子及相关基因的变化，深入开展以 IGF1R 为靶分子的肺癌靶向治疗研究奠定了必要的理论依据和技术条件。本项研究结果共在 SCI 收录杂志发表论文 4 篇，国内一级杂志发表论文 2 篇。

本项目获 2008 年浙江省科学技术奖三等奖。

围术期血液稀释对免疫功能和凝血功能的调节机制

严　敏，陈　钢，柳子明，谢蔚影，滕永明

本课题从不同途径、多方面证实围术期血液稀释能明显减轻患者术后多种免疫细胞或细胞因子-T 淋巴细胞亚群 $CD3^+$、$CD4^+$、

$CD8^+$、和 $CD4^+/CD8^+$、NK 细胞、巨噬细胞轴激活的标志物-新蝶呤、IL-2 及 IFN-γ 的活性和含量的下降程度，从而促进患者免疫功能恢复，弥补国内外既往研究的局限性——即仅从机体复杂免疫网络中某类或某一方面免疫细胞或细胞因子探讨围术期血液稀释的免疫调节作用，并在国内外首次将反映体内细胞免疫状态的新标志物-新蝶呤应用于研究血液稀释对免疫系统影响。本课题亦阐明了不同取代级羟乙基淀粉 HES200/0.5、HES130/0.4 实施急性高容量血液稀释可使血小板膜糖蛋白 GPIb-Ⅸ、GPⅡb/Ⅲa 和 P-选择素的表达明显降低，其抑制程度可能呈剂量相关性，但输注 HES130/0.4 可以使血小板功能早期恢复。从而在分子学水平揭示了羟乙基淀粉对血小板止血功能的影响，填补临床上应用羟乙基淀粉实施血液稀释对凝血功能的影响认识不足的缺陷。在国际、国内杂志发表 SCI 收录论文 1 篇、IM 收录论文 2 篇、中华Ⅰ级杂志论文 3 篇、其他论文 3 篇；本项目已发表论著被 6 篇国际、国内已发表论文引用，其中 SCI 收录论文 1 篇、IM 收录论文 2 篇。

本项目获 2008 年浙江省科学技术奖三等奖。

含毛囊人工皮肤的研制及其应用研究

郑　敏，吕中法，余土根，吴贤杰，高长有

毛囊是皮肤的主要附属器官之一，它具有重要的生理功能：如皮肤的屏障作用，抗菌作用，抑制瘢痕形成作用；同时毛囊是表皮-毛囊-皮脂腺单位干细胞的所在部位，在适当的环境因素刺激下毛囊干细胞可定向分化为表皮、毛囊和皮脂腺组织，对创面的正常化愈合具有不可替代的作用。由于毛囊在皮肤中的重要作用，研制出一种具有一定生理功能的含毛囊的人工皮肤对研究创面的正常化愈合具有重要的理论意义和应用前景。本研究利用细胞培养和移植技术，把培养的大鼠触须毛乳头细胞、真皮鞘成纤维细胞分别与鼠触须毛的毛囊外根鞘细胞按不同比例混合培养和增殖后，移植到高分子生物材料中体外培养，并将其置于裸鼠背部的创面内，分别观察高分子材料中和覆盖区域的毛囊形成、重建和毛发再生、生长情况，探讨移植细胞浓度的最佳比例及细胞浓度与重建毛囊密度的关系；另一方面，取部分大鼠毛囊进行体外毛囊器官培养，为开展筛选和开发调控毛囊毛发生长的药物方面提供毛囊体外试验模型，为进一步开发临床育发药物的体内研究奠定科学基础。

本项目获 2008 年浙江省科学技术奖三等奖。

rhSOD 联合 iNO 或肺表面活性物质治疗胎粪性肺损伤的作用及机制研究

卢美萍，余钟声，朱　红，王惜群，施丽萍

临床上对胎粪肺损伤及并发症的治疗至今尚无突破性进展。本课题在国内外首次从本病的过氧化和硝基化的发病机制着手，采用生化、免疫技术和分子生物学技术，探讨抗氧化剂在胎粪肺损伤中的作用，创新性应用抗氧化剂 rhSOD 治疗胎粪诱导大鼠肺损伤，摸索出该药合理剂量，并联合应用 NO 吸入或表面活性物质治疗，为临床胎粪性肺炎的抗氧化剂治疗提供实验动物依据。结果表明：过氧化和硝基化参与胎粪诱导肺损伤的发生机制，20ppm iNO 持续 24hrs 并不增加肺过氧化和硝基化损伤，rhSOD 气管内给药可减轻肺炎症、过氧化损伤及硝基化，加强 iNO 的抗炎作用。该项技术为该病及其并发症如持续肺动脉高压的预防和治疗提供新的方法及策略，由此可缩短呼吸机应用时间，减少住院天数，提高新生儿的存活率，减少患儿心、脑、肺等并发症，提高其生存质量，改善预后，具有一定的经济效益和社会效益。共发表论文 15 篇，其中 SCI 收录论文 2 篇，IM 收录论文 4 篇，在国内外被他人引用 16 篇次。

本项目获 2008 年浙江省科学技术奖三等奖。

华西分院（四川大学华西医学中心）

（四川省成都市人民南路三段17号，610041）

工作概况

一、抗灾救灾

“5·12”汶川大地震，造成了巨大的生命安全与财产损失。四川大学华西医学中心沉着应急、科学组织、连续作战，全力开展伤员救治工作，取得了突出的工作成绩。截至6月23日，中心附属的4所医院共接诊地震伤员4328余人，收治入院2180余人，完成手术1600多台次，对灾区群众进行心理干预35600余人，派出医疗队129余批次。其中华西医院累计接诊地震伤员2814人次，累计收治入院1897人次（其中危重伤员1153人，住院死亡仅31人）。华西第二医院共收治灾区妇女儿童病员329人，其中产科病人89人，儿科240人；派出医疗救援组14批次，约200人次。

华西医院因在抗震救灾中表现突出，荣获了全国抗震救灾英雄集体、全国五一劳动奖、卫生系统抗震救灾英雄集体、全国教育系统抗震救灾先进集体等光荣称号。华西医院地震伤员医疗康复中心获全国抗震救灾医药卫生先进集体。华西医院、华西第二医院、华西口腔医院、华西公共卫生学院/华西第四医院获“抗震救灾重建家园工人先锋号”荣誉称号。石应康获全国教育系统抗震救灾先进个人；郑尚维、王一平、樊均明、石钢、汤炜、张彩林获全国抗震救灾医药卫生先进个人。

抗震救灾期间，中共中央政治局常委、国务院总理温家宝，中共中央政治局常委李长春，中共中央政治局委员、十一届全国政协副主席、党组副书记、中共中央直属机关工委书记王刚，中共中央政治局委员、国务委员刘延东，全国人大常委会副委员长、中国科学院院长路甬祥等党和国家领导人相继来中心附属医院视察抗震救灾工作，亲切看望医务人员，慰问地震伤员，并对医院的救治工作给予高度评价。

抗震救灾期间，先后共有来自美国、日本等国和中国香港、台湾、北京、黑龙江等地医疗队，共计400余人增援医院。

二、科研工作

2008年，华西分院承担纵向科研课题435项及横向科研项目410项。全年获得科研经费总数23803.8625万元。其中，华西医院（含生物治疗国家重点实验室）到校科研经费16139.1497万元；华西第二医院到校科研经费3688.4909万元；华西口腔医学院（含口腔国家重点实验室）到校科研经费1788.6753万元；华西药学院到校科研经费1085.7127万元；华西公卫学院到校科研经费598.3458万元；华西基础与法医学院到校科研经费483.4881万元。973、科技部重大专项等牵头2项，参与15项；教育部创新团体等项目共16项。目前已完成申报答辩的2009年计划项目：863重点项目牵头2项；国家科技重大专项“传染病示范区”牵头1项，科技部重大专项“重大新药创制”牵头项目1项。全年华西分院在有影响刊物发表论文465篇，其中SCI收录381篇，EI收录84篇。华西医院在SCI、《医学索引》(MEDLINE)两项的排名均为全国医疗机构第一，数量分别为200篇和464篇，这是继2005年度以后第二次双双名列全国第一。发明专利申请34项，授权18项。获各类科研成果奖28项。其中，国家级二等奖1项，部省级一等奖4项，二等奖6项，三等奖12项，市厅奖5项。其中华西医院田浩明教授等人的《代谢综合征脂代谢基础及临床研究》和文富强教授等人的《慢性气道炎症性疾病的发病机制及干预研究》获教育部自然科学一等奖，华西医院游潮教授等人的《颅咽管瘤动物模型的建立及生物学特性的研究》获中华医学科技进部一等奖。华西口腔医院周学东教授等人的《我国成人根管形态特点与根管治疗质量及疗效关系的研究》获高等学校科学研究优秀成果奖科学技术进步一等奖。华西第二医院毋得志等人的《人端粒酶反转录酶生物学行为的基础和临床应用》获教育部科技进步二等奖。

华西医院组织医院国家重点学科联合扶持学科共同成功申报“211工程”三期重点学科建设项目，获得建设基金共计2133万元，带动医院非国家重点学科发展。华西第二医院总面积18000余平方米的西部妇幼医学研究院全面竣工投入使用。公共卫生学院营养与食品卫生学专业与基础与法医学院交叉学科建设平台获准“211工程三期重点学科建设项目”。2008年11月21日华西第二医院举行“中国出生缺陷图谱”首发仪式、“教育部中华民族健康与疾病遗传资源共享平台”开通、“中国-澳大利亚干细胞卓越联合研究中心程度分中心”和“四川大学华西第二医院-香港大学医学院联合研究中心”成立。《国际口腔科学杂志（英文版）》(International Journal of Oral Science)创刊，这是华西口腔医学院新创办的我国口腔医学专业第一本有国内统一连续出版物号和国际标准连续出版物号的英文期刊。

新增国家杰出青年基金获得者3人（秦勇、母得志、胡静)。口腔黏膜病学教研室陈谦明教授入选“卫生部有突出贡献中青年专家”。青年教师林云峰博士学位论文“脂肪基质细胞多向分化能力及其在组织工程中应用的研究”被评为2008年全国优秀博士学位论文。临床医学、中西医结合、药学、公共卫生与预防医学一级学科获批省级重点一级学科。

华西公共卫生学院2005级预防医学专业徐晶同学带领的“三国熊猫文化创意产品研发与推广创业团队”一举拿下“第六届‘挑战杯’瓮福中国大学生创业计划竞赛金奖”和“第六届‘挑战杯’瓮福中国大学生创业计划竞赛最佳创意团队”两项殊荣。获得并签约了上海鹰皇集团3000万元风险投资。

三、教学工作

2008年华西分院新招收医学类博士生286人，硕士生714人，本科生995人，新招收医学外国留学生及港澳台学生61名。2008年成人高等学历教育医学毕业生1035人，招收进修生864人。举办国家继续医学教育项目32项，培养学员约539多人次。

落实《四川大学构建研究型大学本科创新人才培养体系的方案》，修订了2008级人才培养方案，进一步推行大类培养。构建新的本科课程体系，实行按大类招生，按大类培养。包括医学在内的全校所有本课课程体系将通识教育和专业教育的各类型课程概括为5大类课程群：人格与素养课程群、表达与理解课程群、发展基础课程群、专业与服务课程群、研讨与探究课程群。

2008年，为鼓励教授积极承担本科基础课教学任务，学校继续实施了“教学名师奖励与培育计划”，医学学院有周学东、李晓松被评选为2008年度“四川大学教学名师”，周学东被评选为2008年度“四川省教学名师”，万乾炳为教学名师培养对象。通过实施“教学名师奖励与培育计划”表彰长期从事医学基础课教学、注重教学改革与实践、教学方法先进、教学经验丰富、教学效果好的教授，在医学学院中进一步形成了关注教学、关注名师的良好氛围，对激励广大医学学院教师起到了很好的推动作用，同时也有计划有目的为申报国家教学名师培育后备人才。

开展以精品课程为核心的系列课程建设。2008 年，学校围绕建设具有一流教师队伍、教学内容、教学方法和教材等特点的示范课程，继续开展了以精品课程为核心的系列课程建设。医学学院有 5 门课程获校级精品课程建设项目立项，3 门课程获四川省精品课程，1 门课程获国家精品课程。

2008 年开展了教育教学成果奖励工作，学校在新世纪教育教学研究改革工程基础上，开展了育教学成果奖励工作，医学学院共有 13 个项目获一等奖，18 个项目获二等奖。

继续开展特色专业建设工作。为了适应国家经济、科技、社会发展对高素质人才的需求，引导不同类型高校根据自己的办学定位和发展目标，发挥自身优势，办出专业特色，2008 年，学校开展了特色专业建设工作。华西临床医学院护理学专业成为国家级特色专业建设点；临床技能中心成为全国首批 7 个国家级临床技能实验教学示范中心之一；两项大学生创新实验项目成为国家级项目，实现零的突破。医学类医学检验专业被评为省级特色专业，药学还成为 2008 年教育部第三批高等学校特色专业建设点。

组织申报了教学团队建设项目。医学类有 4 个获校级教学团队，1 个获四川省教学团队，1 个荣获国家级教学团队。新增教育部创新团队 1 个。

四、医疗工作

2008 年度我院 4 所附属医院门、急诊数量达 3941590 人次，住院病人 158376 人次，手术 81205 台次。华西医院实施医院信息系统建设，共建区域协同医疗服务体系，2008 年完成基于 PORTAL 的协同医疗服务系统的研发，在传统远程医学系统的基础上拓展了包含远程教学与会诊、服务预约、双向转接诊事务管理、医疗机构信息发布与查询、在线医疗咨询、大众健康教育等协同医疗服务业务功能。新增远程网络医院 48 家，华西网络医院总数达到了 171 家。全年共接收 63 家远程医院的会诊申请，完成会诊 1160 例，完成远程教学 97 次、184 学时，参加教学医院 104 家，听课学员达 129000 余人次。华西远程医学中心被正式批准为国家级远程继续医学教育中心。华西第二医院投入了数千万元购置大型先进精密医疗设备 300 多台，建设了完整的危重监护体系，危重病的抢救成功率达 95% 以上。

华西医院荣获“全国卫生系统思想政治工作先进单位”光荣称号，郑尚维书记荣获优秀思想政治工作者称号。华西医院荣获 2008 年亚洲医院管理金奖，这是医院继 2007 年在此大会评选中获奖后，更上一层楼，获得的更高荣誉，也是唯一获此殊荣的我国大陆公立医院。此次获奖标志着医院管理水平已与国际接轨，获得了国际医院管理同行的充分认可。

周学东院长获“中国医师奖”称号，是第五届中国医师奖口腔医学领域唯一获此殊荣的优秀医师。王晓毅副院长获得“中国医师奖”提名奖。

加大四川大学社会服务功能，积极做好对外援助工作，扩大学校影响。成功举办西部地区医务人员“急诊急救培训班”、“国家扶贫开发工作重点县县医院院长和卫生局局长培训班”和“卫生部 2008 年西藏卫生经济管理人员培训班”共 3 期。培训 106 人次。接受来自四川、西藏地区的 6 名基层医院的医务人员到我校普外、神经外科、急诊

3 个专业进行为期 1 年的进修学；接受湖北民族学院医学院医学类进修人员 7 名到我校进修。先后选派卫生经济教研室阎正民教授、公共卫生学院兰亚佳副院长前往西藏大学开展对口支援工作，营养教研室吕晓华教授前往新疆维吾尔自治区疾病控制中心开展援疆工作。

五、国际交流

2008 年接待国（境）外来宾 180 余批，900 余人次。包括美国麻省大学校长迈克尔·柯林斯（Michael F. Collins）先生、2006 诺贝尔生理学与医学奖获得者克雷格梅洛（Craig C. Mello）博士、世界眼科组织主席林文杰博士、美国医学暨公共卫生开创联盟（MPHI）总裁杰葛雷瑟博士、美国加利福尼亚自身免疫病研究基金委主席 Trevor Marshall 教授、国际著名医学教育专家 Roy Schwarz 教授等世界知名专家，以及香港特别行政区政务司司长唐英年先生、香港医管局胡定旭主席、美国中华医学基金会主席 Lincoln Chen 博士、英国 BBC 广播电台制片人、英国渣打银行防盲总监、国际防盲协会 IAPB 总裁、世界光学协会会长等国（境）外政府机构或非政府机构的重要官员。举办国际学术会议 6 次，包括：IGRT/VMAT 临床技术研讨会；2008 国际微创胸外科手术论坛暨单向式胸腔镜肺叶切除术研讨会；第七届天然有机化学研讨会；CMB 医学教育研讨会；CMB 校长会；CMB 中国农村医学教育战略和改革研讨会（协办）。

2008 年获美国中华医学基金会（CMB）、欧盟、NIH、比尔·盖茨基金会等渠道资助项目共计 15 个项目，包括：CMB 护理博士培训项目、CMB 流动人口健康政策研究、CMB 杰出教授项目、CMB 优秀学者项目、NIH 控烟项目、盖茨控烟项目等。接待国（境）外医疗队 10 余批次，接收救灾物资 400 多箱计 3000 公斤。签署灾后康复项目 4 个，包括：国际助残协会康复项目；香港康复会、香港青年基金会项目；香港理工大学康复及护理项目；新加坡“生活-社区发展”康复项目。CMB 短期出国培训 80 余人次，国内进修培训 200 余人次，CMB 在职硕士培养 32 名，英语写作与编辑培训 100 余人。组织翻译出版了《医师职业素养测评》，正在编译《全球卫生管理》。CMB 支持发表高水平科研论文 200 余篇。

（罗　锋　编）

联系电话：（028）85501132
E-mail:luo200152@yahoo.com.cn

分院及各所、室行政领导名单

院 长 李 虹 教 授

生物治疗国家重点实验室

主 任 魏于全 教 授

教育部人类疾病生物治疗重点实验室

主 任 魏于全 教 授

卫生部移植工程与移植免疫重点实验室

主 任 李幼平 教 授

口腔疾病研究国家重点实验室

主 任 周学东 教 授

卫生部口腔生物医学工程重点实验室

主 任 宫 萍 教 授

国家（成都）中药安全性评价中心/GLP 中心

主 任 王 莉 教 授

卫生部时间生物学重点实验室

主 任 王正荣 教 授

教育部靶向药物与新型给药系统重点实验室

主 任 张志荣 教 授

四川省核医学重点实验室

主 任 匡安仁 教 授

四川省感染性疾病分子生物学重点实验室

主 任 赵连三 教 授

四川省移植工程与移植免疫重点实验室

主 任 李幼平 教 授

四川省人类疾病生物治疗重点实验室

主 任 魏于全 教 授

四川省肿瘤学重点实验室

主　任　周清华　教　授

四川省疾病基因组学与法医学重点实验室

主　任　张思仲　教授　侯一平　教　授

四川省医学分子生物学开放重点实验室

主　任　覃　扬　教　授

四川省妇科肿瘤与小儿血液肿瘤重点实验室

主　任　彭芝兰　教授　廖清奎　教　授

四川省围产与生殖医学重点实验室

主　任　毛　萌　教　授

四川省生物分子毒理学重点实验室

主　任　张立实　教　授

四川省病理研究重点实验室

主　任　周　桥　教　授

四川省口腔医学技术重点实验室

主　任　石　冰　教　授

四川省天然药物学重点实验室

主　任　王锋鹏　教　授

四川省干细胞应用研究中心

主　任　羊惠君　教　授

四川大学华西医院国家药品临床研究基地

负责人　刘春涛　教　授

四川大学华西第二医院（原华西医科大学第二附属医院）

国家药品临床研究基地

负责人　胡丽娜　教　授

四川大学华西口腔医院（原华西医科大学口腔医院）

国家口腔药物临床研究基地

负责人 王晓毅 副教授

中国出生缺陷监测中心

主 任 毛 萌 教 授

中国循证医学中心

主 任 李幼平 教 授

四川大学华西公共卫生学院分析测试中心

主 任 马 骁 教 授

四川大学华西法医学鉴定中心

主 任 侯一平 教授

获奖科研成果（题录）

教育部自然科学一等奖

代谢综合征脂代谢基础及临床研究
慢性气道炎症性疾病的发病机制及干预研究

教育部科技进步二等奖

人端粒酶反转录酶生物学行为的基础和临床应用

教育部技术发明二等奖

Y 染色体遗传标记的法医学应用研究

中华医学科技进部一等奖

颅咽管瘤动物模型的建立及生物学特性的研究

高等学校科学研究优秀成果奖科学技术进步一等奖

我国成人根管形态特点与根管治疗质量及疗效关系的研究

四川省科学技术进步一等奖

临床医学检验方法性能评价与质量控制体系的建立及推广应用研究
中国妇幼卫生监测体系研究

四川省科学技术进步二等奖

非细胞毒性药物治疗胃恶性肿瘤的科学理论及临床前期研究
体外受精——胚胎移植及其衍生技术的基础研究和临床应用

四川省科技进步三等奖

乳糖不耐受发生机制及 β 半乳糖苷酶重组益生菌株构建研究
丹七新制剂设计与评价的生物药剂学方法研究

国家发明专利授权

分体、反射、可通气气管镜
噻萘普汀在制备治疗或预防 MDMA 神经毒性的药中的应用
生物衍生羊膜、复合生物衍生羊膜及其制备方法
一种鉴定结核分枝杆菌菌种的多重 PCR 的引物设计方法
夜交藤的新用途
荔枝果皮提取物及其制备方法和用途
用于治疗股骨头坏死的内支撑器
一种治疗口腔溃疡的药物组合物及其制备方法和用途
一种骨材料保存液及其制备方法和途径
人源化 CTLA-4 单链抗体与人穿孔素通道形成肽 P34 的重组免疫毒素
N-芳基杂环族化合物的用途
膀胱截石位操作台
治疗骨质疏松的特定低频脉冲电磁仪
用外源性绿色荧光蛋白进行脂肪成体干细胞标记的方法
表面骨诱导活性钛接骨板及其制造方法
一种口腔生物膜动态模型装置及其形成口腔生物膜的方法

获奖科研成果（摘要）

代谢综合征脂代谢基础及临床研究

田浩明，傅明德，余叶蓉，徐燕华，田　丽，等

本项目重点从 3 个方面探讨了代谢综合征（MS）脂代谢特征及意义：①MS 脂代谢谱变化特征，包括 MS 病人及空腹及餐后血脂、载脂蛋白变化；②MS 脂代谢与大血管并发症关系，在这部分研究中探讨了不同的脂代谢紊乱与早、中、晚各阶段大血管病变的关系及作用机制；③脂代谢相关基因多态性及基因突变研究除筛查散发 2 型糖尿病及糖尿病家系高甘油三酯血症相关的基因多态性及基因突变外，还研究了与 HDL 亚类分布相关的一些基因多态性。

首次报道了 3 个新的 LPL 基因突变位点：通过对 26 个糖尿病家系的 53 名高甘油三酯血症患者进行 LPL 基因突变的筛查。率先在国内建立以双向电泳-免疫沉淀法测定血清 7 种 HDL 亚类含量方法，及 HDL 亚类纯化、HDL 亚类活性测定实验方法。并率先提出 TC/HDL-C 及 TG/HDL-C 比值高低与 HDL 亚类分布改变直接相关，在国内首次报道了对氧磷酯酶 PON1192 位点基因多态性与 IMT 关系，发现 PON1 192 位点 R 等位基因与 2 型糖尿病患者 IMT 独立相关，同时在国内较早报道了餐后甘油三酯水平升高与颈动脉 IMT 独立相关。

本研究获 2008 年教育部自然科学一等奖。

慢性气道炎症性疾病的发病机制及干预研究

文富强，罗凤鸣，毛　辉，冯玉麟，姬郁林，等

本项目首先研究了慢性气道炎症的发生机制及其干预措施，同时研究慢性气道炎症中的气道重构发生机制及药物干预的作用机制。本项目不但从病人神经内分泌-肺、骨髓-循环-肺、肺组织标本角度研究慢性气道炎症发病机制，还建立相关的动物模型，研究其发病机制。在此基础上，利用细胞及组织培养技术，从细胞、分子水平阐明慢性气道炎症发病机制及药物作用机制。

①在对气道炎症调控机制研究中发现，褪黑素能协同致炎细胞因子通过调控气道上皮细胞趋化因子的表达调节气道炎症；气道与骨髓间存在调控哮喘气道炎症的信号通路，IL-5 及 eotaxin 是重要信号分子，为靶向骨髓控制哮喘气道炎症的假设提供了重要的理论依据；②在对气道重构发生机制的研究中发现，Th_2 细胞因子能诱导 TGF-β_2、VEGF 产生，Th_1 细胞因子 IFN-γ 抑制 Th_2 细胞因子的上述效应；提出 Th_2 与 Th_1 细胞因子通过对 TGF-β_2 及 VEGF 的调控参与哮喘气道重构的新观点；③对气道炎症致管周纤维化的发病机制的研究中发现，糖皮质激素通过下调 c-fos 表达抑制 TGF-β 生成，但协同 TGF-β 促进人肺成纤维细胞三维胶收缩，揭示糖皮质激素治疗肺纤维化的缺陷；阻断 PDE4 抑制肺成纤维细胞三维胶收缩，为肺纤维化治疗提供了新靶点；④在对肺动脉高压发生机制研究中发现，IL-1β、TNF-α 可以诱导人肺动脉平滑肌脂氧合酶合成；IL-6 通过抑制 PGI2 生成，参与肺动脉高压发生；提出诱导环氧合酶保持高水平的 PGI2 治疗肺动脉高压的新思路。

本研究获 2008 年教育部自然科学一等奖（同时获中华医学科学技术进步一等奖）。

人端粒酶反转录酶生物学行为的基础和临床应用

母得志，屈　艺，李熙鸿，毛　萌，熊　英，等

造血干细胞和肿瘤细胞的生物学行为一直是细胞生物学研究的热点和难点。在国家自然基金、教育部博士点基金、四川省科技厅基金等资助下，本项目系统深入研究了造血干细胞和肿瘤细胞 hTERT 的生物学行为，对其临床应用进行了全面探索，并取得了如下创新成果：①率先阐明了在急性溶血等机体应激状态下 hTERT 对造血干细胞增生的调节作用，为 hTERT 在组织工程中的应用提供了依据；②阐明了端粒酶重建的皮肤成纤维细胞迁移能力，为遗传性疾病的基因治疗提供了新思路；③提出端粒酶表达的近日节律变化，并将端粒酶核酶技术与肿瘤择时治疗有机结合，最大程度下调了端粒酶活性，抑制了肿瘤生长，为肿瘤治疗探索了一条特异、高效、安全的新路径。本课题研究，已发表论文 50 余篇。其中，SCI 收录 7 篇，EI4 篇，被他引 100 余次。科研成果已被国内多家医院用于肿瘤的临床诊断与治疗，取得了很好的社会效益。

本研究获 2008 年教育部科技进步二等奖。

Y 染色体遗传标记的法医学应用研究

侯一平，颜　静，吴　谨，李英碧，张　霁

阴道分泌物与精液所构成的混合瘢痕的

个人识别一直是法医生物学面临的一个难题。而男性特有的Y染色体遗传标记在混合斑分析中具有独特而显著的优势。本项目率先在国内对Y染色体特异性STR遗传标记及其在混合斑分析中的应用进行了深入系统的研究，一方面先后对近50个Y-STR基因座进行了法医学研究，开发了适合中国人群的Y染色体特异性STR基因座。另一方面首次以加尾序列引物设计策略为核心发展了一系列的复合扩增引物设计方法，为Y染色体遗传标记的研究和应用提供了系列快速高效的检测技术。在这些研究成果的基础上，本项目开发出了适合中国国情的两种Y染色体复合扩增试剂盒，可以满足不同实验室的需要。本项目成功建立了基于Y-STR基因座的混合斑个人识别方法，研究成果先后获得了6项专利授权，发表了多篇有影响的学术论文，有关学术观点得到同行专家的肯定，并被国际法医遗传学会推荐的法医Y-STR分型指南采用。项目的整体技术水平达到国际同类研究的先进水平。由本项目研究成功的复合扩增方法被多家科研单位用于Y-STR体系的科学研究，所开发的Y染色体复合扩增试剂盒已在不同的法医DNA实验室成功用于实际检案分析，对打击犯罪、维护社会治安有重要意义。

本研究获2008年教育部技术发明二等奖。

颅咽管瘤动物模型的建立及生物学特性的研究

游　潮，王　任，徐建国，陈　兢，李强直，等

该研究就目前颅咽管瘤临床和基础研究存在的问题和难点，在颅咽管瘤动物模型、细胞系、肿瘤生物学特性及规避生长激素替代治疗副效应方面作了一些研究工作，以期提高这一难治肿瘤的治疗水平。①在国际上率先建立了可定量检测的人脑颅咽管瘤动物模型和体外细胞系，为深入研究颅咽管瘤奠定了细胞和动物实验基础；②在国内外首次采用前瞻性队列研究方案探索了影响颅咽管瘤预后的相关因素，结果表明微染色体维持蛋白6、DNA拓扑异构酶Ⅱα可准确预测肿瘤复发的危险性，为个性化治疗提供基础；③在国际上第一次绘制了颅咽管瘤细胞周期图，揭示大部分肿瘤细胞处于G_1/G_0期，肿瘤细胞为二倍体，瘤细胞坏死、凋亡率较低下，大部分处于相对静止期，从细胞周期动力学角度诠释了肿瘤生长特点；④通过检测颅咽管瘤组织和细胞GH、IGF-1受体蛋白和基因表达水平，在国际上首次从分子、细胞水平论证了生长激素促进残余肿瘤组织复发的机制，并实验了相应的规避措施，即应用GH、IGF-1受体阻断剂Pegvisomant、Tamoxifen选择性阻断残余肿瘤细胞的相应受体，有效降低肿瘤复发率。

本研究获2008年中华医学科技进步一等奖。

我国成人根管形态特点与根管治疗质量及疗效关系的研究

周学东，吴红崑，梁景平，凌均棨，高学军，等

本项目系“十五”国家科技攻关计划的临床医学研究重点项目——《我国成人根管形态特点与根管治疗质量及疗效关系的研究》。由四川大学华西口腔医学院牵头，联合上海交通大学、中山大学、北京大学等国内5所重点口腔医学院共同研究完成。主要内容包括：从解剖学、影像学、临床医学等方面对中国成人牙体形态、牙齿根管系统进行了全面系统的研究，筛选出了影响根管治疗难度的解剖因素，建立了根管解剖实用数据库，为根管治疗难度的评估及临床根管治疗提供解剖学知识和参考数据。探讨现代根

管治疗技术的临床应用及现代根管治疗疗效的临床研究，推广了现代根管治疗技术在牙髓根尖周病临床治疗中的应用：对数字诊断系统、显微根管技术、镍钛根管预备技术、根管预备器械等用于中国人牙髓根尖周病的临床治疗进行系列研究，促进现代根管治疗技术在我国的推广应用，显著提高我国牙髓根尖周病的诊治水平。建立根管治疗难度评估标准和疗效评价标准，经临床应用证明其可行性和有效性，制定出符合中国特点的现代根管治疗技术的操作规程和疗效评价系统，为牙髓根尖周病治疗效果的评估和转诊制度的建立奠定基础，为临床治疗提供规范化、科学化、操作性强的统一的行业诊治标准。

本研究获 2008 年高等学校科学研究优秀成果奖科学技术进步一等奖。

临床医学检验方法性能评价与质量控制体系的建立及推广应用研究

王兰兰，李　萍，武勇康，秦　丽，陈　捷，等

本项目属于检验医学技术领域，主要涉及检验医学方法性能评价与质量控制体系建立的 3 部分内容。第一部分为建立不同检验方法学的比对体系，提出最低检验方法学比对样本量要求，对实验室间检验方法一致性进行评价；第二部分为建立基于实验室自身性能与特点的室内质量控制体系，其主要内容包括多规则质量控制方案用于能力验证结果分析的功效研究；第三部分为智能化实验室信息系统（Laboratory information system，LIS）建设与临床检验新技术、新方法、新发现的应用研究。

本研究率先提出了定量检测最低检验方法学比对样本量为 5 个的基本要求，建立了既符合基本比对要求又保证检验质量一致性的方法性能基本规则，为建立我国实验室间定量检测方法一致性评价的规则提供了重要的保障。率先引入西格玛（Sigma）指标对质量控制程序全过程（包括分析前、分析中和分析后）3 阶段进行质量监测分析，完善了患者数据质量控制的理论体系。率先建立了数字化间接免疫荧光强度定量和室内质量控制体系，对半定量荧光检验分析的质量控制建立了有效方法。

本研究项目与软件公司合作开发的 LIS 产品将全面质量管理的内容充分体现到信息系统中去，发明了自动编号系统、自助报告打印系统和复合式条形码工作模式，从而使 LIS 优化检验流程，记录检验过程，提高检验质量。本研究项目带动促进了临床检验新技术、新方法和新发现的应用研究，发明了鉴定结核分枝杆菌菌种的多重 PCR 的引物设计方法及多民族疾病基因数据库的建立。

本研究获 2008 年四川省科学技术进步一等奖。

中国妇幼卫生监测体系研究

毛　萌，朱　军，王　和，王艳萍，代　礼，等

本项目采用多阶段分层整群抽样方法，确定了具有全国和地区代表性的样本和监测点，建立了覆盖人口达 1.4 亿的我国妇幼卫生监测体系和流行病学研究现场。创建了卫生行政管理和技术指导下的妇幼卫生服务机构为实体的“二元六层”监测框架，建立了有效的中国妇幼卫生监测模式。研究、创立并制定了监测体系技术规范和标准，成为我国妇幼卫生监测体系标准化工具。开发妇幼卫生监测数据网络直报系统，完成了监测系统信息从基层通向中央和地方政府的直报功能，为国家决策提供了依据。设计并采用连续动态的妇幼卫生监测纵向研究，建立了可持续积累、不断更新、共享程度高的长序

列大型妇幼卫生监测信息数据库。

中国的妇幼卫生监测体系为世界发展中国家提供了成功的模式。监测体系获得的妇女儿童健康的重要指标被我国政府作为反映我国妇女儿童健康水平和社会发展的权威数据，成为国家妇幼卫生指标的唯一来源。

监测系统获得的妇女儿童主要健康指标成为我国政府对外公布的唯一的准确可靠的妇女儿童健康指标，成为《两纲》评估的依据和政府决策、公共卫生干预、重大科研导向的重要信息来源；其研究成果的应用为降低孕产妇、儿童死亡率做出了突出贡献。

本研究获 2008 年四川省科学技术进步一等奖。

非细胞毒性药物治疗胃恶性肿瘤的科学理论及临床前期研究

唐承薇，王春辉，侯晓华，伍晓汀，郑丽瑞，等

本课题运用现代先进的实验技术，多角度认识胃癌、MALT 淋巴瘤的生物学特性，根据病理生理、药理学原理选择有效、可行的分子治疗靶点，结合肿瘤临床、内镜、影像学方法及循证医学知识提出新的、可供临床对照试验的胃癌临床综合治疗方案，建立对抗 Hp 治疗无效的、高恶性淋巴瘤患者的筛选方法。采用多种分子生物学技术如：反转录 PCR 法、蛋白质印迹及 RNA 干扰技术，检测胃癌细胞及胃癌组织中生长抑素受体（SSTR）、环氧合酶-2（COX-2）、血管活性肠肽及血管内皮生长因子（VEGF）等表达情况，筛选出临床可能用于胃癌治疗的非细胞毒性药物。

①在国际上率先报道了生长抑素类似物奥曲肽通过抑制 MAPK 信号通路、MMP-2 表达、肿瘤血管生成等途径遏制胃癌细胞生长、侵袭及转移。该结果陆续得到了其他研究者的证实；②首次发现奥曲肽与 COX-2 抑制剂联用，能有效增强其对 ERK-1、ERK-2、c-Fos、AP-1 等的抑制作用，从而抑制胃癌裸鼠移植瘤的生长。同时发现大剂量 COX-2 抑制剂美洛昔康长期应用于胃癌细胞株，未产生耐药性；③首次发现胃癌术前联用塞来昔布和奥曲肽能上调 NAG-1 及 E-Cad 等基因表达、诱导肿瘤细胞凋亡；降低癌组织的微血管密度；增加癌组织坏死和纤维组织增生。据此提出了新的胃癌综合治疗方案，并得到中国临床试验注册中心批准进行临床多中心对照试验；④针对该病早期诊断困难的现状，提出了阶梯式临床病理诊断方案和序贯治疗策略，取得了一定的临床效果。本项目 7 年共发表论著 58 篇，其中 Medline 收录 27 篇，SCI 收录论著 19 篇。总共被引用达 297 次，SCI 论文单篇最高被引用 29 次，中文单篇最高被引用 29 次。

本研究获 2008 年四川省科学技术进步二等奖。

体外受精-胚胎移植及其衍生技术的基础研究和临床应用

李尚为，韩字研，马黔红，李　蕾，黄仲英，等

课题组开展了体外受精—胚胎移植及其各种衍生技术的系列基础和临床研究，创立了针灸针及低浓度保护剂作为新载体的玻璃化冷冻冻存卵巢组织的方法；证实孕激素对胚胎“植入窗”有预测作用，并调节早孕期间蜕膜和绒毛胰岛素样生长因子-Ⅰ和Ⅱ及其受体系统的表达；发现滋养细胞的抗原物质可通过蜕膜局部的巨噬细胞递呈给母体免疫系统，激活母体 T 细胞免疫反应；阐明蜕膜组织中巨噬细胞呈递抗原功能的激活和干预协同刺激信号 CT-LA4 参与 Th1、Th2 细胞因子平衡的调节；

证实中国人一氧化氮合酶3基因多态性与复发性流产密切相关。发现焦虑和抑郁情绪使卵泡液和血液中去甲肾上腺素升高，可能影响优质胚胎的形成。改进了IVF流程。在国内外首次报道采用腹腔镜下选择性异位妊娠病灶套扎术处理IVF-ET后发生宫内、间质部同时妊娠，并成功完成2例。达到国内领先，国际先进水平。

本研究获2008年四川省科学技术进步二等奖。

乳糖不耐受发生机制及β-半乳糖苷酶重组益生菌株构建研究

黄承钰，张朝武，钟　燕，汪　川，何　伟

项目比较全面地研究了胃、小肠和结肠因素在乳糖不耐受（LI）发生中的作用；通过分析BALB/c小鼠小肠乳糖酶活性和乳糖酶mRNA水平深入研究长期饮奶或不饮奶对哺乳动物小肠黏膜乳糖酶活性的影响，以及乳糖酶在分子水平的表达调控机制；运用基因工程技术构建了6种β半乳糖苷酶重组表达质粒；提出了不要空腹饮奶和建议健康成人可接受牛奶摄入量等LI防治膳食措施。研究成果达到国内领先、国际先进水平。本项目为防治LI提供了重要理论依据和技术手段；对人们钙营养状况改善、合理饮奶习惯养成、奶业发展有重要作用；重组质粒可用于构建β半乳糖苷酶重组益生菌株，开发高活性乳糖酶益生菌制品。

本研究获2008年四川省科技进步三等奖。

丹七新制剂设计与评价的生物药剂学方法研究

蒋学华，王　凌，冯　亮，李　莉，袁　媛，等

本项目以丹参和三七配伍的“丹七”复方制剂为模型药物，利用大鼠原位灌注模型、细胞模型和整体动物实验研究了丹参、三七有效成分的胃肠道吸收机制和吸收的调控方法，根据生物药剂学和药动学研究结果设计了丹参固体分散体、丹参包合物、丹参滴丸和三七缓释片，经整体动物实验证明，依据吸收机制设计的上述4种制剂能显著提高丹参、三七提取物中有效成分的生物利用度。该研究探索了以调控药物释放速度和改变药物膜透过性为手段，进行中药速效和缓释长效制剂设计的可行性。研究工作首次提出建立中药制剂口服给药系统设计的药剂学手段和生物学模型（细胞模型和器官模型）相结合的系统方法，以调控药物释放速度和改变药物膜透过性，研究中药速效和缓释长效口服给药系统设计的新思路和新方法；首次应用建立的器官模型和细胞模型，进行中药制剂物质基础的生物药剂学特征研究。在研究的基础上申请创新药物发明专利2项，发表SCI论文2篇，中文核心期刊7篇，为中药制剂设计提供了将药剂学手段和生物学模型（细胞模型和器官模型）相结合的新思路和新方法，这种新的研究手段将提供中药制剂研究水平，加速我国中药制剂的现代化进程。

本研究获2008年四川省科技进步三等奖。

西安分院（西安交通大学医学中心）

（陕西省西安市雁塔区雁塔西路76号165信箱，710061）

工作概况

2008年，在学校党政的正确领导下，西安分院认真贯彻科学发展观，努力创新，不断进取，教学、科研和医疗全面协调发展，各项事业有很大进步。本年度分院积极争取光华教育基金资助，做好侯宗濂医学实验班招生、PBL教学法培训、医学硕士研究生教学改革、国家自然科学基金重点项目申报等，圆满完成了工作任务。

一、科研工作

分院着力建设教育部重点实验室和省部级实验室，采取切实措施促进科技创新。本年度共获国家自然科学基金资助项目58项，总经费达1730万元。其中二项重点项目：马爱群教授主持的《慢性心力衰竭发展过程中离子通道谱的稳态调节和代偿机制研究》，经费为175万元，吕毅教授主持的《适于胆管和肝血管吻合重建的纳米磁性可降解吻合器研制的相关基础研究》，经费170万元。获国家教育部高校博士点专项基金2项，新世纪优秀人才支持计划3项，经费150万元。获得陕西省"13115"科技创新工程重大科技专项资助8项，获资助经费近400万元；共获陕西省科技计划资助项目121项，总经费达273万元；陕西省自然基金项目因限项申报共获资助项目11项，总经费22万元。获陕西省科技进步奖10项，其中一等奖2项，二等奖5项。获准发明专利11项。SCI收录论文继续保持平稳增长。全年SCI收录论文195篇，IM收录论文309篇。组织了学校"985"三期启动项目的申报和论证工作，申报经费1360万元，主要用于法医、预防、护理、药学专业实验室的建设。医学院首次在该学院设立青年科研基金，资助13名青年科技人员，经费59万元。

二、教学工作

分院积极做好本科教学评估整改工作，根据教育部专家组反馈意见，形成了整改方案，采取了有力措施，保证了整改工作真正落到实处。完成新开专业培养方案的修订工作。主要对七年制预防医学、护理学、口腔医学3个新办专业的培养方案进行了论证修订。完成侯宗濂医学实验班培养方案的制订与论证工作。组织了PBL教学法系列培训活动，培训通过讲座、座谈、点评、模拟演练等方式进行。配合留学生教学工作，与西安新东方外语培训学校合作，举办了第一期留学生教师口语培训班，50名教师参加了培训。2008年度，《外科学》与《妇产科学》获省级精品课程。申报省级双语教学示范课程3个。新增校级教学名师3人—臧伟进、贺大林、张军。在研教改项目省级项目1项、院级项目30项。学校第十一届教学成果奖评选，获得各等次教学成果7项，其中特等奖1项，一等奖2项，二等奖4项。获准国家大学生创新基金项目14项，开放实验项目48项。

2008年招收博士131人，硕士356人，同等学力145人，留学生研究生12人。分院全面启动以培养“强能力”为目标的医学硕士研究生改革计划。经过多次调研、论证，并借鉴发达国家医学教育的成功经验，形成了我校医学硕士研究生教学改革方案。我院实施的“以实验为中心的教学模式”为我国医学研究生培养机制改革的首家单位。医学研究生教学与实验中心实验教学顺利实施。医学院研究生教学与实验中心属医学院管理的跨学科的研究生专用实验课教学中心，“以实验为中心的教学模式”从2008级研究生开始实施。完成了6门研究生核心课程实验教学，本学期共完成近2000学时的实验教学任务。申报全国研究生暑期学校、研究生教育创新实验平台2项，其中全国研究生暑期学校已通过教育部评审。组织邀请了国内外著名教授对研究生进行了不同层次的高水平的学术讲座，完成了16次系列讲座。其中邀请国外学者9人、国内著名高校学者13人。组织了在读研究生申报国家建设高水平大学公派研究生项目工作，共选拔出19名同学攻读博士学位研究生，14名联合培养博士研究生。为了改善我院博士学科点研究生育人环境，使各二级学科的研究生能有一个学术交流、研讨的公共平台。

三、医疗工作

2008年，附属第一医院（西安医院）、第二医院（西北医院）、口腔医院立足于西部地区医疗卫生现状，加大管理力度，着力提高医疗安全和质量，各方面取得了较大的进步。3所附属医院总收入较去年有很大提高，门诊量较去年有大幅增长，增长13.8%以上，出院人次增长126%以上，手术例数增长8.5%以上，病床使用率也有较大的提高，平均住院日比同期进一步缩短。附属医院在2008年在发生的汶川大地震面前，表现出了高度的政治责任感和团队协作精神，先后派出两支医疗队深入灾区参加抗震救灾工作。第一附属医院抗震医疗队先后受到温家宝总理和回良玉副总理的接见，医院被中华全国总工会、陕西省总工会分别授予“优秀基层工会组织”和“抗震救灾先进集体”荣誉称号，抗震救灾医疗队队长吕毅同志被全总授予“五一劳动奖章”；二附院先后组织3批医疗队战斗在灾区第一线，共开展手术180余台，日手术量曾高达30台，抢救危重病人208人次，先后分转运护送伤员225人，救治伤员1380余例。被省卫生厅领导誉为“特别能战斗、特别能吃苦、特别讲奉献、特别顾全大局、特别团结向上”的医疗队，被评为“抗震救灾重建家园‘工人先锋号’”、陕西省卫生系统抗震救灾先进单位。附属医院在“三聚氰胺致泌尿系结石患儿”的筛查和诊治、扶贫义诊等工作中做出了很大的贡献。

西安医院加强急危重症病人诊治硬件设施建设，中心ICU、呼吸科RICU、神经外科ICU、神经内科ICU和心内CCU投入使用，使医院对急危重症患者的救治能力进一步提高。2008年共立项新医疗新技术项目49项，新血管疾病介入诊疗技术项目获批为卫生部新血管疾病介入诊疗技术培训基地。进一步强化医疗质量管理，加强医疗和新制度的落实，提高病案内涵质量，加强运行病案管理。西北医院加大医疗品牌技术支持力度，积极打造多项全国先进的技术项目。心脏介入4类技术、脑血管病介入技术稳步推开，小儿疝气膀胱腔镜手术在西部率先开展。科学规划医疗区布局，整合医疗资源，扩大了心脏中心规模，组建ICU/CCU团队，加快培养和建设步伐，实现资源共享。修订各项医疗质量安全管理制度，不断强化医疗管理制度建设。附属口腔医院继续以“管理年活动”为中心，不断完善医院质控体系，规范医疗服务流程，全面提高服务质量和医疗护理质量，开展新技术新业务，加强科室间相互协作，进一步扩大医疗规模，为医院的进一步发展打下良好的基础。

四、交流与合作

与台湾光华教育基金会、阳明大学展开广泛的合作。接待台湾阳明大学访问团，组织 PBL 教学法系列培训活动。由台湾光华教育基金会出资一亿元，在西安交大设立光华教育基金，主要用于高端医学人才的引进与我院师资的培养、国外学术交流等医学教育与研究的项目。当年新增美国中华医学基金会（CMB）资助项目 2 项，共获经费 45 万美元。

2008 年共举办了国内外著名学者做的学术报告 170 余场次，其中举办了国外著名学者做的学术报告 60 场次。分院基础部分共派出 15 名学者到国外、境外进行学习、考察和学术交流活动。

（王运乐　编）

分院及各所、室行政领导名单

院　长　闫剑群　教授　**副院长**　朱宏亮　教　授
办公室主任　马兆明　研究员

天然药物研究与工程中心

主　任　贺浪冲　教授　**副主任**　杨广德　副教授
李西玲　技　士

神经科学研究中心

主　任　朱宏亮　教授　**副主任**　刘　勇　教　授
胡海涛　教　授
韩太真　教　授

分子病毒研究所

所　长　楚雍烈　研究员

生殖医学研究中心

主　任　邱曙东　教授　**副主任**　曹瓒孙　教　授
陈小燕　主治医师

临床药理研究所

所　长　袁秉祥　教授　**副所长**　刘俊田　教　授
臧伟进　教　授
王美娜　教　授

地方病研究所

所　长　王治伦　研究员　**副所长**　郭　雄　教　授
曹峻岭　研究员

医学教育研究所

所　长　闫剑群　教授　**副所长**　王海江　研究员

预防医学研究中心

所　长　颜　虹　教授　**副所长**　王学良　教　授

法医学研究中心

主 任 李生斌 教授

医学电子工程研究所

所 长 金 捷 教授

心血管研究所

所 长	刘治全 教授	副所长	马爱群	教 授
			高广道	教 授
			牛小麟	教 授

内分泌代谢疾病研究所

所 长	朱本章 教授	副所长	施秉银	教 授
			戴信刚	教 授

肝炎研究所

所 长	张树林 教授	副所长	赵英仁	教 授
			邓 红	副主任医师

临床分子医学研究中心

主 任	李 旭 教授	副主任	叶国岭	主任医师
			陈 葳	主任技师

血液学研究中心

所 长	刘陕西 教授	副所长	马 西	教 授
			张 梅	教 授
			张王刚	教 授

中西医结合研究所

所 长 邱根全 主任医师 副所长 李 玺 研究员

医学影像研究所

所 长 鱼博浪 教授 副所长 齐乃新 主任医师

泌尿外科研究所

所 长 贺大林 教授 副所长 王子明 教 授

器官移植研究所

所　长　薛武军　主任医师　副所长　吕　毅　教　授
黎一鸣　教　授

皮肤性病研究所

所　长　彭振辉　教授　副所长　肖生祥　研究员
刘　彤　主任医师

眼病研究所

所　长　孙乃学　教授　副所长　秦　莉　主任医师

耳病研究所

所　长　张全安　主任医师　副所长　许　珉　主任医师
李随勤　主任医师

胃肠动力疾病研究所

所　长　董　蕾　教授　副所长　张　军　教　授
苌新明　主任医师

肝胆研究所

所　长　纪宗正　教授　副所长　李宗芳　教　授
马清涌　教　授

骨病研究所

所　长　陈君长　教授　副所长　刘　淼　教　授

医学超声研究所

所　长　段学蕴　主任医师　副所长　艾　红　主任医师

儿童行为与发育研究室

所　长　黄绍平　主任医师

口腔内科研究室

所　长　苟建重　主任医师　副所长　郭青玉　副教授

颌面外科研究室

所　长　张引成　教授　副所长　文抑西　主任医师

肿瘤研究中心

主 任	张学斌	教授	**副主任**	王一理	教 授
				王子明	教 授
				董德全	教 授

获奖科研成果（题录）

陕西省政府科学技术成果一等奖

细胞膜色谱技术及其在中药筛选中的应用

不良结局家族聚集性 HBV 感染的基础与临床研究

陕西省政府科学技术成果二等奖

宫颈癌 HPV 基因型、基因多态性、血清抗体反应检测及临床意义研究

胰岛细胞的培养保存与脑内移植的实验研究

膀胱肿瘤分子诊断与治疗的应用基础研究

陕西省政府科学技术成果三等奖

Y 染色体 STR 群体遗传多态性及其法医学应用研究

谷氨酸和 P 物质参与脑内兴奋毒性和药物依赖作用机制的研究 RhHDN 产前孕母血浆置换产后患儿 Rh + 血换血治疗应用研究

hTERT 启动子调控 TRAIL 基因对卵巢癌治疗的实验研究

陕西省高等学校成果二等奖

医疗纠纷的司法鉴定研究

肝脏胶原、血流及细胞生物功能与肝脏疾病病人相关研究

人芽囊原虫的病原生物学、流行病学及诊断学的研究

获奖科研成果（摘要）

细胞膜色谱技术及其在中药筛选中的应用

贺浪冲，杨广德，王嗣岑，袁秉祥，曹永孝，等

成果综合应用了药物学、细胞生物学、分离科学、中医药学等学科的理论、方法和技术，创建了细胞膜色谱技术，在进行了大量的基础和方法学研究之后，成功地将其应用于中药筛选，取得了重要的创新研究成果：①建立了一系列组织细胞、原代培养细胞和细胞系的细胞膜色谱模型，创立了细胞膜色谱研究方法与技术平台；②开展了药物与靶点作用特性研究，使细胞膜色谱技术成为继经典的放射性配体结合分析法之后，又一种新的受体药理学实验研究方法；③应用多种细胞膜色谱模型对中药复杂体系物质基础进行了系统筛选研究，并进行大量药理学实验验证和临床前基础研究，开发出了具有

自主知识产权的现代创新中药；④用细胞膜色谱模型筛选研究药用植物中活性成分，发现先导化合物，为研究开发原创性药物奠定了基础。

自1994年以来，在国家自然科学基金、"十一五"国家科技支撑计划、教育部、卫生部、陕西省以及西安市等20多项课题的资助下，经过10多年的不懈努力和连续实践，研究成果发表了98篇研究论文，其中SCI收录30篇，EI收录8篇，MI收录9篇，被引用166篇次，其中他引67篇次；申请国家发明专利12项，已授权7项，公开4项；共培养毕业博士研究生13人，毕业硕士研究生64人，本科专题生28人；参加国内外学术会议16次；科技查新结论为：经对比，国内外文献中，未见在1999年前，利用天然细胞膜色谱柱进行药物筛选的研究报道。反映了该成果的创新性和学术价值，发表于著名国际学术期刊（SCI源刊）的研究论文，以及在国内外学术会议上的交流论文，表明该研究成果具有广泛的影响力。

建立起的以细胞膜色谱技术为核心的中药物质基础研究和现代中药开发研究技术平台，具有完全的自主知识产权。本成果的推广应用将促进中药学、药理学和分离科学的技术进步，并将在一定程度上推动中药现代化和国际化的发展进程。

本项目获2008年度陕西省政府科学技术成果奖一等奖。

不良结局家族聚集性乙型肝炎病毒感染的基础与临床研究

赵英仁，叶 峰，陈天艳，何英利，石 磊，等

我国为HBV感染高流行区，人群感染率达50%以上，慢性感染率达8%，其中因母婴传播所致的肝硬化、肝癌等不良结局HBV感染家族是造成我国HBV高感染率、高病死率主要原因，也是造成患者因病致穷和因病返穷的重要原因。因此尽可能降低HBV母婴传播率并进一步降低肝癌、肝硬化的发生率，是临床工作中的棘手问题和需要迫切解决的难题，也是降低人群HBV发病率的瓶颈。

本项目针对以上关键点及难点，在国家及省部级多项计划基金资助下，在对不良结局HBV感染家族成因学研究的基础上，揭示其特殊的发病机制，进一步制定有效阻断方案，降低人群HBV感染率及肝硬化肝癌发病率，提高人民健康水平。

项目综合应用流行病学调查、基因组学、生物信息学、遗传学等理论与技术，提出并定义了不良结局HBV感染家系（CHI-FUP）的概念；建立了该群体系统研究的共享平台及数据分析体系；揭示了其流行病学特性；多角度研究其发病机制，明确HBV母婴传播在该群体形成中的重要作用及意义；制定相应阻断措施，解决了该群体高感染率的难题，远期必将进一步降低人群HBV感染率及肝硬化、肝癌的发病率。

本项目获2008年度陕西省政府科学技术成果一等奖。

宫颈癌HPV基因型、基因多态性、血清抗体反应检测及临床意义研究

高艳娥，等

宫颈癌是危害广大妇女健康和生命的常见恶性肿瘤，人乳头瘤病毒（HPV）是宫颈癌的主要病原，因此HPV相关检测对筛查宫颈癌高危人群和防治宫颈癌至关重要。

本研究根据高通量的TDI-FP基因检测技术原理，建立了TDI-FP HPV分型和高危HPV16基因多态性检测新方法，与DNA测序结果的符合率为100%，为诊治HPV感染

提供了快速、准确、敏感、特异和操作简便的新手段。应用此方法对宫颈癌患者进行HPV检测，发现在欧美国家罕见的高危HPV58，在本地区为第三位常见高危HPV；HPV16 E7 647位A→G突变及HPV16 E6 178位T→G突变可能是本地区HPV致癌的一个高危因素。研究结果为我国HPV相关疾病控制提供了新思路。

本研究尚系统地从临床标本中克隆了中国人最常见的5型HPV：6、11、16、18和58的15个基因，构建了相应的表达重组体，体外表达获得了3种有活性的重组蛋白，检测发现HPV16E6、E4血清抗体阳性率在宫颈癌、正常人和慢性宫颈炎患者中存在着显著差异，为HPV感染的血清学研究提供了物质来源和理论依据。

研究结果在国内外重要学术期刊发表相关论文17篇。经查新证明国内外未见同类研究。发表论文中4篇SCI收录，2篇Medline收录；2篇被SCI引用7次；国内相关数据库检索，8篇论文被引用32次。在重要学术会议上进行多次交流。对学科发展起到了一定带动作用。

本项目获2008年陕西省政府科学技术成果三等奖。

胰岛细胞的培养保存与脑内移植的实验研究

信照亮，贾延劼，胡海涛，吴小康，任惠民，等

本研究在陕西省自然科学基金项目（98SZ-064）和陕西省科技攻关项目（2000G14-8）的资助下，在西安交通大学中美合作基金的配套资助下完成。

胰岛素依赖型糖尿病（IDDM）必须终生注射胰岛素以维持生命，细胞移植为IDDM患者提供了一个好的治疗选择。但胰岛移植要在临床上广泛应用，还面临着许多困难：如胰岛和供体胰腺的保存问题，免疫排斥问题，供体来源困难问题等，针对这些问题进行研究很有意义。

该研究研制了LHF（乳果糖-组氨酸-聚蔗糖）器官保存液，该液对新生猪和大鼠胰岛保存效果良好；还发现高浓度褪黑素对链脲佐菌素所致胰岛β细胞损伤具有保护作用。发现将神经胶质细胞或Sertoli细胞与胰岛细胞共同培养，能为胰岛细胞的体外存活提供良好的微环境；同时发现神经胶质细胞可消除胰腺外分泌部细胞的影响；Sertoli细胞可同时表达CD95L和TGF-β，丰富了Sertoli细胞克服免疫排斥的机制。证明半透膜包裹结合免疫特赦部位移植的方法，对克服异种胰岛移植的免疫排斥反应有一定的作用，可以延长异种胰岛的生存期。

本研究发表中外文论著10篇，全部被中国期刊网收录，1篇被PubMed收录。以引用分析科学工具ISI Web检索，发现论文被引用13次。培养和毕业博士研究生2名，硕士研究生1名。参加学术活动宣传本研究的结果和思想。以本课题为研究基础，又申请到了“国家自然科学基金”项目资助1项（项目批准号30200128），还在对本研究进行着更深入的探索。

鉴定委员会专家认为，该研究紧密联系临床实际，立题新颖，创新性强，设计合理，方法先进，结果可信，有潜在的应用前景，达到了国内领先水平。

本项目获2008年陕西省政府科技成果奖二等奖。

膀胱肿瘤分子诊断与治疗的应用基础研究

贺大林，何　辉，王明珠，李　磊，范晋海，等

膀胱肿瘤是泌尿外科最常见的恶性肿瘤，严重威胁人类健康。研究开发特异、敏

感、简便快捷的早期诊断新方法一直是膀胱肿瘤研究的重点之一。基因治疗、分子靶向治疗一直被认为是最有可能提高晚期肿瘤患者治疗效果的新途径、新方法。该研究以膀胱肿瘤的早期、综合诊断和基因治疗与分子靶向治疗为主要研究内容。

1. 膀胱肿瘤标志物诊断意义的比较研究：尿脱落细胞6个微卫星改变组合检测膀胱肿瘤阳性率达90.6%；在7种膀胱肿瘤标志物中，综合判断BTAstat和透明质酸的组合诊断膀胱肿瘤最为理想。

2. 设计并应用Survivin分子信标检测了膀胱肿瘤细胞株和膀胱肿瘤患者尿脱落细胞，敏感性为80.6%，特异性为87.2%，且操作简单快捷。

3. 开展了荧光膀胱镜与普通膀胱镜诊断膀胱肿瘤的比较研究，结果表明：荧光膀胱镜的诊断敏感性比普通膀胱镜高20%。

4. 膀胱肿瘤分子治疗的应用基础研究，结果表明：PML过表达通过P53依赖的多条途径，诱导肿瘤细胞凋亡；CAR蛋白表达与膀胱肿瘤分级呈负相关，CAR的高表达在细胞和动物体内均可抑制膀胱肿瘤的生长；Genistein与FK228合用可上调CAR蛋白的表达，增强膀胱肿瘤基因治疗效果，FK228与DMCA合用具有协同作用；水飞蓟宾可通过下调survivin的表达，对膀胱肿瘤细胞的抑制呈现时间-剂量依赖性。

该研究已发表论文39篇，其中SCI收录9篇，Medline收录4篇。已申请专利1项（受理号2005100428250），出版专著1部，发表的论文他引17次。培养博士研究生4名，硕士研究生15名。

为我省泌尿外科专业入选国家重点学科做出了突出贡献。

由陕西省科技厅组织、省卫生厅主持，陈志南及郭应禄两位中国工程院院士组成的鉴定专家对该项目进行了科技成果鉴定，鉴定专家认为该研究首次将分子信标技术引入膀胱肿瘤早期诊断研究，率先开展了PML、CAR膀胱肿瘤基因治疗及其Genistein、FK228、BMCA及水飞蓟宾治疗膀胱肿瘤的分子机制研究，提高了膀胱肿瘤早期诊断水平，提出了膀胱肿瘤基因治疗的新方法，具有较好的应用前景。

本项目获得2008年度陕西省镇丰富科学技术成果二等奖。

Y染色体STR群体遗传多态性及其法医学应用研究

朱波峰，刘　耀，王振原，吴元明，
吴汉源，朱　军，李笑松

本研究所属科学技术领域是医药卫生学中的法医学专业。

本研究应用分子生物学、法医学、群体遗传学和医学遗传学的理论和技术方法，应用多色荧光物质标记Y染色体STR基因座的引物，复合扩增、基因扫描及基因分型技术，研究了20个Y-STR基因座，分析了我国陕西汉族、宁夏汉族和回族、内蒙古地区蒙古族和鄂温克族、西藏和青海藏族、新疆维吾尔族、云南彝族、青海撒拉族共8个民族1000多个个体的Y-STR基因座的等位基因和单倍型遗传多态性，探讨了所研究民族与其他民族及种族的遗传距离并进行聚类分析，在分子遗传水平上阐明所研究民族的群体遗传结构及变化规律，结合以往民族人文方面关于人类起源及迁移方面的研究，探讨各群体间的遗传进化关系，获得民族起源及迁移方面的生物学证据。同时将本实验方法应用于法医学实践中，以评估其在法医学父系亲缘关系鉴定和混合斑男性成分个体识别中的应用价值。

本项目将所研究的Y-STR基因座应用于法医学实践中，研究发现这些Y-STR基因座组成的检测系统具有灵敏度高、特异性强、种属特异性好、扩增反应不受女性DNA干扰等多个优点，可以很好的应用于法医学中混合斑男性成分的个体识别，以及对微量、陈旧和降解生物检材进行成功分型，大量应用结果表明这些Y-STR基因座在法医学鉴定中具有很好的应用价值，为科技强警提供了新的方法和技术保障。

本研究为法医学中混合斑男性成分个体识别和父系亲缘关系鉴定提供了新的技术方法，为中华民族群体遗传学、人类学和进行少数民族法医学亲权鉴定和个体识别提供了基础数据。研究不仅丰富了中华民族的基因信息资源，而且为人类群体遗传学、疾病连锁和关联分析、遗传制图等领域的研究提供了原始资料，对于进一步开发、保护和利用中国少数民族遗传信息资源具有广泛的科学意义和深远的历史意义。

本研究共发表相关学术论文20篇，相继发表在德国、美国、爱尔兰、日本等著名的国际法医学杂志，其中SCI收录11篇，PubMed收录6篇，核心期刊收录3篇。总被引用58次，其中他引48次，自引10次；累计被SCI源期刊引用18次，他引14次，研究得到国内外同行的好评。本研究法医学应用效果良好，已为多起案件的侦破提供了强大的技术支持，为法庭审判提供了科学证据。

本项目获陕西省政府科学技术成果三等奖。

谷氨酸和P物质参与脑内兴奋毒性和药物依赖作用机制的研究

赵 晏，王惠玲，徐 磊，向晓辉，于廷曦，等

谷氨酸（Glu）是脑内主要的兴奋性神经递质之一，介导中枢内兴奋传递过程，参与神经元的生长发育、学习和记忆等多种生理功能，同时也与细胞兴奋毒性、中枢神经系统退行性病变和药物依赖等病理过程密切相关。P物质（SP）是体内一种重要的神经肽，参与体内多种生理和病理过程。Glu和SP在中枢神经系统中可能存在相互作用，共同参与机体调节。

本研究采用行为学、免疫组化、原位杂交、激光共聚焦、投射电镜和流式细胞术等方法，在兴奋毒性模型中发现，过量Glu可引起神经细胞膜的损伤和神经元凋亡，bcl-2和bax基因参与Glu介导的神经元凋亡，钙超载也可能是引起神经元损伤的机制之一。SP和其前体PPT mRNA是动物脑发育过程中对外来刺激或侵害比较敏感的物质。妊娠晚期摄入较大剂量的谷氨酸单钠可引起仔鼠脑内SP和PPT mRNA表达的改变，从而参与神经元的损伤。在药物依赖模型的研究中发现，腹侧被盖区（VTA）内离子型谷氨酸受体参与吗啡戒断形成；VTA内离子型谷氨酸受体的阻断减弱了吗啡戒断诱导的伏隔核（NAc）内ΔFosB和CDK5 mRNA表达增高，表明离子型谷氨酸受体阻断剂，通过影响NAc内细胞基因转录而减轻吗啡戒断症状。

本研究中所使用的妊娠期给予药物观察对子代影响的研究方法受到了同行学者的关注，并被广泛采用，尤其是在优生优育研究领域具有重要意义。本研究的结果进一步阐明了Glu和SP在兴奋毒性和药物依赖等病理过程中的作用机制，为脑缺血缺氧、脑外伤、癫痫、Alzheimer's病、Parkinson's病等疾病的防治提供了理论依据，同时也为研发非阿片类药物干预和治疗阿片类药物依赖和戒断提供了新的思路和方向，具有一定的理论意义和潜在的临床应用前景。

本项目获2008年度陕西省政府科学技术成果三等奖。

RhHDN 产前孕母血浆置换产后患儿 Rh + 血换血治疗应用研究

韩梅宁，等

Rh 母子血型不合是发生新生儿溶血病（hemolytic disease of newborn，HDN）的主要原因之一，虽然我国 Rh 阴性率为 0.3% ~ 0.5%，但 RhHDN 与 ABOHDN 相比具有发病早、发展快、病情危重的特点。临床上若不及时治疗可引起胎儿流产、早产、胎死宫内，产后新生儿贫血、黄疸，胆红素脑病等致残致死的后果，严重影响新生儿生存质量。

本课题通过分析 RhHDN 的发病机制及致病环节，采用血液置换技术，对确诊的 RhHDN 孕妇采用产前血浆置换降低孕妇血清中致病性 Rh 抗体水平，补充新鲜冰冻血浆，减轻胎儿在体内受害程度，为产后进一步治疗赢得了治疗时机；同时产后对患儿进行换血治疗，（用 Rh^+ 血代替 Rh^- 血进行换血），快速去除患儿体内过高的未结合胆红素、致病抗体和致敏红细胞，补充患儿红细胞，并通过检测患儿体内游离抗体效价、胆红素、血红蛋白水平等指标阻止溶血反应、防止核黄疸发生、纠正贫血，挽救患儿生命。

本课题对临床确诊的 38 例 RhHDN 患儿中 37 例（1 例病情较轻）于产后 24 ~ 72 小时内进行换血治疗，其中 31 例用 Rh^+ 血换血治疗，6 例用 Rh^- 血换血治疗，并对产前就诊的 18 例 Rh^- 孕妇进行血浆置换，临床应用证明用 Rh^+ 血代替 Rh^- 血换血治疗，疗效满意，无并发症和后遗症产生，达到治疗目的。

本研究结合我国 Rh 阴性血源稀少，提出产前血浆置换治疗、产后用 Rh^+ 血代替 Rh^- 血换血治疗的联合治疗方案，解决了我国 Rh^- 血源不足时，紧急抢救 RhHDN 患儿的抢救治疗问题，满足了临床需要。

本项目从 2003 年开始，在全省举办的 3 期输血新技术学习班上进行专题讲座，收到了好的效果，目前有国内 9 家医院临床应用，治疗患者 161 例，具有安全高效等优点，临床效果满意。提高了人口素质，社会效益极大。

本项目所属科学技术领域：医疗卫生领域，涉及专业为临床输血、产科、新生儿学科。

本项目获得 2008 年度陕西省政府科技成果三等奖。

hTERT 启动子调控 TRAIL 基因对卵巢癌治疗的实验研究

李红梅，宋天保，于月成，魏晓丽，许静洪，张　明

卵巢癌在妇科恶性肿瘤中的发生率位居第三，但其死亡率却居第一位。其五年生存率仅 20% ~30%。多年来，随着外科手术技术的改进、肿瘤细胞减灭术的进行和各种新的化疗措施的应用，卵巢癌的生存率有所提高，但由于常规化疗对卵巢癌缺乏特异性，而且化学药物的细胞毒性在治疗肿瘤的同时也导致了机体的损伤和药物的抗性，引起患者无法耐受的毒副作用或部分顽固性卵巢癌对化疗不敏感，很难达到良好的治疗作用。肿瘤的基因治疗为人们征服恶性肿瘤带来了新的希望。肿瘤杀伤基因的靶向性表达是肿瘤基因治疗成功的关键性因素之一，其原理是将具有组织特异性的启动子序列与肿瘤杀伤基因耦联，通过组织特异的调控序列使肿瘤杀伤基因只在特定的组织细胞中表达，从而减轻其对正常组织的损伤。本研究根据人端粒酶反转录酶基因核心启动子（hTERT Promoter）具有在端粒酶阳性肿瘤

细胞中特异表达的特点，将TNF相关的凋亡配体基因（TRAIL）连接到构建好的带有端粒酶启动子序列的真核细胞表达载体中，研究端粒酶启动子在肿瘤细胞中特异表达TRAIL基因对肿瘤细胞生长及诱导凋亡的影响。由于端粒酶在大多数肿瘤细胞中表达而在正常细胞中很少表达或不表达，利用端粒酶启动子构建肿瘤细胞特异性表达载体用于基因治疗是针对肿瘤细胞所必需而不存在于正常细胞的细胞成分，这样可以避免传统化疗出现的毒副作用，提高治疗的特异性。本研究将为卵巢癌的特异性化疗奠定理论基础，有着良好的临床应用前景。为卵巢肿瘤和其他肿瘤的治疗开创一条新途径。

本项目获得陕西省政府科学技术成果三等奖。

（该成果由延安大学、西安交通大学医学院、第四军医大学西京医院合作完成）

医疗纠纷司法鉴定研究的理论与实践

王振原，张秦初，刘新社，王有民，顾珊智，等

本研究主要包括医疗纠纷司法鉴定理论与鉴定标准研究、疑难案例的基础与应用实验研究、教育培训与伦理学研究以及司法实鉴定实践等多方面的内容，可概括为两个大的主题。

1. 司法鉴定理论与实验研究　对于医疗纠纷案件，无论行政处理还是司法处理，首先要进行技术鉴定，这是我国的传统做法，虽然我国处理医疗事故经历了不同的历史阶段，情况处在不断变化当中，但是，需要进行技术鉴定这一点从来没有改变，鉴定工作一直是本研究的重点。鉴定理论的研究成果包括过失标准、因果关系类型和判定方法、事故参与度、劳动能力丧失程度和分级、赔偿公式等，业已发表文章35篇，为当年修改《医疗事故处理办法》提供了帮助。

实验研究则针对鉴定实践中所遇的缺乏客观证据的死亡案件以及医疗伤害赔偿案件中多因素参与度分析时面临的主要问题，开展了相关的动物学基础实验并运用尸检材料进行了多案件分析，提出了实践工作中的理论指导依据和今后该领域研究的方向，并发表了相关论文14篇，毕业5名硕士研究生。

2. 司法鉴定实践与教育培训　近十年来我们组织多次有关医疗纠纷与医疗事故问题的专题讲座，先后出版专著4本，多个医院主管院长及医务处（科）负责人参与，培养了大批处理医疗纠纷的管理人员与业务骨干。早在1993年底，我们即已成立《西安地区医疗纠纷尸检中心》，随后又成为《陕西省医疗纠纷尸检中心》，使本地区医疗纠纷案件的处理与鉴定工作走在了全国的前列。

根据实践过程遇到的风俗习惯与传统问题的影响，针对性地对尸检工作的伦理学进行了评价与改进，使尸检工作很早便纳入了国家规范化轨道，发表相关论文9篇。

自1993～2008年，本课题组共承担医疗纠纷尸体解剖检验190余例，涉及医疗损害赔偿的司法鉴定230余起，绝大多数鉴定结果均被审判机关所采信或被当事人接受，取得了重要的社会效应，为构建和谐社会做出了应有贡献。

本项目获得陕西省高等学校科技成果二等奖。

肝脏胶原、血流及细胞生物功能与肝脏疾病的相关系列研究

曹　罡，黎一鸣，杨文彬，等

在普通外科研究领域中，肝脏疾病是最为重要的研究热点。大量工作量着眼于微观

层次，并取得了很多有意义的结论和成果。这些工作中最值得关注的疾病有两类：肝硬化和肝癌。探求这两类疾病的发生和发展机制及过程，我们发现肝细胞的个体结构变化、细胞间血流供应变化、多种胶原增生和崩解造成的复杂分布起到了非常值得研究的变化。

整个研究的起点从大动物的肝硬化模型开始，力图有别于国内外小动物腹腔注射法制备模型的方法，寻找一种尽可能不造成腹腔内粘连的方法制备大动物的肝硬化模型，以方便评估肝脏储备功能，方便适用于断流术＋分流术的治疗研究。

由于国内外几乎未有通过对肝脏内多种胶原的研究来达到治疗疾病的目的的报道，尤其针对无法手术切除的肝癌，几乎没有通过认为增生胶原的方法治疗肿瘤的报道。因此我们对病理状态下多种胶原的分布及比例投入大量精力，研究大鼠的肝叶内种植瘤的瘤周纤维化的治疗作用。

纵向及横向收集国内外关于门脉高压的治疗性研究，大量报道集中在断流术及改良断流术、各式分流术、分流术＋断流术、肝移植方面。目前尚不存在一种方法，在提高入肝血流改善肝功能的同时降低侧支循环压力减少出血危险。对此，我们设计了搏动式硅胶门静脉血泵，并且随后开展了了限制性门静脉脾动脉化＋完全门体分流术治疗门脉高压症的研究，寻求解决治疗两难境地的方法。

回顾近 8 年的研究结论中对肝细胞的生物行为的数据，我们找到了一些规律：即肝细胞相关与内环境变化会发生相应的生物行为改变。对此，我们收集并整理了相关文献数据，建立可 METTA 数据库，开始对肝细胞的生物行为变化进行研究。在这项研究中，我们第一次引入了计算机工具，力图对肝细胞的生物行为进行初步的模拟工作。

为此，我们采用均匀体系混合性随机模拟软件中的 E-Cell 模拟软件为基础，结合 DynamicMonte Carlo Method 的计算加速工具，利用生物信息学和计算机模拟的方法，对所有本课题中的实验室数据加以处理和模拟。为 Hepatic Simu 1.0 肝细胞功能模拟软件，做出大量的工作。

本系列研究的 4 个部分均得到了有价值的结果均申报专利：①肝硬化/肝纤维化大动物模型及肝储备功能评价的实验研究。（建立了一个便于外科手术学研究的大动物肝硬化模型标准方法，专利申请中）；②肝脏纤维化过程各型胶原的表达特征及与肝癌的关系研究。（建立了一项治疗无法手术切除的肝癌的手术方式和治疗方法，专利申请中）；③人为改变肝脏血流对肝硬化/肝纤维化的治疗作用。（设计并制造了门静脉系统应用的血泵，建立了一项新的治疗门静脉高压症的手术方式，专利申请中）；④肝细胞生物学功能的初步计算机模拟研究。（研制了 Hepatic simu 1.0 模拟软件，专利申请中）。

本课题的系列研究中，每一部分都具有鲜明的创新点，并具有较广阔的应用和推广前景。各项研究结果对本学科的基础研究和临床研究提供了有效的帮助，并在临床治疗应用方面创造了良好的经济效益和社会效益。

①首创 CCl4 门静脉用药法制备狗肝硬化模型，已多次用于门脉高压的手术学研究之中；②首创瘤周纤维化的治疗方法，在我院已有较多病例地开展，并不断完善总结；③首创搏动性门静脉血泵，目前同相关血管医疗器械公司进行合作磋商及材料学研究，有望早日应用临床治疗之中；④首创门静脉动脉化＋完全门体分流手术，并在我院实施 1 例，短期治疗效果良好，方法的完善和总结继续进行中；⑤首创单个肝细胞的计算机模拟工具 Hepatic Simu 1.0，模拟效能良好，将继续完善条件数据和表现数据，力争早日

完成全面的肝细胞逼真模拟。

根据科技查新的结果，本系列研究选题创新性强，实用前景广，对肝脏基础和临床研究具有一定的科学价值。系列论文被引用条数 8，被引用次数 24 次。CA 收录 1 次。参加国内学术交流 4 次。

本系列研究的各部分成果对基础实验工作和临床工作提供了大量的帮助，具有很强的实用价值和社会效益。①门静脉途径用药制作的狗肝硬化的模型为基础实验研究提供了有用的实验工具；②肝癌瘤周纤维化的治疗思路，为手术无法切除的肝脏肿瘤患者提供了治疗机会；③搏动性门静脉血泵的方法，对门脉高压症的治疗中，医疗设备的应用提供了实验基础；④门静脉与脾动脉的吻合，同时完成了提高入肝血液和降低了侧支压力的效果，提供新的术式选择；⑤计算机模拟单个肝细胞生物行为软件的成功运行，为我们的肝细胞相关基础实验提供了崭新的研究工具，不仅可以节省大量的人力物力，而且可以大大缩短研究时间。

本项目获得陕西省教育厅成果二等奖。

人芽囊原虫的病原生物学、流行病学及诊断学的研究

乔继英，张　旭，姚繁荣，答　嵘，
魏志超，杨珺华，等

人芽囊原虫（*Blastocystis hominis*，B. h）为一种新发现的病原。长期以来被误认为酵母菌等而被忽视，自 20 世纪 80 年代，由于在不明原因（排除了其他病因）的急、慢性胃肠炎患者中发现了这一原虫，才引起重视。因此国内外对于其研究起步较晚，在很多方面仍处于空白。多年来，本项目申请者对此原虫的病原学、分类地位、流行情况、发病机制等进行了较深入的研究。本项目结合临床症状，采用“郭霍法则”，建立动物模型，研究实验动物的病理变化，将是否存在致病株与非致病株的研究与建立动物模型的研究结合起来，互为前提，相互印证，对 B. h 致病性研究具有重要意义，同时可为进一步通过差异比较分析，深入研究该病发病的分子机制奠定基础，以应用于其诊断、治疗、控制、检测和预防。

1. 生物学研究　① 选择出最佳的病原检查技术及方法；筛选出和创立一种最合适 B. h 生长的培养基；② 通过特殊处理在光镜及电镜下研究其形态特征以及不同的形态变化与感染程度、不同病程的关系；③ 培养基无菌培养 B. h（通过 DMEM、1640、LES、199 的对比，筛选出最佳培养基和培养条件）。

2. 流行病学研究：寻找一种为流行病学调查服务的病原学检查方法，以调查 B. h 在不同年龄、职业等人群中感染情况。

3. 建立的动物模型，为研究人芽囊原虫致病机制提供可靠依据，动物模型的建立对于一种寄生虫生活史、传播途径和方式、致病机制等的确定至关重要。

4. B. h 致病株基因多态性鉴定：RFLP 及 RAPD 技术鉴定带虫株及症状株的基因多态性。①从黏液血便患者、带虫者粪便中分离 B. h；② 临床病例研究，对经病原检查证实的患者，总结其临床表现及临床类型；③ 基因多态性与临床关系研究。

本项目获得陕西省高等教育科学技术成果二等奖。

大　事　记

大 事 记

一 月

1月3日，国家科技部基础研究管理中心和中国科学技术协会学会学术部联合召开“2007年度中国基础研究十大新闻”评选结果发布会。肿瘤医院（所）林东昕教授等与中国科学院北京基因组研究所曾长青研究员等合作完成的“证实CASP8基因启动子的一个六核苷酸插入/缺失多态与多种癌症易感性相关”的课题入选其中。

1月5日，输血所与贵阳黔峰生物制品有限责任公司建立合作关系，启动“凝血因子Ⅷ”制品的生产技术服务和产品申报合作项目。

1月7日，阜外医院门诊部主任周宪梁同志在全国卫生工作会议上荣获卫生系统最高奖——白求恩奖章，石丽护士长获得全国卫生系统先进工作者称号。

1月8日，国家“艾滋病和病毒性肝炎等重大传染病防治”科技重大专项论证委员会专家组和科技部、卫生部、北京市卫生局、北京市科委的相关领导对病原所现场调研，詹启敏副院校长参加了此次活动。金奇所长就工作开展、研究方向、发展目标等方面进行了专题汇报，专家组给予了充分肯定。

1月9日，肿瘤医院（所）承担的淮河流域癌症早诊早治项目正式启动，该项目是国家淮河流域综合防治工作的核心任务，项目覆盖4个省6个县市，目前第一年筛查任务已经完成。

1月10日，院校领导班子调整干部大会在教学科研楼报告厅举行。出席大会的有卫生部党组书记高强、副部长刘谦、北京市委常委、市教育工委书记朱善璐、卫生部人事司司长秦小明等。任命李立明为院校党委书记、常务副院校长；任命赵玉沛为副院校长；免去刘谦兼任的院校党委书记、常务副院校长职务。大会由院校长刘德培主持。

1月11~13日，中国抗癌协会肉瘤专业委员会第五次会议在冰城哈尔滨隆重召开。肿瘤医院（所）放疗科余子豪教授当选放疗学组组长，内科徐兵河教授当选化疗学组副组长，腹部外科蔡建强教授当选腹部肉瘤学组组长。

1月16日，由财政部委托的项目评审专家对病原所申报的2008年修缮购置项目进行现场考察和评审，给予充分肯定。由金奇和张林琦为项目首席科学家分别牵头承担的“973”项目——“人类重要病原体致病机制研究”、“人类免疫缺陷病毒生物学和免疫应答机制研究”顺利通过中期评审，取得了阶段性成果。

1月17日，由阜外医院张澍、华伟牵头研究的《我国每年50余万人死于心源性猝死》在《中国医学论坛报》国内十大医疗新闻评选中获得第一。

1月19日，院校三届五次教职工代表大会暨七届工会会员代表大会在京隆重召开，院校领导及所属各单位教职工代表、工会会员代表、党政领导、两院院士、民主党派人士、离退休老同志代表等300余人出席了大会。

1月20日，整形医院门诊楼（原医技楼）装修改造工程交付使用，建筑面积2217平方米。

1月23日，“心脏移植100例回顾学术研讨会”在阜外医院报告厅举行。目前，心脏移植已经成为阜外医院治疗晚期重症心脏病患者的一项常规技术。3年来，共完成心脏移植100例，这标志着阜外医院已跻身于世界最大心脏移植中心之列。

1月24日，由阜外医院主办的“中国—芬兰心脏外科论坛2007”在北京召开。芬兰的赫尔辛基、坦佩雷等诸个大型心脏外科中心的知名教授、胡盛寿院所长等参加了论坛。会议主要对心脏移植术后的随访、心肌梗死的细胞治疗、大动脉转位手术研究及房颤消融治疗等内容进行了热烈的讨论。这次会议促进了中芬两国在心血管疾病的信息交流与合作。

阜外医院中国冠状动脉旁路移植手术注册登记研究、清醒状态下房间隔缺损Hybrid术、同期杂交技术治疗冠状动脉多支病变等10项技术被评为院所2007年度创新技术。

1月26日，2007年信息所/图书馆学术年会召开，180余人参会，33位专家和青年骨干做了学术报告。

1月31日，阜外医院卫生部心血管疾病再生医学重点实验室通过了卫生部验收。这对带动我国心血管疾病再生医学研究的发展发挥了重要的作用。

二　月

2月1日，肿瘤医院（所）第三届四次职工代表大会召开。参加会议的正式代表125人，列席代表和特邀代表50人。

2月4日，卫生部陈竺部长一行就医学教育科技改革问题以及围绕艾滋病、病毒性肝炎等传染病重大专项和新药创制重大专项到院校调研指导工作。陈竺部长听取了院校总体工作汇报，以及基础所、药物所和病原所的工作汇报，与院校及所院领导班子成员、有关专家座谈，参观考察了药物所和病原所亦庄科研基地。卫生部办公厅尹力主任、人事司秦小明司长、规财司赵自林司长、科教司孟群副司长陪同调研。

2月23日，2007年度中华医学科技奖颁奖仪式在北京人民大会堂举行。全国人大常委会副委员长何鲁丽、韩启德，全国政协副主席张怀西、张梅颖，卫生部部长陈竺，中华医学会会长钟南山等出席了大会。院校9项成果获得奖励。

2月24日，在北京市卫生信息化工作会上，阜外医院门户网站在95家参评网站中排名第二，荣获“优秀网站奖”，成为医科院系统唯一上榜医院。

2月25日，病原所积极响应院校党委号召，开展向南方和西北地区冰冻灾区“送温暖、献爱心”的捐助活动。经院校、卫生部各级评选和推荐，人事部组织专家评选，张林琦教授当选2007年“新世纪百千万人才工程”国家级人选。

三　月

3月6日，信息所/图书馆召开2008年接收毕业生招聘测评会，70余名毕业生参会。

3月7日，为全面落实北京市奥运安保工作会议和院校开展“平安奥运行动”会议精神，病原所召开“平安奥运”安全稳定工作会议，对奥运会前后的安全保卫工作做出全面部署，全所职工和研究生参加了会议。

3 月 10 日，整形医院学生公寓 C、D 工程竣工交付使用，建筑面积 7015 平方米。

3 月 11 日，病原所召开中长期科技发展规划研讨会，金奇所长向参加会议人员介绍了制定中长期科技发展规划的背景、目的和意义，与会的部分科研骨干从学科发展、人才梯队建设、硬件建设等方面提出了设想，并对发展方向和策略提出建设性意见。

病原所召开支撑条件建设与修缮购置三年规划研讨会，对我所实施修缮购置项目进行了部署。

3 月 12 日，整形医院荣获北京市政管理委员会北京市人事局颁发“2007 年度供热先进单位”奖牌。

3 月 14～15 日，院校召开 2008 年教育工作会议院校领导、专家委员会、教学督导委员会顾问及正副主任和来自临床医学院、基础医学院、院校教务处、学生处、研究生院、护理学院党政主要负责人，京内外各所院分管教育工作负责人，院校机关处室负责人等百余人参加了大会。会议传达了全国医学教育工作会议精神，以及全国人大常委会副委员长韩启德、教育部部长周济、和卫生部部长陈竺的讲话。会议总结了 2007 年的经验，制定了 2008 年的计划，成立了院校继续教育委员会和北京高等学校实验教学示范中心。

3 月 15 日，阜外医院第四届职工代表大会第五次全体会议及第八届工会会员大会第五次会议在报告厅隆重举行。会议审议和通过了《2007 年院所工作报告》及《阜外心血管病医院 2008 年工作要点》等各项报告，统一了思想，明确了任务，达成了共识，有力地推进了院所又好又快发展。

3 月 18 日，经四川省卫生厅批准，输血所成为四川省单采血浆站血浆质量监测的血液检测机构和单采血浆站出具技术审查报告的技术机构。

3 月 21 日，阜外医院高润霖同志、刘迎龙同志继续当选为全国政协委员。张澍同志新增选为中国人民政治协商会议第十一届全国委员会委员。

3 月 22～23 日，首届中国医学科学院——中国科学院上海巴斯德研究所传染病领域研讨会在北京召开，卫生部陈竺部长、科技教育司刘登峰副司长、中国科学院李家洋副院长、中国科学院生物局张知彬局长和院校何维副院校长、詹启敏副院校长出席会议并讲话，病原所科技骨干参加了研讨会，并有 4 人作学术报告。

3 月 25 日，《中国输血杂志》创刊 20 周年，扩刊为月刊，并于 5 月 15 日，编辑出版《ISB 增刊-第 30 届全球输血大会报告（中文版）》。

3 月 26 日，经国家民政部、卫生部审批同意，中国医学装备协会核医学装备与技术专业委员会在京成立。肿瘤医院（所）陈盛祖教授当选为中国医学装备协会核医学装备与技术专业委员会主任委员，耿建华副教授任委员兼协会秘书。

药用植物研究所新建职工住宅在百草园小区隆重开工，建筑面积逾 3 万平方米。

国家昆明高等级生物安全灵长类动物实验中心在生物所奠基，该项目由生物所和中国科学院昆明动物研究所联合承担，实验中心选定昆明市西郊花红洞为建设园，这是中国首个高等级生物安全灵长类动物研究中心。卫生部、科技部、中国医学科学院及云南省各相关部委办局的领导参加了奠基仪式。

3 月 29 日，肿瘤医院（所）建院 50 周年庆典大会在北京全国政协礼堂举行。原全国政协副主席罗豪才、卫生部部长陈竺、卫生部副部长陈啸宏等各级领导莅临现场。来自世界卫生组织国际癌症研究署的 Peter Boyle 主任、日本厚生劳动省健康局局长、日本国立癌症研究中心主任等世界知名癌症研究机构的 15 名代表，以及来自全国各省市 30 余家肿瘤专科医院和 40 余个兄弟单位的领导也出席了大会。

肿瘤医院（所）举办了“全国肿瘤高发现场及肿瘤登记工作学术研讨会”。卫生部疾病预防控制局孔灵芝副局长、世界卫生组织国际癌症研究机构（IARC）国际肿瘤登记协会会长 Peter Boyle 教授等领导和专家应邀出席会议。我院流行病室全体同志以及来自 17 个省（市、区、县）的肿瘤防办、肿瘤登记处、肿瘤高发现场等单位的 80 名代表参加了研讨会。

3 月 30 日 ~4 月 1 日，肿瘤医院（所）协协助卫生部全国肿瘤防治研究办公室、中国协和医科大学出版社及《癌症进展》杂志举办了“第四届全国肿瘤学进展学术峰会”。卫生部部长陈竺、世界卫生组织国际癌症研究机构（IARC）主任 Peter Boyle 教授、日本国立癌症研究中心广桥传雄教授、韩国国立癌症中心 Keun-Young Yoo 教授等领导和专家应邀出席会议。会议还特别邀请了刘德培、巴德年、程书钧、郝希山、陆士新、孙燕、汤钊猷院士及近年来在肿瘤基础及临床研究领域取得突出成绩的国内外专家 40 余人参会并做了主题发言。

3 月 31 日 ~4 月 14 日，继续教育学院和中国红十字基金会合作开展乡村医生培训，本班学员系来自山西省的 100 名乡村医生，培训时间为期 15 天。

3 月，肿瘤医院（所）根据卫生部《关于建立医务人员医德考评制度的指导意见（试行）》的文件精神，制定了医务人员医德考评制度试行方案，成立了医德考评领导小组，首次将医德医风纳入临床科室绩效考核。11 月，院所按照文件已经对全院 1034 名医务人员进行考核。

院校决定将 12 号楼图书馆交协和医院使用，雅宝路 3 号院全部归信息所使用。

信息所/图书馆参加卫生部“健康中国 2020”战略规划研究工作，起草 3 份咨询报告，为卫生部决策提供参考。

3 ~4 月，信息所/图书馆进一步深化所馆科技体制改革，制定《所馆 2008 年进一步深化科技体制改革的意见》、《所馆各部门、各科室职责》及《所馆关键岗和部门、科室负责人岗位设置、任职条件和岗位职责》等配套文件，完成新一轮全员岗位聘任工作。

四 月

4 月 2 日，整形医院参加北京市卫生局召开的美国微笑列车基金会工作会，确定为北京市 5 家合作医院之一。

4 月 11 日，药用植物研究所被评定为国家中医药管理中医药国际合作基地。

4 月 15 日，为满足广大心血管病患者日益增加门诊就诊需求，阜外医院决定开设晚间门诊，以缓解门诊患者就诊量剧增的现状。

4 月 18 日，美国霍普金斯大学公共卫生学院副院长 James Yager 教授一行到信息所/图书馆交流访问。

输血所与绵阳中心血站正式签署协议共建科研教育培训基地。4 月 30 日，与成都医学院签署协议共建科研教育培训基地。10 月 17 日，与成都血液中心签署协议共建科研教育培训基地。

4 月 21 日，中国卫生思想政治工作促进会医学科研分会成立大会暨全国医学科研高层论坛在北京铁道大厦召开。卫生部党组书记高强、卫生部人事司司长秦小明、卫生部机关党委常务副书记姚晓曦、中国卫生思想政治工作促进会副会长兼秘书长王环增、卫生部科教司副司长孟群，以及院校领导，各省、直辖市和新疆建设兵团卫生厅局的有关领导，医学科研院所、医院、医学院校的党委书记、所院长，等 120 余人参加会议。

4 月 23 日，卫生部党组书记高强、副部长刘谦、江苏省副省长何权等视察了皮肤病研究所，并与院校领导、所院领导及部分职工进行座谈。

4 月 26 日，病原所与深圳市传染病医院共建“传染病临床研究中心”签字仪式在深圳市举行，院校李国勤副书记及我所金奇所长、王健伟研究员、刘海鹰副研究员等出席了签字仪式。

4 月，信息所/图书馆建成手足口病防治网站，上传数据 120 条。

五　月

5 月 1 日，病原所按照卫生部和院校的指示，紧急承担了安徽阜阳手足口病疫情的应急科技支撑任务，在卫生部刘谦副部长带领下，金奇所长作为卫生部指派的专家赶赴疫情现场，担任现场科技组负责人。同时，我所成立了“手足口病应急工作领导小组”，并全面启动了手足口病科技支撑工作方案。随后，我所派出专车将调集的第一批应急设备、检测试剂及各类物资运往疫情现场，支援当地建立手足口病病原学检测平台，派出的科技人员抵达现场后立即开展了病原检测工作，并为当地培训技术骨干。8 日，金奇所长亲自驾车昼夜兼程再赴安徽阜阳，将第二批应急物资运往手足口病疫情现场，增派的科技人员一同前往，抵达后金奇所长和科技人员顾不上旅途劳累马上投入到现场工作中。18 日，我所赴安徽阜阳参加手足口病科技支撑的科技人员圆满完成任务凯旋，金奇所长及相关部门负责人到车站迎接，科技人员为手足口病的最终控制贡献了力量，他们的工作多次得到卫生部领导、安徽省各级领导的高度评价。

5 月 4 日，整形医院荣获“2007 年度首都窗口行业奥运培训工作先进单位”和“2007 年度北京市消防工作先进单位”称号。

5 月 5 ~7 日，院校召开“北京协和医学院课程改革国际研讨会”。邀请了我校“CMB 医学教育研究与发展中心”项目美方合作伙伴——密西根大学医学院的主管教学副院长、院长助理、医学教育系有关专家，北京大学医学部、复旦大学上海医学院、浙江大学医学院、哈尔滨医科大学、吉林大学白求恩医学部、山东大学医学院、南京医科大学等国内长学制医学院校的主管教学副院长参会。院校领导、专家委员会、临床医学院、基础医学院、院校教务处主管教学院长和老中青教师代表共 44 人参加。

5 月 6 日，整形医院选送 15 篇护理论文参加石景山区卫生局举办的庆“5 · 12”国际护士节护理论文评选活动，并荣获集体组织奖。

5 月 7 日，病原所召开“成立两周年庆祝大会”，金奇所长对我所成立以来开展的工作进行了总结回顾，并对未来发展进行了展望，全所职工和研究生参加了庆祝大会。

各级领导与整形医院护士共同庆祝“国际护士节”活动。

5 月 14 日，整形医院科研楼装修改造工程竣工交付使用，建筑面积 1100 平方米。

肿瘤医院（所）腹部外科和放疗科、麻醉科、手术室多科协作，成功完成了我国首例移动式加速器术中放射治疗。

5 月 15 日，阜外医院第一批支援四川汶川灾区医疗队出发。医疗队由心内科主治医师张海涛、急诊室护士康洁和司机张国庆、许成组成。医疗队 6 月 2 日圆满完成任务凯旋回院。

整形医院根据北京市卫生局紧急通知，抽调俞冰、牟莉、陈涛、薛卫东 4 名同志赴四川地震灾区执行救助任务。

美国卫生与人类服务部莱维特部长一行现场考察了药物所 600 兆磁共振谱仪检测肝素钠样品的分析工作。国家食品药品监督管理局中纪委驻局纪检组曲淑辉组长、食品安全监管司边振甲司长、药物所王晓良所长、刘煜书记和班子成员等接待。

5 月 16 日，北京市卫生局奥运检查组来整形医院检查工作，王兰田副书记做汇报。

5 月 17 日，院校举办“迎奥运，职工趣味运动会”在北京地坛体育场隆重举行，京内各所院及院校机关进千名职工参与了运动会。

5 月 20 日，整形医院选派王盛、甘承、林琳、刘迪、韩彦粉、赵炜、廖杨洋 7 名同志参加北京市 120 急救中心奥运医疗保障工作。

输血所获得国家 2008 年度财政部科学事业单位修缮购置专项资金 1005 万元。

5 月 26 日，与药物所合作 25 年的日本大正制药公司大平明副社长、上原茂取缔役来访药物所，参观了有关实验室。

5 月 29 日，肿瘤医院（所）腹部外科肝脏病区在蔡建强主任的主持下与影像诊断科超声室密切配合成功完成了该院首例肝癌术中射频消融治疗。

5 月 30 日，刘德培院校长、李立明书记赴四川灾区慰问和调研。刘德培、李立明在输血所所长郑忠伟、党委书记肖小璞等人陪同下，实地了解输血所在汶川地震中的损失和救灾情况，仔细询问了员工的工作和生活状况，查看了破坏较重的天海市场等，亲切慰问了奋战在四川省卫生厅抗震救灾一线的输血所部分员工，并请转达对输血所全体员工的诚挚问候。院校领导表示将大力支持该所的震后恢复生产、生活，号召输血所一方面妥善安排好自身工作和生活，一方面积极投入救灾工作，为夺取抗震救灾胜利发挥重要作用。

当晚，刘德培、李立明前往阜外医院、肿瘤医院和整形医院的医疗队驻地看望张海涛、藏磊、俞冰等 12 名队员并送去慰问品；而后又前往四川省人民医院慰问正在工作的卫生部专家组成员、协和医院刘大为教授和范洪伟副教授。次日上午，刘德培、李立明前往成都市第三人民医院慰问协和医院陈丽萌等 4 人，并到华西医院看望在 ICU 指导工作的协和医院杜斌教授。院校领导赞扬了各医疗队的表现，感谢他们的辛勤工作，希望他们保重好身体，为守卫人民群众健康尽心竭力、不辱使命。队员们纷纷表示：感谢院校领导的关怀和支持，他们一定把百分之百的热情和精湛的医技奉献给灾区的伤病员，为挽救每一个生命争分夺秒，为守候每一个生命竭尽全力，充分体现院校作为国家队应有的责任。阜外医院党委书记曲永忠、肿瘤医院党委书记董碧莎、整形医院副院长吴念、输血所党委书记肖小璞、医院事务处副处长王海涛、党政办公室副主任胡志民等陪同慰问。

受徐匡迪院长委托，刘德培代表工程院和院校亲切慰问了工程院医药卫生学部卢世璧、戴克戎、陈香美、赵铠等院士，并送去慰问品。李立明等一同参加了慰问。

5 月，国际委员会批准协和医院 WHO 人类生殖健康培训研究合作中心为“第 29 届奥林匹克运动会指定性别鉴定实验室”，并正式挂牌。这是奥运史上第一个专门性别鉴定实验室。该实验室由何方方教授、田秦杰教授负责，结合临床、性激素、基因、染色体 4 种方法，对北京奥运会及残奥会期间有性别争议的运动员的性别进行综合判定。

肿瘤医院（所）积极配合北京市卫生局和朝阳区卫生局开展抗震救灾工作，先后派出 6 名医疗队员赴灾区执行救援任务。获得中国教科文卫体工会“抗震救灾，重建家园工人先锋”称号。

汶川震后，药物所在第一时间向科技部提交了建议书，针对灾区水源污染问题，提出生物胺类物质检测方法标准研究。5 月 30 日该项目正式启动，药物所作为第一负责起草单位，成功建立国家标准《水质 组胺等五种生物胺的测定 高效液相色谱法》（GB/T21970-2008）。6 月 13 日，杜冠华副所长带队奔赴地震灾区对此标准进行宣贯，为灾区人民的饮水安全提供了技术保障。

信息所/图书馆建设地震灾害医学信息专题网站，加工数据 150 条，提供文摘与全文 255 条，完成综述报告 20 余篇。

成都协和生物技术公司经过两年多的努力，顺利完成与输血所的拆分工作，取得了法人营业执照、税务登记证、药品生产许可证等，现已具备完全独立意义上的法人资格，企业发展进入新阶段，并为现代企业制度打下坚实基础。

截至 5 月 31 日，院校向地震灾区捐款 3010029.24 元。广大干部职工、在校学生和离退休干部响应院校号召，踊跃捐款，其中：

协和医院：	693193.40 元	阜外医院：	436650.00 元
肿瘤医院：	478639.00 元	整形医院：	191236.00 元
基 础 所：	121335.80 元	信 息 所：	29363.00 元
药 物 所：	408347.20 元	药 生 所：	44030.00 元
动 物 所：	43160.00 元	药 植 所：	24940.44 元
药植云南分所：	21262.80 元	药植海南分所：	7820.00 元
病 原 所：	17100.00 元	护理学院：	12526.00 元
微循环所：	9481.00 元	血 研 所：	96099.00 元
放 射 所：	23310.10 元	工 程 所：	34526.00 元
皮 研 所：	114941.00 元	生 物 所：	144101.00 元
院直机关：	49546.00 元	离休支部：	5700.00 元

学校红十字会学生分会：2721.50 元

捐款部分由院校集中分赠中国红十字总会和四川省卫生厅抗震救灾卫生救援指挥部；其中部分所院直接捐送灾区。

六 月

截至 6 月 5 日，院校京内所属医院医疗队赶赴灾区抗震救灾，共派出 11 批次，26 人，其中共产党员 9 人，成立临时党小组 1 个。其中协和医院派出 6 批次，共 12 人，党员 4 人；阜外医院派出 1 批次，共 4 人；肿瘤医院派出 3 批次，共 6 人，党员 4 人，成立临时党小组

1个；整形医院1批次，共4人，党员1人。广大党员临危不惧、冲锋在前，充分发挥了先锋模范作用。

6月6日，阜外医院首都机场社区合作中心、全国高血压社区规范化管理项目首都机场医院实施点正式挂牌。曲永忠书记出席了挂牌仪式。这标志着阜外医院与北京首都机场医院的社区合作医疗—合作与防治项目正式启动，将进一步突出国门第一站的优质卫生服务，为促进社区居民的身体健康、提高社区防治能力作贡献，为北京奥运添光彩。

6月8日，输血所派出11名人员参加在澳门召开的第30届国际输血全球大会。

6月9日，教育部批准开设成人高等学历教育医学影像学（影像技术方向）专业专科起点本科教育，首批招生67人。

6月10日，病原所召开手足口病应急科技支撑工作总结会，对有突出贡献的10名同志给予了表彰，对表现出色的11名同志给予了通报表扬。

病原所推出“研究助理制”，经全体职工无记名投票表决通过了这一新机制，这是我所机制体制创新迈出的重要一步。

6月11日，院校召开抗震救灾先进事迹报告会。院校及各所院党政领导班子主要负责人、离退休党支部书记、院校机关各处室代表，以及学生代表300多人参加。

6月12日，整形医院选派归来、陈光宇两名专家参加卫生部抗震救灾医疗专家组。

对2006～2007年度信息所/图书馆基本科研业务费专项19个课题进行中期考核。

6月13日，由肿瘤医院（所）细胞生物与分子生物学研究室杨治华课题组、军事医学科学院生物工程研究所和齐鲁制药有限公司等单位组成的产学研联合体共同申报成立“哺乳动物细胞高效表达国家工程实验室”，得到国家发展和改革委员会批准成立，批准下拨经费1000万元人民币，并在申报各单位挂牌。

6月16日，院校共有4025名共产党员自觉交纳“特殊党费”1617789.4元。

6月17日，病原所与北京市疾病预防控制中心举行“新发病原体科研项目合作”签约仪式，金奇所长和北京市疾病预防控制中心邓瑛主任签署了合作协议。

6月18日上午，医药生物技术研究所蒋建东获得第十届吴阶平医学研究奖——保罗·杨森药学研究奖（简称“吴杨奖”）药学专业一等奖。

6月19日，整形医院荣获“首都平安示范医院”称号。

6月20～22日，药物所国家药物及代谢产物分析研究中心迎接了国家认证认可监督管理委员会/中国合格评定国家认可委员会评审组的现场评审，并顺利通过。11月和12月分别获得实验室认可与计量认证资质证书。这标志着中心形成了国际标准化、国内先进的药物分析及质量控制的规范化技术及管理体系，可以对社会出具公正、可靠的检测数据。

6月23日，病原所与云南省寄生虫病防治所在昆明举行“寄生虫病思茅研究基地”签约仪式，金奇所长和云南省寄生虫病防治所张再兴所长签署了合作协议，院校詹启敏副院校长和云南省卫生厅杨鸿生副厅长共同为研究基地揭牌。

6月24日，病原所与院校医学生物学研究所联合组建“分子流行病学联合实验室”签约仪式在昆明举行，金奇所长和医学生物学研究所李琦涵所长签署了合作协议，詹启敏副院校长为联合实验室揭牌。

6月27日，院校党委组织部带队参加北京市委教育工委在北京大学举办的“永远的旗帜”——北京高校纪念中国共产党成立87周年暨先进基层党组织、优秀共产党员、优秀党务工作者表彰晚会。院校获北京市先进基层党组织、优秀共产党员、优秀党务工作者及部分单位基层党组织负责人、党委职能部门负责人、职工代表、学生党员、入党积极分子等20人参加。

院校党委召开纪念中国共产党成立87周年暨“七一”表彰大会，参加大会的有院校领导、受表彰的先进基层党组织负责人、优秀共产党员、优秀党务工作者，院校党委委员，基层党组织负责人代表、党员代表，入党积极分子代表等共300余人。

在中央级科学事业单位修缮购置专项和开办费专款的支持下，病原所对亦庄科研基地进行了实验室基础设施改造，经过近8个月的奋战，于6月中旬完成了近2200平方米的实验室改造工程，实验室建设达到国内一流水平。

6月27日~7月2日，世界眼科大会暨全国第十三届眼科学术大会在香港举行，北京协和医院张承芬教授和赵家良教授被授予眼科学分会首批专家会员称号。

6月28日，海南分所“海南南药种质资源引种与保存研究”申请海南省科技进步成果奖，获一等奖。

6月30日，整形医院科研楼装修改造工程交付使用，建筑面积640平方米。

七　月

7月1日，为“创建平安奥运和平安医院”，阜外医院启动“职能部门巡查制度”，每日两次对医院内人员密集场所、重点部位等进行巡视，对我院的安全隐患排查起到了积极的作用。

阜外医院党委号召各党总支开展“为奥运奉献，为党旗增辉”主题党日活动，各党总支通过开展奥运义诊活动、安全演练活动、座谈报告会、组织生活会，使广大党员在参与中受到教育，把爱国热情转化支持奥运的实际行动，为创建人民满意医院贡献力量。

7月2日，信息所/图书馆召开庆祝建党87周年暨先进党支部、优秀共产党员表彰大会，2个支部、10名党员分获所馆先进党支部和优秀共产党员称号。

7月3日，院校首次文献信息资源建设与信息服务工作会议召开，刘德培院校长出席会议并发表重要讲话。

7月13日，药物所国家药物及代谢产物分析研究中心奥运会志愿者正式进入中国兴奋剂检测中心，开始奥运志愿服务工作，并于8月26日圆满完成任务。

7月16日，院校首次文献信息资源共建共享协调会议召开，刘德培院校长出席会议并发表重要讲话。京津地区所院的业务所院长、科研处及图书馆等部门负责人共计40余人参加了会议。

病原所与北京市结核病胸部肿瘤研究所举行“结核病研究中心”签约及揭牌仪式，金奇所长和北京市结核病胸部肿瘤研究所许绍发所长分别在合作协议上签字，并共同为“结核病研究中心”揭牌。

7月17日，阜外医院奥运期间启动心血管病人快速诊治通道，承诺“五不减”，即：出诊专家级别不减，出诊医师人数不减，使用病床数不减，内科介入治疗数量不减，外科手术数量不减。这将为每一位患者提供快捷、优质的治疗服务，确保病人安全。

7月20日，阜外医院43名奥运会、残奥会城市志愿者进驻展览路站点，为北京奥运会提供“阜外”优质医疗服务。

整形医院选派牟莉、许姗姗、薛卫东、陈涛4名同志参加北京奥运会射击场馆医疗保障工作。

7月23日，肿瘤医院（所）参加朝阳区奥运应急无偿献血志愿者队伍启动工作大会，并组成了一支319名志愿者的院所奥运应急无偿献血志愿者队伍。

7月24～27日，肿瘤医院（所）与多家单位联合主办的第二届中国肿瘤内科大会在河南省郑州国际会展中心隆重举行。会议邀请了约70位国内外著名的肿瘤内科及相关领域的专家进行学术报告和研讨，共有2000余位代表参会。

7月28日，中国城市癌症预防与健康管理项目三方合作框架协议在中国大饭店会议厅隆重举行。肿瘤医院（所）和新华人寿股份有限公司及其健康管理公司在现场签订了合作协议。

7月30日，国家质量监督检验检疫总局中国质量万里行促进会召开了2008年中国质量万里行明察暗访情况通报会。促进会秘书长助理兼调查监督部部长李敬凯宣布了调查考核结果，阜外医院医疗服务质量在中国质量万里行活动中取得优异成绩。

7月～9月，肿瘤医院（所）成立奥运培训工作领导小组，共成立3批应急医疗队，99名医务人员报名参加，组建奥运应急无偿献血志愿者队伍，319名职工报名，接待6名奥运相关人员就诊。荣获北京市卫生局奥运会、残奥会医疗卫生保障工作中“实现梦想，创造辉煌”的表彰。

信息所/图书馆完成一站式医学信息服务平台开发并对外提供服务，实现多种异构信息资源的整合检索和以用户为中心的个性化服务，掀开了医学信息服务新一页。

八　月

8月1日，肿瘤医院（所）正式推出“门诊志愿者服务”，为就诊患者提供咨询服务，并建立中国癌症基金会志愿者信息库。

8月3日，继续教育学院参加教育部“继续教育改革和发展战略与政策研究-行业继续教育子课题”的研究工作。

8月5日，阜外医院实验动物楼通过了北京市科学技术管理委员会实验动物管理办公室的验收，标志着科学实验工作进入法制化发展轨道。

8月8日，病原所与首都医科大学附属北京佑安医院“临床研究中心”成立仪式在北京佑安医院举行，金奇所长和北京佑安医院李宁院长签署了合作协议。

8月9日下午，台湾地区政界人士宋楚瑜夫妇一行访问协和医院。宋楚瑜在院长赵玉沛、党委书记鲁重美陪同下，来到老五楼孙中山先生曾经住过的病房参观凭吊，并阅读了孙中山先生的病历等资料。宋楚瑜还看望了在此住院的亲属。宋楚瑜对医护人员的工作表示敬意和感谢，在留言簿上亲笔题写“协和济世，视病如亲”。会谈期间，宋楚瑜表示愿为两岸医学交流创造条件，搭建平台，作出贡献。随同宋楚瑜来访的还有亲民党党务顾问叶松年夫妇、李品璋夫妇。中共中央台办、卫生部国际合作司和北京市委台办的负责同志全程陪同。

8月20日，阜外医院与美国德克萨斯心脏研究所签署了《阜外医院与德克萨斯心脏研究所合作框架协议》，标志着阜外医院将与该研究所在合作研究、交换学生、教学合作及学术交流等方面进行广泛合作。

截止 8 月 24 日，协和医院国际医疗部作为奥运医疗保障任务的主要平台，共接待奥运大家庭成员、志愿者、观赛者、参加文化交流活动的朋友和外国游客 188 例，其中 60% 来自奥运大家庭。参与救治科室涉及内科、外科、皮肤科、眼科、口腔科、大急诊、肠道门诊和发热门诊等。

九　月

2008 年国家启动了“重大新药创制”科技重大专项，药物所积极参与和组织申报，并配合院校整合 3 个所的力量共同申报，取得了较好的结果。9 月 4 日，药物所申报第一批项目 5 项，批准 2 项，经费 2200 万元；10 月 13 日，药物所提交第二批项目 34 项，其中包括综合性平台、单元平台专项、关键技术专项、新药品种等。

9 月 4 日，病原所组织新学期第一次全体党员大会，职工党员、研究生党员、入党积极分子参加了大会，张元禄书记以《发扬北京奥运精神，做爱国主义的先锋》为题为大家上党课。

病原所开展全体职工培训活动，此次培训主要是针对 2008 年新入所人员的第一次培训，也是我所成立以来首次统一组织的全员综合性培训。

9 月 10 日，院校召开庆祝 2008 年教师节暨表彰大会，院校领导、专家委员会、教学督导委员会、本专科教学工作委员会、研究生教学工作委员会、继续教育工作委员会、学生工作委员会，所院分管教育工作负责人、人事处负责人，3 个教学主体单位教研室主任，师生代表等 200 余人参加了大会。

9 月 12 日，继续教育学院申报了 4 项国家级继续教育项目，批准了“农村/社区医师培训”、“临床药物试验规范化培训”、“医疗器械临床试验规范化培训”3 个项目。

9 月 15 日，整形医院参与北京市“双千日”评选表彰活动，选举结果先进集体为整形二、十科，先进个人为整形六科边静同志和整形九科王大方同志。

9 月 16 ~ 17 日，信息所/图书馆举办第一批入选世界卫生组织西太区医学索引中国期刊编辑业务培训班，全国近 40 家医学期刊编辑部的代表参加了培训。

9 月 21 日，药物所西科研楼装修改造工程动工。此次改造工程是该楼投入使用 16 年后的第一次改造，其中东西科研楼连廊的建设是该工程的一大亮点，预计全部工程于 2009 年春节前完工。

9 月 24 日，在卫生部长陈竺的引荐和陪同下，国际著名杂志《科学》布鲁斯·艾伯茨访问院校，在三条礼堂发表了题为《生物学的历史和未来》的演讲，刘德培院校长、李立明书记，院校在京各所院从事科研工作的专家、研究生、工作人员和北京大学医学部的学者、医学生共 300 余人出席。

阜外医院与海淀区政府公共服务委员会全面合作签字仪式在海淀医院隆重举行。海淀区委副书记关成启、胡盛寿院所长、杨跃进副院所长、李惠君院长助理等领导出席了仪式。这次合作将进一步探索大型三甲专科医院与社区医院的医疗合作新模式，将心血管疾病的预防推进社区，架构高水平的海淀区心血管病防治网络体系，造福广大海淀人民。

9月26日，阜外医院“孙瑞龙、刘力生、陈在嘉、陈新4位教授80华诞及从医60周年庆典”在北京新世纪日航饭店隆重举行。刘德培院校长、胡盛寿、曲永忠等领导参加了应典，并向4位教授表达了崇高的敬意和衷心的祝贺。

9月26~28日和10月18~19日，由阜外医院主办的2008年北京国际心血管病论坛——心血管病转化医学峰会和国际心血管疾病杂交技术研讨会成功在北京举办，这为提升阜外医院在国际心血管病领域的学术影响力作出贡献。

9月27~29日，亚洲实验动物学会联合会第三次会议暨中国实验动物学会第八届学术年会在京举行。全球约200名器官移植、传染病、实验动物等领域专家及国内600多名相关领域专家学者进行交流。卫生部副部长、中国实验动物学会理事长刘谦任大会名誉主席，动物研究所所长、中国实验动物学会副理事长兼秘书长秦川任大会主席。中国实验动物学会挂靠在动物研究所。

9月，输血所获得四部委（卫生部、食品药品监督管理局、中医药管理局、中国人民解放军总后勤部卫生部）颁发的“抗震救灾医药卫生先进集体”称号。

9月，肿瘤医院（所）林东昕教授指导的2006届博士生张雪梅同学的毕业论文《环氧化酶-2功能性遗传变异与食管癌及胃癌易感性相关》获2008年全国优秀百篇博士学位论文。

十 月

10月8日，信息所/图书馆成立医学文献信息与服务宣传培训领导小组和工作组，赴院校各所院巡回开展宣传培训讲座。

中国卫生思想政治促进工作会医学科研分会在杭州召开，病原所获得“思想政治工作先进单位”荣誉称号，这是对我所思想政治工作的充分肯定和认可。

10月9~10日，受卫生部疾控局委托，全国肿瘤防治研究办公室/全国肿瘤登记中心和中国卫生信息学会肿瘤登记与监测专业委员会在甘肃省兰州市召开了“2008年度全国肿瘤登记工作暨学术年会”。会议邀请了国际癌症研究中心辛海林博士（Dr. Hai Rim Shin, IARC）做专题报告，来自22个省、市、自治区的代表及相关工作人员共108人参加了会议。

10月10~13日，整形医院在九华山庄召开建院50周年院庆，到会人员约1700余名；同时举办首届北京国际整形外科学术会议；第一届全球华裔整形外科医师大会；第三届国际乳房整形与再造专题研讨会，参会国、内外代表约700余名。会上隆重表彰在工作中取得优异成绩的各级人员：终身成就奖1名、特别贡献奖14名、敬业奉献奖33名、青年进步奖10名。

10月11~13日，由肿瘤医院（所）、中国癌症基金会、国际抗癌联盟和亚太肿瘤预防组织联合承办的第四届亚太肿瘤预防大会在北京广西大厦顺利召开。大会共邀请了来自美、意、法、中、日、韩、泰、新西兰等11个国家的知名肿瘤防控专家和学者100余人，收到摘要72篇。

10月15日，整形医院荣获“2007年度首都文明单位”、“2007年度首都公共卫生文明”称号。

10 月 16 日，中共卫生部党组和院校党委任命阜外心血管病医院党政主要负责人、新一届行政领导班子成员大会在我院报告厅举行。卫生部人事司秦小明司长、卫生部人事司干部处李长宁处长、周长强同志、院校李立明书记、李国勤副书记、院校组织部孔群副部长以及院所领导、院士等参加了会议。秦小明司长、李立明书记分别发表了重要讲话，对新一届领导班子建设作了重要指示。

10 月 17 日，信息所/图书馆举行 2006 ~ 2007 年度基本科研业务费专项课题结题评审，9 项结题。

10 月 21 日，美国 Dreyfus 健康基金会专家访问信息所/图书馆，探讨下一步合作。

在北京市委统战部组织召开的“首都统战系统参与奥运、服务奥运先进个人”总结表彰大会上，病原所杨帆同志荣获“首都统战系统参与奥运、服务奥运先进个人”称号。

10 月 24 日，由中国野生植物保护协会主办，药用植物研究所承办的中国野生植物保护协会药用植物保育委员会成立大会暨第二届全国中药资源可持续利用学术研讨会于在北京广西大厦隆重召开。第一届委员会主席由陈士林教授担任，秘书处设在药用植物研究所。

10 月 25 日，肿瘤医院（所）主办的第十届“北京希望马拉松——为癌症防治研究募捐义跑活动”在北京朝阳公园万人广场隆重举行。6000 余名北京爱心市民和外国友人参加了义跑活动，20 余家媒体对此进行了报道，100 多家单位进行了捐款，善款超过 100 万元。

10 月 29 日，依托海南分所建设的海南省农业科技 110 南药服务站举行了揭牌仪式。

10 月 30 日，首都教育系统奥运工作总结表彰大会在北京隆重召开，病原所因在奥运期间出色完成传染病预防控制和应急处置科技支撑工作，在表彰会上荣获“首都教育系统奥运工作先进集体”称号。

生物所在昆明连云宾馆隆重举行了建所 50 周年庆典活动。出席庆典活动的领导和嘉宾有云南省政协副主席陈勋儒，中国生物技术集团公司总经理、党委书记王丽峰，中国工程院副院长侯云德，云南省卫生厅副厅长杨鸿生，云南省科技厅副厅长王建华，云南省林业厅副厅长郭辉军，工程院院士有洪涛、俞永新院士及有关专家，医科院相关各部门负责人，院校所属研究所领导，云南省卫生厅直属单位领导和云南省各兄弟院所领导及医学生物所职工。院校领导刘德培、李立明、宋学民及前院校长顾方舟出席庆典活动。

10 月 30 日 ~ 11 月 2 日，中华医学会第八次全国胸心血管外科学术会议在成都召开，会上肿瘤医院（所）黄国俊教授荣获“杰出贡献奖”。

10 月，《全国第三次死因回顾抽样调查报告》正式出版，肿瘤医院（所）作为该调查的技术执行组主要成员，圆满完成整个调查任务。

经卫生部、国家新闻出版总署批准，《中国卫生政策研究》杂志正式创刊发行，填补了我国卫生政策研究专业学术期刊的空白。

十一月

11 月 1 ~ 16 日，继续教育学院对鞍山市千山区 201 名乡村医生进行了为期 9 天的专业面授培训。

11 月 3 日上午，肿瘤医院（所）举行了综合楼奠基仪式。综合楼工程建筑面积 10660m^2，地下 2 层，地上 4 层，主要安排有可容纳 600 人的会议厅及数个小会议室，可容纳600人同时就餐的职工食堂和多功能运动场，配备了可利用地热水的水疗室，以及健身房、棋牌室等职工休闲健身活动用房。

11月5日，病原所推出“管理人员绩效量化考核”机制，对所长助理和党政办公室副主任进行聘期届满绩效量化考核，两名同志均通过了考核，这是我所对管理人员实行绩效量化考核的一次尝试。

11月7日，院校召开深入学习实践科学发展观活动动员大会，部署院校开展学习实践活动。出席大会的有，卫生部直属机关党委常委副书记、卫生部学习实践科学发展观活动领导小组办公室副主任、指导检查组第七组组长姚晓曦、指导检查组郭苗云，院校领导京内各所院党政领导班子全体成员、党办主任、支部书记，副处级以上干部、院校学习实践活动领导小组办公室全体成员及院校机关全体党员。

院校召开奥运会、残奥会志愿者工作总结表彰大会。北京奥组委志愿者部副部长李世新，北京团市委大专工作部部长胡九龙，院校领导刘德培、李立明、林长胜、宋学民，各所院党委书记、院校部分职能处室负责人和近200名奥运会、残奥会志愿者参加了会议。

俄罗斯科学院自然科学图书馆馆长 Nikolay Kalenov 博士一行4人到图书馆参观，双方在图书馆资源建设和服务等方面可能开展的合作进行了交流和探讨。

11月10日，阜外医院深入学习实践科学发展观活动全体党员动员大会在报告厅召开。院校学习实践科学发展观活动第四指导检查组组长李国勤副书记、副组长王海涛副处长，院所领导胡盛寿、曲永忠、丑承璋等领导出席了会议。这标志着阜外医院全面启动并全面部署深入学习实践科学发展观活动。

深入学习实践科学发展观活动动员大会召开，部署信息所/图书馆开展学习实践活动工作。

11月11日，由卫生部、哈佛大学和院校等单位共同主办，病原所艾滋病研究中心、卫生政策与管理研究中心等单位协办的“中美艾滋病及全球健康论坛”在北京举行。卫生部副部长刘谦、院校党委副书记李国勤、哈佛大学艾滋病研究中心主任 Bruce Walker 出席论坛并分别致辞。

11月13日，病原所召开深入学习实践科学发展观活动动员大会，启动并全面部署深入学习实践科学发展观活动，院校党委副书记、院校深入学习实践科学发展观活动领导小组办公室主任林长胜同志等出席了会议。21～22日，按照我所深入学习实践科学发展观活动方案安排，所党委组织全所职工开展了集中学习和培训，并分别召开了研究系列人员、技术系列人员、管理系列人员、派遣人员、研究生5个座谈会。25日，我所召开不同群体人员代表座谈会，就学习实践科学发展观展开专题讨论，院校学习实践科学发展观活动检查指导组组长刘德培院校长等同志参加座谈会。

11月14日，“北京市心血管介入质量控制和改进中心”在阜外医院挂牌。北京市卫生局邓小虹副局长、医政处邱大龙处长、董进军调研员、我院胡盛寿院所长、曲永忠书记、杨跃进副院所长、院长助理兼医务处李惠君处长参加了会议。这将对北京市心血管介入治疗质量控制及介入技术规范和提高，保障介入治疗安全，更好地服务北京市心血管患者将起到重要的指导作用。

信息所/图书馆召开第三届二次职工代表专题会议，听取科研楼加固改造项目执行情况的汇报，审议《所馆公费医疗管理规定》，通过《所馆工会福利工作暂行规定》，并选举出席院校工会第八届会员代表大会暨第四届教职工代表大会的代表。

11 月 17 日，“双千日”系列活动组委会召开总结表彰大会，肿瘤医院（所）护理部荣获“双千日系列活动”“先进集体”荣誉称号，2 名护士分别荣获“双千日系列活动”和“奥运护理之星”的荣誉称号。

11 月 18 日，科技部举行抗生素、维生素产业技术创新战略联盟签约仪式，病原所作为第一批理事单位加入“维生素产业技术创新战略联盟”，金奇所长当选联盟专家委员会委员和咨询委员会委员，张元禄书记作为联盟理事会理事出席了签约仪式。

输血所取得《卫生部关于同意中国医学科学院输血研究所土地置换的批复》。

11 月 18 ~ 21 日，信息所/图书馆在京举办 WHO 西太区医学索引（Western Pacific Region Index Medicus，WPRIM）会议暨亚太医学期刊编辑协会（Asia Pacific Association of Medical Journal Editors，APAME）会议，来自 WHO 西太区 12 个国家和地区的代表及 WHO 总部等 50 多名代表参加了会议，刘德培院校长出席会议并致辞。会议审议通过 APAME 工作章程、发展计划及 WHO 西太区卫生研究可及性北京宣言等一系列文件。

11 月 27 日，信息所/图书馆举行 2006 ~ 2007 年度基本科研业务费专项课题结题评审，10 项课题结题。

11 月 28 日，病原所金奇所长与上海市疾病预防控制中心吴凡主任签署了《中国医学科学院病原生物学研究所与上海市疾病预防控制中心合作协议》，卫生部陈竺部长、上海市沈晓明副市长、上海市卫生局徐建光局长、院校李立明书记等出席签字仪式。

11 月，输血所向教育部申请将输血医学专业列入协和临床医学一级学科下自主设置的二级学科，现已获教育部批准。

十二月

12 月 1 日，整形医院荣获北京市防火安全委员会“2008 年度消防工作先进单位”。

第五届中国青年女科学家奖颁奖典礼在北京钓鱼台国宾馆举行。肿瘤医院（所）所病因及癌变研究室研究员谭文凭借突出的科研成就荣获“第五届中国青年女科学家奖”。

12 月 5 日，“药物所建所五十周年学术报告会”在新北纬饭店热烈召开。

12 月 6 日，“药物所建所五十周年庆典大会”在天桥剧场隆重召开。桑国卫副委员长出席大会并作了重要讲话，卫生部何维副司长宣读了陈竺部长的贺信，院校李立明书记在大会上致辞，王晓良所长总结了药物所 50 年的发展历程；大会还颁发了“创业奖”和“梁周黄于刘青年科技奖”，并进行了文艺演出。来自国内外药学界的 100 余位嘉宾参加了庆祝活动。

12 月 9 日，由中国科学信息研究所主办的“2008 年中国科技论文统计结果发布会”在北京召开，《中华肿瘤杂志》再次入选中国百种杰出学术期刊，并被评为中国精品科技期刊。

12 月 11 日，药用植物研究所“职工之家”即多功能厅的改建完成并投入使用。

12 月 11 ~ 12 日，信息所/图书馆举行 2008 年基本科研业务费专项立题评审会议，40 位课题申请人进行了答辩。

12 月 12 日，药用植物研究所广西分所的“西南药材繁育国家工程实验室”建设项目启动仪式在广西药用植物园举行，资助金额1800万元，是广西首个获准建设的国家级工程实验室。

12月15日，“濒危药材繁育国家工程实验室”在药用植物研究所启动建设，获资助金额1300万元，为卫生部系统第一个国家工程实验室。

12月17日，经卫生部有突出贡献中青专家评审委员会评审，肿瘤医院（所）赫捷同志当选为“2007～2008年度卫生部有突出贡献中青年专家”。

12月18日，由金奇所长带队一行5人前往南开大学，迈出病原所“延揽青年人才”计划的第一步。

12月22日，肿瘤医院（所）护理老前辈张惠兰先生在国际肿瘤护理协会第十四次会议上荣获“肿瘤护理贡献奖”，中国仅次一人在本届会议中获此殊荣。

历经两年多的改扩建装修，肿瘤医院（所）新门诊大楼正式投入使用。

12月23日，病原所隆重举行第一届教授委员会成立大会，金奇所长宣读了《关于成立教授委员会的决定》，宣布了第一届教授委员会主任委员及委员的名单，教授委员会全体委员举手表决通过了教授委员会章程。

病原所职工代表大会成立暨第一届一次职工代表大会，党委书记兼工会主席张元禄同志宣读了职工代表大会主席团主席、主席团成员、秘书长、提案小组成员名单，金奇所长做了2008年度工作报告和财务工作报告，院校工会张有利常务副主席到会祝贺，全所职工参加会议共同见证了这一难忘时刻。

12月24日，肿瘤医院（所）召开了2008年学术年会，邀请了孙燕院士及院所基础和临床领域共38位专家出席会议。共评选出一等奖论文2篇、二等奖论文7篇、三等奖论文11篇，优秀论文奖28篇。

病原所召开2008年度科学年会，全体科研、技术及管理部门人员参加了年会，科研人员进行了学术交流。

12月25日，继续教育学院正式开通了网站，完成信息化基础建设。

12月26日，整形医院召开第五届职代会暨第六届工代会第三次代表会议。正式代表70名，实到69名，特邀及列席代表32名出席此次会议。

12月31日，卫生部向财政部申请将输血所纳入公益性科学事业单位预算管理，给予人员经费和基本运行经费补助，保障输血所的正常运转，促进我国输血医学的创新研究发展。

截至12月份，肿瘤医院（所）全年共面向海内外招聘引进人才4名，分别来自世界卫生组织国际癌症研究所（IARC）、美国西奈山医学院、日本古屋大学环境医学研究所和加拿大 Alberta 省 Calgary 大学。

《中国生物医学文献服务系统》正式推出并对外服务。该系统首次整合了中国生物医学文献数据库、西文生物医学文献数据库、协和医大博硕学位论文数据库等多种资源，是集检索、开放获取、个性化定题服务、全文传递服务于一体的生物医学中外文整合文献服务系统，是医学信息服务系统的重要创新。

输血所新所培训中心大楼封顶，异地迁建工作稳步有序推进。

输血所完成2007年度财政部科学事业单位修缮购置项目价值1380万元、共计39台件设备的政府招标采购、设备验收、安装调试工作。